Original-Prüfungsfragen mit Kommentar

Heimkes

GK 3 Orthopädie

edition medizin

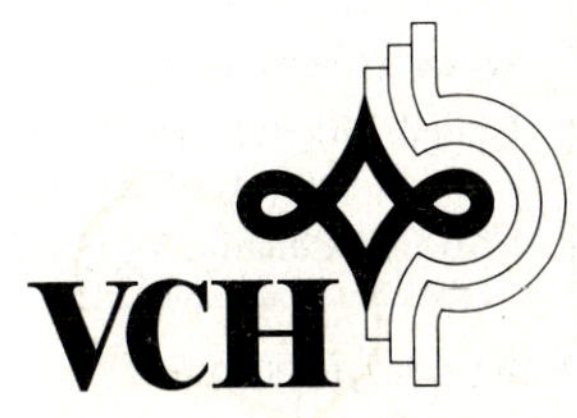

Vertrieb:

VCH Verlagsgesellschaft, Postfach 10 11 61, D-6940 Weinheim (Bundesrepublik Deutschland)

Schweiz: VCH Verlags-AG, Postfach, CH-4020 Basel (Schweiz)

United Kingdom und Irland: VCH Publishers (UK) Ltd., 8 Wellington Court, Wellington Street, Cambridge CB1 1HZ (England)

USA und Canada: VCH Publishers, Suite 909, 220 East 23rd Street, New York, NY 10010-4606 (USA)

ISBN 3-527-15655-0

Original-Prüfungsfragen mit Kommentar

GK 3 Orthopädie

siebte Auflage

bearbeitet von B. Heimkes

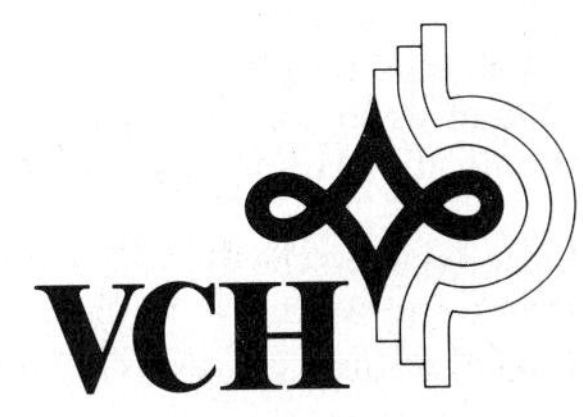

edition medizin

Dr. Bernhard Heimkes
Orthopädische Poliklinik
der Ludwig-Maximilians-Universität München
Pettenkoferstraße 8 a
D-8000 München

Autoren und Verlag haben sich bei der Zusammenstellung der Fragen, bei der Zuordnung der Lösungen sowie bei der Kommentierung von Fragen und Lösungen um größtmögliche sachliche Richtigkeit bemüht. Dennoch wird eine Gewähr für die in diesem Band enthaltenen Angaben nicht übernommen.

1. Auflage 1982
2. Auflage 1984
1. Nachdruck 1985
3. Auflage 1986
4. Auflage 1988
5. Auflage 1989
6. Auflage 1990
7. Auflage 1990

Lektorat: Rosemarie Gerlach

Herstellerische Betreuung: L & J Publications-Service GmbH, D-6940 Weinheim

Die Deutsche Bibliothek – CIP-Einheitsaufnahme

Original-Prüfungsfragen mit Kommentar GK 3. – Weinheim ; Basel (Schweiz) ; Cambridge ; New York, NY : Ed. Medizin, VCH
Orthopädie : [zusätzlich 163 Lerntexte]. – 7. Aufl. / bearb. von B. Heimkes. – 1991
ISBN 3-527-15655-0
NE: Heimkes, Bernhard

Gedruckt auf säurefreiem Papier

Satz: Zechnersche Buchdruckerei, D-6720 Speyer
Druck und Bindung: Wilhelm Röck Druckerei & Großbuchbinderei, D-7102 Weinsberg
Printed in the Federal Republic of Germany

Vorwort

Das kleine, aber doch wichtige Nebenfach Orthopädie hat sich in den letzten Examina als Stolperstein entpuppt. Ich möchte ein wenig dazu beitragen, daß dem in Zukunft nicht mehr so ist.

Es lag in meiner Absicht, die – zugegebenermaßen manchmal spröde – Orthopädie so darzustellen, daß Sie viele Zusammenhänge selbst ableiten können und wenig auswendig lernen müssen.

Ich empfehle, das Kapitel 2 der Fragensammlung über Erkrankungen des Knochens am Ende Ihrer wertvollen Lernzeit zu bearbeiten, da hier der Aufwand im Vergleich zur Ausbeute sehr groß ist.

München, im Frühjahr 1991 Bernhard Heimkes

Inhalt

Die **fettgedruckte** Seitenzahl verweist auf die Kommentare.

Bearbeitungshinweise

In den Original-Aufgabenheften, die die Grundlage der Prüfung bilden, sind die Fragen nicht nach Fächern, sondern nach Aufgaben-Typen geordnet.

Zur Prüfungsvorbereitung erscheint eine fachbezogene Fragenordnung, wie sie in diesem Band praktiziert wird, geeigneter.

Die Lösung zu jeder Frage ist am Unterrand derselben Seite vermerkt.

Bei einigen Fragen gibt das IMPP zwei mögliche Lösungen an. In Ausnahmefällen wurden sogar alle Möglichkeiten als richtig gewertet. In solchen Fällen ist die Lösung, die das IMPP gerne als Anwort gesehen hätte, unterstrichen.

Es ist zweckmäßig, beim ersten Durchgang die falsch beantworteten Fragen zu markieren, um sie kurz vor dem Prüfungstermin erneut durchzugehen.

Aber Vorsicht! Manche Fragen werden im Examen wortgetreu wiederholt, doch kann die Reihenfolge der möglichen Antworten geändert sein.

Aufgabentypen:

Aufgabentypen A 1 und A 2: Einfachauswahl

Erläuterung: Auf eine Frage oder unvollständige Aussage folgen bei diesen Aufgabentypen 5 mit (A) – (E) gekennzeichnete Antworten oder Ergänzungen, von denen Sie *eine* auswählen sollen, und zwar entweder die einzig richtige oder die beste von mehreren möglichen.

Lesen Sie immer alle Antwortmöglichkeiten durch, bevor Sie sich für eine Lösung entscheiden!

Aufgabentyp A 3: Einfachauswahl

Erläuterung: Diese Aufgaben sind so formuliert, daß Sie aus den angebotenen Antworten jeweils die einzig *nicht* zutreffende wählen sollen.

Aufgabentyp B: Aufgabengruppe mit gemeinsamem Antwortangebot – Zuordnungsaufgaben –

Erläuterung: Jede dieser Aufgabengruppen besteht aus:

a) einer Liste mit numerierten Begriffen, Fragen oder Aussagen (Liste 1 = Aufgabengruppe)

b) einer Liste von 5 durch die Buchstaben (A) – (E) gekennzeichneten Antwortmöglichkeiten (Liste 2)

Sie sollen zu jeder numerierten Aufgabe der Liste 1 aus der Liste 2 *eine* Antwort (A) bis (E) auswählen, die Sie für zutreffend halten oder von der Sie meinen, daß sie im engsten Zusammenhang mit dieser Aufgabe steht. Bitte beachten Sie, daß jede Antwortmöglichkeit (A) bis (E) für mehrere Aufgaben der Liste 1 die Lösung darstellen kann.

Aufgabentyp C: Kausale Verknüpfung

Erläuterung: Dieser Aufgabentyp besteht aus drei Teilen:

Teil 1: Aussage 1

Teil 2: Aussage 2

Teil 3: Kausale Verknüpfung (weil)

Jede der beiden Aussagen kann unabhängig von der anderen richtig oder falsch sein. Wenn beide Aussagen richtig sind, so kann die Verknüpfung durch „weil" richtig oder falsch sein. Nach Prüfung der einzelnen Teile entnehmen Sie den richtigen Lösungsbuchstaben dem Lösungsschema, das hier wiedergegeben ist.

Antwort	Aussage 1	Aussage 2	Verknüpfung
A	richtig	richtig	richtig
B	richtig	richtig	falsch
C	richtig	falsch	–
D	falsch	richtig	–
E	falsch	falsch	–

Aufgabentyp D: Aussagenkombination

Erläuterung: Bei diesem Aufgabentyp werden mehrere durch eingeklammerte Zahlen gekennzeichnete Aussagen gemacht. Wählen Sie bitte die zutreffende Lösung unter den 5 vorgegebenen Aussagekombinationen (A) – (E) aus.

Aufgabentyp E: Aufgaben mit Fallbeschreibung und Aufgaben mit Abbildung

Erläuterung: In dieser Gruppe können sich Aufgaben der Typen A – D befinden.

Fragen

1 Pathomechanismen und Symptomatologie

F 87

1.1 Was versteht man unter einer Beugekontraktur?

(A) die willkürliche Betätigung der Beugemuskulatur
(B) die zu verhindernde Folge einer Parese der Beugemuskulatur
(C) die Unfähigkeit, ein Gelenk zu beugen
(D) eine dermatogene, neurogen-myogene oder durch Kapselschrumpfung bewirkte Streckhemmung
(E) die vorübergehende Schonhaltung nach einer Distorsion

F 89

1.2 Der Patient in der Abbildung beugt sein linkes Bein in der dargestellten Weise, dabei hebt sich das rechte Bein von der Unterlage

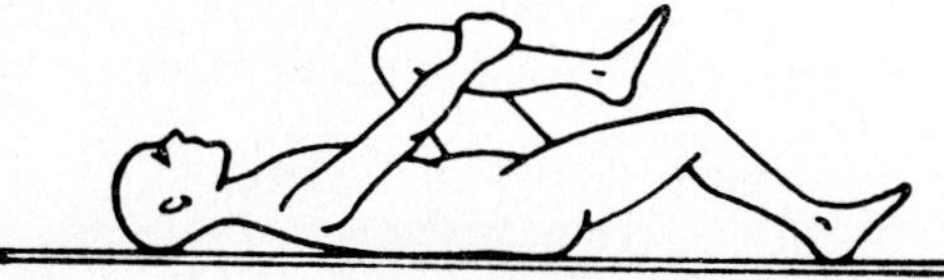

Was hat das zu bedeuten?

(A) Auf der linken Seite liegt eine Hüftbeugekontraktur von ca. 130° vor
(B) Der Ischiasdehnungstest ist links positiv
(C) Auf der rechten Seite liegt eine Hüftbeugekontraktur von ca. 30° vor
(D) Der Ischiasdehnungstest ist beiderseits positiv
(E) Es ist normal, daß sich das rechte Bein in der dargestellten Weise mit anhebt

F 80

1.3 Welche Aussage trifft zu?

Ankylose ist der Ausdruck für

(A) eine Subluxation und Deviation durch Bänder- und Kapseldestruktion bei primär chronischer Polyarthritis
(B) eine Störung der Gelenkmechanik durch Kontraktur
(C) den Verlust der Beweglichkeit eines Gelenkes durch Fusion der artikulierenden Flächen
(D) das angestrebte Operationsziel einer Arthrolyse
(E) eine Wirbelsäulenverkrümmung in Kyphose

F 87

1.4 Die richtige Schreibweise bei einer Adduktionskontraktur von 20 Grad mit weiterer Adduktion um 20 Grad lautet nach der Neutral-Null-Methode wie folgt:

(A) 20-0-20
(B) 0-20-20
(C) 0-20-40
(D) 0-0-40
(E) 0-0-20

F 89

1.5 Eine knöcherne Versteifung des rechten Ellenbogengelenkes in einer Beugestellung von 15° wird im Protokoll nach der Neutral-Null-Methode wie folgt festgehalten:

(A) Flex./Ext. 15°
(B) Flex./Ext. 0/15/15
(C) Flex./Ext. 15/15/0
(D) Flex./Ext. 0/15/0
(E) Flex./Ext. 15/0

F 82

1.6 Welche Aussage trifft **nicht** zu?

Eine linksseitige Beinverkürzung hat in der Regel zur Folge eine

(A) rechtskonvexe Seitabweichung der Lendenwirbelsäule
(B) Fehlstellung des linken Hüftgelenkes in Abduktion
(C) Einschränkung der Hebung des linken Fußes
(D) Fehlbelastung des rechten Hüftgelenkes in Adduktion
(E) Periarthrosis coxae rechts

H 86

1.7 Welche Aussage zu einer rechtsseitigen Adduktionskontraktur der Hüfte trifft **nicht** zu?

(A) Es kommt zu einer funktionellen Beinverkürzung rechts
(B) Das linke Bein kann bei gestrecktem Kniegelenk bei abduzierter Hüfte aufgestellt werden
(C) Es entwickelt sich eine habituelle Kniebeugehaltung rechts
(D) Es entwickelt sich eine habituelle Plantarflexion mit Spitzfuß auf der rechten Seite
(E) Eine Schuherhöhung rechts hilft dem Patienten

1.1 D | 1.2 C | 1.3 C | 1.4 C | 1.5 C | 1.6 A | 1.7 C

F 86

1.8 Eine 50jährige Frau klagt seit 2 Jahren über eine zunehmende Beinverkürzung links. Röntgenologisch zeigt sich eine Coxarthrose links. Die Ursache der Beinverkürzung besteht am ehesten in einer

(A) Adduktionskontraktur
(B) Abduktionskontraktur
(C) Extensionskontraktur
(D) Innendrehkontraktur
(E) Außendrehkontraktur

F 89

1.9 Eine funktionelle Beinverkürzung rechts kann bedingt sein durch:

(A) Kniegelenksbeugekontraktur links
(B) Spitzfußkontraktur rechts
(C) kompensatorischen Beckenschiefstand bei LWS-rechtskonvexer Skoliose
(D) Adduktionskontraktur des rechten Hüftgelenkes
(E) Hüftgelenksdysplasie links

F 82 H 83

1.10 Das Trendelenburgsche Zeichen an der Hüfte wird in der Regel durch eine Insuffizienz eines wesentlichen Hüftmuskels verursacht:

(A) M. glutaeus maximus
(B) M. glutaeus medius
(C) M. iliopsoas
(D) M. tensor fasciae latae
(E) M. adductor magnus

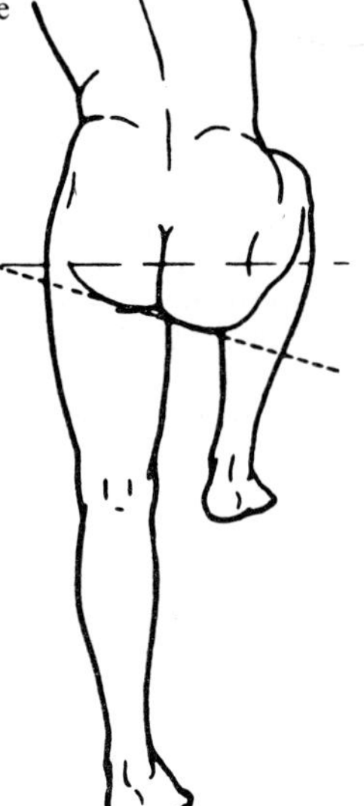

H 86

1.11 Der in der Abbildung Nr. 1 des Bildanhangs gezeigte Patient hat früher eine Poliomyelitis durchgemacht und leidet an einer Quadrizeps-Parese.

Er rekurviert beide Kniegelenke,

weil

durch Rekurvation das Kniegelenk auch bei fehlendem muskulären Halt stabilisiert werden kann.

F 88

1.12 Der Innenrotationsgang wird verursacht durch

(A) pathologisch vergrößerten Schenkelhalswinkel
(B) eine vermehrte Antetorsion des Schenkelhalses
(C) Insuffizienz der Hüftabduktoren durch Lähmung und Atrophie
(D) Beinverkürzung von mehr als 1 cm
(E) starke X-Beine

F 87

1.13 Der Innenrotationsgang kommt **nicht** vor bei

(A) vermehrter Antetorsion des Schenkelhalses
(B) Sichelfuß
(C) angeborenem Klumpfuß
(D) Epiphyseolysis femoris lenta
(E) infantiler Zerebralparese

H 87

1.14 Die klinische Einschätzung einer vermehrten Antetorsion des koxalen Femurendes geschieht durch:

(A) Prüfung der Schrittlänge
(B) Prüfung des Ausmaßes der Außenrotation
(C) Prüfung des Ausmaßes der Innenrotation
(D) Prüfung des Trendelenburgschen Zeichens
(E) Prüfung der Abspreizfähigkeit der Hüfte im Schneidersitz

Antwort	Aussage 1	Aussage 2	Verknüpfung
A	richtig	richtig	richtig
B	richtig	richtig	falsch
C	richtig	falsch	–
D	falsch	richtig	–
E	falsch	falsch	–

1.8 A 1.9 D 1.10 B 1.11 A 1.12 B 1.13 D 1.14 C

F 86

1.15 Der tatsächliche Schenkelhalsschaftwinkel (CCD-Winkel) kann auf der Beckenübersichtsaufnahme am besten in der folgenden Beinstellung gemessen werden:

(1) in Neutralstellung
(2) außengedreht
(3) innengedreht
(4) in Beugestellung
(5) in Streckstellung

(A) nur 1 ist richtig
(B) nur 2 und 4 sind richtig
(C) nur 2 und 5 sind richtig
(D) nur 3 und 4 sind richtig
(E) nur 3 und 5 sind richtig

H 82 H 86

1.16 Bei Schenkelhalsantetorsion = 0 Grad, projiziert sich im Röntgenbild der Schenkelhals im anterior-posterioren Strahlengang

(A) verkürzt und zu steil (scheinbare Coxa valga)
(B) in richtiger Länge, aber zu flach (scheinbare Coxa vara)
(C) in richtiger Länge und im richtigen Collum-Diaphysen-Winkel
(D) verkürzt, aber im richtigen Colum-Diaphysen-Winkel
(E) verkürzt und zu flach (scheinbare Coxa vara)

F 85

1.17 Eine diffuse Transparenzvermehrung des Knochens kann folgende Ursachen haben:

(1) Altersosteoporose
(2) Osteomalazie
(3) Morbus Cushing
(4) Knochenkarzinose

(A) nur 4 ist richtig
(B) nur 1 und 2 sind richtig
(C) nur 1 und 3 sind richtig
(D) nur 3 und 4 sind richtig
(E) 1–4 = alle sind richtig

H 85

1.18 Welche Aussage trifft **nicht** zu?

Eine erhöhte Knochentransparenz im Röntgenbild findet sich

(A) bei der Sudeckschen Knochendystrophie
(B) bei osteoklastischen Tumoren
(C) in der Nähe tuberkulös infizierter Gelenke
(D) in den gelenknahen Abschnitten bei der Arthrosis deformans
(E) bei der Osteogenesis imperfecta

2 Erkrankungen des Knochens

Ordnen Sie bitte den in Liste 1 genannten generalisierten Knochenerkrankungen die jeweils zutreffende Entwicklungsstörung (Liste 2) zu.

Liste 1

F 84

2.1 Achondroplasie

F 84

2.2 Rachitis

Liste 2

(A) Störung der perichondralen Ossifikation
(B) Störung der enchondralen Ossifikation
(C) sogenannte Osteoblastenschwäche
(D) Störung der Mineralisation der Knochengrundsubstanz
(E) Keine der Aussagen (A) bis (D) trifft zu.

F 85

2.3 Welche Aussage trifft **nicht** zu?

Der chondrodystrophe Zwerg ist gekennzeichnet durch

(A) kurze Extremitäten bei in etwa normaler Rumpflänge
(B) verbreiterte Röhrenknochen im Röntgenbild
(C) einen relativ großen Schädel
(D) erhöhte Frakturanfälligkeit
(E) eine Neigung zu lumbalen Nervenwurzelkompressionen infolge anlagebedingter Wirbelkanalstenose

1.15 E 1.16 C 1.17 E 1.18 D 2.1 B 2.2 D 2.3 D

H 88

2.4 Welche generalisierte Knochenerkrankung liegt bei der Abbildung Nr. 2 des Bildanhangs vor?

(A) anlagebedingte Störung der enchondralen Ossifikation der langen Röhrenknochen
(B) Knochenschwund durch verminderten Knochenaufbau
(C) unzureichende Mineralisierung des wachsenden Knochens infolge Vitamin-D-Mangel
(D) anlagebedingte Osteoblastenschwäche mit Knochenbrüchigkeit
(E) Keine der Aussagen (A) – (D) trifft zu.

H 86

2.5 Die Osteogenesis imperfecta ist charakterisiert durch

(A) unzureichende Mineralisation der Knochentrabekel
(B) Knochenerweichung durch metabolische Störungen
(C) schubweise fortschreitenden subkortikalen Knochenaufbau mit nachfolgendem periostalem Knochenabbau
(D) Knochenschwund durch verminderten Knochenaufbau
(E) Knochenbrüchigkeit durch anlagebedingte mangelnde Osteoidbildung

H 87

2.6 Bei der Osteogenesis imperfecta besteht eine verstärkte Knochenbrüchigkeit,

weil

es bei der Osteogenesis imperfecta durch eine erhöhte Aktivität der Osteoklasten zu einem gesteigerten Knochenabbau kommt.

H 82

2.7 Verbogene und sehr zerbrechliche Röhrenknochen mit dünner Kompakta und wenig Spongiosa sind kennzeichnend für:

(A) Osteopathia deformans Paget
(B) Osteogenesis imperfecta
(C) fibröse Dysplasie
(D) Mucopolysaccharidose
(E) Achondroplasie

Ordnen Sie bitte den in Liste 1 genannten generalisierten Knochenerkrankungen die in Liste 2 genannte typischerweise zutreffende Aussage zu.

Liste 1

H 83

2.8 Osteogenesis imperfecta

H 83

2.9 multiple epiphysäre Dysplasie

Liste 2

(A) Störung der Epiphysenossifikation
(B) Störung der Metaphysenossifikation
(C) sogenannte Osteoblastenschwäche
(D) Störung der Mineralisation der Knochengrundsubstanz
(E) Keine der Aussagen trifft zu

F 85

2.10 Welche Aussage trifft **nicht** zu?

Neugeborene mit Osteogenesis imperfecta congenita haben häufig

(A) blaue Skleren
(B) kaum Überlebenschancen
(C) ein dünnes membranöses Schädeldach
(D) multiple Frakturen zum Zeitpunkt der Geburt
(E) überwiegend enchondrale Ossifikationsstörungen

Antwort	Aussage 1	Aussage 2	Verknüpfung
A	richtig	richtig	richtig
B	richtig	richtig	falsch
C	richtig	falsch	–
D	falsch	richtig	–
E	falsch	falsch	–

2.4 A   2.5 E   2.6 C   2.7 B   2.8 C   2.9 A   2.10 E

H 84

2.11 Die Osteogenesis imperfecta tarda (Osteopsathyrosis Lobstein)

(1) ist erblich
(2) neigt zu schlechter Knochenbruchheilung
(3) hat deutlich erniedrigte Calciumspiegel im Serum
(4) kann überstreckbare Gelenke aufweisen
(5) tendiert zu otosklerotischer Schwerhörigkeit

(A) nur 1 und 4 sind richtig
(B) nur 1, 4 und 5 sind richtig
(C) nur 2, 3 und 4 sind richtig
(D) nur 1, 2, 3 und 5 sind richtig
(E) 1–5 = alle sind richtig

F 87

2.12 Unter Osteoporose versteht man

(A) unzureichende Mineralisation der Knochentrabekel
(B) Knochenerweichung durch metabolische Störungen
(C) schubweise fortschreitender subkortikaler Knochenaufbau mit nachfolgendem periostalem Knochenabbau
(D) Knochenschwund durch verminderten Knochenaufbau
(E) Knochenbrüchigkeit durch anlagebedingte mangelnde Osteoidbildung

F 88

2.13 Bei Osteoporose ist Bewegungstherapie kontraindiziert,

weil

bei Osteoporose der rarefizierte Knochen zu Spontanfrakturen neigt.

F 89

2.14 Welche der genannten Erkrankungen bzw. pathologischen Veränderungen kommt bei Erwachsenen als Ursache pathologischer Frakturen im Bereich der Extremitäten **am wenigsten** in Betracht?

(A) Osteoporose
(B) Rachitis
(C) primäre Knochentumoren
(D) Knochenmetastasen
(E) Osteomyelitis

H 88

2.15 Die Osteodystrophia fibrosa generalisata infolge von primärem Hyperparathyreoidismus ist **nicht** gekennzeichnet durch:

(A) Erhöhung der alkalischen Phosphatase
(B) Hyperphosphatämie
(C) ziehende „rheumatische“ Schmerzen
(D) zystischen Knochenumbau
(E) Hyperkalzurie

F 89

2.16 Beim primären Hyperparathyreoidismus kann es zur Entstehung von „braunen Tumoren“ kommen,

weil

der primäre Hyperparathyreoidismus das tumorähnliche Wachstum der Osteoblasten fördert.

F 86

2.17 Welche Diagnose ist aufgrund der vorliegenden Aufnahme des linken Oberschenkels (siehe Abbildung Nr. 3 des Bildanhangs) am wahrscheinlichsten?

(A) Osteoklastom
(B) multiple Enchondrome
(C) Morbus Paget
(D) Metastasen
(E) Ostitis fibrosa cystica

H 85

2.18 Eine Erhöhung der alkalischen Phosphatase i. S. findet sich gewöhnlich bei

(1) der idiopathischen Osteoporose
(2) osteoblastischen Knochenmetastasen
(3) Osteodystrophia deformans (M. Paget)
(4) Vitamin-D-Mangelrachitis
(5) multiplen Osteochondromen (kartilaginäre Exostosen)

(A) nur 2 ist richtig
(B) nur 2, 3 und 4 sind richtig
(C) nur 2, 4 und 5 sind richtig
(D) nur 1, 3, 4 und 5 sind richtig
(E) 1–5 = alle sind richtig

2.11 B 2.12 D 2.13 D 2.14 B 2.15 B 2.16 C 2.17 E 2.18 B

H 88

2.19 Welche Diagnose ist aufgrund der a.p.-Aufnahme des rechten Oberschenkels eines 60jährigen Patienten (siehe Abbildung Nr. 4 des Bildanhangs) zu stellen?

(A) Osteomyelitis
(B) osteogenes Sarkom
(C) Knochenmetastasen
(D) Morbus Paget
(E) Ewing-Sarkom

H 88

2.20 Welche Aussage trifft **nicht** zu?

Folgende Veränderungen gehören zum klassischen Bild der fibrösen Knochendysplasie (Jaffé-Lichtenstein):

(A) streifig fleckige Verdichtungen der Spongiosa
(B) zystenähnliche Aufhellungen
(C) Verbreiterung der langen Röhrenknochen
(D) Verbiegung der langen Röhrenknochen
(E) rahmenartige Verdichtungen der Wirbelkörperspongiosa

F 83

2.21 Welche Aussage trifft **nicht** zu?

Pathologische (spontane) Frakturen kommen vor bei

(A) Osteodystrophia deformans (Paget)
(B) Chondrodystrophie
(C) fibröser Knochendysplasie
(D) Plasmozytom
(E) Osteoklastom (Riesenzelltumor)

H 86

2.22 Die im Röntgenbild sichtbare Fraktur der Tibia (siehe Abbildung Nr. 5 des Bildanhangs) ist bei dem 10jährigen Jungen spontan eingetreten.

Ursache der Knochenveränderung und der Spontanfraktur ist ein(e)

(A) chronische Osteomyelitis
(B) Hyperparathyreoidismus
(C) konnatale Lues
(D) fibröse Knochen-Dysplasie
(E) Morbus Paget

H 85

2.23 Ein 22jähriger konsultiert nach einem Fußballtrauma den Arzt. Die Röntgenaufnahme des schmerzhaften rechten und linken Unterschenkels zeigt den abgebildeten Befund (siehe Abbildung Nr. 6 des Bildanhangs).

Es handelt sich am wahrscheinlichsten um:

(A) Ewing Sarkom
(B) Osteomyelitis
(C) Osteosarkom
(D) kartilaginäre Exostosen
(E) akzessorische Knochenkerne

F 88

2.24 Ein 12jähriger Junge wird Ihnen vorgestellt, weil er über dem rechten Außenknöchel schon länger eine Vorwölbung hat.

Aufgrund der Röntgenaufnahme (siehe Abbildung Nr. 7 des Bildanhangs) handelt es sich dabei am wahrscheinlichsten um:

(A) osteogenes Sarkom
(B) Chondrosarkom
(C) juvenile Knochenzyste
(D) Osteochondrom (kartilaginäre Exostose)
(E) fibröse Knochendysplasie

F 87

2.25 Multiple kartilaginäre Exostosen

(1) können Schleimbeutelbildung und -entzündung verursachen
(2) können auf periphere Nerven drücken
(3) können maligne entarten
(4) werden vererbt
(5) können Gelenkfunktionen einschränken

(A) nur 1 und 4 sind richtig
(B) nur 2 und 5 sind richtig
(C) nur 1, 2 und 5 sind richtig
(D) nur 1, 2, 3 und 5 sind richtig
(E) 1–5 = alle sind richtig

Antwort	Aussage 1	Aussage 2	Verknüpfung
A	richtig	richtig	richtig
B	richtig	richtig	falsch
C	richtig	falsch	–
D	falsch	richtig	–
E	falsch	falsch	–

2.19 D 2.20 E 2.21 B 2.22 D 2.23 D 2.24 D 2.25 E

F 86

2.26 Multiple kartilaginäre Exostosen sollten grundsätzlich operativ entfernt werden,

weil

multiple kartilaginäre Exostosen maligne entarten können.

F 88

2.27 Es bestehen zystische Auftreibungen des Knochens des Grundgliedes am 2. und 3. Finger.

Um welche Knochengeschwulst handelt es sich wahrscheinlich?

(A) Osteom
(B) stammfernes Enchondrom
(C) Riesenzelltumor
(D) Ewing-Sarkom
(E) Osteochondrom

F 83

2.28 Bei den auf den Röntgenbildern (Abb. 8 und 9 s. Anhang) dargestellten Veränderungen im Bereich des Daumens handelt es sich am wahrscheinlichsten um:

(A) Veränderungen im Rahmen einer Arthritis urica
(B) einen malignen Tumor
(C) ein Enchondrom
(D) eine tuberkulöse Knochenveränderung (Spina ventosa)
(E) eine Knochenmetastase

F 89

2.29 Eine 20jährige aktive Sportlerin klagt seit drei Monaten über Schmerzen im Schienbein, die besonders nachts verstärkt auftreten und nach Einnahme von Schmerzmitteln weitgehend abklingen. Aufgrund der nach einem Röntgenbild angefertigten Zeichnung (siehe Abbildung Nr. 10 des Bildanhangs) der proximalen Tibia kommt welche der folgenden Diagnosen in erster Linie in Frage?

(A) Ermüdungsfraktur
(B) Osteosarkom
(C) Osteoklastom
(D) Osteoid-Osteom
(E) nicht ossifizierendes Fibrom

F 85

2.30 Welche Aussage trifft **nicht** zu?

Ein Osteoklastom (Riesenzelltumor)

(A) tritt bevorzugt in Tibia, Fibula und Femur auf
(B) findet sich überwiegend im frühen Erwachsenenalter
(C) neigt nach unvollständiger Entfernung zu Rezidiven
(D) ist ein Tumor unterschiedlicher Dignität
(E) bleibt zumeist ohne klinische Symptomatik

Ordnen Sie bitte den Knochentumoren der Liste 1 die jeweils zutreffendste häufigste Lokalisation der Liste 2 zu!

Liste 1

H 86

2.31 Chondrom

H 86

2.32 Riesenzelltumor (Osteoklastom)

H 86

3.33 Osteosarkom

Liste 2

(A) Hand- und Fußskelett
(B) Epiphysen langer Röhrenknochen
(C) Metaphysen der Knieregion
(D) Becken- und stammnahe Skelettabschnitte
(E) Schädel

F 87

2.34 Bei dem Riesenzelltumor (Osteoklastom) handelt es sich grundsätzlich um eine gutartige Läsion des Knochens,

weil

der Riesenzelltumor (Osteoklastom) eine reaktive, nach Beseitigung der auslösenden Ursache rückbildungsfähige Tumorbildung im Rahmen eines primären Hyperparathyreoidismus darstellt.

2.26 D 2.27 B 2.28 C 2.29 D 2.30 E 2.31 A 2.32 B 3.33 C 2.34 E

F 84

2.35 Welche Aussage trifft **nicht** zu?

(A) Das Enchondrom kommt häufig in den Fingerphalangen vor, wird meist erst durch Spontanfraktur entdeckt und kann durch Ausräumung und Spongiosaauffüllung zur Abheilung gebracht werden.
(B) Destruktion im Inneren eines Wirbelkörpers ist in erster Linie verdächtig auf ein metastasierendes Carcinom.
(C) Die jugendliche Knochencyste erfordert sofortige Resektion und Nachbestrahlung.
(D) Häufigste Skelettmanifestation der Tuberkulose ist die Spondylitis.
(E) Das Hämangiom des Wirbelkörpers ist gutartig und oft symptomlos.

F 89

2.36 Bei bestimmten Knochenerkrankungen wird im Röntgenbild eine dreieckförmige subperiostale Knochenverdickung (sog. Codman-Dreieck) sichtbar.

Unter den folgenden Knochenerkrankungen ist diese typisch für:

(A) Osteochondrom
(B) Osteomyelitis
(C) Osteosarkom
(D) Osteom
(E) Osteoidosteom

H 88

2.37 Ein 15jähriger Patient verspürt seit einigen Wochen Schmerzen in der linken Flanke. Im linken Unterbauch ist eine Resistenz zu tasten. Daraufhin wurde eine Computertomographie mit Kontrastmittelgabe veranlaßt (siehe Abbildung Nr. 11 des Bildanhangs).

Es handelt sich am wahrscheinlichsten um:

(A) Hämatom links
(B) Tumor im rechten M. psoas
(C) Malignom im Bereich der linken Beckenschaufel
(D) gutartiger Tumor im Bereich der linken Beckenschaufel
(E) Hydrozele

H 88

2.38 Ein 16jähriger Patient hat vor 4 Wochen von einem Mitschüler einen Boxhieb gegen den rechten Oberarm erhalten. Der anfängliche Schmerz war am nächsten Tag verschwunden. Wegen einer drei Wochen später bemerkten Schwellung am Oberarm erfolgte die Röntgenaufnahme (siehe Abbildung Nr. 12 des Bildanhangs). Sie empfehlen in erster Linie welche der folgenden Maßnahmen?

(A) Röntgenkontrolle in 3 Monaten, weil es sich aufgrund der Anamnese am ehesten um ein verkalkendes subperiostales Hämatom handelt.
(B) Cortisoninjektion, weil es sich um eine typische juvenile Knochenzyste handelt.
(C) Diagnostische Gewebsentnahme, weil Verdacht auf einen malignen Knochentumor besteht.
(D) Ausschluß eines Adenoms der Nebenschilddrüse, weil eine Osteopathia fibrosa localisata am wahrscheinlichsten ist.
(E) Operative Exstirpation nach Wachstumsabschluß, weil es sich um eine typische kartilaginäre Exostose handelt.

H 82

2.39 Welche Aussage trifft für das osteogene Sarkom **nicht** zu?

(A) Das osteogene Sarkom tritt häufiger beim männlichen als beim weiblichen Geschlecht auf.
(B) Bevorzugter Sitz sind Beckengürtel und proximaler Femur.
(C) Lokale Schwellung ist ebenso typisch wie frühzeitige Lungenmetastasen.
(D) Zu den häufigsten Röntgensymptomen zählen Weichteilreaktion und reaktiver Knochenumbau.
(E) Häufig sind sowohl osteolytische als auch osteosklerotische Herde sichtbar.

Antwort	Aussage 1	Aussage 2	Verknüpfung
A	richtig	richtig	richtig
B	richtig	richtig	falsch
C	richtig	falsch	–
D	falsch	richtig	–
E	falsch	falsch	–

2.35 C 2.36 C 2.37 C 2.38 C 2.39 B

H 84 F 88

2.40 Welche Aussage(n) zum Osteosarkom trifft/treffen zu?

(1) Es handelt sich um einen vor allem in der Kindheit oder im frühen Erwachsenenalter auftretenden Tumor.
(2) Es entsteht aus polymorphen knochenbildenden Zellen.
(3) Das Tumorwachstum beginnt zumeist im Epiphysenbereich der großen Röhrenknochen.
(4) Der Hautbefund im Tumorgebiet ist bei klinischer Untersuchung zumeist unauffällig.

(A) nur 1 ist richtig
(B) nur 1 und 2 sind richtig
(C) nur 3 und 4 sind richtig
(D) nur 1, 3 und 4 sind richtig
(E) 1–4 = alle sind richtig

F 87

2.41 Welche Aussage über das Osteosarkom trifft **nicht** zu?

(A) Es trifft vorwiegend Jugendliche.
(B) Es wächst rasch und setzt frühzeitig Metastasen.
(C) Im Röntgenbild finden sich Spiculae und Periostsporne.
(D) Überwiegend diaphysäre Lokalisation und Fieberschübe geben Anlaß zur Verwechslung mit einer Osteomyelitis.
(E) Durch Zytostatika hat sich die Prognose in den letzten Jahren verbessert.

F 89

2.42 Welche Aussage trifft **nicht** zu?

Das Osteosarkom (osteogenes Sarkom)

(A) ist der häufigste primäre maligne Knochentumor
(B) betrifft vorwiegend Kinder und Jugendliche im 2. Lebensjahrzehnt, Jungen häufiger als Mädchen
(C) setzt frühzeitig Lebermetastasen
(D) kann als radiologische Veränderung oft sog. Spiculae zeigen
(E) entsteht bevorzugt in der Knieregion

H 82

2.43 Welche Aussage trifft **nicht** zu?

Typisch für ein Ewing-Sarkom des Knochens sind:

(A) Primärlokalisation in der Epiphyse
(B) Infiltration des periossären Binde- und Muskelgewebes
(C) Metastasierung in andere Knochen
(D) reaktive schalenförmige Knochenneubildung
(E) Metastasierung in die Lungen

H 83

2.44 Welche Aussagen zum Ewing-Sarkom treffen zu?

(1) Ausgangspunkt sind undifferenzierte Mesenchymzellen des Knochenmarks
(2) bevorzugter Sitz im metadiaphysären Bereich der langen Röhrenknochen
(3) frühe Metastasenbildung in anderen Knochen und in der Lunge
(4) röntgenologisch streifige und gesprenkelte Maserung („Mottenfraß") mit teils osteolytischen, teils sklerotischen Erscheinungen sowie Spikulae
(5) häufig mit Fieber, Leukozytose und beschleunigter Blutkörperchensenkungsgeschwindigkeit einhergehend

(A) nur 2 und 3 sind richtig
(B) nur 1, 4 und 5 sind richtig
(C) nur 2, 3 und 5 sind richtig
(D) nur 1, 2, 3 und 5 sind richtig
(E) 1–5 = alle sind richtig

2.40 B | 2.41 D | 2.42 C | 2.43 A | 2.44 E

Folgende Angaben beziehen sich auf die Aufgaben Nr. 2.45 und Nr. 2.46

Ein 15jähriger kommt in Ihre Sprechstunde und klagt über Schmerzen im Bein, die seit ca. 2–3 Wochen bestehen. Sie tasten eine druckschmerzhafte Schwellung am distalen Oberschenkel. Untersuchungsbefunde: Temperatur 37,5° C, BKS 45/75, Leukozyten 12 000. Das angefertigte Röntgenbild entspricht der Röntgenzeichnung (siehe Abbildung Nr. 13 des Bildanhangs).

H 87

2.45 An welche der genannten Erkrankungen denken Sie in erster Linie?

(A) akute hämatogene Osteomyelitis
(B) Ewing-Sarkom
(C) Osteoid-Osteom
(D) Fraktur in Konsolidationsphase
(E) Osteodystrophia localisata

H 87

2.46 Welche Maßnahmen werden Sie in erster Linie veranlassen?

(A) keine
(B) breite Eröffnung, Ausräumung, Saugspüldrainage
(C) diagnostische Gewebsentnahme
(D) Gabe von Salizylaten
(E) Gabe von Vitamin D in Kombination mit Kalziumphosphaten

F 88

2.47 Welche Aussagen zum Ewing-Sarkom treffen zu?

(1) Ausgangspunkt sind Zellen des Knochenmarks.
(2) bevorzugter Sitz im meta-diaphysären Bereich der langen Röhrenknochen
(3) frühe Metastasenbildung in anderen Knochen und in der Lunge
(4) röntgenologisch streifige und gesprenkelte Maserung („Mottenfraß“) mit teils osteolytischen, teils sklerotischen Erscheinungen sowie Spikulae
(5) häufig mit Fieber, Leukozytose und beschleunigter Blutkörperchensenkungsgeschwindigkeit einhergehend

(A) nur 2 und 3 sind richtig
(B) nur 1, 4 und 5 sind richtig
(C) nur 2, 3 und 5 sind richtig
(D) nur 1, 2, 3 und 5 sind richtig
(E) 1–5 = alle sind richtig

H 84

2.48 Als Ursache von pathologischen Frakturen kommen Metastasen folgender Primärtumoren in Betracht:

(1) Schilddrüsenkarzinom
(2) Mammakarzinom
(3) Bronchialkarzinom
(4) Hypernephrom

(A) nur 2 und 3 sind richtig
(B) nur 2 und 4 sind richtig
(C) nur 1, 2 und 3 sind richtig
(D) nur 2, 3 und 4 sind richtig
(E) 1–4 = alle sind richtig

F 87

2.49 In das Knochenmark metastasierte Karzinomzellen können hervorrufen eine

(1) Proliferation von Osteoklasten und die Auflösung des benachbarten Knochens
(2) Neubildung von Knochenbälkchen
(3) aplastische Anämie
(4) Nephrokalzinose
(5) Spontanfraktur
(6) Kyphoskoliose

(A) nur 1 und 2 sind richtig
(B) nur 4 und 5 sind richtig
(C) nur 1, 5 und 6 sind richtig
(D) nur 1, 2, 3, 4 und 5 sind richtig
(E) 1–6 = alle sind richtig

Antwort	Aussage 1	Aussage 2	Verknüpfung
A	richtig	richtig	richtig
B	richtig	richtig	falsch
C	richtig	falsch	–
D	falsch	richtig	–
E	falsch	falsch	–

2.45 B 2.46 C 2.47 E 2.48 E 2.49 D

F 85

2.50 Bei einer 55jährigen Patientin mit Schmerzen im rechten Unterschenkel zeigen die Aufnahmen in 2 Ebenen den folgenden Befund.

Welche Diagnose ist anhand der Röntgenbilder (siehe Abbildung Nr. 14 + 15 des Bildanhangs) am wahrscheinlichsten?

(A) Morbus Paget
(B) Knocheninfarkt
(C) Metastase
(D) hormonell bedingte Knochenstoffwechselstörung
(E) Ewing-Sarkom

F 86

2.51 Fokale Mehrspeicherungen im präoperativen Skelettszintigramm bei Mammakarzinom-Patientinnen sind kein Beweis für Skelettmetastasen,

weil

fokale Mehrspeicherungen im Skelettszintigramm neben Skelettmetastasen auch durch andere ossäre Veränderungen hervorgerufen werden können.

F 84

2.52 Eine hämatogene Osteomyelitis entsteht

(1) häufig im Verlauf einer Bakteriämie oder Sepsis
(2) vorwiegend bei Kindern bzw. Jugendlichen
(3) bei Knaben bzw. Männern wesentlich häufiger als beim weiblichen Geschlecht
(4) bevorzugt in den Metaphysen der langen Röhrenknochen

(A) nur 4 ist richtig
(B) nur 1 und 3 sind richtig
(C) nur 2 und 3 sind richtig
(D) nur 1, 2 und 4 sind richtig
(E) 1–4 = alle sind richtig

F 84

2.53 Bei einem 45jährigen Patienten mit einer hämatogenen Osteomyelitis im Bereich des linken Unterschenkels hat sich im proximalen Drittel der Tibia ein Sequester demarkiert.

Eine operative Entfernung dieses Sequesters ist angezeigt,

weil

ein Sequester ein Hindernis für die Ausheilung einer Osteomyelitis darstellt.

Ordnen Sie bitte den klinischen Befunden bei Knocheninfektionen der Extremitäten (Liste 1) die am ehesten zutreffende Diagnose der Liste 2 zu.

Liste 1

H 88

2.54 aus Granulationsgewebe und Eiter bestehender, durch einen Sklerosierungswall von der Umgebung abgekapselter Herd in der Tibiametaphyse

H 88

2.55 ballonartige Auftreibung der Kortikalis im Bereich des Mittelgliedes des Ringfingers bei einem Patienten mit Knochentuberkulose

Liste 2

(A) Brodie-Abszeß
(B) Kragenknopf-Panaritium
(C) Chordom
(D) Knochengumma
(E) Spina ventosa

H 84

2.56 Welche der nachfolgenden Aussagen zum Brodie-Abszeß treffen zu?

(1) Er kann in der proximalen Tibiametaphyse lokalisiert sein
(2) Er geht mit Spontan- und Klopfschmerzhaftigkeit einher
(3) Es handelt sich um eine besondere Verlaufsform der Knochentuberkulose
(4) Die Behandlung besteht in der Trepanation und Excochleation

(A) nur 1 und 2 sind richtig
(B) nur 1 und 3 sind richtig
(C) nur 3 und 4 sind richtig
(D) nur 1, 2 und 3 sind richtig
(E) nur 1, 2 und 4 sind richtig

F 86

2.57 Bei einer „infizierten Plattenosteosynthese" kommt therapeutisch allein die sofortige Plattenentfernung in Betracht,

weil

eine „infizierte Osteosynthese", auch bei stabilem Implantat, ohne Entfernung des metallischen Implantates nicht ausheilen kann.

2.50 C | 2.51 A | 2.52 E | 2.53 A | 2.54 A | 2.55 E | 2.56 E | 2.57 E

F 83

2.58 Bei einem 22jährigen Fußballspieler wurde eine geschlossene Tibiafraktur mit einer Plattenosteosynthese versorgt (Abb. 16). Das zweite Röntgenbild (Abb. 17) ist 2¼ Jahre nach dem Unfall und 1 Jahr nach der Entfernung der Osteosyntheseplatte angefertigt.

Es ist bezeichnend für:

(A) Metallose
(B) Spina ventosa
(C) chronische Osteomyelitis
(D) übliche Fremdkörperreaktion im Verlauf einer Osteosynthese
(E) Sudecksche Dystrophie

3 Erkrankungen der Gelenke

F 89

3.1 Welche Aussage trifft **nicht** zu?

Im Verlauf einer eitrigen Arthritis können sich bilden:

(A) Hygrom
(B) Empyem
(C) Pannus
(D) Ankylose
(E) Kapselphlegmone

F 83

3.2 Die chronische Polyarthritis führt oft zu Schlottergelenken,

weil

aggressive Granulationen bei der chronischen Polyarthritis die Kapsel überdehnen und die Gelenkenden destruieren.

H 84

3.3 Bei der chronischen Polyarthritis können außer den Gelenken betroffen sein:

(1) Lunge und Pleura
(2) Halswirbelsäule
(3) Lymphknoten
(4) Arterien
(5) Sehnenscheiden

(A) nur 2 ist richtig
(B) nur 5 ist richtig
(C) nur 2 und 5 sind richtig
(D) nur 1, 2 und 4 sind richtig
(E) 1–5 = alle sind richtig

H 84

3.4 Für die juvenile chronische Arthritis (rheumatoide Arthritis) gilt:

(1) Ätiologisch sind Streptokokken der Gruppe A von Bedeutung.
(2) Immer sind mehrere Gelenke gleichzeitig befallen.
(3) Allgemeinreaktionen (Fieber, Exantheme) können vorkommen.
(4) Iridocyclitis kann zur Sehbehinderung führen.
(5) Myokardbeteiligung ist möglich.

(A) nur 1, 2 und 3 sind richtig
(B) nur 1, 2 und 5 sind richtig
(C) nur 1, 3 und 4 sind richtig
(D) nur 2, 4 und 5 sind richtig
(E) nur 3, 4 und 5 sind richtig

Antwort	Aussage 1	Aussage 2	Verknüpfung
A	richtig	richtig	richtig
B	richtig	richtig	falsch
C	richtig	falsch	–
D	falsch	richtig	–
E	falsch	falsch	–

2.58 C 3.1 A 3.2 A 3.3 E 3.4 E

H 88

3.5 Welche Aussagen über die Arthritis urica treffen zu?

(1) Kleine rundliche, scharf begrenzte osteolytische Defekte an den Gelenkenden im Röntgenbild
(2) Harnsäurekristallablagerungen im Röntgenbild sichtbar
(3) Gelenkschwellung, Überwärmung, schmerzhafte Bewegungseinschränkung, Punktat serös
(4) Subchondrale Sklerosierungen, Gelenkspaltverschmälerung und Randwülste im Röntgenbild

(A) nur 1 und 3 sind richtig
(B) nur 2 und 4 sind richtig
(C) nur 1, 2 und 4 sind richtig
(D) nur 1, 3 und 4 sind richtig
(E) 1–4 = alle sind richtig

F 89

3.6 Bei einem akut auftretenden Schmerzanfall spricht gegen dessen Auslösung durch eine Arthritis urica:

(1) Auftreten bei einer jungen Frau
(2) Leukozytopenie
(3) Schwellung und Rötung des Großzehengrundgelenkes
(4) schwere körperliche Anstrengung vor dem Anfall

(A) nur 1 ist richtig
(B) nur 2 ist richtig
(C) nur 1 und 2 sind richtig
(D) nur 1, 2 und 4 sind richtig
(E) nur 2, 3 und 4 sind richtig

Ordnen Sie jeder der aufgeführten Krankheiten (Liste 1) das charakteristische Gelenkbefallsmuster (Liste 2) zu!

Liste 1

H 85

3.7 Gicht

H 85

3.8 Chondrocalcinose

Liste 2

(A) Strahlbefall der Fingergelenke
(B) symmetrischer Befall der Fingerendgelenke, Fingermittelgelenke und Daumensattelgelenke
(C) symmetrischer Befall der Fingermittelgelenke und Fingergrundgelenke
(D) Großzehengrundgelenk
(E) Kniegelenke, Hüftgelenke, Handgelenke

F 87

3.9 Die Kniegelenke (siehe Abbildung Nr. 18 des Bildanhangs) eines 17jährigen Knaben haben leichte Beugekontrakturen und eine nur geringe Restbeweglichkeit. Beim Onkel des Patienten ist eine Hämophilie A bekannt.

Es handelt sich um eine(n)

(A) angeborenen Kniegelenkdysplasie mit Patella-Lateralisation
(B) hämophile Arthropathie
(C) Folgebefund von Rachitis
(D) Kniescheibentiefstand nach Poliomyelitis
(E) sekundäre Arthrosis deformans wegen Osteochondrosis dissecans

F 82

3.10 Eine Röntgenaufnahme der Hüften eines 17jährigen Patienten, bei dem eine Hämophilie A bekannt ist, zeigt Knorpelschwund, gezähnelte Gelenkkonturen und Osteoporose. Diese sind verursacht durch

(A) Arthrosis deformans
(B) Knochenhämangiom
(C) intraartikuläre Blutungen
(D) Schenkelkopfnekrose durch Behandlung mit antihämophilem Globulin
(E) Epiphysenverschiebung des koxalen Femurendes

H 83

3.11 Im Verlauf degenerativer Gelenkerkrankungen kommt es zu

(1) Verdichtung des subchondralen Knochens
(2) Spaltbildung im Gelenkknorpel mit Bildung von Knorpelzellnestern
(3) Bildung freier Gelenkkörper
(4) Konglomeraten von frakturierten Trabekeln, Nekrosen und neugebildetem Knochen im subchondralen Bereich
(5) subchondralen Zysten im Bereich stärkster Beanspruchung
(6) Knochenabschliffen durch Scherkräfte

(A) nur 1 und 3 sind richtig
(B) nur 2, 3 und 5 sind richtig
(C) nur 1, 2, 4 und 6 sind richtig
(D) nur 3, 4, 5 und 6 sind richtig
(E) 1–6 = alle sind richtig

3.5 A | 3.6 C | 3.7 D | 3.8 E | 3.9 B | 3.10 C | 3.11 E

H 85
3.12 Die degenerative Gelenkknorpelerkrankung (Arthrosis deformans) unterscheidet sich qualitativ vom Verhalten des alternden Gelenkknorpels durch

(1) Gefäßeinsprossung aus subchondralem Knochen in die tiefe Knorpelzellschicht
(2) Knorpelzellabbau
(3) Clusterbildung von Knorpelzellen
(4) Elastizitätsabnahme des Knorpels

(A) nur 1 ist richtig
(B) nur 1 und 3 sind richtig
(C) nur 2 und 3 sind richtig
(D) nur 1, 2 und 3 sind richtig
(E) 1–4 = alle sind richtig

H 87
3.13 Welche der aufgeführten Befunde kommen bei der Arthrosis deformans vor?

(1) Veränderung der Knorpelgrundsubstanz
(2) Demaskierung von kollagenen Fasern
(3) Knorpelusuren
(4) Knochenumbau
(5) granulomatöse Synovialitis

(A) nur 1 und 2 sind richtig
(B) nur 2 und 3 sind richtig
(C) nur 2, 3 und 4 sind richtig
(D) nur 3, 4 und 5 sind richtig
(E) nur 1, 2, 3 und 4 sind richtig

F 84
3.14 Die präarthrotische Deformität eines Gelenkkörpers

(A) stellt noch keine Arthrose dar
(B) ist als eine beginnende Arthrose anzusehen
(C) führt unbehandelt zwangsläufig zur Arthrose
(D) führt trotz Behandlung zur Arthrose
(E) wird bei frühzeitiger Behandlung nie in eine Arthrose übergehen

F 87
3.15 Die Arthrose begünstigende Faktoren sind:

(1) Übergewichtigkeit
(2) Inkongruenz der Gelenkflächen
(3) Immobilisation
(4) chronische Synovitis

(A) nur 1 und 2 sind richtig
(B) nur 1 und 3 sind richtig
(C) nur 2 und 4 sind richtig
(D) nur 1, 2 und 4 sind richtig
(E) 1–4 = alle sind richtig

F 88
3.16 Chronische Traumatisierung des Ellenbogengelenkes infolge von Arbeit mit Preßluftwerkzeugen führt vorzugsweise zu:

(A) Ermüdungsfraktur des proximalen Speichenendes
(B) Chondromatose
(C) Epicondylitis radialis
(D) Schädigung des Nervus ulnaris
(E) Arthrosis deformans

H 84
3.17 Der Anlaufschmerz (starker Gelenkschmerz für wenige Gelenkbewegungen nach längerem Liegen oder Sitzen) ist ein typisches Kriterium für

(A) die chronische Polyarthritis (rheumatische Arthritis)
(B) die Arthrose
(C) die Arthritis urica
(D) eine akute traumatische Gelenkschädigung
(E) keine der in (A) bis (D) genannten Erkrankungen

H 88
3.18 Kennzeichnend für die degenerative Gelenkerkrankung ist **nicht**:

(A) Gelenkspalterniedrigung
(B) subchondrale Sklerose
(C) osteophytärer Knochenanbau
(D) subchondrale Zystenbildung
(E) gelenknahe Knochenatrophie

Ordnen Sie bitte den in Liste 1 aufgeführten Erkrankungen das in Liste 2 genannte, im allgemeinen übliche therapeutische Verfahren zu.

Liste 1

H 84
3.19 schwere Gonarthrose

H 84
3.20 schwere Coxarthrose

Liste 2

(A) autologe Arthroplastik
(B) homologe Arthroplastik
(C) heterologe Arthroplastik
(D) Alloarthroplastik
(E) Resektionsarthroplastik

▮3.12 B ▮3.13 E ▮3.14 A ▮3.15 E ▮3.16 E ▮3.17 B ▮3.18 E ▮3.19 D ▮3.20 D

H 88

3.21 Ein Sudeck-Syndrom ist ein(e)

(A) fleckförmige posttraumatische Muskelfibrose
(B) meist posttraumatische Knochen- und Weichteil-dystrophie
(C) thrombotisches Syndrom bei Frakturheilung
(D) isolierte Muskelkontraktur nach knöcherner Verletzung
(E) reaktive Ostitis

F 86

3.22 Das 1. Stadium des Sudeck-Syndroms ist klinisch gekennzeichnet durch

(1) bläulich-rötlich livide, glänzende und überwärmte Haut
(2) Ausbildung eines Ödems
(3) gehäuft auftretende Parästhesien („wie Ameisenlaufen")
(4) Bewegungsschmerzen

(A) nur 1 und 2 sind richtig
(B) nur 1 und 3 sind richtig
(C) nur 2 und 3 sind richtig
(D) nur 1, 2 und 4 sind richtig
(E) 1–4 = alle sind richtig

Ordnen Sie bitte den in Liste 1 genannten Krankheitsbildern die passende Aussage in der Liste 2 zu.

Liste 1

H 83

3.23 Lunatummalazie

H 83

3.24 Morbus Köhler II

Liste 2

(A) ist eine septische Nekrose
(B) findet sich vor allem beim Erwachsenen
(C) Bestandteil von Skelettdysplasien
(D) betrifft bevorzugt das weibliche Geschlecht
(E) Keine der Aussagen trifft zu

F 86

3.25 Welche der folgenden Erkrankungen hat den spätesten Altersgipfel?

(A) M. Köhler I
(B) M. Köhler II
(C) Lunatummalazie
(D) M. Perthes
(E) Apophysitis calcanei

4 Erkrankungen der Muskeln, Sehnen, Sehnenscheiden und Bänder

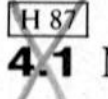

H 87

4.1 Myogelosen

(1) sind umschriebene Verhärtungen der Muskulatur
(2) sind histologisch durch wachsartige Degeneration der Muskelfibrillen und Fetteinlagerung charakterisiert
(3) finden sich häufig in den kleinen Handmuskeln
(4) entstehen bei Überanstrengung der Muskulatur

(A) nur 4 ist richtig
(B) nur 1 und 2 sind richtig
(C) nur 2 und 4 sind richtig
(D) nur 1, 2 und 4 sind richtig
(E) 1–4 = alle sind richtig

F 89

4.2 Welche der Aussagen über die Polymyalgia rheumatica trifft **nicht** zu?

(A) Sie geht oft mit einem allgemeinen Krankheitsgefühl einher.
(B) Die Behandlung erfolgt insbesondere mit D-Penicillamin.
(C) Zu den typischen Beschwerden zählen Schmerzen im Schultergürtelbereich
(D) Die Blutsenkung ist erhöht
(E) Sie manifestiert sich überwiegend im höheren Lebensalter.

F 83

4.3 Die Myopathia ossificans localisata (circumscripta) kann **nicht** auftreten nach

(A) Querschnittsläsion des Rückenmarks
(B) Implantation einer Totalendoprothese an der Hüfte
(C) wiederholter Massage eines verletzten Muskels
(D) stumpfem Muskeltrauma
(E) überdosierter Calciumtherapie

3.21 B | 3.22 D | 3.23 B | 3.24 D | 3.25 C | 4.1 D | 4.2 B | 4.3 E

H 86

4.4 Die Beckenübersichtsaufnahme (siehe Abbildung Nr. 19 des Bildanhangs) wurde bei einem 12jährigen Jungen angefertigt, weil sich eine zunehmende Bewegungseinschränkung der Hüftgelenke einstellte, nachdem er mehrere Wochen bewußtlos nach Schädelhirntrauma auf der Intensivstation gelegen hatte.

Welche Diagnose trifft am ehesten zu?

(A) Kallusbildungen im Schenkelhalsbereich beiderseits nach übersehenen Frakturen und fehlender Gipsruhigstellung
(B) hämatogene Osteomyelitis
(C) osteogenes Sarkom
(D) Knochen-Kalkeinlagerungen der Weichteile als Myositis ossificans (Paraosteopathie)
(E) Keine der unter (A)–(D) genannten Diagnosen trifft zu

F 88

4.5 Welche(r) der angegebenen Faktoren sind (ist) als Ursache der Myositis ossificans circumscripta anzusehen?

(1) Querschnittslähmung
(2) Hyperkalzämie
(3) erbliche Belastung
(4) operative Eingriffe
(5) ausgedehnte Quetschung von Muskelgewebe

(A) nur 1 ist richtig
(B) nur 3 ist richtig
(C) nur 2 und 3 sind richtig
(D) nur 1, 4 und 5 sind richtig
(E) nur 2, 4 und 5 sind richtig

F 89

4.6 Heterotope Ossifikationen sind

(A) eine wichtige Komplikation nach Implantation einer Hüftgelenkendoprothese
(B) bevorzugt im M. triceps surae zu beobachten
(C) Spätfolge von Kompartment-Syndromen
(D) häufige Begleiterscheinung schlaffer Paresen
(E) häufige Begleiterscheinung von Fluorosen

F 89

4.7 Die postoperativen oder posttraumatischen Symptome an einer Extremität, wie progredienter bohrender und brennender Schmerz, harte Schwellung und rasch zunehmende periphere sensible und motorische Ausfälle sprechen für

(A) Nervenlähmung
(B) Thrombose
(C) Infektion
(D) Muskelkompressionssyndrom
(E) Muskelhernie

H 88

4.8 Welche Aussage trifft **nicht** zu?

Das Tibialis-anterior-Syndrom

(A) hat als Ursache Durchblutungsstörungen im M. tibialis anterior
(B) wird durch Spaltung der Muskelfaszie behandelt
(C) kann durch Operationen oder Verletzungen im Unterschenkelbereich verursacht werden
(D) kann durch schnürende Verbände oder ungewohnte Belastungen, z. B. lange Märsche, hervorgerufen werden
(E) bezeichnet eine Knochenschwellung

H 88

4.9 Welche der nachfolgend genannten Behandlungsmethoden eignet sich am ehesten zur Therapie eines Tibialis-anterior-Syndroms?

(A) Ruhigstellung mittels Gipsverband
(B) Hochlagerung
(C) Verband mit einer elastischen Binde
(D) operative Faszienspaltung
(E) Saluretikagabe

F 89

4.10 Der auf Abbildung Nr. 20 des Bildanhangs gezeigte Patient hat vor 4 Jahren eine suprakondyläre Oberarmfraktur erlitten.

Welche Diagnose trifft am ehesten zu?

(A) spastische Paraparese
(B) Volkmannsche Kontraktur
(C) Sudecksche Dystrophie im Spätstadium
(D) hysterische funktionelle Fehlhaltung
(E) simulierte Fehlstellung der Hand infolge Rentenneurose

▌4.4 D ▌4.5 D ▌4.6 A ▌4.7 D ▌4.8 E ▌4.9 D ▌4.10 B

H 88

4.11 Abrupte Beschleunigung der Muskelaktivität (z.B. beim Fußballspielen) kann am M. rectus femoris führen zu:

(1) Sehnen-Knochenausriß am Becken
(2) Muskelriß in Oberschenkelmitte
(3) Sehnen-Knochenausriß am Trochanter minor
(4) Myositis ossificans
(5) Kompartmentsyndrom

(A) nur 1 und 2 sind richtig
(B) nur 2 und 3 sind richtig
(C) nur 3 und 4 sind richtig
(D) nur 4 und 5 sind richtig
(E) 1–5 = alle sind richtig

F 88

4.12 Spontane Rupturen durch degenerative Veränderungen sind an folgenden Sehnen zu erwarten

(1) Sehne des M. extensor hallucis longus
(2) Sehne des M. supraspinatus der Rotatorensehnenmanschette
(3) Sehne des M. triceps surae
(4) Sehne des M. biceps femoris
(5) Adduktorenansätze am Becken

(A) nur 3 ist richtig
(B) nur 2 und 3 sind richtig
(C) nur 2, 3 und 4 sind richtig
(D) nur 2, 4 und 5 sind richtig
(E) 1–5 = alle sind richtig

F 87

4.13 Welche Aussage zu den Insertionstendopathien trifft **nicht** zu?

(A) Ursächlich sind lokale mechanische Spitzenbelastungen an Muskel-Sehnen- oder Sehnen-Knochen-Übergang sowie dispositionelle Faktoren
(B) Lokaler Druckschmerz und Schmerz durch Zug an der erkrankten Sehne sind diagnostisch wertvoll.
(C) Prädilektionsstellen sind u.a. der Epicondylus lateralis humeri, Ansatz des M. gracilis, Patellaspitze.
(D) Die Diagnosesicherung erfolgt durch Probeexzision.
(E) Die ursächliche Behandlung besteht in der Ausschaltung des schmerzauslösenden Bewegungsablaufes.

F 89

4.14 Die Paratenonitis (Tendovaginitis) crepitans

(A) entsteht als Begleiterkrankung bei peripherer Muskelatrophie
(B) ist die „forme fruste“ der Arachnodaktylie (Marfan-Syndrom)
(C) ist die Folge einer chronischen Steroidtherapie
(D) wird ausgelöst durch übermäßige Beanspruchung
(E) ist eine Komplikation der rheumatischen Arthritis

F 87

4.15 Die Tenosynovitis ist ein Bestandteil der chronischen Polyarthritis.

Durch die Tenosynovitis wird verursacht:

(A) spontane Achillessehnenruptur
(B) Epicondylitis humeri radialis
(C) Engpaßsyndrom der Supraspinatussehne
(D) Supinatorsyndrom
(E) Karpaltunnelsyndrom

F 89

4.16 Chronische Schleimbeutelentzündungen sind eine Komponente von chronischen entzündlichen und degenerativen Erkrankungen.

Bei diesen chronischen Schleimbeutelentzündungen ist sekundär am ehesten zu rechnen mit

(A) spontaner Achillessehnenruptur
(B) Epicondylitis humeri radialis
(C) Engpaßsyndrom der Supraspinatussehne
(D) Tendovaginitis stenosans de Quervain
(E) Karpaltunnelsyndrom

4.11 A 4.12 B 4.13 D 4.14 D 4.15 E 4.16 C

5 Andere Erkrankungen mit Auswirkung auf den Bewegungsapparat

H 85

5.1 Bei einer infantilen Zerebralparese mit spastischer Tetraplegie können sich folgende Form- und Funktionsstörungen am Bewegungsapparat entwickeln:

(1) an der Hüfte Beugeadduktionskontrakturen mit Entwicklung einer Coxa valga
(2) diaphysäre Knochenverbiegungen durch pathologischen Muskelzug mit Ausbildung von O-Beinen
(3) eine zunächst funktionelle, später strukturelle Seitenverbiegung der Wirbelsäule als Skoliose
(4) ein Lähmungshackenfuß durch Ausfall des M. triceps surae
(5) an der oberen Extremität eine Ellenbogenbeuge- und Pronationskontraktur

(A) nur 1 und 3 sind richtig
(B) nur 1, 3 und 5 sind richtig
(C) nur 2, 3 und 5 sind richtig
(D) nur 1, 2, 4 und 5 sind richtig
(E) 1–5 = alle sind richtig

F 89

5.2 Zur Behandlung der spastischen Pronations-Beugekontraktur des Handgelenkes ist ungeeignet:

(A) Ergotherapie
(B) hydroelektrische Bäder
(C) Muskeldesinsertionen
(D) Tenotomien
(E) Krankengymnastik

H 82

5.3 Spastische Adduktorenlähmung ist für viele Zerebralparesen kennzeichnend.

Hierdurch werden im Laufe des Wachstums begünstigt:

(1) Coxa valga
(2) Genu varum
(3) Genu valgum
(4) Coxa vara
(5) Hüftluxation

(A) nur 2 und 4 sind richtig
(B) nur 3 und 4 sind richtig
(C) nur 1, 2 und 5 sind richtig
(D) nur 1, 3 und 5 sind richtig
(E) nur 3, 4 und 5 sind richtig

H 82

5.4 Welche der folgenden Erkrankungen verursacht häufig ein Genu recurvatum?

(A) Multiple Sklerose
(B) Polyneuropathie
(C) Poliomyelitis
(D) progressive Muskeldystrophie
(E) Chondromatose

F 83

5.5 Verkürzung des Hautmantels durch narbige Schrumpfungsvorgänge in der Ellenbeuge verhindern die Ellenbogenstreckung und begünstigen tendomyogene und capsuloligamentäre Kontrakturen.

Welche Behandlung ist adäquat und zugleich risikoarm?

(A) Beseitigen der Kontraktur durch forciertes Redressement in Narkose und anschließende funktionelle Übungsbehandlung
(B) Operative Lösung aller kontrakten Weichteile, anschließend Ruhigstellung des Gelenks in Streckstellung für mehrere Wochen
(C) Ausschalten der Hautverkürzung durch Verkürzungsosteotomie des distalen Humerus
(D) Allmähliche Dehnung durch Quengelverband, anschließend funktionelle Übungstherapie
(E) Beseitigen der dermatogenen Kontrakturkomponente, z. B. durch Z-Plastik, anschließend Quengelbehandlung und funktionelle Übungstherapie

5.1 B 5.2 B 5.3 D 5.4 C 5.5 E

6 Orthopädische Gesichtspunkte in der Traumatologie des Haltungs- und Bewegungsapparates

H 88

6.1 Die sekundäre Knochenbruchheilung erfolgt typischerweise

(A) über die Zwischenstufe der Pseudarthrose
(B) über die Bildung von Geflechtknochen (Fixationskallus)
(C) nach operativer Freilegung und Versorgung der Fraktur
(D) nach osteosynthetischer Versorgung der Fraktur
(E) im Rahmen einer Weichteilinfektion

F 87

6.2 Bei einer nur übungsstabilen Osteosynthese sollte besser eine zusätzliche äußere Fixation mittels Gipsverband erfolgen,

weil

die Hauptursache einer Pseudarthrose in der ungenügenden Stabilität der Knochenfragmente zu sehen ist.

H 88

6.3 Für die Pseudarthrose eines langen Röhrenknochens gilt:

(1) Schmerzen treten vorwiegend bei Belastung auf
(2) Ursache ist eine vermehrte Durchblutung mit Calciumabtransport
(3) Im Röntgenbild findet sich eine reaktive Sklerosierung des gesamten Röhrenknochens
(4) Bewegungstherapie fördert die Heilung

(A) nur 1 ist richtig
(B) nur 1 und 3 sind richtig
(C) nur 2 und 4 sind richtig
(D) nur 1, 3 und 4 sind richtig
(E) 1–4 = alle sind richtig

F 84

6.4 Eine in Fehlstellung konsolidierte meta-epiphysäre Fraktur der distalen medialen Tibia führt bei einem 8jährigen Jungen mit großer Wahrscheinlichkeit am betreffenden Bein zu

(A) keiner Wachstumsstörung
(B) einer zunehmenden Verlängerung der Tibia ohne Achsenabweichung
(C) einer zunehmenden Verkürzung der Tibia ohne Achsenabweichung
(D) einer zunehmenden Valgusfehlstellung mit Verkürzung
(E) einer zunehmenden Varusfehlstellung mit Verkürzung

H 83

6.5 Ein 14jähriger Patient klagt über Kreuzschmerzen. Bei der Untersuchung finden sich ein Beckenschiefstand nach links und einer rechtskonvexe Lumbalskoliose. Im Alter von 8 Jahren hatte er eine Oberschenkelfraktur rechts erlitten, die in anatomisch richtiger Stellung konsolidierte

Welche Aussagen treffen zu?

(1) Durch die Oberschenkelfraktur kann es zu einer Beinverlängerung rechts gekommen sein
(2) Die Beinverlängerung rechts hat zu der beschriebenen Lumbalskoliose geführt
(3) Der Beckenschiefstand nach links kann Unfallfolge sein
(4) Der Kreuzschmerz kann durch die Lumbalskoliose bedingt sein

(A) nur 1 und 3 sind richtig
(B) nur 2 und 4 sind richtig
(C) nur 1, 2 und 3 sind richtig
(D) nur 1, 3 und 4 sind richtig
(E) 1–4 = alle sind richtig

6.1 B | 6.2 D | 6.3 A | 6.4 E | 6.5 D

7 Allgemeine orthopädische Therapie

F 89

7.1 In welcher Stellung befindet sich das Bein bei Ausbildung eines Reizergusses im Hüftgelenk?

(A) maximale Streckung im Hüftgelenk und Beugung im Kniegelenk
(B) Beugung im Knie- und Hüftgelenk über den rechten Winkel hinaus
(C) im Hüftgelenk gestreckt und innenrotiert
(D) im Hüftgelenk gebeugt abduziert und außenrotiert
(E) gestreckt in Hüft- und Kniegelenk

F 86

7.2 Welche Aussage trifft **nicht** zu?

Bei längerer Immobilisation, z. B. im Gipsverband, lagert man am besten

(A) das Ellenbogengelenk in Beugung
(B) den Unterarm in leichter Supinationsstellung
(C) das Handgelenk in leichter Dorsalextension
(D) die Finger gestreckt
(E) das obere Sprunggelenk im rechten Winkel

H 88

7.3 Welche Aussage trifft **nicht** zu?

Bei der primären Gipsbehandlung einer geschlossenen und konservativ zu behandelnden frischen Fraktur des Schienbeinschaftes

(A) werden in der Regel nur die Knochenvorsprünge gepolstert
(B) wird die im Gipsverband immobilisierte Extremität anfänglich hochgelagert
(C) erübrigt sich bei guter Reposition die Röntgenkontrolle
(D) muß der zirkulär angelegte Gipsverband bis auf die Haut gespalten und aufgebogen werden

F 83

7.4 Welche Aussage trifft **nicht** zu?

Peroneuslähmung nach Anlegen eines Beingipses kann beruhen auf:

(A) Druck gegen die Dorsalseite des Wadenbeinköpfchens
(B) Dehnungsschaden bei Korrektur eines Genu valgum nach Schienbeinkopf-Umstellungsosteotomie
(C) Kantendruck eines Unterschenkelgipses
(D) Anlegen des Gipsverbandes in Überstreckstellung des Kniegelenks
(E) Unterlassen der sofortigen Spaltung des Gipsverbandes, wenn Engegefühl durch Schwellung des Kniegelenks entsteht

F 83

7.5 Druckschädigung der Haut droht bei Behandlung angeborener Klumpfüße durch Etappenredressement und jeweilige Fixation der erreichten Korrekturstellung im Gipsverband, wenn

(A) der Gipsverband bei der Behandlung am ersten Lebenstag 10–12 Tage belassen wird
(B) das Kniegelenk in Beugestellung fixiert wird
(C) auf die Polsterung nicht verzichtet wird
(D) die Redression und Gipsfixierung nicht in Narkose stattfinden
(E) auf gleichzeitige Fixierung der Ferse mittels Bohrdraht verzichtet wird

F 82

7.6 Muskelschwund des M. quadriceps femoris nach Immobilisation des Beines im zirkulären Gipsverband wegen nichtdislozierter Unterschenkelfraktur wird am besten wie folgt behandelt:

(A) elektrische Stimulierung des Muskels
(B) Aktivieren von Dehnungsrezeptoren mittels passiver Bewegungen
(C) isotonische Übungstherapie
(D) isometrische Übungstherapie
(E) durchgreifende bimanuelle Massagen

Antwort	Aussage 1	Aussage 2	Verknüpfung
A	richtig	richtig	richtig
B	richtig	richtig	falsch
C	richtig	falsch	–
D	falsch	richtig	–
E	falsch	falsch	–

7.1 D 7.2 D 7.3 C 7.4 D 7.5 A 7.6 D

H 83

7.7 Muskelatrophie des M. quadriceps femoris ist zu erwarten

(1) infolge Hüftgelenkdysplasie
(2) nach dreiwöchiger Ruhigstellung in einer Kunststoffhülse
(3) bei kniegelenknahem Osteosarkom
(4) infolge spastischer Parese des M. quadriceps femoris

(A) nur 2 ist richtig
(B) nur 2 und 3 sind richtig
(C) nur 3 und 4 sind richtig
(D) nur 1, 2 und 4 sind richtig
(E) 1–4 = alle sind richtig

F 86

7.8 Aufgaben der Krankengymnastik am Bewegungsapparat sind:

(1) Eintrainieren zusammengesetzter Bewegungsabläufe bei Koordinationsstörungen
(2) aktive und passive Dehnung kontrakter Gelenke
(3) Verbesserung des Allgemeinzustandes durch Ganzkörpermassage
(4) Krafttraining zur Erzielung von Höchstleistungen im Sport
(5) kompensatorisches Auftrainieren verbliebener Muskeln bei Lähmungen

(A) nur 1 und 5 sind richtig
(B) nur 1, 2 und 3 sind richig
(C) nur 1, 2 und 5 sind richtig
(D) nur 2, 3 und 5 sind richtig
(E) nur 1, 2, 4 und 5 sind richtig

F 84

7.9 Welche Aussage über die Krankengymnastik bei Erkrankungen des Bewegungsapparates trifft **nicht** zu?

(A) Morbus Bechterew – Atemgymnastik
(B) Periarthropathia humeroscapularis adhaesiva – Schultermobilisation
(C) Skoliose – Training der Rumpfmuskeln
(D) Klumpfuß – Training der Supinatoren
(E) Zustand nach Oberschenkelamputation – Gangschulung

F 87

7.10 Die klassische Massage ist eine wirksame Therapie zur Beeinflussung (von):

(1) schmerzhafter Tonusvermehrung der Rückenmuskeln
(2) der progressiven Muskeldystrophie
(3) Ermüdungserscheinungen nach sportlicher Beanspruchung
(4) der Sudeckschen Dystrophie
(5) der Inaktivitätsatrophie der Muskulatur

(A) nur 1 und 3 sind richtig
(B) nur 1, 2 und 5 sind richtig
(C) nur 2, 3 und 4 sind richtig
(D) nur 1, 3, 4 und 5 sind richtig
(E) 1–5 = alle sind richtig

H 84

7.11 Orthopädische Schuhe sind indiziert bei

(1) Klumpfuß des Erwachsenen
(2) Achillessehnenruptur
(3) einer Beinverkürzung von 8 cm
(4) schwerer Polyarthritis der Fuß- und Zehengelenke
(5) Amputation des Fußes im Lisfrancschen Gelenk

(A) nur 1 und 3 sind richtig
(B) nur 2 und 4 sind richtig
(C) nur 1, 3 und 5 sind richtig
(D) nur 1, 3, 4 und 5 sind richtig
(E) 1–5 = alle sind richtig

F 84

7.12 Orthopädische Schuhe können

(1) erkrankte Gelenke am Fuß entlasten
(2) Defekte am Fuß ausgleichen
(3) die Fußabrollung verbessern
(4) versteifte Fußgelenke mobilisieren
(5) Beinlängendifferenzen ausgleichen

(A) nur 1 und 3 sind richtig
(B) nur 2 und 5 sind richtig
(C) nur 1, 3 und 5 sind richtig
(D) nur 1, 2, 3 und 5 sind richtig
(E) 1–5 = alle sind richtig

7.7 B | 7.8 C | 7.9 D | 7.10 A | 7.11 D | 7.12 D

F 88

7.13 Orthopädische Schuhe dienen zur/zum

(1) Bettung und Stützung der Fußauftrittsfläche
(2) Stillegung schmerzhafter Sprunggelenke durch eingearbeitete Sohlen und Schaftversteifung
(3) Mobilisation teilweise eingesteifter Gelenke
(4) Kräftigung der Fußmuskeln
(5) Funktionsausgleich durch Abrollhilfe bei völliger Versteifung der Fußgelenke

(A) nur 1 und 5 sind richtig
(B) nur 2 und 4 sind richtig
(C) nur 1, 2 und 5 sind richtig
(D) nur 1, 2, 3 und 5 sind richtig
(E) 1–5 = alle sind richtig

H 83

7.14 Bei einem 8jährigen Jungen stellen Sie eine Beinverkürzung rechts von 2 cm fest. Klinisch und röntgenologisch stellt sich sonst kein pathologischer Befund dar.

Welche der nachfolgend genannten therapeutischen Maßnahmen ist in diesem Alter durchzuführen?

(A) keine Therapie vor Wachstumsabschluß
(B) Verkürzungsosteotomie des linken Oberschenkels von 2 cm
(C) Verlängerungsosteotomie des rechten Oberschenkels von 2 cm
(D) Schuherhöhung rechts von 2 cm
(E) Epiphyseodese der linken distalen Femurepiphyse

F 82

7.15 Die Verordnung eines Stützmieders ist in der Regel **nicht** angezeigt bei

(1) Atrophie von Wirbelsäulen- und Rumpfmuskulatur
(2) statischer Skoliose infolge Beckenschiefstands
(3) Haltungsschwäche von Jugendlichen
(4) der Involutionsosteoporose

(A) nur 3 ist richtig
(B) nur 1 und 2 sind richtig
(C) nur 2 und 3 sind richtig
(D) nur 1, 2 und 3 sind richtig
(E) nur 2, 3 und 4 sind richtig

F 86 H 83

7.16 Eine manuelle chirotherapeutische Behandlung ist am ehesten indiziert bei

(A) Bewegungssperre nach Schleuderverletzung der Halswirbelsäule
(B) Bandscheibenvorfall
(C) Drehgleiten an der Lendenwirbelsäule
(D) segmentaler Bewegungssperre bei Osteochondrose
(E) Spondylitis ankylosans

F 87 H 82

7.17 Welche Aussage trifft **nicht** zu? Beispiele für typische orthopädische Präventivmaßnahmen sind:

(A) die Verordnung von Fußgymnastik bei Kindern zur Verhinderung dekompensierter und fixierter Knick-Plattfüße
(B) die operative Korrektur von Crura vara zur Vermeidung einer medialen Gonarthrose
(C) die Anwendung von Lagerungsschienen zur Vermeidung von Kontrakturen
(D) der Beinlängenausgleich zur Verhütung einer strukturellen, idiopathischen Skoliose
(E) die Empfehlung der Bauchlage zur Vermeidung der sogenannten Säuglingsskoliose

8 Begutachtungsprobleme

F 88

8.1 Ungünstige Stumpfverhältnisse nach Unterschenkelamputation mit der Notwendigkeit höherer Berentung sind:

(A) Stümpfe, die nur mit Prothesen ohne Oberschenkelmanschette versorgt werden können
(B) Stümpfe, bei denen es zur Muskelatrophie am Unterschenkel gekommen ist
(C) Stümpfe, bei denen die Kniebeugung nur bis 100 Grad möglich ist
(D) Stümpfe, bei denen eine Beugekontraktur von 30 Grad vorliegt
(E) Stümpfe, die beim Tragen der Prothese an den Rändern des Prothesenköchers Schwielen aufweisen

7.13 C | 7.14 D | 7.15 E | 7.16 D | 7.17 D | 8.1 D

F 84

8.2 Einseitig Oberschenkelamputierte sind

(A) nach dem Schwerbehindertengesetz als außergewöhnlich gehbehindert einzuordnen
(B) nur dann mit einem Kunstbein zu versorgen, wenn sie jünger als 70 Jahre sind
(C) nur noch imstande, sitzende Arbeit zu verrichten
(D) stets Schwerbehinderte nach dem Schwerbehindertengesetz
(E) nicht mehr berechtigt, ein Kraftfahrzeug zu führen

F 87

8.3 Auf dem Weg zur Arbeit erleidet ein 40jähriger bei einem Verkehrsunfall eine traumatische Hüftluxation. Nach sofortiger erfolgreicher Reposition und Entlassung aus dem Krankenhaus stellen sich 3 Monate später Schmerzen in der Hüfte ein, man stellt eine Hüftkopfnekrose fest:

Wer übernimmt hierfür die Behandlungskosten?

(A) die Haftpflichtversicherung des Arztes, weil er die Hüftkopfnekrose nicht gleich erkannt hat
(B) die Krankenkasse des Patienten
(C) die Berufsgenossenschaft des Patienten
(D) der Rentenversicherungsträger
(E) keiner der unter (A)–(D) genannten

9 Wirbelsäule

H 87

9.1 Verformungen der Wirbelkörper bei gleichzeitig erhaltenen, d. h. nicht verschmälerten, Bandscheibenräumen lassen in erster Linie an folgende Erkrankung(en) denken:

(1) Osteoporose
(2) Spondylitis
(3) Wirbelkörpermetastasen
(4) Osteochondrose

(A) nur 1 und 2 sind richtig
(B) nur 1 und 3 sind richtig
(C) nur 1 und 4 sind richtig
(D) nur 2 und 4 sind richtig
(E) 1–4 = alle sind richtig

F 86

9.2 Als Ursache einer langbogigen BWS-Kyphose kommt von den folgenden Krankheiten am ehesten in Frage ein(e)

(A) Keilwirbel
(B) Wirbelkörperfraktur
(C) Spondylitis tuberculosa
(D) Morbus Scheuermann
(E) Tumormetastase

F 86

9.3 Stauchschmerz oder Aufprallschmerz der Wirbelsäule ist zu erwarten bei

(1) Skoliose
(2) Tumordestruktion
(3) Osteoporose
(4) Rundrücken
(5) Spondylitis

(A) nur 2 und 3 sind richtig
(B) nur 1, 3 und 5 sind richtig
(C) nur 2, 3 und 5 sind richtig
(D) nur 1, 2, 4 und 5 sind richtig
(E) 1–5 = alle sind richtig

F 89

9.4 Als Ursache einer angulären Kyphose kommt von den folgenden Krankheiten am ehesten in Frage:

(A) Morbus Scheuermann
(B) Altersrundrücken
(C) Osteoporose
(D) Spondylitis tuberculosa
(E) Morbus Bechterew

H 88

9.5 Für den M. Scheuermann sind typisch:

(1) Keilwirbelbildung
(2) Auftreten im Vorschulalter
(3) Auftreten von unregelmäßig konturierten Deck- und Bodenplatten der Wirbelkörper
(4) Auftreten von verschmälerten Bandscheibenzwischenräumen
(5) Auftreten von pathologischen Frakturen

(A) nur 1 und 5 sind richtig
(B) nur 3 und 4 sind richtig
(C) nur 1, 2 und 3 sind richtig
(D) nur 1, 3 und 4 sind richtig
(E) 1–5 = alle sind richtig

8.2 D | 8.3 C | 9.1 B | 9.2 D | 9.3 C | 9.4 D | 9.5 D

F 89

9.6 Welche Aussagen zum thorakalen Morbus Scheuermann treffen zu?

(1) Zur Scheuermannschen Erkrankung gehört eine fixierte Kyphose.
(2) Schmerzen sind obligat.
(3) Die LWS kann auch betroffen sein.
(4) Eine Skoliose der Wirbelsäule kommt nicht vor.
(5) Die betroffenen Wirbel können Keilform aufweisen.

(A) nur 1 und 5 sind richtig
(B) nur 1, 3 und 5 sind richtig
(C) nur 2, 3 und 4 sind richtig
(D) nur 1, 3, 4 und 5 sind richtig
(E) 1–5 = alle sind richtig

H 85

9.7 Bei einem 14jährigen, 170 cm großen Jungen findet sich eine thorakale Scheuermann-Kyphose mit einem Winkel von 40 Grad. Die paravertebrale Muskulatur weist einen Hypertonus auf. Nach der angestellten Wachstumsprognose wird er noch ca. 15 cm wachsen.

Von den nachfolgend genannten therapeutischen Verfahren ist empfehlenswert:

(A) Gipsliegeschale für die Nacht
(B) intravenöse Calciumgluconatapplikation und Schwimmtherapie
(C) aktives Aufrichtekorsett
(D) Massagen sowie hormonelle Wachstumsbremsung zur Verhütung einer Progredienz
(E) operative Aufrichtung mit dorsaler Spondylodese

F 83

9.8 Der fixierte Flachrücken ist typisch für

(A) akute Lumbago
(B) Spondylitis tuberculosa
(C) Spondylolisthesis
(D) M. Scheuermann der Lendenwirbelsäule
(E) Spondylosis hyperostotica

H 83

9.9 Das Röntgenbild (Abb. 21, s. Anhang) stammt von einem 13jährigen Mädchen, das seit 6 Monaten über gelegentliche Rückenschmerzen klagt. Vor 2 Tagen wurde es im Schwimmbad rückwärts in das Bassin geworfen und kommt nun wegen heftiger Kreuzschmerzen.

Sie sehen eine(n)

(A) Wirbelkörperkompressionsfraktur Th 12
(B) thorakolumbalen und lumbalen M. Scheuermann
(C) ausschließlich lumbalen M. Scheuermann
(D) Spondylolisthesis L 5
(E) Keine der Aussagen trifft zu

F 87

9.10 Kennzeichnend für die Säuglingskoliose ist:

(A) die S-förmige Krümmung von Brust- und Lendenwirbelsäule
(B) die C-förmige Krümmung von Brust- und Lendenwirbelsäule
(C) die rechtskonvexe Hauptkrümmung
(D) die Vergesellschaftung mit angeborenen Wirbelmißbildungen
(E) der Torsionswulst

H 83

9.11 Welche Aussage trifft zu?

Eine strukturelle Skoliose kann entstehen

(1) durch eine Beinverkürzung infolge Verletzung der Wachstumszonen
(2) durch eine Neurofibromatose (Recklinghausen)
(3) idiopathisch
(4) durch eine neuromuskuläre Erkrankung

(A) Keine der Aussagen trifft zu
(B) nur 3 ist richtig
(C) nur 3 und 4 sind richtig
(D) nur 2, 3 und 4 sind richtig
(E) 1–4 = alle sind richtig

F 83

9.12 Welches ist die häufigste Form der idiopathischen Skoliose in der Adoleszenz? 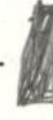

(A) die linkskonvexe Totalskoliose
(B) die rechtskonvexe Totalskoliose
(C) die linkskonvexe Thorakalskoliose
(D) die rechtskonvexe Thorakalskoliose
(E) die cervico-thorakale Skoliose

9.6 B | 9.7 C | 9.8 D | 9.9 B | 9.10 B | 9.11 D | 9.12 D

F 82

9.13 Welche Aussage trifft **nicht** zu?

Bei einer idiopathischen Skoliose finden sich die folgenden Veränderungen:

(A) Verbiegung der Wirbelsäule in der Frontalebene
(B) Torsion der Wirbelsäule
(C) Rippenbuckel auf der konvexen Seite der Krümmung
(D) Wirbelkörpersynostosen
(E) keilförmige Wirbelkörper

H 86

9.14 Bei einer strukturellen Skoliose der Brustwirbelsäule finden sich folgende typische Symptome:

(1) Asymmetrie der Taillendreiecke
(2) Asymmetrie des Schulterstandes
(3) absolute Beinlängendifferenz
(4) umschriebene Druck- und Klopfempfindlichkeit der Dornfortsätze im thorakolumbalen Übergang
(5) ein muskulärer Schiefhals

(A) nur 1 und 2 sind richtig
(B) nur 2 und 3 sind richtig
(C) nur 1, 2 und 3 sind richtig
(D) nur 1, 3 und 4 sind richtig
(E) nur 2, 3 und 5 sind richtig

F 86

9.15 Bei einer thorakal rechtskonvexen Skoliose entsteht der Rippenbuckel auf der rechten Seite,

weil

sich bei einer Torsionsskoliose die Dornfortsätze der Wirbelkörper immer zur Konvexseite der Krümmung drehen.

F 87

9.16 Patienten mit einem Skoliosewinkel von 45 Grad (nach Cobb) bei Wachstumsabschluß bedürfen einer weiteren Kontrolle,

weil

mittelgradige Skoliosen auch nach Wachstumsabschluß fortschreiten können.

H 79 F 82

9.17 Welche Aussage trifft zu?

Die Ursache einer Spondylolisthesis liegt

(A) im Wirbelkörper
(B) an der Insuffizienz der Ligamenta flava
(C) im Wirbelbogen
(D) in den Wirbelgelenken
(E) im Discus intervertebralis

H 82

9.18 Wirbelgleiten entsteht in der Regel durch:

(A) Abnützung der Wirbelbogengelenke
(B) lumbalen Bandscheibenvorfall
(C) Kontinuitätsdurchtrennung in der Pars interarticularis
(D) traumatische Wirbelluxation
(E) Keilwirbelbildung nach Wirbelfraktur

F 83

9.19 Eine Spondylolisthesis ist in der Regel gekennzeichnet durch:

(1) Wirbelkörperhöhenminderung
(2) Wirbelkörperverschiebung
(3) Wirbelbogenspalte
(4) Wirbelbogenfraktur
(5) Lokalisation an der unteren LWS

(A) nur 2 und 4 sind richtig
(B) nur 1, 2 und 4 sind richtig
(C) nur 1, 4 und 5 sind richtig
(D) nur 2, 3 und 5 sind richtig
(E) nur 1, 2, 3 und 5 sind richtig

H 83

9.20 Welches der nachfolgend genannten röntgenologischen Zeichen ist für eine Spondylolyse bei L 4 typisch?

(A) Erniedrigung des Discus intervertebralis
(B) Unterbrechung der Interartikularportion
(C) Osteophyten an den Wirbelkörpern
(D) Spina bifida
(E) Kyphosierung der unteren LWS

9.13 D | 9.14 A | 9.15 C | 9.16 A | 9.17 C | 9.18 C | 9.19 D | 9.20 B

H 85

9.21 Das totale Abgleiten eines Wirbelkörpers über die Vorderkante des kaudal folgenden bezeichnet man als

(A) Spondylolyse
(B) Spondylolisthese 3. Grades
(C) Retrolisthese
(D) Spondyloptose
(E) Keine der Aussagen (A)–(D) trifft zu

F 87

9.22 Wirbelgleiten entsteht in der Regel durch

(A) lumbal lokalisierten Morbus Scheuermann
(B) lumbalen Bandscheibenvorfall
(C) Spaltbildung im Bereich der Pars interarticularis des Wirbelbogens
(D) Kompressionsfraktur
(E) Keilwirbelbildung nach Wirbelfraktur

H 87

9.23 Die Spondylolisthesis

(1) findet man am häufigsten im oberen LWS-Bereich
(2) hat u. a. ihre Ursache in Ermüdungsfrakturen der Wirbelbögen infolge übermäßiger Bewegungsaktivität (Lordosierung) bei „Turnkindern"
(3) entwickelt sich meist im Wachstumsalter
(4) kann zu einer doppelseitigen Ischialgie führen

(A) Keine der Aussagen 1–4 ist richtig
(B) nur 1 ist richtig
(C) nur 1, 2 und 3 sind richtig
(D) nur 2, 3 und 4 sind richtig
(E) 1–4 = alle sind richtig

F 88

9.24 Welche Angabe zur Klinik ist beim Röntgenbild (siehe Abbildung Nr. 22 des Bildanhangs) dieses 25jährigen Patienten am wenigsten wahrscheinlich?

(A) Der Patient hat keine Beschwerden.
(B) Der Patient hat Rückenschmerzen, die sich bei Reklination des Rumpfes verstärken.
(C) Der Patient hat eine beidseitige Ischialgie.
(D) Bei der Untersuchung findet sich ein vorspringender druckempfindlicher Dornfortsatz L4.
(E) Es besteht eine Hyperlordose der LWS.

H 85

9.25 Wenn ein 19jähriger Mann in Ihre Sprechstunde kommt und über gelegentliche Rückenschmerzen mit Ausstrahlungen in die Beine, Fersenschmerzen und häufige Morgensteifigkeit klagt und in einem Kniegelenk schon öfters Ergüsse gehabt hat, denken Sie in erster Linie an:

(A) Spondylolisthese
(B) lumbosakraler Bandscheibenvorfall
(C) Spondylitis tuberculosa
(D) Spondylitis ankylosans
(E) Morbus Scheuermann

H 85

9.26 Welche der folgenden Angaben würden zur Diagnose Spondylarthritis ankylopoetica passen?

(1) Krankheitsbeginn vor dem 40. Lebensjahr
(2) Test auf HLA-B 27-Antigen positiv
(3) Iridozyklitis
(4) rezidivierende Kniegelenksergüsse

(A) nur 1 und 2 sind richtig
(B) nur 1, 2 und 4 sind richtig
(C) nur 1, 3 und 4 sind richtig
(D) nur 2, 3 und 4 sind richtig
(E) 1–4 = alle sind richtig

H 85

9.27 Bei der orthopädischen Untersuchung weist eine seitengleiche Schmerzprovokation durch Überstrecken des Femurs im Hüftgelenk (Menellsches Zeichen) auf der gleichen Seite hin auf eine

(A) Hüftbeugekontraktur
(B) Iliosakralgelenkentzündung
(C) Dornfortsatzabriß an der Lendenwirbelsäule
(D) Beckenvenenthrombose
(E) Epiphysenlösung des koxalen Femurendes

Antwort	Aussage 1	Aussage 2	Verknüpfung
A	richtig	richtig	richtig
B	richtig	richtig	falsch
C	richtig	falsch	–
D	falsch	richtig	–
E	falsch	falsch	–

9.21 D · 9.22 C · 9.23 D · 9.24 D · 9.25 D · 9.26 E · 9.27 B

F 88

9.28 Welche Aussage trifft **nicht** zu?

Als Frühsymptom(e) eines Morbus Bechterew kommen in Frage:

(A) Rückenschmerzen, besonders nachts
(B) Sensibilitätsstörungen mit segmentaler Ausstrahlung
(C) Iridozyklitis
(D) rezidivierende Kniegelenksergüsse
(E) Sternumschmerz

F 85

9.29 Die Atemexkursion des Thorax ist bei Spondylitis ancylosans vermindert,

weil

bei Spondylitis ancylosans auch die Costo-transversalgelenke einsteifen.

H 88

9.30 Ein 50jähriger Mann klagt über nächtliche Rückenschmerzen. Anamnestisch sind ein abgelaufener Herzinfarkt und eine Hypertonie bekannt. Bei der körperlichen Untersuchung ist die Wirbelsäule nicht klopf- oder druckschmerzhaft. Es besteht eine starke Brustkyphose.

Die Röntgenaufnahmen (siehe Abbildungen Nr. 23, Nr. 24, Nr. 25 und Nr. 26 des Bildanhangs) zeigen am wahrscheinlichsten:

(A) einen unauffälligen Befund
(B) eine Diszitis zwischen LWK 1 und LWK 2
(C) multiple Knochenmetastasen
(D) einen M. Scheuermann
(E) einen M. Bechterew (Spondylitis ankylosans)

F 85

9.31 Die rheumatoide Arthritis (chronische Polyarthritis) kann an der Wirbelsäule entzündlich-destruktive Veränderungen mit relevanter Instabilität verursachen, insbesondere an der/den

(A) gelenkigen und ligamentären Verbindung zwischen Atlas und Axis
(B) Interartikularportion
(C) Costo-Transversalgelenken
(D) Kreuz-Darmbeingelenken
(E) intervertebralen Ligamenten

F 86

9.32 Ein wichtiges Unterscheidungsmerkmal der Spondylitis tuberculosa von der unspezifischen bakteriellen Spondylitis ist der/die

(A) Lokalisation des Entzündungsherdes im vorderen Wirbelanteil
(B) schleichende Verlauf
(C) Mitbefall der Bandscheibe
(D) Gefahr einer Querschnittlähmung
(E) Keine der Aussagen (A)–(D) trifft zu.

F 86

9.33 Frühe(s) Symptom(e) einer tuberkulösen Spondylitis im Röntgenbild ist/sind

(1) Dornfortsatzdestruktion
(2) Verschmälerung eines Zwischenwirbelraumes
(3) Querfortsatzdestruktion
(4) Destruktionen einer benachbarten Deck- und Bodenplatte

(A) nur 3 ist richtig
(B) nur 4 ist richtig
(C) nur 1 und 3 sind richtig
(D) nur 2 und 4 sind richtig
(E) nur 1, 2 und 3 sind richtig

H 86

9.34 Eine bakterielle Spondylitis bei Erwachsenen erfaßt häufig zwei benachbarte Wirbel, weil

(1) ein entsprechender arterieller Versorgungsmodus besteht
(2) eine Kontaktinfektion von einem Wirbel auf den benachbarten erfolgt
(3) die Infektion von der Zwischenwirbelscheibe ausgeht

(A) Keine der Aussagen 1–3 ist richtig
(B) nur 1 ist richtig
(C) nur 2 ist richtig
(D) nur 3 ist richtig
(E) nur 1 und 2 sind richtig

F 83

9.35 Eine beim Erwachsenen im Röntgenbild festgestellte „Bandscheibenerniedrigung" spricht differential-diagnostisch für einen Degenerationsschaden und gegen eine Spondylitis,

weil

die hämatogene Absiedlung von Keimen in den Nucleus pulposus beim Erwachsenen nicht möglich ist.

9.28 B | 9.29 A | 9.30 E | 9.31 A | 9.32 B | 9.33 D | 9.34 B | 9.35 D

H 85

9.36 Eine 30jährige Patientin erkrankt akut hochfieberhaft. Bei der klinischen Untersuchung gibt sie starke Brustwirbelsäulenschmerzen an. Anamnestisch bestand vor einem Jahr eine akute Durchfallerkrankung.

Anhand der Röntgenaufnahmen der Brustwirbelsäule (siehe Abbildung Nr. 27 und Nr. 28 des Bildanhangs) handelt es sich am wahrscheinlichsten um:

(A) Tumormetastasen
(B) entzündliche Wirbelsäulenerkrankung
(C) Morbus Scheuermann
(D) Hämangiomwirbel
(E) Mißbildung

Folgende Angaben beziehen sich auf die Aufgaben Nr. 9.37 und Nr. 9.38

F 89

9.37 Ein 10jähriger Junge kommt wegen „Kreuzschmerzen" in Ihre Sprechstunde. Ein Unfallereignis ist nicht bekannt.

Was ist auf dem Röntgenbild (siehe Abbildung Nr. 29 des Bildanhangs) zu erkennen?

(A) Morbus Scheuermann LWK 4
(B) Spondylitis L3/L4
(C) Spondylolyse mit beginnender Olisthesis L5
(D) Höhenverminderung LWK 4
(E) Hyperlordose

F 89

9.38 Welche Maßnahme empfehlen Sie?

(A) keine
(B) entlordosierende Gymnastik
(C) Ruhigstellung mit einer Dreipunktorthese
(D) Ruhigstellung im Gipsverband und hochdosierte Breitbandantibiotika
(E) weitere diagnostische Abklärung

F 88

9.39 Als Bewegungssegment bezeichnet man

(A) jedes beliebige Gelenk im menschlichen Körper
(B) die Brustwirbelsäule als Funktionseinheit
(C) die Bandscheibe mit den angrenzenden Wirbeln, Bändern und Wirbelgelenken
(D) die Halswirbelsäule als Funktionseinheit
(E) Keine der Aussagen (A)–(D) trifft zu.

H 85

9.40 Die degenerative Volumenverminderung einer Zwischenwirbelscheibe bahnt die sekundäre Arthrose der Wirbelbogengelenke des betroffenen Bewegungssegmentes,

weil

infolge Verkippung der benachbarten Wirbelkörper Gelenkflächenverschiebungen der Wirbelbogengelenke entstehen und darüber hinaus unphysiologische Drücke auf diese Gelenkfläche einwirken.

F 87

9.41 Welche Aussage zur Abbildung Nr. 30 des Bildanhangs trifft **nicht** zu?

(A) Es handelt sich um eine angeborene Fehlbildung.
(B) Die verbundenen Wirbel zeigen die typische Form eines Schmetterlingswirbels.
(C) In einem Segment haben sich degenerative Veränderungen mit Osteochondrose und Spondylose entwickelt.
(D) Alle pathologischen Erscheinungen im Röntgenbild können klinisch völlig symptomlos bleiben.
(E) Eine operative Behandlung ist nicht erforderlich.

F 85

9.42 Als Ausdruck degenerativer Wirbelsäulenveränderungen sind auf dieser Röntgenaufnahme (siehe Abbildung Nr. 31 des Bildanhangs) eines 66jährigen Patienten folgende Befunde zu erheben:

(1) Sklerosierungen der Wirbeldeckplatten
(2) Hyperlordose der LWS
(3) Verschmälerung der Zwischenwirbelabschnitte
(4) spondylotische Ausziehungen der Wirbelkanten
(5) Spontanfraktur der Wirbeldeckplatte bei L3

(A) nur 1 und 3 sind richtig
(B) nur 1, 3 und 4 sind richtig
(C) nur 2, 4 und 5 sind richtig
(D) nur 1, 2, 3 und 4 sind richtig
(E) nur 1, 3, 4 und 5 sind richtig

Antwort	Aussage 1	Aussage 2	Verknüpfung
A	richtig	richtig	richtig
B	richtig	richtig	falsch
C	richtig	falsch	–
D	falsch	richtig	–
E	falsch	falsch	–

9.36 B · 9.37 D · 9.38 E · 9.39 C · 9.40 A · 9.41 B · 9.42 B

F 84

9.43 Bei einem Patienten wurde eine Seitenaufnahme der Halswirbelsäule (siehe Abbildung Nr. 32 des Bildanhangs) angefertigt.

Es handelt sich am wahrscheinlichsten um eine

(A) Arthritis psoriatica
(B) ankylosierende Spondylosis deformans
(C) Morbus Bechterew
(D) Zustand nach Spondylitis
(E) angeborene Blockwirbel

Ordnen Sie den folgenden Veränderungen (Liste 1) die entsprechenden Röntgenbefunde (Liste 2) zu!

Liste 1

H 88

9.44 Osteochondrosis intervertebralis

H 88

9.45 Schmorlsche Knötchen

Liste 2

(A) Berührung der Dornfortsätze mit reaktiven Knochen- und Knorpelneubildungen
(B) reaktionslose Höhenabnahme des Diskusraumes
(C) Diskushöhenabnahme mit subdiskaler Knochenverdichtung und marginalen Wirbelosteophyten
(D) Arthrose der Wirbelbogengelenke
(E) intraspongiös verlagertes Bandscheibengewebe

H 87

9.46 Mit Bewegungseinschränkungen einhergehende Schmerzen im Bereich der Halswirbelsäule werden vorzugsweise beobachtet bei

(A) Akzessoriuslähmung
(B) degenerativer Halswirbelsäulenerkrankung
(C) kongenitalem Blockwirbel
(D) muskulärem Schiefhals
(E) basilärer Impression

H 88

9.47 Bei einem Zervikobrachialsyndrom sollten außer röntgenologischen Standardübersichtsaufnahmen der Halswirbelsäule (p. a. und seitlich) auch Schrägaufnahmen angefertigt werden,

weil

auf Schrägaufnahmen der Halswirbelsäule eine Einengung der Foramina intervertebralia als mögliche Ursache eines Zervikobrachialsyndroms deutlich zu dokumentieren ist.

F 89

9.48 Bei welcher der nachfolgend genannten klinischen Verdachtsdiagnosen ist von Schrägaufnahmen der Halswirbelsäule die weitestgehende Information zu erwarten?

(A) Halswirbelsäulen-Schleudertrauma
(B) intramedullärer zervikaler Tumor
(C) zervikales Wurzelkompressionssyndrom
(D) Klippel-Feilsche Fehlbildung
(E) zerviko-okzipitale Dysplasie

F 88

9.49 Ursache von Stenosen des unteren Spinalkanals ist (sind)

(1) Spina bifida occulta
(2) Spondylolisthese
(3) Beckenschiefstand
(4) Arthrosis deformans von Wirbelbogengelenken
(5) Spondylophyten

(A) nur 2 ist richtig
(B) nur 1 und 3 sind richtig
(C) nur 2 und 5 sind richtig
(D) nur 2, 4 und 5 sind richtig
(E) nur 1, 2, 4 und 5 sind richtig

F 82

9.50 Ein 35jähriger Mann klagt seit einer Woche nach dem Anheben einer schweren Last über hartnäckige Rückenschmerzen mit Ausstrahlung in das linke Bein bis zum Fußaußenrand.
Über der Außenknöchelregion und dem Fußaußenrand besteht eine Sensibilitätsstörung.
Der linksseitige Achillessehnenreflex ist abgeschwächt.

Die wahrscheinlichste Diagnose ist:

(A) Querfortsatzabriß bei Wirbel L4
(B) Lumboischialgie Segment L5
(C) Bandscheibenschaden bei Segment S1
(D) osteoporotische Spontanverformung des Wirbelkörpers L5
(E) Spondylolyse L5

9.43 B 9.44 C 9.45 E 9.46 B 9.47 A 9.48 C 9.49 D 9.50 C

H 88

9.51 Welchem Symptom ist bei einem Bandscheibenvorfall in Höhe L5/S1 mit rechtsseitiger S1-Ischialgie im Hinblick auf das weitere therapeutische Vorgehen die größte Beachtung zu schenken?

(A) starke Schmerzen und Anästhesie an der rechten Fußaußenseite
(B) Abschwächung des Achillessehnenreflexes auf der rechten Seite
(C) ischiadische Fehlhaltung mit Überhang des Rumpfes nach rechts
(D) Hypästhesie in der Perianalgegend
(E) Anheben des gestreckten Beines führt schon bei 30° zu Schmerzen

H 85

9.52 Eine sogenannte skoliotische Fehlhaltung der Wirbelsäule bei der bandscheibenbedingten Ischialgie ist ihrem Wesen nach strukturell,

weil

das pathologisch-anatomische Substrat einer Ischialgie ein Bandscheibenvorfall sein kann.

F 86

9.53 Welche Aussage ist falsch?

Typische Symptome bei monoradikulärer Schädigung der Rückenmarkswurzel L_5 infolge akuter radikulärer Kompression sind:

(A) schräg über die Vorderfläche des Unterschenkels bis in die Großzehe ziehende Parästhesien
(B) Parese des M. extensor hallucis longus
(C) Fehlen des Achillessehnenreflexes
(D) Fußheberschwäche
(E) positives Lasèguesches Zeichen

F 84

9.54 Lumbale Bandscheibenvorfälle mit Wurzelkompression werden diagnostiziert durch eine

(1) seitliche Röntgenaufnahme der LWS
(2) spinale Computertomographie
(3) Liquorraum-Szintigraphie
(4) lumbale Myelo-(Radikulo-)graphie
(5) Röntgenschrägaufnahme der LWS

(A) nur 2 ist richtig
(B) nur 2 und 4 sind richtig
(C) nur 1, 3 und 4 sind richtig
(D) nur 3, 4 und 5 sind richtig
(E) nur 1, 2, 4 und 5 sind richtig

H 86

9.55 Klinische Zeichen für eine Osteoporose von Krankheitswert können sein:

(1) eine verstärkte Kyphose der Brustwirbelsäule
(2) Druckschmerz über den Dornfortsätzen
(3) ein auffallend kurzer Rumpf
(4) eine querverlaufende Bauchfalte

(A) nur 1 ist richtig
(B) nur 2 ist richtig
(C) nur 1 und 3 sind richtig
(D) nur 1, 2 und 3 sind richtig
(E) 1–4 = alle sind richtig

H 85

9.56 Die Osteoporose der Wirbelsäule zeigt sich röntgenologisch in folgenden Befunden:

(1) Höhenminderung der Wirbelkörper
(2) grobsträhnige Knochenzeichnung
(3) Fischwirbelbildung
(4) Verschmälerung der Zwischenwirbelräume

(A) nur 1 und 2 sind richtig
(B) nur 1 und 3 sind richtig
(C) nur 2 und 4 sind richtig
(D) nur 1, 2 und 3 sind richtig
(E) nur 2, 3 und 4 sind richtig

H 83

9.57 Radiologische(s) Kennzeichen der Wirbelsäulenosteoporose sind (ist):

(1) erhöhte Transparenz der Wirbelkörper
(2) Bandscheibenverschmälerung
(3) Defekte an den Wirbelkörperkanten
(4) abstützende spondylotische Randwülste

(A) nur 1 ist richtig
(B) nur 1 und 2 sind richtig
(C) nur 1 und 3 sind richtig
(D) nur 2 und 3 sind richtig
(E) 1–4 = alle sind richtig

Antwort	Aussage 1	Aussage 2	Verknüpfung
A	richtig	richtig	richtig
B	richtig	richtig	falsch
C	richtig	falsch	–
D	falsch	richtig	–
E	falsch	falsch	–

9.51 D 9.52 D 9.53 C 9.54 B 9.55 E 9.56 D 9.57 A

H 88

9.58 Multiple Spontanfrakturen von Wirbelkörpern sind in erster Linie kennzeichnend für:

(A) Rachitis
(B) Ostitis deformans Paget
(C) Hyperparathyreoidismus
(D) Involutionsosteoporose
(E) Wirbelhämangiome

F 89

9.59 Bikonkave Konfiguration von Wirbelkörpern mit Neigung zur Spontanfraktur ist vorzugsweise verdächtig auf

(A) generalisierte Osteoporose
(B) Hypothyreoidismus
(C) Osteomalazie infolge Vitamin-D-Mangel
(D) Spondylitis
(E) Ewing-Sarkom

F 83

9.60 Ein traumatisch bedingter ventraler Deckplatteneinbruch des 1. Lendenwirbelkörpers ohne neurologische Ausfälle wird am besten wie folgt behandelt:

(A) Reposition und operative Stabilisierung (Spondylodese)
(B) Reposition im ventralen Durchhang und Gipskorsett für etwa zehn Wochen
(C) funktionelle Frühbehandlung mit oder ohne Drei-Punkt-Korsett
(D) Bettruhe mit Flachlagerung und Krankengymnastik für sechs Wochen
(E) Flachlagerung bis zur Fertigstellung eines Milwaukee-Korsettes, dann sofort Mobilisation

H 88

9.61 Nach einem Sturz von der Schaukel traten bei dem 8jährigen Mädchen Rückenschmerzen auf.

Das Röntgenbild (siehe Abbildung Nr. 33 des Bildanhangs) zeigt:

(A) Wirbelkörperkompressionsfrakturen
(B) Scheuermann-Kyphose
(C) osteoporotische Spontanverformungen
(D) multiple aseptische Wirbelkörpernekrosen
(E) Platyspondylie

10 Brustkorb

F 84

10.1 Die Trichterbrust

(1) muß wegen der Progredienzneigung bereits in den ersten Lebensjahren operativ korrigiert werden
(2) wird im Kleinkindesalter durch Atemgymnastik und Schwimmtraining behandelt
(3) ist oft kombiniert mit Kyphosierung der Brustwirbelsäule
(4) wird dominant vererbt
(5) weist den tiefsten Punkt des Trichters zumeist im Bereich des mittleren und kaudalen Sternums auf

(A) nur 1 und 4 sind richtig
(B) nur 1, 3 und 4 sind richtig
(C) nur 1, 3 und 5 sind richtig
(D) nur 2, 3 und 5 sind richtig
(E) 1–5 = alle sind richtig

H 86 F 88

10.2 Welche Aussage über die Trichterbrust trifft **nicht** zu?

(A) Es handelt sich um eine unregelmäßig dominant vererbliche Hemmungsmißbildung der vorderen Thoraxwand.
(B) Hauptsächlich ist die untere Hälfte des Brustbeins betroffen.
(C) Die Deformierung ist bereits beim Neugeborenen voll ausgeprägt.
(D) Sehr tiefe Trichter stellen unter Umständen eine Operationsindikation dar.
(E) Krankengymnastik und Liegeschalen sind wenig erfolgversprechend.

H 85

10.3 Welche Krankheit(en) ist/sind Ursache einer Hühnerbrust (pectus carinatum)?

(1) M. Scheuermann
(2) Rachitis
(3) juvenile idiopathische Osteoporose
(4) Chondrodystrophie

(A) nur 2 ist richtig
(B) nur 1 und 3 sind richtig
(C) nur 2 und 3 sind richtig
(D) nur 2 und 4 sind richtig
(E) nur 2, 3 und 4 sind richtig

9.58 D | 9.59 A | 9.60 C | 9.61 A | 10.1 D | 10.2 C | 10.3 A

F 84

10.4 Rippensynostosen

(A) sind ohne klinische Relevanz
(B) sind wichtige Begleitmißbildung bei kongenitaler Skoliose
(C) finden sich ursächlich bei der Kielbrust (Pectus carinatum)
(D) sind Ursache paradoxer Atmung
(E) sind Folge tuberkulöser Entzündung

11 Hals- und Schulterregion

F 82

11.1 Der muskuläre Schiefhals des Säuglings

(A) bedarf keiner besonderen Behandlung, da es in der Regel zu Spontanremissionen kommt
(B) sollte noch während der ersten vier Lebenswochen operiert werden
(C) läßt sich durch Corticoid-Injektionen in den verkürzten Kopfnicker in der Regel beherrschen
(D) ist in der Regel bei Persistieren gegen Ende des ersten Lebensjahres operativ zu versorgen
(E) muß im Sinne der Wuchslenkung mit einem Brust-Kopf-Gips korrigiert werden

F 83

11.2 Die Kopfhaltung in Abb. 34 (s. Anhang) – Linksneigung und Rechtsdrehung bei hochgezogener linker Schulter – bei einem dreijährigen Knaben ist kennzeichnend für

(A) spastischen Schiefhals
(B) muskulären Schiefhals
(C) ossären Schiefhals (Klippel-Feil-Syndrom)
(D) otogenen Schiefhals
(E) okulären Schiefhals

H 79 F 83

11.3 Welches Symptom gehört **nicht** zum angeborenen muskulären Schiefhals?

(A) einseitige Lähmung des M. sternocleidomastoideus
(B) die sog. Gesichtsskoliose
(C) die Kopfneigung zur betroffenen Seite und die Kopfdrehung zur Gegenseite
(D) der Schulterhochstand auf der Kontraktur-Seite
(E) die straffe Anspannung eines M. sternocleidomastoideus

H 87

11.4 Woran denken Sie, wenn Sie den dargestellten Befund sehen (siehe Abbildung Nr. 35 des Bildanhangs)?

(A) Pterygium colli
(B) Muskulärer Schiefhals
(C) Lymphadenitis colli
(D) Muskelrheumatismus
(E) Myogelose

F 85

11.5 Das kleine Mädchen (siehe Abbildung Nr. 36 des Bildanhangs) kann die Arme in der abgebildeten Weise verschränken, weil

(A) eine beidseitige habituelle Schulterluxation vorliegt
(B) vermutlich eine Gelenküberstreckbarkeit (im Rahmen eines Ehlers-Danlos-Syndroms) vorliegt
(C) Kinder in diesem Alter bei ausreichender Übung die Arme immer so verschränken können
(D) ein angeborener Schlüsselbeindefekt beidseitig vorliegt
(E) eine Sternumaplasie vorliegt

F 86

11.6 Das kostoklavikuläre Syndrom ist ein(e)

(A) schmerzlose Schwellung der Verbindung zwischen Brustbein und Schlüsselbein bzw. erster Rippe
(B) chronisches Schmerzsyndrom nach Sternumosteotomie
(C) Engpaßsyndrom mit Bedrängung der Subklaviagefäße und des Plexus brachialis
(D) Neuralgie des 1. Thorakalnerven durch Druck
(E) typische Folge einer Luxation des Sternoklavikulärgelenks

10.4 B 11.1 D 11.2 B 11.3 A 11.4 B 11.5 D 11.6 C

F 86

11.7 Ein neurovaskuläres Kompressionssyndrom der oberen Thoraxapertur (Thoracic-outlet-syndrome) wird hervorgerufen durch

(1) Einengung der Skalenuslücke durch Halsrippe
(2) Verengung der Skalenuslücke durch Hypertrophie des M. scalenus anterior
(3) Kompression zwischen Klavikula und 1. Rippe
(4) supraklavikulären Gefäßverlauf der A. subclavia
(5) Kompression der A. axillaris zwischen Thoraxwand und Musculus pectoralis major

(A) nur 1 ist richtig
(B) nur 3 und 5 sind richtig
(C) nur 1, 2 und 3 sind richtig
(D) nur 3, 4 und 5 sind richtig
(E) 1–5 = alle sind richtig

H 88

11.8 Schulterblattkrachen wird verursacht durch

(A) Kalkeinlagerung in die Rotatorenmanschette der Schulter
(B) Bewegungen zwischen Thoraxwand und Schulterblatt
(C) Bewegungen zwischen Clavicula und Scapula
(D) Schultergelenkversteifung
(E) Habituelle Schultergelenkluxation

F 82

11.9 Die in der Abb. 37 (s. Anhang) gezeigte Position der Skapula beim Vorwärts-Aufwärtsheben der Arme ist kennzeichnend für eine(n)

(A) Rippenbuckel bei Skoliose
(B) progressive Myopathie Typ Duchenne
(C) Läsion des N. accessorius
(D) Lähmung des M. serratus anterior
(E) Zwangsbewegung der Skapula bei Schultergelenksversteifung

Folgende Angaben beziehen sich auf die Aufgaben Nr. 11.10 und Nr. 11.11

F 87

11.10 Beim Schulterschmerz sind unter anderem die folgenden Erkrankungen in Erwägung zu ziehen:

(1) Tendopathie der langen Bizepssehne
(2) Verkalkung der Bursa subacromialis
(3) Osteochondrose der Halswirbelsäule
(4) Verkalkung am Supraspinatussehnenansatz
(5) Riß der Rotatorenmanschette

(A) nur 4 und 5 sind richtig
(B) nur 1, 2 und 5 sind richtig
(C) nur 1, 3 und 5 sind richtig
(D) nur 2, 3 und 4 sind richtig
(E) 1–5 = alle sind richtig

F 87

11.11 Welche Untersuchungen sind zur Diagnosefindung hilfreich?

(1) Palpation der langen Bizepssehne
(2) Röntgen Schultergelenk
(3) Röntgen Halswirbelsäule
(4) Prüfung des „schmerzhaften Bogen"
(5) Schulterarthrographie

(A) nur 1, 2 und 5 sind richtig
(B) nur 1, 3 und 5 sind richtig
(C) nur 2, 3 und 4 sind richtig
(D) nur 3, 4 und 5 sind richtig
(E) 1–5 = alle sind richtig

H 85 H 87

11.12 Druckschmerz zwischen Akromionrand und Tuberculum majus des Humeruskopfes weist hin auf:

(A) Tendopathie der langen Bizepssehne
(B) Tendopathie der Subskapularissehne
(C) Tendopathie der Supraspinatussehne
(D) Tendopathie der kurzen Bizepssehne
(E) Läsion des Ligamentum coracoacromiale

11.7 C | 11.8 B | 11.9 D | 11.10 E | 11.11 E | 11.12 C

F 88

11.13 Patientin, 40 Jahre alt, spielt Badminton seit 3 Jahren, verspürt plötzlich einschießende Schmerzen im Schulter-Oberarmbereich links.

Klinischer Befund: Schmerzen auslösbar bei Außenrotation und Abduktion im Schultergelenk gegen Widerstand.
Schmerzen treten zwischen 70° und 120° bei Abduktion auf. Röntgenologisch ist eine schattenbildende Struktur (röntgendicht) zwischen Humerus und Acromion zu sehen.

Welche Diagnose ist am wahrscheinlichsten?

(A) Tendinitis der langen Bizepssehne
(B) Zervikobrachialsyndrom
(C) Skalenussyndrom
(D) Supraspinatus-Sehnen-Läsion
(E) Subluxation der Schulter

F 84

11.14 Leitsymptome der Bursopathia subacromialis (Bursitis) sind

(1) positionsabhängiger Schulterschmerz
(2) segmental lokalisierter Armschmerz
(3) Reflexdifferenzen (Muskeldehnungsreflexe)
(4) Bewegungseinschränkung im Schultergelenk
(5) Schmerz abhängig von HWS-Bewegungen

(A) nur 1 und 4 sind richtig
(B) nur 1 und 5 sind richtig
(C) nur 1, 3 und 4 sind richtig
(D) nur 3, 4 und 5 sind richtig
(E) 1–5 = alle sind richtig

H 84

11.15 Welche Aussage zum pathologisch-anatomischen Substrat der sog. Periarthropathia humeroscapularis (PHS) trifft **nicht** zu?

(A) Bursopathia subacromialis
(B) Insertionstendopathie der Sehne des M. supraspinatus
(C) Abriß des Labrum glenoidale
(D) Läsion der Sehne des M. supraspinatus
(E) fibröse Verklebungen im subakromialen Raum

F 86

11.16 Welche der nachfolgenden Aussagen zu Bizepssehnenrupturen trifft/treffen zu?

(1) Die meisten Bizepssehnenrupturen betreffen die Sehne des Caput longum.
(2) Die Funktionsausfälle bei proximalem Riß der langen Bizepssehne sind in der Regel geringfügig.
(3) Distale Bizepssehnenrupturen bedürfen im allgemeinen einer operativen Behandlung.

(A) nur 1 ist richtig
(B) nur 2 ist richtig
(C) nur 1 und 2 sind richtig
(D) nur 2 und 3 sind richtig
(E) 1–3 = alle sind richtig

F 89

11.17 Nach einem Unfall kann der Arm von dem Patienten in dem mit Pfeilen bezeichneten Sektor (siehe Abbildung) aktiv nicht mehr bewegt werden.

Welche Verletzung liegt am ehesten vor?

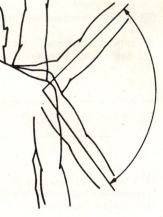

(A) Schultergelenkluxation
(B) Akromioklavikulargelenksluxation
(C) Accessoriuslähmung
(D) Rotatorenmanschettenriß
(E) Axillarislähmung

H 85

11.18 Welche Verdachtsdiagnose kommt bei diesem Säugling aufgrund der Haltung des linken Armes (siehe Abbildung Nr. 38 des Bildanhangs) in Frage?

(A) infantile Zerebralparese
(B) obere Armplexuslähmung Typ Erb
(C) Ektromelie mit Strahldefekt
(D) Schlüsselbeinfraktur
(E) Das Kind ist völlig normal

11.13 D 11.14 A 11.15 C 11.16 E 11.17 D 11.18 B

F 89

11.19 Welche Aussage zu den Entbindungslähmungen des Plexus brachialis trifft zu?

(A) Die untere Plexuslähmung findet sich häufiger als die obere Plexuslähmung.
(B) Bei der unteren Plexuslähmung kann der Oberarm nicht aktiv bewegt werden.
(C) Bei der oberen Plexuslähmung sind die Wurzeln C8 und Th1 geschädigt.
(D) Die Dauerschädigung bei der oberen Plexuslähmung zeigt sich in einer Adduktions-Innenrotations-Pronationskontraktur.
(E) Plexuslähmungen bilden sich regelmäßig spontan zurück.

F 83

11.20 Welche Aussage trifft **nicht** zu?

Die rezidivierende (habituelle) Schulterluxation

(A) kommt erstmalig auch ohne adäquates Trauma vor
(B) ereignet sich vorwiegend in Richtung nach vorne und unten
(C) tritt meist nach primärer traumatischer Luxation auf
(D) entwickelt sich häufig auf dem Boden einer konstitutionellen Dysplasie des Schultergelenkes
(E) ist im Intervall symptomlos

12 Arm und Hand

H 85

12.1 Welche Aussage über die Deformitäten an den Händen der Kinder (siehe Abbildung Nr. 39 des Bildanhangs) trifft **nicht** zu?

(A) Die Veränderungen entsprechen am ehesten denen einer Ektromelie.
(B) Es handelt sich um sogenannte amniotische Abschnürungen.
(C) Als Ursache kommt ein erblicher keilförmiger Defekt der primitiven Handanlage in Frage.
(D) Häufig sind auch die Füße mitbetroffen.
(E) Mit plastischen Operationen kann man die Funktion der Hand verbessern, um einen ausreichenden Zangengriff zu ermöglichen.

F 88

12.2 Unter Madelungscher Deformität versteht man:

(A) Minderwuchs des distalen Radius
(B) Partielle Radiusaplasie
(C) Radio-ulnare Synostose
(D) Partieller Riesenwuchs der Ulna
(E) Daumenaplasie

H 83

12.3 Das Röntgenbild (Abb. 40, s. Anhang) wurde bei einem 24jährigen Patienten angefertigt wegen zunehmender Einschränkung von Beugung und Streckung des Ellenbogengelenkes.

Der Röntgenbefund ist kennzeichnend für ein(e)

(A) Synovialom
(B) Myopathia ossificans
(C) Chondrosarkom
(D) Chondromatose
(E) Osteochondrosis dissecans

F 84

12.4 Welche Aussage zur Epicondylopathia humeri radialis trifft zu?

(A) Druckschmerz im Bereich des Radiusköpfchens kommt nicht vor.
(B) Es handelt sich um eine Insertionstendopathie, die in erster Linie übertrainierte Tennisspieler befällt.
(C) Die Ellenbogengelenksbeweglichkeit bleibt in der Regel voll erhalten.
(D) Auch bei leichteren Beschwerden sollte zur Rezidivverhinderung zu einer operativen Lösung der Extensoren von ihrem Ansatz am Epicondylus humeri radialis geraten werden.
(E) Keine der Aussagen (A) bis (D) trifft zu.

11.19 D | 11.20 E | 12.1 B | 12.2 A | 12.3 D | 12.4 C

F 86

12.5 Welche der Aussagen treffen für die Abrißverletzung des Condylus radialis humeri im Kindesalter zu?

(1) Die frische Fraktur kann klinisch wenig auffällig sein.
(2) Eine Deformierung des Ellenbogengelenkes ist auch bei verbliebener Fehlstellung nicht zu erwarten.
(3) Ohne adäquate Behandlung können schwere Funktionsstörungen mit Pseudarthrosen resultieren.
(4) Im Interesse exakter Fragmentstellung sind in der Regel offene Reposition und Osteosythese angezeigt.
(5) Als Spätfolge werden Ulnaris-Spätparesen beobachtet.

(A) nur 1 und 2 sind richtig
(B) nur 1 und 3 sind richtig
(C) nur 2 und 3 sind richtig
(D) nur 1, 2 und 5 sind richtig
(E) nur 1, 3, 4 und 5 sind richtig

H 88

12.6 Ein zweijähriges Mädchen ist an der Hand der Mutter gestolpert. Die Mutter hat das Kind dabei unwillkürlich am Arm hochgezogen. Seither schont das Kind den betroffenen Arm und kann den Ellenbogen nicht strecken.

Es handelt sich am ehesten um:

(A) Subluxatio capituli radii (Chassaignac-Subluxation)
(B) Ellenbogenluxation
(C) suprakondyläre Fraktur
(D) Monteggia-Fraktur
(E) Verletzung des Plexus brachialis

H 86

12.7 Unter Caput-ulnae-Syndrom versteht man:

(A) streckseitige Prominenz des distalen Ellenendes
(B) Insertionstendopathie am Processus styloideus ulnae
(C) Kompressionssyndrom des distalen Nervus ulnaris
(D) aseptische Nekrose des Caput ulnae
(E) Blockierung der Pro- und Supination des Unterarms durch eingeklemmten Discus articularis am distalen Radioulnargelenk

H 87

12.8 Schmerzen in den Fingergrundgelenken infolge Händedruck weisen hin auf:

(A) Osteoporose
(B) chronische Polyarthritis
(C) Dupuytren-Kontraktur
(D) Epicondylitis radialis
(E) Wurzelkompression C7

F 85

12.9 Welche der folgenden Veränderungen an der Hand sind typisch für die rheumatoide Arthritis?

(1) knopflochartiger Defekt der Fingerstrecksehne über dem beugekontrakten Mittelgelenk
(2) Radialdeviation im Handgelenk und in den Fingergelenken
(3) Überstreckung der Mittelgelenke und Beugung der Endgelenke als Schwanenhalsdeformität
(4) knötchenförmige Verdickungen der Fingerendgelenke
(5) peritendinöse Schwellungen und Spontanrupturen der Fingerstrecksehnen

(A) nur 1 und 3 sind richtig
(B) nur 2 und 5 sind richtig
(C) nur 1, 3 und 4 sind richtig
(D) nur 1, 3 und 5 sind richtig
(E) 1–5 = alle sind richtig

F 86

12.10 Die Finger der 56jährigen Frau zeigen (siehe Abbildung Nr. 41 des Bildanhangs)

(A) eine Heberden-Arthrose
(B) Gichtveränderungen
(C) einen Zustand nach Ruptur der Fingerstrecksehnen
(D) Schwanenhalsdeformität der Finger bei rheumatoider Arthritis (chronische Polyarthritis)
(E) Knopflochdeformität bei rheumatoider Arthritis

12.5 E | 12.6 A | 12.7 A | 12.8 B | 12.9 D | 12.10 D

F 87

12.11 Die linke Hand eines 70jährigen Mannes weist Gelenkdeformierungen mit Strecksteifen, Instabilität und knotenförmige Vorwölbungen auf (siehe Abbildungen Nr. 42 und Nr. 43 des Bildanhangs).

Die Bilder sind kennzeichnend für:

(A) Lepra
(B) Arthritis psoriatica
(C) Neurofibromatose
(D) chronische Polyarthritis
(E) Endstadium der Sudeckschen Dystrophie

F 88

12.12 Die Deformierung des 2.–4. Fingers (siehe Abbildung Nr. 44 des Bildanhangs) bei dieser 52jährigen Patientin

(1) nennt man Knopflochdeformität
(2) ist auf eine Zerstörung der Gelenkkapsel durch rheumatisches Granulationsgewebe zurückzuführen
(3) entsteht durch einen Defekt der Fingerstrecksehne über dem Fingermittelgelenk
(4) kommt durch eine Subluxation im Fingermittelgelenk mit Beugekontraktur im Endgelenk zustande
(5) ist auf eine Verletzung der Fingerbeugesehnen zurückzuführen

(A) nur 1 und 5 sind richtig
(B) nur 2 und 4 sind richtig
(C) nur 1, 2 und 3 sind richtig
(D) nur 1, 2 und 4 sind richtig
(E) nur 2, 3 und 5 sind richtig

F 83

12.13 Eine 60jährige Patientin stellt sich mit der in Abb. 45 (s. Anhang) abgebildeten Fingerdeformierung in Ihrer Praxis vor. Vor 8 Wochen habe sie sich am Zeigefinger eine Schnittverletzung zugezogen.

Es handelt sich um eine(n)

(A) Strecksehnenabriß
(B) Knopflochdeformität
(C) Schwanenhalsdeformität
(D) Dupuytrensche Kontraktur
(E) Heberden-Arthrose

Ordnen Sie den aufgeführten Krankheiten (Liste 1) die charakteristischen Gelenkbefallsmuster im Handbereich (Liste 2) zu!

Liste 1

H 84

12.14 chronische Polyarthritis (rheumatoide Arthritis)

H 84

12.15 Polyarthrose der Finger

Liste 2

(A) Strahlbefall einzelner Finger
(B) Befall der Fingerendgelenke, Fingermittelgelenke und Daumensattelgelenke
(C) symmetrischer Befall der Fingermittelgelenke und Fingergrundgelenke
(D) Befall der Fingerendgelenke und Handgelenke
(E) Strahlbefall der Daumen und Befall der Handwurzelgelenke

H 85

12.16 Eine 68jährige Patientin kommt wegen einer Schnittwunde an der Hand in Ihre Sprechstunde, und Sie finden neben der Verletzung noch die abgebildeten Veränderungen an den Fingern (siehe Abbildung Nr. 46 des Bildanhangs), von denen die Patientin behauptet, sie bereiteten ihr keine wesentlichen Beschwerden und seien auch schon bei der Mutter vorhanden gewesen.

Welches Vorgehen (zur weiteren Abklärung des Krankheitsbildes) ist sinnvoll?

(A) Sie veranlassen eine Prüfung der Rheumafaktoren.
(B) Sie veranlassen ein Harnsäuretagesprofil.
(C) Sie überweisen die Patientin zum Rheumatologen.
(D) Sie veranlassen ein Skelettszintigramm.
(E) Sie veranlassen nichts weiter und sagen der Patientin, es handele sich um eine harmlose degenerative Erkrankung der Fingergelenke.

■ 12.11 D ■ 12.12 B ■ 12.13 C ■ 12.14 C ■ 12.15 B ■ 12.16 E

F 85 H 87

12.17 Eine 55jährige Frau bemerkt in den letzten Jahren eine zunehmende Verdickung ihrer sämtlichen Fingerendgelenke. Die Beschwerden sind gering. Sie hat in den letzten Monaten zunehmend an Gewicht verloren.

Welche Diagnose erscheint am wahrscheinlichsten?

(A) Heberden-Arthrose
(B) primär chronische Polyarthritis (rheumatoide Arthritis)
(C) Bouchard-Arthrose
(D) Plasmozytombefall der Finger
(E) Gicht

H 87

12.18 Für eine Lunatummalazie (M. Kienböck) sind charakteristisch:

(1) es handelt sich um eine spontane Osteonekrose
(2) es erkranken Frauen im Alter zwischen 40 und 50 Jahren
(3) Pronationskontraktur
(4) im Verlauf der Erkrankung kann man im Röntgenbild eine Sinterung des Knochens mit Verdichtung der Struktur erkennen

(A) nur 4 ist richtig
(B) nur 1 und 4 sind richtig
(C) nur 2 und 4 sind richtig
(D) nur 1, 3 und 4 sind richtig
(E) 1–4 = alle sind richtig

H 86

12.19 Bei der Tendovaginitis stenosans (Schnellender Finger) liegen die pathologisch-anatomischen Veränderungen meist in Höhe der

(A) Beugeseite des Fingerendgelenkes
(B) Streckseite des Fingermittelgelenkes
(C) Beugeseite des Fingermittelgelenkes
(D) Streckseite des Fingergrundgelenkes
(E) Beugeseite des Fingergrundgelenkes

H 87

12.20 Welches (welche) der nachfolgend aufgeführten Operationsverfahren ist (sind) für die Behandlung des „schnellenden Fingers" geeignet?

(1) perkutane Tenotomie
(2) Spaltung des Ringbandes
(3) Z-förmige Sehnenverlängerung
(4) Fixationsnaht zwischen oberflächlicher und tiefer Fingerbeugesehne

(A) nur 1 ist richtig
(B) nur 2 ist richtig
(C) nur 2 und 4 sind richtig
(D) nur 1, 3 und 4 sind richtig
(E) 1–4 = alle sind richtig

H 88

12.21 Die Therapie des schnellenden Fingers besteht in:

(A) alleiniger Antiphlogistikagabe
(B) Ruhigstellung im Unterarmgips für 3 Wochen
(C) ovalärer Exzision der Sehnenscheide
(D) Neurolyse
(E) Spaltung des Ligamentum carpi transversum

F 84

12.22 Das Karpaltunnelsyndrom ist in erster Linie gekennzeichnet durch Funktionsstörungen des (der)

(A) Nervus ulnaris
(B) Nervus medianus
(C) Nervus radialis
(D) Arteria ulnaris
(E) Arteria radialis

F 85

12.23 Welche der nachfolgend genannten Sehnen bzw. Leitungsbahnen verläuft im Canalis carpi (Karpaltunnel)?

(A) A. radialis
(B) A. ulnaris
(C) N. ulnaris
(D) N. medianus
(E) M. flexor carpi ulnaris

12.17 A | 12.18 B | 12.19 E | 12.20 B | 12.21 C | 12.22 B | 12.23 D

H 83

12.24 Das Karpaltunnel-Syndrom

(1) umfaßt anfangs sensible und später auch motorische Störungen
(2) manifestiert sich hauptsächlich an den radialen Fingern (I–III, partiell IV)
(3) ist anfangs gekennzeichnet durch besonders nachts auftretende Schmerzen
(4) ist ein Kompressionssyndrom des N. medianus
(5) führt zu Durchblutungsstörungen der Hand

(A) nur 1, 2 und 3 sind richtig
(B) nur 1, 2 und 5 sind richtig
(C) nur 1, 3 und 4 sind richtig
(D) nur 1, 2, 3 und 4 sind richtig
(E) 1–5 = alle sind richtig

H 88

12.25 Eine 45jährige Patientin klagt über nächtliche Schmerzen an der rechten Hand, vorwiegend in den ersten 3 Fingern. Die Schmerzen strahlen aus in die Beugeseite des Unterarms und treten bisweilen auch am gegenseitigen Arm auf. Nach Bewegung und Reiben der schmerzenden Bereiche oder nach Kühlung der Hände in kaltem Wasser verschwinden die Beschwerden.

Bei der Untersuchung findet man eine Atrophie des Daumenballens und eine Hypaesthesie an der Daumenkuppe.

Welches Krankheitsbild liegt am wahrscheinlichsten vor?

(A) Raynaud-Syndrom
(B) vertebragenes HWS-Syndrom
(C) Sudeck-Syndrom
(D) Karpaltunnel-Syndrom
(E) rheumatoide Arthritis

F 86

12.26 Ein 14jähriger Patient stürzte auf die linke Hand.

Welche Diagnose ist aufgrund der vorliegenden Aufnahmen (siehe Abbildung Nr. 47 und Nr. 48 des Bildanhangs) am wahrscheinlichsten?

(A) Grünholzfraktur
(B) Epiphysiolyse
(C) Osteoepiphysiolyse
(D) Madelungdeformität
(E) osteoplastisches Sarkom

F 83

12.27 Ein Patient klagt über Schmerzen im Handgelenk. Sie sind anhand des Röntgenbildes (Abb. 49 s. Anhang) zu erklären durch eine

(A) Radius-Fraktur
(B) Navikulare-Fraktur
(C) Lunatumnekrose
(D) Carpo-Metakarpal-Luxation
(E) Keine der Aussagen ist richtig

F 87

12.28 Welche Aussage zum Kahnbeinbruch an der Hand trifft **nicht** zu?

(A) Der Bruch entsteht häufig durch Sturz auf die dorsalextendierte Hand.
(B) Bei Stauchungen und Dislokation findet sich die typische Bajonettstellung der Hand.
(C) Die querverlaufende Frakturlinie ist manchmal nur auf Spezialaufnahmen zu erkennen.
(D) Nach übersehener Fraktur kommt es häufig zur Pseudarthrose mit Entwicklung einer Arthrose im Handgelenk.
(E) Die Pseudarthrose entsteht u. a. durch die mangelnde Blutversorgung im proximalen Kahnbeinanteil.

H 88

12.29 Welche der genannten Frakturen wird bei der Erstuntersuchung ohne Anfertigung von Spezialaufnahmen am ehesten übersehen?

(A) distale Radiusfraktur
(B) Navikulare-Fraktur
(C) Bennet-Fraktur
(D) Klavikulafraktur
(E) Skapulafraktur

12.24 D 12.25 D 12.26 C 12.27 B 12.28 B 12.29 B

13 Hüft- und Oberschenkelregion

H 83

13.1 Welche Aussage trifft **nicht** zu?

Ursachen für eine Hüftgelenksluxation können folgende Erkrankungen bzw. pathologische Vorzustände sein:

(A) schlaffe Gelenkkapsel
(B) Pfannendysplasie
(C) Säuglingskoxitis
(D) Beinverkürzung
(E) Myelomeningozele

H 82

13.2 Bei der manuellen Untersuchung eines 4 Wochen alten Säuglings kann eine Abspreizbehinderung der Hüftgelenke hinweisen auf:

(1) Abspreizkontraktur
(2) Hüftgelenkssubluxation
(3) Hüftgelenksluxation
(4) periphere Lähmung
(5) infantile Zerebralparese

(A) nur 1, 2 und 3 sind richtig
(B) nur 1, 3 und 5 sind richtig
(C) nur 2, 3 und 4 sind richtig
(D) nur 2, 3 und 5 sind richtig
(E) nur 2, 4 und 5 sind richtig

H 84

13.3 Bei einem 2jährigen Mädchen war im Alter von 12 Monaten eine Extensionsbehandlung durchgeführt worden.

Die jetzigen Röntgenbilder (Beckenübersicht in Mittelstellung und mit Abduktion und Innenrotation der Beine; siehe Abbildung Nr. 50 und Nr. 51 des Bildanhangs) zeigen eine

(1) persistierende Hüftluxation beidseits
(2) hochgradige Coxa valga et antetorta
(3) Kopfumbaustörung links
(4) schwere Pfannendysplasie beidseits

(A) nur 1 und 4 sind richtig
(B) nur 2 und 3 sind richtig
(C) nur 3 und 4 sind richtig
(D) nur 1, 2 und 3 sind richtig
(E) nur 1, 3 und 4 sind richtig

H 84

13.4 Welche(n) der nachfolgenden Eingriffe würden Sie aufgrund der Röntgenbilder als nötig erachten?

(1) operative Reposition beidseits
(2) Beckenosteotomie beidseits
(3) Derotations-Varisierungsosteotomie beidseits
(4) Bohrung der linken Kopfepiphyse

(A) nur 1 ist richtig
(B) nur 2 ist richtig
(C) nur 3 ist richtig
(D) nur 1, 3 und 4 sind richtig
(E) nur 2, 3 und 4 sind richtig

F 89

13.5 Die Coxa valga

(1) zeigt einen CCD-Winkel kleiner als 110°
(2) kommt bei angeborener Hüftluxation vor
(3) ist oft mit einer Antetorsion des Schenkelhalses kombiniert
(4) stellt eine präarthrotische Deformität dar
(5) ist häufige Begleiterscheinung der Neurofibromatose

(A) nur 1 und 4 sind richtig
(B) nur 1, 2 und 5 sind richtig
(C) nur 2, 3 und 4 sind richtig
(D) nur 2, 3, 4 und 5 sind richtig
(E) 1–5 = alle sind richtig

F 88

13.6 Eine Coxa vara entwickelt sich **nicht** infolge:

(A) Morbus Perthes
(B) Epiphyseolysis capitis femoris
(C) pertrochantärer Schenkelhalsfraktur
(D) Achondroplasie
(E) idiopathischer Schenkelkopfnekrose des Erwachsenen

F 85

13.7 Die Beckenübersichtsaufnahme (siehe Abbildung Nr. 52 des Bildanhangs) zeigt beidseitig:

(A) jugendliche Hüftkopflösung
(B) Coxa vara congenita
(C) Morbus Perthes
(D) Zustand nach Schenkelhalsfraktur
(E) kongenitale Hüftluxation

13.1 D | 13.2 D | 13.3 B | 13.4 C | 13.5 C | 13.6 E | 13.7 B

F 83

13.8 Welcher zeitliche Ablauf der Perthesschen Krankheit ist charakteristisch?

(A) akutes Auftreten mit gelegentlichen Remissionen
(B) subakut über mehrere Wochen
(C) wochenlange Schübe mit etwa gleichlangen Intervallen
(D) schleichend über mehrere Monate
(E) chronisch über Jahre

H 84

13.9 Der röntgenologische Verlauf (siehe Abbildung Nr. 53 des Bildanhangs; Altersangabe auf Abbildung) dieser rechten Hüftgelenksregion zeigt eine

(A) epiphysäre Dysplasie (Morbus Ribbing)
(B) Kopfumbaustörung nach Hüftluxation
(C) Epiphyseolysis capitis femoris
(D) aseptische Nekrose
(E) Osteomyelitis

H 82

13.10 Welche Aussage trifft zu?

Die charakteristische Deformierung nach einer Perthesschen Erkrankung ist die

(A) Entstehung einer Coxa valga
(B) „Pilzkopfform" des Femurkopfes
(C) Verödung der subkapitalen Wachstumsfugen
(D) Luxation des Femurkopfes
(E) Deformierung der Hüftpfanne

H 88

13.11 Welche der genannten therapeutischen Maßnahmen gehört **nicht** zur Behandlung des M. Perthes?

(A) im Initialstadium Bettruhe mit Extension
(B) entlastende Orthese
(C) Varisationsosteotomie
(D) Krankengymnastik
(E) Antikoagulantientherapie

F 89

13.12 Bei dem in der Abbildung Nr. 54 der Bildbeilage gezeigten Röntgenbild handelt es sich um:

(A) Zustand nach Epiphysenfugenverletzung
(B) Morbus Perthes im Initialstadium
(C) fortgeschrittenen Morbus Perthes
(D) Coxitis tuberculosa
(E) kongenitale Hüftdysplasie

F 87

13.13 Ein 13jähriger adipöser Junge klagt seit 2 Wochen über nicht näher lokalisierbare Schmerzen im linken Kniegelenk, das sich jedoch bei der klinischen und röntgenologischen Untersuchung als vollständig unauffällig erweist.

Welche der nachfolgenden Untersuchungen ist vor weiteren als erste durchzuführen?

(A) Szintigraphie
(B) Beinlängenmessung
(C) Computertomographie
(D) Hüftgelenksuntersuchung
(E) Blutsenkung und weißes Blutbild

Die folgenden Angaben beziehen sich auf die Aufgaben Nr. 13.14 und 13.15.

F 84

13.14 Das Röntgenbild (siehe Abbildung Nr. 55 der Bildbeilage) stammt von einem 13jährigen Mädchen, das seit 4 Wochen hinkt und über heftige Leistenschmerzen rechts mit Ausstrahlung in das Kniegelenk klagt.

Welche Verdachtsdiagnose stellen Sie?

(A) Ermüdungsfraktur des medialen Schenkelhalses
(B) Morbus Perthes
(C) Epiphyseolysis capitis femoris
(D) chronische Osteomyelitis an der medialen Schenkelhalsmetaphyse
(E) Coxa vara congenita

13.8 E | 13.9 D | 13.10 B | 13.11 E | 13.12 C | 13.13 D | 13.14 C

F 84

13.15 Welche diagnostische Maßnahme zur Erhärtung der Verdachtsdiagnose und Indikationsstellung der durchzuführenden Therapie würden Sie im vorliegenden Falle sofort veranlassen?

(A) Szintigraphie
(B) Tomographie
(C) axiale Röntgenaufnahme (Lauenstein)
(D) Blutkörperchensenkungsgeschwindigkeit
(E) Hüftgelenkspunktion

F 84

13.16 Ein 13jähriger Junge klagt nach einem Bagatelltrauma über Schmerzen im Hüftgelenk. Abduktion und Innenrotation sind in dem betroffenen Gelenk eingeschränkt.

Welche ist die wahrscheinlichste Diagnose?

(A) Osteochondrosis dissecans
(B) Coxa valga subluxans
(C) Epiphyseolysis capitis femoris acuta
(D) M. Perthes
(E) Koxitis

H 87

13.17 Welche Aussage über die Hüftkopfepiphysenlösung ist **nicht** zutreffend?

(A) Mädchen sind häufiger betroffen als Knaben.
(B) Knaben sind zum Zeitpunkt der Erkrankung älter als Mädchen.
(C) Adipöse Jugendliche sind bevorzugt betroffen.
(D) Die optimale Therapie ist die Operation.
(E) Bei fortgeschrittener Erkrankung ist das Drehmann-Zeichen positiv.

F 88

13.18 Welche Aussage über die Hüftkopfepiphysenlösung beim Jugendlichen trifft **nicht** zu?

(A) Es kommt zu einer Verschiebung zwischen Schenkelkopfkappe und Schenkelhals in der Epiphysenfuge.
(B) Die Kopfkappe bleibt in der Hüftpfanne.
(C) Sie tritt gehäuft zwischen dem 10. und 14. Lebensjahr auf.
(D) Es kommt häufig zum doppelseitigen Befall.
(E) Diabetes mellitus ist eine häufige Begleiterkrankung.

F 84

13.19 Bei einer 70jährigen Frau wurde eine Röntgenaufnahme des linken Hüftgelenks (siehe Abbildung Nr. 56 des Bildanhangs) angefertigt.

Die richtige(n) Diagnose(n) lautet (lauten):

(1) Arthritis
(2) Koxarthrose
(3) Kompressionsfraktur
(4) Tumor
(5) Protrusio acetabuli

(A) nur 2 ist richtig
(B) nur 3 ist richtig
(C) nur 4 ist richtig
(D) nur 1 und 3 sind richtig
(E) nur 2 und 5 sind richtig

F 87

13.20 Welche Ursache(n) kommt (kommen) für den Zustand des linken Hüftgelenkes bei diesem 30jährigen Patienten in Frage (siehe Abbildung Nr. 57 des Bildanhangs)?

(1) mit ossärer Ankylose ausgeheilte unspezifische bakterielle Coxitis im Kindesalter
(2) in Fehlstellung verheilte juvenile Epiphysenlösung
(3) Zustand nach Arthrose der Hüfte wegen posttraumatischer Arthrose
(4) Zustand nach Morbus Perthes mit Hüftpfannenbeteiligung
(5) fibröse Knochendysplasie des coxalen Femurendes mit Übergreifen auf das Becken

(A) nur 3 ist richtig
(B) nur 1 und 3 sind richtig
(C) nur 4 und 5 sind richtig
(D) nur 1, 2 und 5 sind richtig
(E) nur 2, 3 und 4 sind richtig

13.15 C 13.16 C 13.17 A 13.18 E 13.19 E 13.20 B

F 88

13.21 Ein 75jähriger, sehr rüstiger Mann wird wegen starker linksseitiger Leistenschmerzen zunehmend gehunfähig. Die Beweglichkeit des linken Hüftgelenkes weist den folgenden Befund auf: Abd/Add 20-0-20, Ext/Flex 0-20-90, AR/IR 30-10-0. Die übrigen Gelenke der unteren Extremitäten und die Lendenwirbelsäule sind weitgehend frei beweglich.

Aufgrund des klinischen Befundes und des Röntgenbefundes (siehe Abbildung Nr. 58 des Bildanhangs) empfehlen Sie eine

(A) Totalendoprothese
(B) Varisationsosteotomie
(C) Arthrodese
(D) Synovektomie
(E) Hüftkopfresektion (Girdlestone)

H 88

13.22 Bei einem 78jährigen Patienten wurde vor 8 Jahren eine Hüftgelenksvollprothese implantiert. Nach jahrelanger beschwerdefreier Akzeptanz kommt es zu zunehmendem Leistenschmerz und Belastungsintoleranz.

Nach dem vorliegenden Röntgenbild (siehe Abbildung Nr. 59 des Bildanhangs) handelt es sich um:

(A) Auslockerung des Endoprothesenschaftes mit umfangreicher Knochenresorption
(B) normale reaktive Veränderungen im Anschluß an Einzementierung von Implantaten
(C) Tumordestruktion des proximalen Femurendes um das Implantat herum
(D) Auswirkungen einer allgemeinen Osteoporose auf das Implantatlager
(E) allergische Reaktion des Knochens gegen den Implantatwerkstoff

H 85

13.23 Die idiopathische Hüftkopfnekrose des Erwachsenen kann in den Anfangsstadien die folgenden röntgenologischen bzw. nuklearmedizinischen Hinweiszeichen aufweisen:

(1) vermehrte Anreicherung von ^{99m}TC-Di-Phosphonaten im Hüftkopfbereich auf dem Szintigramm
(2) Gelenkspaltverschmälerung
(3) keilförmiger Verdichtungsbezirk im Hüftkopf

(A) nur 1 ist richtig
(B) nur 1 und 2 sind richtig
(C) nur 1 und 3 sind richtig
(D) nur 2 und 3 sind richtig
(E) 1–3 = alle sind richtig

H 88

13.24 Welcher der nachfolgend aufgeführten ätiologischen Faktoren einer Hüftkopfnekrose beim Erwachsenen ist **nicht** typisch?

(A) langdauernde Kortikoidtherapie
(B) Alkoholismus
(C) Strahlentherapie bei Tumoren im kleinen Becken
(D) Fettstoffwechselstörung
(E) Coxa valga et antetorta

F 86

13.25 Die Entwicklung auch doppelseitiger Femurkopfnekrosen bei Erwachsenen wird beobachtet im Zusammenhang mit:

(1) Cortison-Dauertherapie
(2) Alkoholabusus
(3) fortgesetzter Schwerarbeit im Stehen
(4) Involutionsosteoporose
(5) Gravidität

(A) nur 1 ist richtig
(B) nur 1 und 2 sind richtig
(C) nur 4 und 5 sind richtig
(D) nur 1, 3 und 4 sind richtig
(E) 1–5 = alle sind richtig

13.21 A 13.22 A 13.23 C 13.24 E 13.25 B

Folgende Angaben beziehen sich auf die Aufgaben Nr. 13.26 und 13.27

H 84
13.26 Ein 36jähriger „Jogger" klagt nach einem anstrengenden Lauf über heftige Schmerzen in der rechten Leistenregion.

Das angefertigte Röntgenbild (siehe Abbildung Nr. 60 des Bildanhangs) führt zur Diagnose:

(A) einer Schenkelhalsermüdungsfraktur
(B) eines metastasenverdächtigen Prozesses am lateralen Schenkelhals
(C) einer Insertionstendinose mit Periostitis am Ansatz des Iliopsoas
(D) einer beginnenden Hüftkopfnekrose
(E) Es finden sich keine pathologischen Veränderungen am dargestellten Knochen.

H 84
13.27 Welche der nachfolgenden Maßnahmen ist durchzuführen?

(A) Schenkelhalsosteosynthese
(B) Bohrung der Hüftkopfepiphyse
(C) Probebiopsie Schenkelhals
(D) Sportverbot für 4 Wochen, danach sukzessive sportliche Belastung
(E) Analgetika- und Antiphlogistikagabe sowie Schonung der Hüfte für 3 Monate.

F 84
13.28 Welche Diagnose ist aufgrund der beigefügten Röntgenaufnahmen (siehe Abbildung Nr. 61, Abbildung Nr. 62 und Abbildung Nr. 63 des Bildanhangs) zu stellen?

(A) Femurkopfnekrose links
(B) Ewing-Sarkom
(C) Knocheninfarkt
(D) subkortikale Femurkopfzyste
(E) Metastase im linken Hüftkopf

F 85 / H 88
13.29 Der sog. schnappenden Hüfte (Coxa saltans) liegt zugrunde ein(e)

(A) Dysplasie der Hüftgelenkspfanne
(B) Bursitis iliopectinea
(C) überspringender Tractus iliotibialis
(D) eingeschlagener Pfannenlimbus
(E) lockere Hüftgelenkskapsel

14 Kniegelenk

F 88
14.1 Allmählich zunehmende Kniegelenkschwellung ist charakteristisch bei:

(A) Osteochondrosis dissecans
(B) Rachitis
(C) Chondropathie der Kniescheibe
(D) Gonitis tuberculosa
(E) Kreuzbandruptur

F 82
14.2 Bei der habituellen Patellaluxation ist

(A) ein Patellahochstand charakteristisch
(B) das Genu varum von funktionsmechanisch entscheidender Bedeutung
(C) das vordere Kreuzband rupturiert
(D) das Ligamentum patellae kürzer als normal
(E) ein M. Schlatter vorausgegangen

H 85
14.3 Doppelseitige Genua vara bei einem Dreijährigen bedürfen keiner weiteren diagnostischen Abklärung,

weil

bei Dreijährigen nur ein einseitiges Genu varum als unphysiologisch zu deuten ist.

Antwort	Aussage 1	Aussage 2	Verknüpfung
A	richtig	richtig	richtig
B	richtig	richtig	falsch
C	richtig	falsch	–
D	falsch	richtig	–
E	falsch	falsch	–

13.26 A　13.27 A　13.28 D　13.29 C　14.1 D　14.2 A　14.3 E

F 84

14.4 Ein 13jähriger Junge klagt über beidseitige Knieschmerzen, die vor allem beim Springen und Treppensteigen auftreten. Bei der Untersuchung ist die Tuberositas tibiae leicht geschwollen und druckdolent.
Röntgenbild (siehe Abbildung Nr. 64 und 65 des Bildanhangs) und klinischer Befund sprechen für eine(n) beidseitige(n)

(A) chronisch sequestrierende Osteomyelitis
(B) alten knöchernen Ausriß der Tuberositas tibiae
(C) Ermüdungsbruch der nach ventral ausladenden proximalen Tibiaepiphyse
(D) aseptische Nekrose der Tuberositas tibiae (M. Osgood-Schlatter)
(E) beginnende Epiphysenlösung der proximalen Tibiaepiphyse

Die folgenden Angaben beziehen sich auf die Aufgaben Nr. 14.5 und Nr. 14.6

F 85

14.5 Wenige Tage nach einer wegen Gonarthrose erfolgten Kniegelenksinjektion mit Mucopolysacchariden kommt es zur Rötung und starker Schmerzhaftigkeit des Kniegelenkes.

Es handelt sich am ehesten um eine

(A) aktivierte Arthrose
(B) eitrige Gonitis
(C) verzögerte allergische Reaktion (vom sog. Typ IV) der Synovia auf das injizierte Präparat
(D) Knorpel-Knochennekrose
(E) Nachblutung infolge Verletzung der Synovialgefäße

F 85

14.6 Die wichtigste Sofortmaßnahme besteht in einer

(A) Szintigraphie
(B) Arthroskopie
(C) systemischen Glucocorticoidtherapie
(D) Behandlung mit Breitbandantibiotikum
(E) Punktion

F 83

14.7 Welche Aussagenkombination trifft zu?

Die abgebildete Röntgenaufnahme (Abb. 66, s. Anhang) des Kniegelenks mit angrenzenden Anteilen von Ober- und Unterschenkel stammt von einer 58jährigen Patientin, bei der eine Gelenkinfektion 3 Monate nach intraartikulärer Injektion besteht.

Welche der folgenden Charakteristika sind für die Diagnose wesentlich?

(1) Randwülste an den Gelenkkanten
(2) Abnahme der Gelenkspalthöhe
(3) Knochenatrophie
(4) Randusuren
(5) Valgusdeformierung

(A) nur 1, 3 und 5 sind richtig
(B) nur 2, 3 und 4 sind richtig
(C) nur 2, 4 und 5 sind richtig
(D) nur 2, 3, 4 und 5 sind richtig
(E) 1–5 = alle sind richtig

F 83

14.8 Eine 63jährige Frau beklagt Belastungsintoleranz mit episodenhaften Schmerzen und Bewegungseinschränkung des linken Kniegelenks. Sie sei vor 4 Jahren beim Saubermachen von einer Leiter gefallen. Damals hatte sie erstmals „ihr Knie gespürt".

Das Röntgenbild (Abb. 67 s. Anhang) ist kennzeichnend für:

(A) verheilte Femurcondylenfraktur
(B) Chondromatose
(C) Arthrosis deformans
(D) Gonitis tuberculosa
(E) Enchondrale Dysostose

F 82

14.9 Eine laterale Kniegelenksarthrose ist Folge einer/eines

(A) habituellen Patellaluxation
(B) Genu varum
(C) Genu valgum
(D) positiven Schubladenphänomens
(E) Baker-Zyste

14.4 D | 14.5 B | 14.6 E | 14.7 B | 14.8 C | 14.9 C

F 84

14.10 Bei einem 30jährigen Patienten mit einem schmerzhaften Genu varum von 15 Grad zeigte das Röntgenbild eine leichte bis mittelgradige Arthrose, die praktisch nur den medialen Femur- und Tibiakondylus betrifft.

Welches der nachfolgenden Verfahren stellt das geeignete therpeutische Verfahren dar?

(A) Tibiavalgisationsosteotomie
(B) Kniegelenkstotalendoprothese
(C) Kniegelenksarthrodese
(D) intraartikuläre Behandlung mit Mucopolysaccharidverbindungen (z. B, Arteparon®)
(E) sog. Kniegelenksschlittenendoprothese

H 82

14.11 Welche anamnestischen Angaben gelten als charakteristischer für eine Chondropathia patellae?

(1) nächtlicher Ruheschmerz
(2) Schmerzausstrahlungen in die Hüftregion
(3) rezidivierende Gelenksperren
(4) Überstreckungsschmerz des Kniegelenks
(5) zunehmendes Spannungsgefühl bei längerem Sitzen mit angebeugtem Kniegelenk
(6) diffuse Kniegelenksschmerzen beim Treppensteigen

(A) nur 1 und 4 sind richtig
(B) nur 3 und 5 sind richtig
(C) nur 1, 4 und 6 sind richtig
(D) nur 1, 5 und 6 sind richtig
(E) nur 2, 4 und 5 sind richtig

F 83

14.12 Folgender Befund ist **nicht** typisch für das Vorliegen einer Chondropathia patellae:

(A) Bewegungssperre
(B) Patellaschiebeschmerz
(C) Schmerz bei Druck auf die Patella und gleichzeitiger Quadrizepsanspannung
(D) Schmerzen nach häufiger Beugebelastung
(E) Schmerzen im Kniegelenk beim Treppensteigen

H 84

14.13 Die Osteochondrosis dissecans des Kniegelenkes

(1) ist eine Präarthrose
(2) kann insbesondere im Kindesalter spontan ausheilen
(3) bedarf oft der operativen Therapie
(4) führt vielfach zu Einklemmungserscheinungen
(5) tritt gelegentlich gleichzeitig am anderen Kniegelenk auf

(A) nur 1 und 2 sind richtig
(B) nur 3 und 4 sind richtig
(C) nur 1, 3 und 4 sind richtig
(D) nur 1, 3, 4 und 5 sind richtig
(E) 1–5 = alle sind richtig

F 86

14.14 Die Röntgenaufnahme (siehe Abbildung Nr. 68 des Bildanhangs) eines 15jährigen Jungen, der eine schmerzhafte Schwellung seines linken Kniegelenkes mit Belastungsschmerzen aufweist, ergibt folgenden Befund:

(A) epiphysärer Tumor
(B) frische Impressionsfraktur des Femurcondylus
(C) Osteochondrosis dissecans an untypischer Stelle
(D) beginnende Kniegelenkarthrose
(E) Sequesterbildung bei chronischer Osteomyelitis

F 89

14.15 Eine Streckhemmung im Kniegelenk weist hin auf eine(n)

(A) Außenbandabriß
(B) Innenbandabriß
(C) Meniskuseinklemmung
(D) Riß des vorderen Kreuzbandes
(E) Riß des hinteren Kreuzbandes

H 84

14.16 Mit der vorderen Schubladenbewegung bei 90° Beugestellung prüfen Sie bei Kniegelenksverletzungen mit Läsionen des Kapselbandapparates die Festigkeit

(A) des Ligamentum collaterale fibulare
(B) des Ligamentum patellae
(C) des Ligamentum cruciatum posterius
(D) des Ligamentum cruciatum anterius
(E) der Capsula articularis genus

14.10 A 14.11 D 14.12 A 14.13 E 14.14 C 14.15 C 14.16 D

F 86

14.17 Welche Komplexinstabilität ist bei einer Komplexverletzung des Kniegelenkes mit medialem Meniskusabriß, medialer Kapselbandläsion und Ruptur des vorderen Kreuzbandes („unhappy triad") am ehesten zu erwarten?

(A) postero-mediale Instabilität
(B) antero-mediale Instabilität
(C) antero-laterale Instabilität
(D) postero-laterale Instabilität
(E) Instabilität in allen Richtungen

H 86

14.18 Das hintere Schubladenphänomen deutet auf Läsionen folgender Strukturen:

(A) Riß des vorderen Kreuzbandes
(B) Patellarsehnenabriß
(C) Riß des hinteren Kreuzbandes
(D) Abriß beider Menisci
(E) Riß der Sehne des M. popliteus

Ordnen Sie den aufgeführten Untersuchungsbefunden (Liste 1) die jeweils wahrscheinlichste Diagnose der Liste 2 zu!

Liste 1

F 89

14.19 positives hinteres Schubladenphänomen; starke Instabilität; vorderes Schubladenphänomen negativ

F 89

14.20 aktive Streckunfähigkeit im Kniegelenk; im seitlichen Röntgenbild deutlicher Patellahochstand

Liste 2

(A) isolierte Ruptur des vorderen oder des hinteren Kreuzbandes
(B) Zerreißung der Retinacula patellae
(C) Verletzung des Seitenbandapparates und des vorderen Kreuzbandes
(D) Verletzung des Seitenbandapparates und des hinteren Kreuzbandes
(E) Zerreißung des Ligamentum patellae

F 89

14.21 Ein 24jähriger Berufsfußballspieler kommt unmittelbar nachdem er sich das rechte Knie verdreht hat in die Notaufnahme. Sie finden keine äußeren Verletzungszeichen, kein Hämatom und keinen Erguß.

Welche beiden der genannten Maßnahmen sind zunächst am ehesten angezeigt?

(1) Röntgen-Untersuchung des Kniegelenks
(2) Ruhigstellung im Gipstutor
(3) Probepunktion
(4) Überprüfung der Bandstabilität und der Meniskuszeichen
(5) Heparin-Salben-Kompressionsverband

(A) nur 1 und 2 sind richtig
(B) nur 1 und 3 sind richtig
(C) nur 1 und 4 sind richtig
(D) nur 1 und 5 sind richtig
(E) nur 3 und 5 sind richtig

15 Unterschenkel und oberes Sprunggelenk

F 85

15.1 Beim Crus varum wird/werden mechanisch am stärksten belastet

(A) die medialen Kniegelenksanteile
(B) das Femoropatellargelenk
(C) die lateralen Kniegelenkspartien
(D) das Hüftgelenk
(E) die laterale Partie des oberen Sprunggelenkes

H 85

15.2 Ein angeborenes Crus varum führt nicht selten zur sog. kongenitalen Unterschenkelpseudarthrose,

weil

im Krümmungsscheitel der Varusfehlstellung eines angeborenen Crus varum eine Spontanfraktur entstehen kann.

14.17 B | 14.18 C | 14.19 D | 14.20 E | 14.21 C | 15.1 A | 15.2 A

F 83

15.3 Die ischämische Nekrose des M. tibialis anterior kann beruhen auf:

(1) Schnürwirkung von Pflasterextensionsverbänden bei Kindern
(2) Hämatombildung nach stumpfem Trauma
(3) Hämatombildung nach Schienbeinschaftfraktur
(4) akute Thrombophlebitis
(5) ungewohnte Anstrengung (z. B. sehr lange Märsche)

(A) nur 5 ist richtig
(B) nur 1 und 4 sind richtig
(C) nur 1, 2, 3 und 4 sind richtig
(D) nur 1, 2, 3 und 5 sind richtig
(E) 1–5 = alle sind richtig

F 84

15.4 Bei einem Patienten mit einem akuten Tibialis-anterior-Syndrom besteht eine absolute Operationsindikation,

weil

bei einem akuten Tibialis-anterior-Syndrom ohne operative Maßnahmen u. a. Muskelkontrakturen mit schweren Funktionsstörungen des Beines drohen.

F 84

15.5 Unter einem Tibialis-anterior-Syndrom versteht man

(A) eine Teillähmung des Nervus tibialis
(B) schmerzhafte Höckerbildung bei Os tibiale externum
(C) eine ischämische, druckbedingte Muskelnekrose
(D) den Muskelfaserriß des M. tibialis anterior
(E) eine myogene Parese als Vorläufer der progressiven Muskeldystrophie

F 88

15.6 Welche Aussage zum Achillessehnenriß trifft **nicht** zu?

(A) Häufig finden sich degenerative Veränderungen im Sehnengewebe.
(B) Bei einer frischen Ruptur tastet man eine Delle oberhalb der Ferse.
(C) Der Zehenstand ist aufgehoben.
(D) Die Plantarflexion des Fußes ist aufgehoben.
(E) Sehnen-Naht ist indiziert.

F 85

15.7 Bei einer Achillessehnenruptur ist dem Patienten das Gehen ohne Hilfsmittel nicht mehr möglich,

weil

die uneingeschränkte Funktionsfähigkeit des M. triceps surae für die Plantarflexion des Fußes erforderlich ist.

H 87

15.8 Leitsymptom der Insertionstendopathie der Achillessehne ist der/die

(A) Spannungsverlust der Achillessehne
(B) Rötung und Schwellung der Ferse
(C) Osteoporose des Tuber calcanei
(D) Druckschmerz der Sehnenansatzzone
(E) Höckerbildung am oberen medialen Rand des Fersenbeines (sog. Haglund-Ferse)

F 85

15.9 Pseudohypertrophie der Waden ist Kennzeichen bei

(A) Myositis ossificans
(B) Klumpfuß
(C) progressiver Muskeldystrophie
(D) Achillessehnenruptur
(E) Arthrogryposis multiplex congenita

Antwort	Aussage 1	Aussage 2	Verknüpfung
A	richtig	richtig	richtig
B	richtig	richtig	falsch
C	richtig	falsch	–
D	falsch	richtig	–
E	falsch	falsch	–

15.3 D 15.4 A 15.5 C 15.6 D 15.7 E 15.8 D 15.9 C

F 85

15.10 Ein Schienen-Schellen-Apparat für Unterschenkel und Fuß ist indiziert bei

(1) instabilem oberen Sprunggelenk
(2) diabetischer Arthropathie
(3) entzündlich-rheumatischer Destruktion der Fußwurzelgelenke
(4) Ankylose des oberen Sprunggelenkes
(5) schlaffer Lähmung mit herabhängendem Fuß

(A) nur 4 ist richtig
(B) nur 1, 3 und 4 sind richtig
(C) nur 1, 2, 3 und 5 sind richtig
(D) nur 1, 3, 4 und 5 sind richtig
(E) 1–5 = alle sind richtig

F 87

15.11 Das Supinationstrauma des Knöchelgelenks führt zu

(A) Calcaneusfraktur
(B) Läsion des Lig. deltoideum
(C) Läsion des Pfannenbandes
(D) Läsion des Lig. fibulotalare anterius
(E) Luxationsfraktur des Os naviculare pedis

16 Fuß und Zehen

F 87

16.1 Welche der nachfolgend angegebenen kindlichen Fußdeformitäten ist auf der Zeichnung abgebildet?

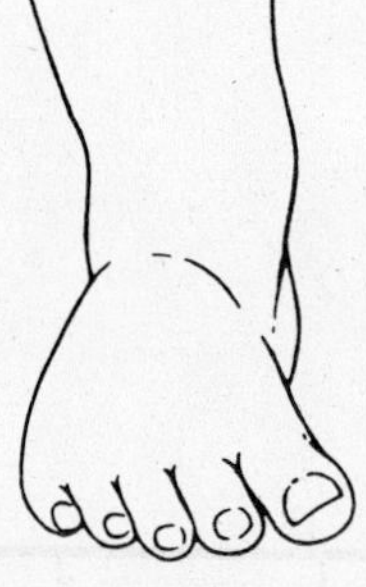

(A) Pes equino-varus
(B) Pes planus congenitus
(C) Pes cavus
(D) Pes adductus
(E) Pes metatarso abductus

H 88

16.2 Die Abbildung Nr. 69 des Bildanhangs zeigt die Unterschenkel und Füße eines 11jährigen Jungen.

Bei der Deformierung auf der rechten Seite handelt es sich am ehesten um:

(A) Pes plano-valgus
(B) Pes equinus
(C) Pes adductus
(D) Pes equinovarus
(E) Fußschwellung bei Rückfußtuberkulose

H 83

16.3 Welche Aussage trifft **nicht** zu?

Der Sohlenabdruck des Fußes gestattet in der Regel die Differentialdiagnose der folgenden Formvarianten des Fußes:

(A) Plattfuß
(B) Spreizfuß
(C) Sichelfuß
(D) Knickfuß
(E) Hohlfuß

F 86

16.4 Photo und Röntgenbild (aufgesetzt gehalten) (siehe Abbildung Nr. 70 und Nr. 71 des Bildanhangs) zeigen den Fuß eines 12 Monate alten Mädchens.

Es handelt sich um einen

(A) Pes equino varus
(B) Pes varus
(C) Pes excavatus
(D) Pes adductus
(E) altersgemäß normalen Kindfuß

F 89

16.5 Welche beiden Fußformen sind in der Abbildung Nr. 72 des Bildanhangs dargestellt?

(1) Knickplattfuß
(2) Spitzfuß
(3) Sichelfuß
(4) Hohlfuß
(5) Normalfuß

(A) nur 1 und 2 sind richtig
(B) nur 1 und 4 sind richtig
(C) nur 2 und 3 sind richtig
(D) nur 3 und 5 sind richtig
(E) nur 4 und 5 sind richtig

15.10 C | 15.11 D | 16.1 D | 16.2 A | 16.3 D | 16.4 D | 16.5 B

F 88

16.6 Welche Aussage trifft **nicht** zu?

Der angeborene Klumpfuß ist durch folgende Merkmale gekennzeichnet:

(A) Adduktion des Fußes
(B) Pronation
(C) Plantarflexion
(D) Subluxation im Chopartgelenk
(E) Verkürzung der Achillessehne

F 86

16.7 Die Redressionsbehandlung beim kongenitalen Klumpfuß sollte am besten eingeleitet werden:

(A) am Tage nach der Geburt, weil dann die Redressionsbehandlung schonender gelingt
(B) nach der Entlassung aus der geburtshilflichen Abteilung, damit die Mutter bei der Behandlung anwesend sein kann
(C) im Alter von 3 Monaten, weil dann die Gipsverbände besser toleriert werden
(D) im Alter von 6 Monaten, wenn die Säuglinge anfangen zu sitzen und damit besser gegipst werden können
(E) bei Gehbeginn, um ein Spitzfußrezidiv zu vermeiden

F 89

16.8 Kennzeichnend für den kongenitalen Plattfuß ist die

(A) Aplasie des M. tibialis posterior
(B) Steilstellung des Talus
(C) übermäßige Dorsalflexion im Knöchelgelenk
(D) verlängerte Achillessehne
(E) problemlose Korrekturbehandlung durch Schienen

Ordnen Sie den einem seitlichen Röntgenbild des kindlichen Fußes nachgezeichneten Abbildungen (Liste 1) die in Liste 2 aufgeführte zutreffende Fußdeformität zu.

Liste 1

H 84

16.9 Abbildung 1

H 84

16.10 Abbildung 2

H 84

16.11 Abbildung 3

Liste 2

(A) kongenitaler Plattfuß
(B) kongenitaler Klumpfuß
(C) kongenitaler Hackenfuß
(D) normaler Fuß
(E) Sichelfuß

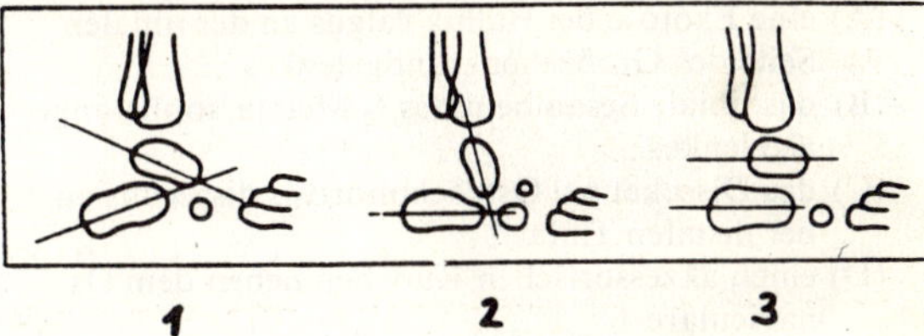

H 84 H 86

16.12 Welche Ursache(n) kann (können) einem (Hacken-) Hohlfuß zugrunde liegen?

(1) Myelodysplasien
(2) ischämische Nekrose des M. tibialis anterior
(3) Poliomyelitis
(4) nicht versorgte Achillessehnenruptur

(A) nur 1 ist richtig
(B) nur 3 ist richtig
(C) nur 1, 2 und 3 sind richtig
(D) nur 1, 3 und 4 sind richtig
(E) 1–4 = alle sind richtig

16.6 B | 16.7 A | 16.8 B | 16.9 D | 16.10 A | 16.11 B | 16.12 D

H 82

16.13 Zur Prophylaxe gegen die Entwicklung eines paralytischen Klumpfußes eignen sich

(1) Schienenschellenapparate mit teilgesperrtem Knöchelgelenk und Hebezügen
(2) korrigierende Nachtschienen
(3) orthopädische Schuhe
(4) passive Bewegungsübungen
(5) Widerstandsgymnastik

(A) nur 1, 2 und 3 sind richtig
(B) nur 2, 3 und 4 sind richtig
(C) nur 2, 4 und 5 sind richtig
(D) nur 1, 2, 4 und 5 sind richtig
(E) 1–5 = alle sind richtig

H 85

16.14 Was versteht man unter dem Os tibiale externum?

(A) eine Exotose bei Hallux valgus an der tibialen Seite des Großzehengrundgelenkes
(B) das tibiale Sesambein des 1. Metatarsophalangealgelenkes
(C) das Dissekat bei Osteochondrosis dissecans an der distalen Tibia
(D) einen akzessorischen Knochen neben dem Os naviculare
(E) ein abgesprengtes Stück aus dem distalen Tibiaanteil bei Knöchelfrakturen

F 84

16.15 Folgende Anforderungen sind an einen Kinderschuh zu stellen:

(1) Der Schuh darf nicht zu klein gekauft werden, um ein freies Zehenspiel zu gewährleisten
(2) Die Verbindung zwischen Absatz und Sohle soll keine Bewegung zulassen.
(3) Die Ferse muß immer hochgezogen sein.
(4) Der Schuh soll zwischen Absatz und Sohle leichte Torsionen zulassen.
(5) Für Kleinkinder am besten geeignet sind Holzschuhe (Botten).

(A) nur 1 und 4 sind richtig
(B) nur 1 und 5 sind richtig
(C) nur 1, 3 und 5 sind richtig
(D) nur 2, 3 und 5 sind richtig
(E) nur 1, 3, 4 und 5 sind richtig

F 85

16.16 Auf dem Röntgenbild (siehe Abbildung Nr. 73 des Bildanhangs) erkennen Sie eine(n)

(1) Hallux valgus
(2) Luxation des Metatarsophalangealgelenkes II
(3) Pseudoexostose am Metatarsale I
(4) Pes varus

(A) nur 1 ist richtig
(B) nur 1 und 2 sind richtig
(C) nur 2 und 3 sind richtig
(D) nur 1, 2 und 3 sind richtig
(E) 1–4 = alle sind richtig

H 82

16.17 Schmerzen im Vorfuß beim Gehen und längeren Stehen mit Kompressionsschmerz des Mittelfußes und plantarem Druckschmerz zwischen den Metatarsalköpfchen kennzeichnen

(A) den Spreizfuß
(B) die aseptische Nekrose eines Metatarsalkopfes
(C) die plantare Fibromatose
(D) die Marschfraktur
(E) das Tarsal-Tunnelsyndrom

F 84 H 87

16.18 Dicke schmerzhafte Schwielen unter den Köpfchen des II. und III. Mittelfußknochens sind kennzeichnend für eine/einen

(A) Marschfraktur
(B) Spitzfuß
(C) Plattfuß
(D) Spreizfuß
(E) Hallux valgus

F 87

16.19 Die Abbildung Nr. 74 des Bildanhangs zeigt eine(n)

(A) Entzündung der Fußwurzelknochen
(B) Zustand nach Mittelfußfraktur
(C) spontane Osteonekrose des Kahnbeins
(D) angeborene Fehlbildung der Fußwurzelknochen
(E) spontane Osteonekrose des Würfelbeins

16.13 D | 16.14 D | 16.15 A | 16.16 D | 16.17 A | 16.18 D | 16.19 C

H 85

16.20 Eine 16jährige Patientin klagt über belastungsabhängige Schmerzen und Schwellungen im Vorfuß. Auch nach Versorgung mit Einlagen bessert sich der Befund nicht wesentlich. Sie fertigen Röntgenbilder an (siehe Abbildung Nr. 75 des Bildanhangs).

Der Befund am 2. Mittelfußknochen spricht am ehesten für ein(e)

(A) Marschfraktur
(B) chronische Osteomyelitis
(C) Osteoid-Osteom
(D) Osteochondronekrose
(E) Knochendysplasie

F 85

16.21 Ein 10jähriger Knabe klagt über belastungsabhängige Fußschmerzen. Der Fußrücken ist geschwollen und druckempfindlich.

Welche Diagnose kann mit Hilfe des Röntgenbildes (siehe Abbildung Nr. 76 des Bildanhangs) gestellt werden?

(A) Tuberkulose der Fußwurzelknochen
(B) ossär kontrakter Plattfuß
(C) spontane Osteonekrose des Os cuboideum
(D) spontane Osteonekrose des Os naviculare
(E) chronische Osteomyelitis des Os naviculare

16.20 D 16.21 D

Lerntexte und Kommentare

1 Pathomechanismen und Symptomatologie

Begriffsdefinition Orthopädie I.1

Die Orthopädie ist die Lehre von der Entstehung, Prophylaxe und Therapie angeborener und erworbener Störungen des Haltungs- und Bewegungsapparates. Sie beschäftigt sich mit Erkrankungen und Verletzungen des Knochens, der Gelenke, Muskeln und Sehnen sowie mit neurogenen Erkrankungen, die sich am Haltungs- und Bewegungsapparat auswirken.
Gemeinsamkeiten (und damit auch Abgrenzungsprobleme) bestehen mit den Fächern Neurologie, Chirurgie, Innere Medizin und Pädiatrie.

Orthopädische Anamnese I.2

Es empfiehlt sich, zuerst die aktuelle Anamnese, dann erst die Vorgeschichte, Arbeits-, Sozial- und Familienanamnese zu erheben. Als orthopädische Beschwerdetrias sind

- **Schmerz,**
- **Funktionsstörung** und
- **Deformität**

zu nennen. Diese drei Beschwerdebilder können, müssen jedoch nicht kombiniert vorkommen.

Beispiele:
Das *Osteoidosteom,* ein gutartiger Knochentumor, verursacht lästige, ziehende, überwiegend nachts auftretende Schmerzen ohne Funktionsstörung und ohne wesentliche Deformität.
Eine *erworbene Lähmung der Hüftabduktoren* führt zu einer deutlichen Funktionsstörung inform des Trendelenburg-Hinken – Schmerzen oder Deformitäten sind primär nicht zu bemerken.
Ein *beidseitiges Genu varum* ist sofort als Deformität identifizierbar, führt jedoch primär nicht zu Funktionsstörungen und Schmerzen.

Prüfung der Gelenkfunktion / Neutral-0-Methode I.3

Die Stabilität eines Gelenkes wird jeweils durch gelenkspezifische Untersuchungsgriffe geprüft. Die aktiven und passiven Bewegungsumfänge werden nach einem standardisierten, für alle Gelenke gültigen Meßverfahren, nach der Neutral-0-Methode bestimmt. Hierbei gilt:

1. **Ausgangsstellung** ist die sog. Neutral-0-Stellung: Stehender (oder liegender) Patient mit fußwärtszeigenden Armen, Daumen nach ventral gerichtet, Beine und Füße parallel.

2. **SFT-Regel** (Sagittal-frontal-transversal-Regel): Aus dieser Ausgangsstellung werden in strikt eindimensionalem Denken zuerst die Bewegungen der Sagittalebene (Rückführen/Vorführen), dann diejenigen der Frontalebene (Seitführen/Anführen), zuletzt diejenigen der Transversalebene (Rotationsbewegungen) dokumentiert.

3. **Weg-Hin-Regel:** Das Bewegungsspiel in einer Ebene wird durch drei Zahlen dokumentiert. Die erste Zahl beschreibt den maximalen Ausschlag derjenigen Bewegung, die aus der Neutral-0-Stellung vom Körper wegführt. Die letzte Zahl beschreibt den maximalen Ausschlag derjenigen Bewegung, die zum Körper hinführt. Kann bei der Bewegung die Neutral-0-Stellung durchlaufen werden, so setzt man zwischen beide Zahlen eine 0.

Beispiel: Normalbeweglichkeit des Hüftgelenks

	Weg/Hin	
S	Extension/Flexion	10/0/130
F	Abduktion/Adduktion	40/0/30
T	Außen-/Innenrotation	45/0/35

Bewegungseinschränkungen I.4

Bewegungseinschränkungen können differenziert werden in:

1. Reflektorische Schonhaltung
Das Gelenk ist durch den Einfluß von Schmerz- und/oder Dehnungsrezeptoren muskulär fixiert. Beseitigt man die Ursache (z. B. durch Unterspritzung von Schmerzpunkten mit Lokalanästhetikum, Punktion eines Gelenkergusses), dann löst sich die Schonhaltung sofort auf.

2. **Gelenksperre/Gelenkeinklemmung**
Das Gelenkspiel ist im Gelenkbinnenraum mechanisch behindert. Beseitigt man die Ursache (z. B. durch Ausschütteln eines freien Gelenkkörpers oder durch Reposition eines eingeklemmten Meniskus), so ist das Gelenk wieder normal beweglich.

3. **Kontraktur**
Ein Gelenk kann aufgrund narbiger Verwachsungen und/oder Weichteilverkürzungen zwar bewegt, aber nicht in die Neutralstellung (und damit auch nicht in die Gegenrichtung der Bewegungsebene) gebracht werden. Besonders häufig vorkommend sind Beugekontrakturen, also Kontrakturen in Beugestellung. Der Begriff Beugekontraktur besagt, daß ein Gelenk nicht in die Neutralstellung und nicht in die Streckung gebracht werden kann. Die maximale Beugefähigkeit des Gelenkes kann hierbei normal oder ebenfalls eingeschränkt sein. Beseitigt man die auslösende Ursache einer Kontraktur (z. B. eine länger dauernde Meniskuseinklemmung), so persistiert die Bewegungseinschränkung trotzdem.

4. **Fibröse Gelenksteife**
Das Gelenk ist steif oder wackelsteif, der Gelenkspalt ist fibrös verlötet.

5. **Ankylose**
Der ehemalige Gelenkspalt ist knöchern durchbaut, das Gelenk ist damit völlig steif.

Dokumentation von Kontrakturen/Ankylosen I.5

Gelenkkontrakturen werden nach der Neutral-0-Methode ebenfalls in drei Zahlen dokumentiert. Derjenige Wert, der zum Erreichen der Neutral-0-Stellung fehlt, wird in die Mitte gesetzt. Die nicht durchführbare Bewegungsrichtung wird mit 0 bezeichnet. Der noch mögliche Ausschlag von der Kontraktur weg wird aus der Neutral-0-Stellung gemessen angegeben.

Beispiel: 10gradige Abduktionskontraktur der Hüfte bei normal erhaltener Abduktionsfähigkeit.

Abduktion/Adduktion 40/10/0

Ankylosen dokumentiert man durch zweifaches Setzen desjenigen Wertes, der zum Erreichen der Neutral-0-Stellung fehlt, die nicht mögliche Bewegungsrichtung wird mit 0 bezeichnet.

Beispiel: Ankylose in 20-Grad-Beugung.

Extension/Flexion 0/20/20

F 87

Frage 1.1: Lösung D

Eine Beugekontraktur ist eine durch narbige Verwachsungen und Weichteilverkürzungen verursachte Beugefehlstellung. Das betroffene Gelenk kann nicht in Neutralstellung gebracht und nicht gestreckt werden. Die maximale Beugefähigkeit kann hierbei normal oder ebenfalls eingeschränkt sein. Man unterscheidet primär arthrogene Kontrakturen (Beispiel Arthrose) von primär myogenen (Beispiel Kompartmentsyndrome), primär neurogenen (Beispiel Spastik), primär dermatogenen (Beispiel Verbrennungsnarben) und primär psychogenen Kontrakturen.

Zu (A)
Die willkürliche Betätigung der Beugemuskulatur bezeichnet man als Beugekontraktion.

Zu (B)
Eine Parese der Beugemuskulatur führt zu einem Überwiegen der streckenden Antagonisten und damit auf längere Zeit zu einer Fehlstellung in Streck- oder Überstreckstellung.

Zu (C)
Kann ein Gelenk nicht gebeugt werden, so bezeichnet man dies als Streckkontraktur.

Zu (E) Im Gegensatz zur reflektorischen Schonhaltung sind Kontrakturen fixierte Fehlstellungen.

F 89

Frage 1.2: Lösung C

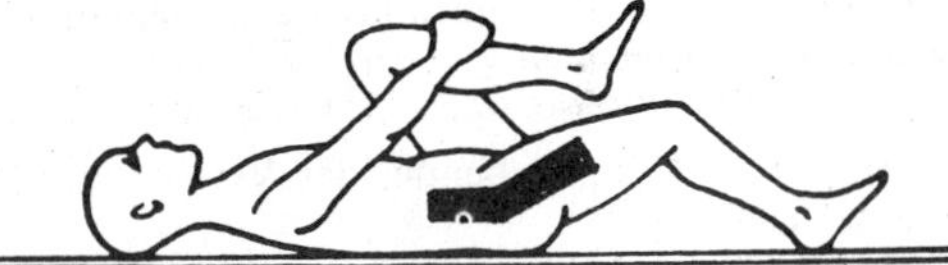

Abb. 1. Thomas-Handgriff

Die Abbildung zeigt den Thomas-Handgriff, mit dem eine vom Patienten unbewußt kaschierte Hüftbeugekontraktur dargestellt werden kann. Wenn sich ein Patient mit einer Hüftbeugekontraktur auf die Untersuchungsliege legt, dann kann er sein beugekontraktes Bein der Schwerkraft entsprechend auf der Unterlage ablegen, wenn er in der Lendenwirbelsäule kompensatorisch hyperlordosiert. Bittet man nun den Patienten, wie in der Abbildung gezeigt, das gegenseitige gesunde Bein an den Körper zu ziehen, so wird hierdurch die kompensatorische Hyperlordose aufgehoben, so daß sich die Beugekontraktur durch Hebung des Oberschenkels von der Unterlage zeigt.

Zu (A)
Selbst wenn der Patient links eine extrem selten vorkommende Hüftbeugekontraktur von 130° hätte, wäre nicht einzusehen, warum sich hierbei das rechte Bein hebt.

Zu (B) (D)
Beim Lasegue-Ischiasdehnungstest hebt der Untersucher das gestreckte Bein ohne Mitwirkung des Patienten von der Unterlage.

Zu (E)
Da das Hüftgelenk normalerweise 10–20° gestreckt werden kann, reicht selbst ein starkes Heranziehen des Beines an den Körper nicht aus, um bei der Prüfung des Thomas-Handgriffs eine Beugekontraktur vorzutäuschen.

F 80

Frage 1.3: Lösung C

Entsprechend dem Lerntext ist bei der Ankylose der Gelenkspalt knöchern durchgebaut, das Gelenk ist völlig steif.

Zu (A)
Beschrieben ist ein Zustand, den man als Gelenkinstabilität oder Wackelgelenk bezeichnen würde.

Zu (B)
Die Kontraktur bezeichnet im Gegensatz zur Ankylose eine Fehlstellung mit noch möglicher Gelenkbeweglichkeit.

Zu (D)
Die Arthrolyse will eine entstandene Bewegungseinschränkung beseitigen.

Zu (E)
Es liegt eine nicht sinngebende, der Verwirrung dienende Aussage vor.

F 87

Frage 1.4: Lösung C

Zu (A)
Der Wert 20/0/20 zeigt an, daß das Gelenk 20 Grad abduziert, die Neutral-0-Stellung durchläuft und 20 Grad adduziert. Es besteht also Beweglichkeit in beide Richtungen.

Zu (B)
Der Wert 0/20/20 zeigt an, daß das Gelenk nicht abduzieren kann, die Neutral-0-Stellung nicht erreichen kann und auf der Seite der Adduktion in 20gradigem Abstand von der Neutral-0-Stellung fest fixiert ist. Es ist also eine Ankylose beschrieben.

Zu (C)
Der Wert 0/20/40 zeigt an, daß das Gelenk nicht abduzieren kann, die Neutral-0-Stellung nicht erreicht und auf der Seite der Adduktion zwischen 20 und 40 Grad beweglich ist. Es ist eine typische Adduktionskontraktur mit verbleibendem Bewegungsspiel beschrieben.

Zu (D) und (E)
Der Wert 0/0/40 (0/0/20) zeigt an, daß das Gelenk nicht abduzieren kann, die Neutral-0-Stellung jedoch erreicht und 40 (20) Grad adduzieren kann.

F 89

Frage 1.5: Lösung C

Beschrieben ist eine Ankylose in 15gradiger Beugestellung. Entsprechend dem Lerntext würde man aus der Neutral-0-Stellung zuerst die Extension, dann die Flexion prüfen, so daß die exakte nomenklatorische Angabe Extension/Flexion 0/15/15 lauten müßte. Nomenklatorisch nicht völlig exakt, jedoch den Sachverhalt richtig beschreibend, ist die in der Lösung (C) angebotene Formel Flexion/Extension 15/15/0.

Zu (A)
Dieses Lösungsangebot ist sinnlos, da es eine Zuordnung des 15-Grad-Wertes zur Streck- oder Beugeseite nicht zuläßt.

Zu (B)
Der Wert Flexion/Extension 0/15/15 zeigt an, daß das Gelenk nicht gebeugt werden kann und in 15gradiger Überstreckung ankylosiert ist. Für das Ellenbogengelenk eine höchst unwahrscheinliche Konstellation!

Zu (D)
Diese Lösung ist sinnlos, da sie wie in (A) keine Zuordnung des 15-Grad-Wertes zur Streck- oder Beugeseite zuläßt.

Zu (E)
Selbst wenn die angegebene Formel der Neutral-0-Methode entsprechend dreizahlig wäre, würde sie keine Ankylose beschreiben, da das Gelenk 15 Grad beugen und zugleich die Neutral-0-Stellung erreichen kann.

Beinverkürzung I.6

Zu unterscheiden sind **echte Beinverkürzungen,** z. B. aufgrund verkürzt verheilter Frakturen und **scheinbare = funktionelle Beinverkürzungen.**

Funktionelle Beinverkürzungen machen sich bemerkbar, wenn ein Patient mit normal langem Bein eine bestehende Kontraktur beim Stehen und Gehen kompensiert. In Abbildung 2 ist eine echte Beinverkürzung aufgrund eines verkürzten linken Oberschenkels, in Abbildung 3 eine funktionelle Beinverkürzung aufgrund einer linksseitigen Adduktionskontraktur der Hüfte dargestellt.

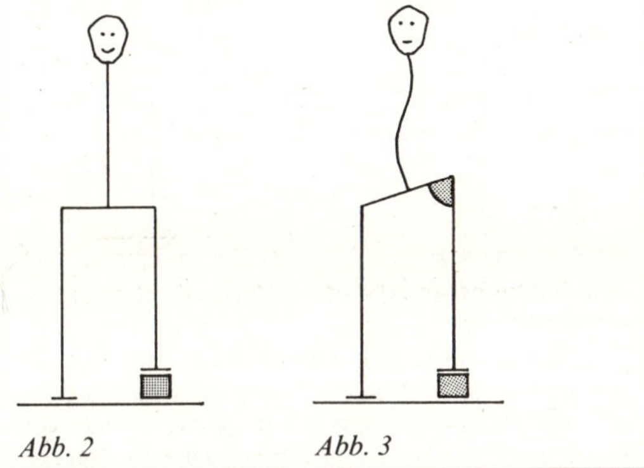

Abb. 2 *Abb. 3*

Auswirkungen der echten Beinverkürzung I.7

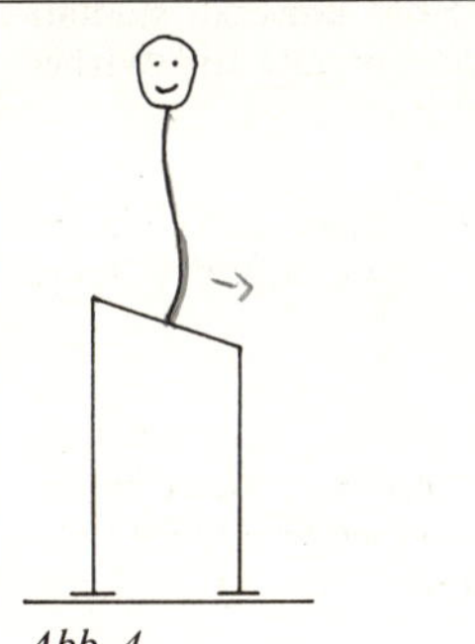

Abb. 4

Entsprechend der Abbildung 4 führt die echte Beinverkürzung zu folgenden Auswirkungen:

1. Zu einem Beckentiefstand auf der verkürzten Seite.
2. Zu einer zur Seite der Verkürzung hin konvexen skoliotischen Fehlhaltung der Lendenwirbelsäule.
3. Zu einer Abduktionsfehlstellung des Hüftgelenkes der verkürzten Seite.
4. Zu einer Adduktionsfehlstellung der primär gesunden Seite.
5. Zu einer Verminderung der Körpergröße.

Wird die Beinverkürzung über längere Zeit hinweg nicht kompensiert oder therapiert, dann entwickeln sich aus den reversiblen Fehlstellungen echte Kontrakturen.

Kompensationsmechanismen der Beinverkürzung I.8

Der Patient nimmt die Folgen der Beinverkürzung unbewußt als unökonomisch, bewußt als kräftezehrend wahr und kompensiert sie entsprechend der Abbildung 5

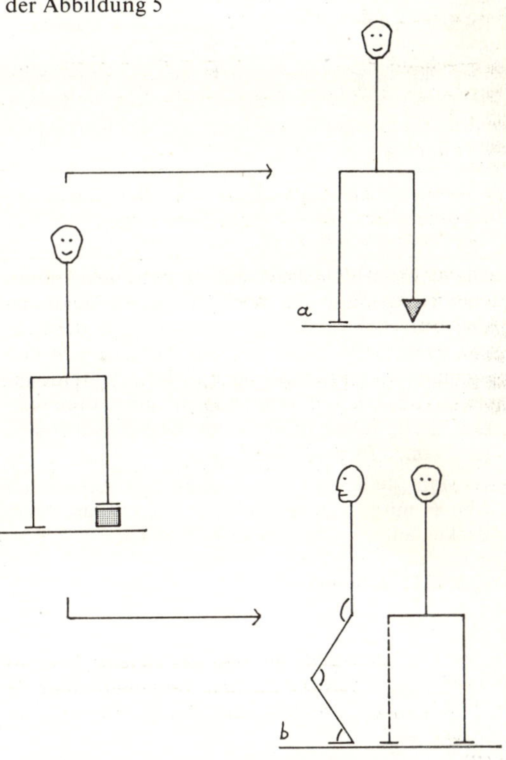

Abb. 5. Kompensation der Beinverkürzung

(a) Mit dem nicht pathologisch zu deutenden **Bedarfsspitzfuß** auf der verkürzten Seite: Durch die habituelle Spitzfußhaltung wird ein Beckengeradstand mit gerader Wirbelsäule bei normaler Körpergröße erreicht. Die Hüftgelenke stehen normal. Diese kompensatorische Spitzfußstellung wird in der Therapie orthopädietechnisch durch eine Absatzerhöhung unterstützt. Die reine **Absatzerhöhung** ohne Sohlenerhöhung hat den großen Vorteil, daß der Patient den für die taktile Gleichgewichtssteuerung wichtigen direkten Bodenkontakt des Vorfußes behält. Die **Sohlenerhöhung** soll aus diesem Grunde nur bei Patienten angewandt werden, bei denen der kontrakt werdende Bedarfsspitzfuß nicht erwünscht ist, da auf Dauer mit einer Behebung der Verkürzung zu rechnen ist, oder als zusätzliche Maßnahme bei starken Beinverkürzungen.

(b) Durch die habituelle Hüftbeuge-, Kniebeuge-, Sprunggelenksstreckhaltung der gesunden Seite: Der Patient erreicht hierbei den erstrebten Beckengeradstand bei gerader Wirbelsäule, allerdings wird sein Gangbild auffälliger und die Körpergröße nimmt ab.

Funktionelle Beinverkürzungen I.9

Die häufigsten Ursachen einer funktionellen Beinverkürzung sind die Adduktions-, Abduktions- und Beugekontrakturen der Hüften sowie der Beugekontrakturen des Knies. Die Fragen nach den Kompensationsmechanismen der Hüftadduktions- sowie der Hüftabduktionskontrakturen werden häufig falsch beantwortet. Es empfehlen sich im Examen folgende Denkschritte:

1. Man stelle sich den Patienten entsprechend Abb. 6 mit seiner Kontraktur bei waagrechtem Becken auf der Untersuchungsliege vor.

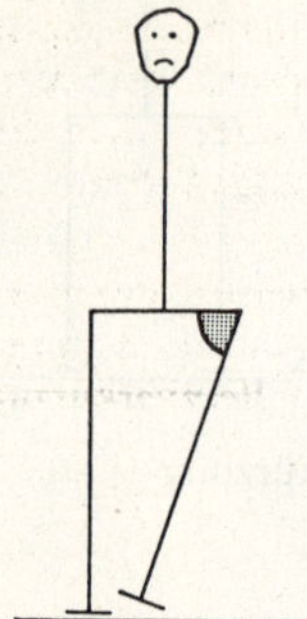

Abb. 6. Adduktionskontraktur der Hüfte

Der Patient wird aufgefordert, sich hinzustellen. Alle nun folgenden Mechanismen sind herzuleiten, wenn man weiß, daß das unbewußte wichtigste Ziel des Patienten ist, die **Beine und die Wirbelsäule parallel zum Körperlot** aufzustellen. Alle anderen hieraus resultierenden Fehlstellungen werden als kleineres Übel inkaufgenommen, aber nach Möglichkeit weiter kompensiert.

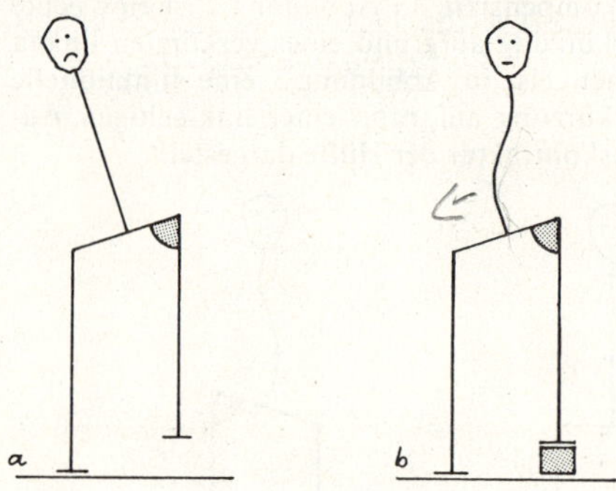

Abb. 7. Kompensation der Adduktionskontraktur

2. Der Patient schiebt entsprechend der Abb. 7a die adduktionskontrakte linke Hüfte hoch. Das Ziel der Parallelstellung der Beine ist erreicht. Inkaufgenommen wird eine **funktionelle Beinverkürzung** links, eine **Abduktionsstellung** und ein **Beckentiefstand** der gesunden rechten Seite bei seitgebeugtem Oberkörper.

3. Der Patient bringt entsprechend der Abb. 7b durch eine zur gesunden Seite konvexe **skoliotische Haltung** der Lendenwirbelsäule die Wirbelsäule gleichzeitig wieder ins Lot.

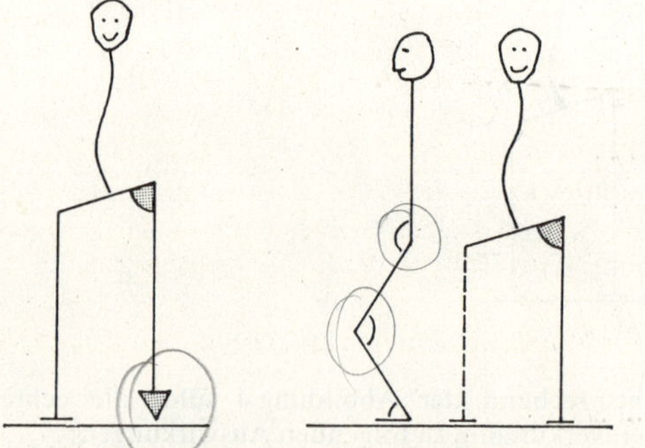

Abb. 8. Funktionsstellung bei Hüftadduktionskontraktur

4. Der Patient gleicht die funktionelle Beinverkürzung entsprechend Abb. 8 aus, entweder durch einen Bedarfsspitzfuß links oder durch eine habituelle Beugehaltung des gesunden Hüft- und Kniegelenkes der Gegenseite. Das Ziel der im Lot befindlichen Beine und Wirbelsäule bei Ausgleich der funktionelle Beinlängendifferenz ist erreicht.

Kurzfassung Adduktionskontraktur:
Gesunde Seite: Hüftadduktion + Beckentiefstand + konvexe Lendenwirbelsäulen-Skoliose.
Kranke Seite: Funktionelle Beinverkürzung.
Analog können die Folgen der Abduktionskontraktur hergeleitet werden.

Kurzfassung Abduktionskontraktur:

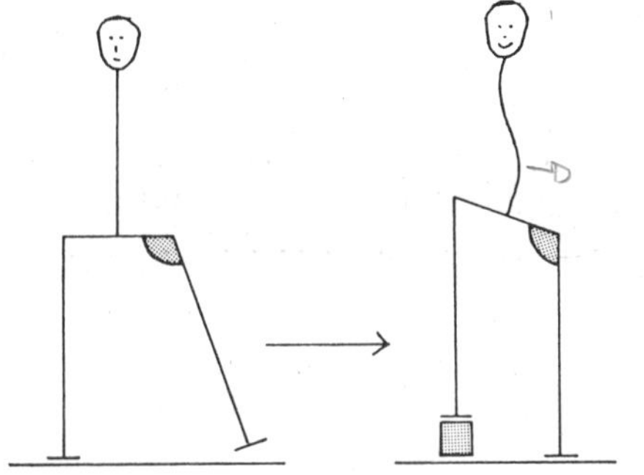

Abb. 9. Kompensation der Abduktionskontraktur

Gesunde Seite: Hüftadduktion + funktionelle Beinverkürzung.
Kranke Seite: Beckentiefstand + konvexe Lendenwirbelsäulen-Skoliose.

F 82
Frage 1.6: Lösung A

Zu (A)
Eine linksseitige Beinverkürzung führt zu einem Beckentiefstand links und damit zu einer linkskonvexen skoliotischen Haltung der Lendenwirbelsäule.

Zu (B), (D)
Diese Aussagen sind entsprechend den Lerntexten richtig.

Zu (C)
Eine Beinverkürzung links kann mit einem Bedarfsspitzfuß links kompensiert werden. Dieser wird mit zunehmender Dauer kontrakt, so daß die Fußhebung eingeschränkt ist.

Zu (E)
Die bei einer Beinverkürzung links bestehende und nicht kompensierte Adduktionskontraktur der rechten Hüfte führt zu einem vermehrten Anpreßdruck des Traktus iliotibialis am Trochanter major sowie zu einer vermehrten Vorspannung der kleinen Glutäen. Beides kann zu Reizerscheinungen am Trochanter major führen, die mit dem Sammelbegriff der Periarthrosis coxae bezeichnet werden.

H 86
Frage 1.7: Lösung C

Zu (A), (B), (D) und (E)
Entsprechend dem obigen Lerntext sind alle Aussagen richtig.

Zu (C)
Da sich bei der Adduktionskontraktur rechts eine funktionelle Beinverkürzung rechts bemerkbar macht, müßte der Patient mit einer habituellen Kniebeugehaltung der linken gesunden Seite kompensieren.

F 86
Frage 1.8: Lösung A

Beinverkürzungen bei der Coxarthrose setzen sich meist zusammen
1. aus einer echten Beinverkürzung, die durch die Gelenkspaltverschmälerung und die Deformierung von Kopf und Pfanne verursacht ist, sowie
2. aus einer funktionellen Beinverkürzung, die durch Kontrakturen hervorgerufen wird.

Zu (A)
Entsprechend dem obigen Lerntext schiebt die Patientin bei einer Adduktionskontraktur links das Becken unbewußt linksseitig hoch, um ihr hüftkontraktes Bein parallel zum Körperlot einstellen zu können. Die dadurch entstehende von der Patientin bemerkte funktionelle Beinverkürzung wird durch eine kompensatorische Spitzfußstellung links oder durch eine habituelle Kniebeugehaltung rechts ausgeglichen.

Zu (B)
Eine Abduktionskontraktur links würde durch ein Hochschieben des rechtsseitigen Beckens kompensiert, die Patientin würde über eine Beinverkürzung des rechten, gesunden Beines klagen.

Zu (C)
Die Kontrakturen bei der Coxarthrose entwickeln sich im allgemeinen entgegen den im Alltagsleben vernachlässigten Bewegungsrichtungen. Da in der Sagittalebene die Beugung viel notwendiger und öfter gebraucht wird, entsteht immer eine Beugekontraktur, nie eine Streckkontraktur.

Zu (D) und (E)
Außenrotation und Innenrotation führen zu keiner Beinverkürzung, gleiches gilt für die häufig vorkommende Außenrotations- und die seltene Innenrotationskontraktur der Hüfte.

F 89

Frage 1.9: Lösung D

Zu (A)
Eine Kniegelenksbeugekontraktur links (bei einem „um die Ecke gemessen" anatomisch normal langen Bein) führt zu einer funktionellen Beinverkürzung links.

Zu (B)
Eine Spitzfußkontraktur rechts führt zu einer funktionellen Beinverlängerung rechts, also zu einer funktionellen Beinverkürzung links.

Zu (C)
Tückisches Lösungsangebot: Bei einer rechtskonvexen Lendenwirbelskoliose sind links- und rechtsseitige funktionelle Beinverkürzungen möglich. Als erstes besteht – wie in der vorgegebenen Lösung angedeutet – die Möglichkeit, daß der Patient sein Becken kompensatorisch nach rechts abfallend schiefstellt, um wieder ins Körperlot zu kommen. Dies führt zu einer funktionellen Beinverkürzung links. Als zweites besteht die Möglichkeit, daß eine pathologische, fixierte, rechtskonvexe Skoliose das Becken rechtsseitig hochzieht und damit zu einer funktionellen Beinverkürzung rechts führt.

Zu (D)
Entsprechend dem Lerntext führt die Adduktionskontraktur der rechten Hüfte in typischer Weise zur funktionellen Beinverkürzung rechts.

Zu (E)
Die Hüftdysplasie ist häufig mit einer Coxa valga vergesellschaftet. Diese verlängert das Bein, so daß bei einer einseitigen Hüftdysplasie links eine echte Beinverlängerung links erwartet werden kann.

Biomechanik des Einbeinstandes **I.10**

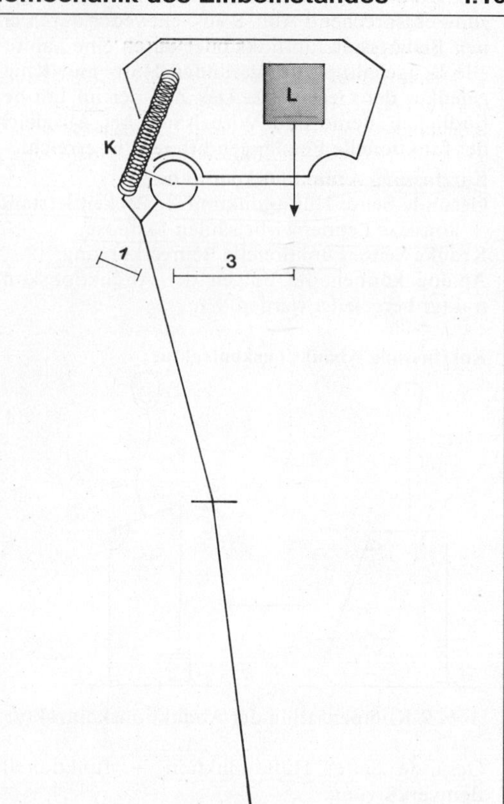

Abb. 10

Ein wesentlicher Fortschritt in der Evolutionsgeschichte ist (neben dem aufrechten Stand) der kippungsfreie Stand auf einem Bein, da dies ein harmonisches „watschelfreies" Gehen bei waagrechtem Becken erlaubt. Im Einbeinstand ist die Hüfte mit einem einfachen drehmomentfreien Waagesystem vergleichbar, dessen Drehpunkt genau im Hüftkopfmittelpunkt liegt. Die Körperlast muß hierbei durch die Muskelkraft aller abduktorisch wirkenden Muskelgruppen gehalten werden. Da der Lastarm der Körperlast etwa dreimal so lang wie der Kraftarm der abduzierenden Muskulatur ist, muß die Kraftleistung der Hüftabduktoren im Einbeinstand ungefähr dem dreifachen Körpergewicht entsprechen. Die wesentlichen im Einbeinstand wirksamen Hüftabduktoren sind der M. glutaeus medius und der M. glutaeus minimus. Unterstützend wirken der M. glutaeus maximus und der M. tensor fasciae latae sowie einige weniger wichtige Muskelgruppen.

Die Insuffizienz der Hüftabduktoren im Einbeinstand führt entweder zum Trendelenburg- oder zum Duchenne-Zeichen (bzw. Hinken):

1. **Trendelenburg-Zeichen:** Bittet man den Patienten zum Einbeinstand, so sinkt das Becken der Körperschwerkraft folgend auf der gesunden Seite soweit ab, bis passive Spannkräfte die insuffizienten Hüftabduktoren kompensieren.

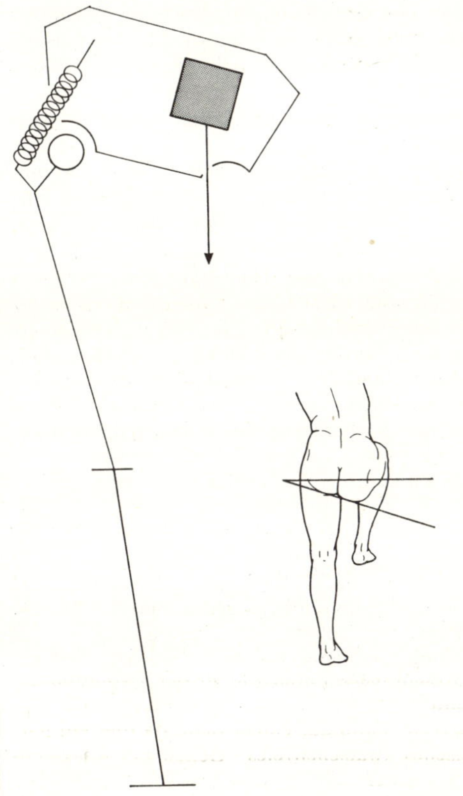

Abb. 11

2. **Duchenne-Hinken:** Bittet man den Patienten zum Einbeinstand, so verlagert er durch eine kompensatorische Kippung des Rumpfes zur erkrankten Seite hin den Körperschwerpunkt näher ans Hüftgelenk. Hierdurch wird der Lastarm des Hüftgelenkes verkürzt, so daß die insuffizienten Hüftabduktoren das Becken in der Waage halten können.

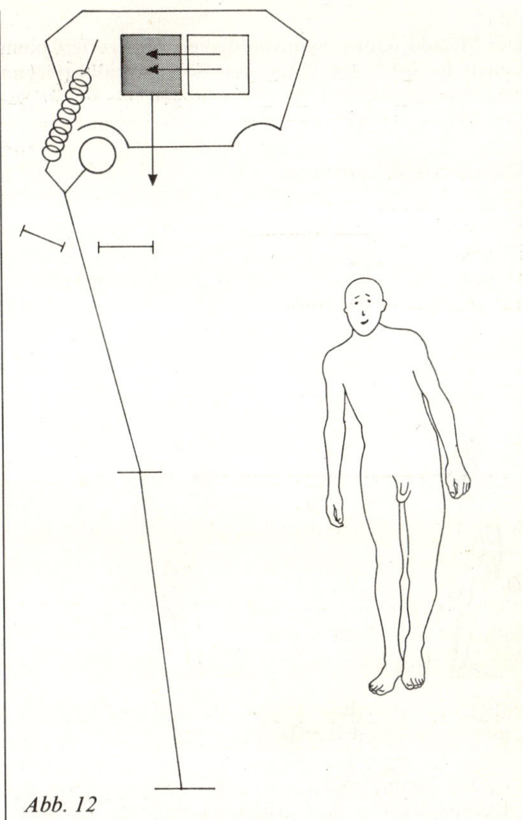

Abb. 12

Die meisten glutäalinsuffizienten Patienten demonstrieren ein Mischbild zwischen dem Trendelenburg- und dem Duchenne-Hinken. Das sehr viel häßlichere Duchenne-Hinken kann durch Gangschulung in das unauffälligere Trendelenburg-Hinken umgewandelt werden.

F 82 H 83

Frage 1.10: Lösung B

Zu (A), (D)
Sowohl der M. glutaeus maximus als der M. tensor fasciae latae wirken im Einbeinstand in unterstützender Weise äquilibrierend.

Zu (B)
Die Mm. glutaei medii et minii sind im Einbeinstand die beiden Hauptäquilibratoren.

Zu (C)
Der M. iliopsoas ist ein starker Beuger, er wirkt bei Patienten mit Coxa vara zusätzlich leicht abduktorisch.

Zu (E)
Der M. adduktor magnus adduziert und rotiert nach innen. Er spielt somit bei der Beckenäquilibrierung keine Rolle.

Quadrizepslähmung I.11

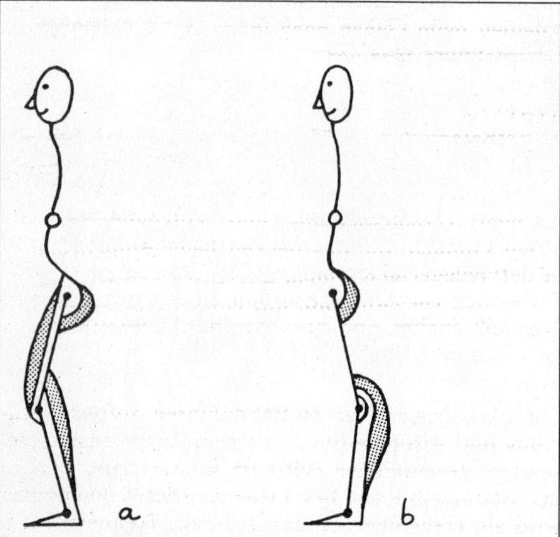

Abb. 13. Normales Stehvermögen (a) und Stehvermögen bei Quadrizepslähmung (b)

(a) Im **Normalfall** liegt beim aufrechten Stand der Drehpunkt des Kniegelenkes entsprechend der Abb. 13a **vor** dem Lot des Körperschwerpunktes. Würde der das Kniegelenk überbrückende Musculus quadriceps keine aktive Haltearbeit leisten, dann würde das Bein klappmesserartig nach vorne zusammenknicken.

(b) Bei der **Quadrizepslähmung** wird entsprechend der Abb. 13b der Drehpunkt des Kniegelenkes durch die nichtgelähmten Hüftstrecker (Musculus glutaeus maximus) und Sprunggelenksplantarflexoren (Wadenmuskulatur) **hinter** das Lot des Körperschwerpunkts verlagert. Ein Zusammenknikken nach hinten ist nicht zu befürchten, da der passive Kapselbandapparat des Kniegelenkes genügend straffen Halt gibt.

H 86

Frage 1.11: Lösung A

Entsprechend dem Lerntext sind beide Antworten und die Verknüpfung richtig.

Rotationsfehler des Beines I.12

Der Außenrotationsgang („Charly-Chaplin-Gang") ist fast immer als harmlose Normvariante des Gehens zu betrachten, während ein Innenrotationsgang auf ernsthafte Störungen hinweist. Ursachen einer vermehrten Innendrehstellung des Beines sind:

1. **Muskelungleichgewichte**
Hierbei überwiegen innenrotatorische gegenüber außenrotatorischen Muskelgruppen. Als Beispiel kann die Hüftinnendrehstellung des Spastikers dienen.

2. **Weichteilige, innenrotatorisch wirksame Kontrakturen**
Diese können infolge lang dauernder Muskelungleichgewichte entstehen oder bereits bei Geburt vorliegen. Als Beispiel sei der angeborene kontrakte Sichelfluß genannt.

3. **Knöchern verursachte Innendrehfehler**
Als wichtigste Ursache des Innenrotationsganges ist die vermehrte Antetorsion des koxalen Femurendes zu nennen, die sekundär aus Muskelungleichgewichten der Hüftmuskulatur entsteht. Da die Femurantetorsion und die Kompensationsmechanismen der pathologisch vermehrten Femurantetorsion schwer verstehbar sind, werden sie im folgenden Lerntext ausführlich dargestellt.

Femurantetorsion I.13

Das koxale Femurende ist gegenüber den Femurkondylen nach schräg vorne verwunden, so daß die Femurkondylenachse und die Schenkelhalsachse eine physiologische Antetorsion von 12 Grad bilden.

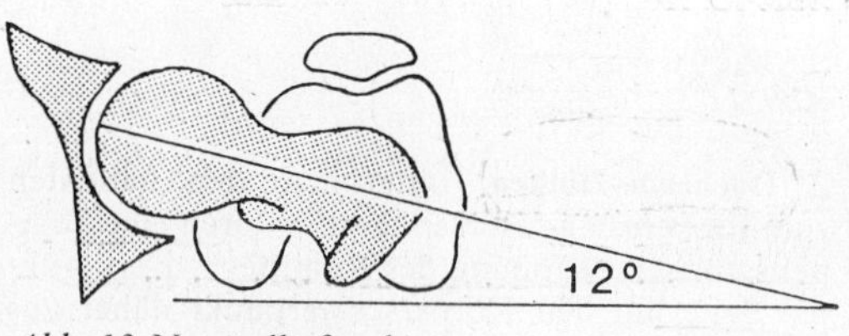

Abb. 13. Normalbefund

Die Abbildung zeigt, computertomographieartig geschnitten, den Normalbefund eines rechten Hüftgelenkes von kranial gesehen. Bei neutraler Beinstellung mit exakt ventral eingestellter Patella zeigt der Schenkelhals gegenüber der Femurkondylenachse um 12 Grad nach vorne. Die Außendrehfähigkeit entspricht in etwa der Innendrehfähigkeit.

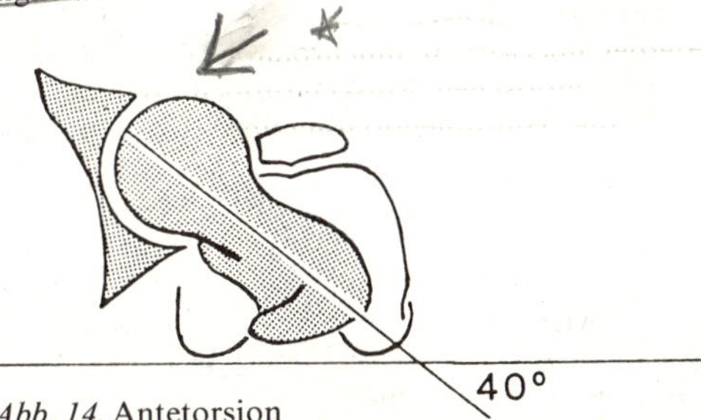

Abb. 14. Antetorsion

Die Abbildung zeigt eine pathologisch vermehrte Antetorsion von 40 Grad. Bei neutraler Beinstellung mit exakt ventral eingestellter Patella ist der ventrale Hüftkopfanteil deutlich schlechter von der Hüftpfanne gedeckt, außerdem ist die Innendrehfähigkeit vermehrt und die Außendrehfähigkeit vermindert.

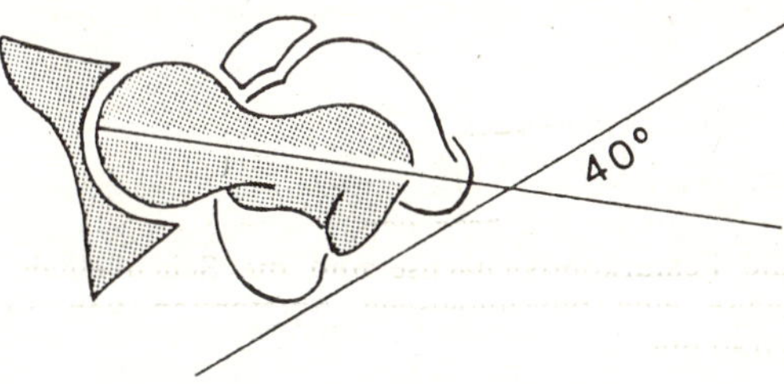

Abb. 15. Kompensationsmechanismus

Die Abbildung zeigt den Kompensationsmechanismus, mit dem trotz pathologisch vermehrter Antetorsion ein normaler Gelenkschluß zwischen Hüftpfanne und Hüftkopf erreicht werden kann: Der Patient geht im Innenrotationsgang mit typisch nach innen „schielender" Kniescheibe.

F 88

Frage 1.12: Lösung B

Die häufigsten Ursachen des Innenrotationsganges sind eine pathologisch vermehrte, kompensierte Antetorsion (entsprechend der Darstellung des Lerntextes Antetorsion) und der Sichelfuß. Bei pathologisch vermehrter kompensierter Antetorsion zeigen die Kniescheiben beim Gehen nach innen, beim Sichelfuß in Gangrichtung nach vorne.

Zu (A)
Der pathologisch vergrößerte Schenkelhalswinkel = Coxa valga führt zur Beinverlängerung, zur Verschmälerung der Beckensilhouette und zu einer ungünstigen Verlaufsrichtung und Vorspannung der kleinen Glutäen, die das Becken beim Einbeinstand in der Waagerechten halten. Die Coxa valga ist häufig, jedoch nicht zwingend, mit einer Coxa antetorta vergesellschaftet, und deswegen nur fakultativ mit einem Drehfehler behaftet.

Zu (C)
Die Insuffizienz der Hüftabduktoren infolge Lähmung und Atrophie führt zu einem Absinken der (gesunden) gegenseitigen Hüfte im Einbeinstand bzw. in der Standbeinphase des Gehens. Dieses Phänomen wird als Trendelenburg-Zeichen bzw. Trendelenburg-Hinken bezeichnet.

Zu (D)
Eine stärkere Beinverkürzung führt zum Verkürzungshinken, das durch ein sinusförmiges Heben und Senken des Beckens bei der Betrachtung des Ganges von der Seite her charakterisiert ist.

Zu (E)
Starke X-Beine führen zu einer Fehlbelastung der Knie- und der Sprunggelenke, jedoch zu keinem Drehfehler.

F 87

Frage 1.13: Lösung D

Zu (A)
Entsprechend dem Lerntext wird eine vermehrte Antetorsion des Schenkelhalses durch Innenrotation im Hüftgelenk kompensiert.

Zu (B)
Nach der pathologisch vermehrten Antetorsion ist der Sichelfuß die zweithäufigste Ursache für einen Innenrotationsgang.

Zu (C)
Der angeborene Klumpfuß hat als wesentliche Teilkomponente die Sichelfußkontraktur und einen Innentorsionsfehler des Unterschenkels. Bei ungenügender Therapie bzw. bei malignem Verlauf persistiert vor allem die Sichelfußkontraktur.

Zu (D)
Bei der Epiphyseolysis capitis femoris lenta löst sich die Hüftkopfepiphyse nahezu immer nach medial/kaudal ab; zugleich verdreht sich der Schenkelhals und das gesamte Bein gegenüber der Epiphyse nach außen, so daß eine Außenrotationskontraktur entsteht.

Zu (E)
Bei der spastischen Form der infantilen Zerebralparese liegt ein muskuläres Übergewicht der Hüftinnenrotatoren gegenüber den Hüftaußenrotatoren in Kombination mit einer Coxa valga antetorta vor.

H 87

Frage 1.14: Lösung C

Zu (A)
Die Prüfung der Schrittlänge läßt keinerlei Prüfung der Rotationsfähigkeit zu. Ein kurzschrittiges Gangbild ist bei schweren Koxarthrosen mit deutlicher Einschränkung der Hüftstreckung und -beugung sowie beim Morbus Parkinson zu finden.

Zu (B) und (C)
Entsprechend dem Lerntext führt die vermehrte Antetorsion sowohl zur vermehrten Innendrehfähigkeit als auch zur verminderten Außendrehfähigkeit. In der klinischen Prüfung auffälliger ist die vermehrte Innendrehfähigkeit, so daß Lösung (C) die bessere ist.

Zu (D)
Das Trendelenburg-Zeichen ist positiv, wenn im Einbeinstand die nicht belastete Hüfte absinkt. Ursache ist eine Insuffizienz der Hüftabduktoren des Standbeines.

Zu (E)
Der Schneidersitz eignet sich allenfalls zur Meniskusdiagnostik. Treten im Schneidersitz, besonders bei zusätzlichem Druck auf die Knieinnenseite, Schmerzen im medialen Gelenkspalt auf, so ist dies ein Hinweis auf eine Innenmeniskushinterhornläsion (sog. Payr-Zeichen).

CCD-Winkel/Coxa valga/Coxa vara — I.14

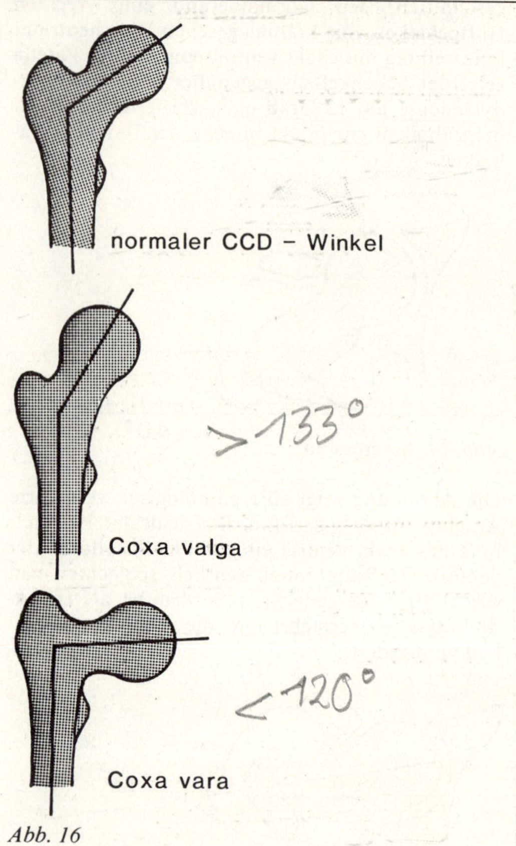

Abb. 16

Der Winkel zwischen Schenkelhalsachse und Schenkelschaftachse wird CCD-Winkel = Centrum-Collum-Diaphysen-Winkel genannt. Zu unterscheiden sind:

1. Der **reelle CCD-Winkel.** Dies ist der am anatomischen Präparat gemessene bzw. intraoperativ vorliegende Winkel. Der Normalwert des Erwachsenen beträgt 125–126 Grad. Ein zu steiler Schenkelhals mit Werten über 133 Grad wird Coxa valga, ein zu flacher Schenkelhals mit Werten unter 120 Grad wird Coxa vara genannt.

2. Der **projizierte CCD-Winkel.** Dies ist der am a.p.-Röntgenbild meßbare Winkel. Durch die (im folgenden Lerntext beschriebene) Antetorsion des Schenkelhalses bedingt, ist der projizierte CCD-Winkel im Normalfall größer als der zugehörige reelle.

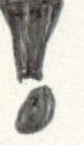

Auswirkungen der Antetorsion auf die Schenkelhalsdarstellung im a.p.-Röntgenbild **I.16**

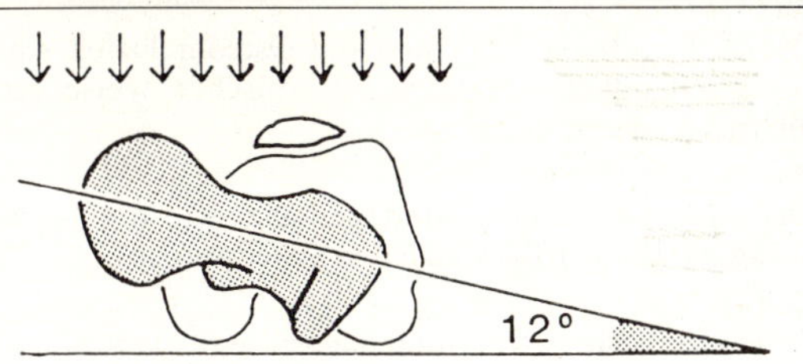

Abb. 17. Normalbefund

Im Normalfall zeigt – entsprechend dem obigen Schnittbild – der (schraffierte) Schenkelhals bei genau a.p. gelagerten (nicht schraffierten) Kniekondylen leicht schräg nach vorne. Dies hat in der Röntgenprojektion zur Folge, daß der Schenkelhals etwas verkürzt und zu steil erscheint.

Es sind insgesamt zwei Situationen denkbar, bei denen der Schenkelhals genau parallel zur a.p.-Röntgenstrahlenfront zu liegen kommt und damit anatomisch reell und im tatsächlichen CCD-Winkel abgebildet wird:

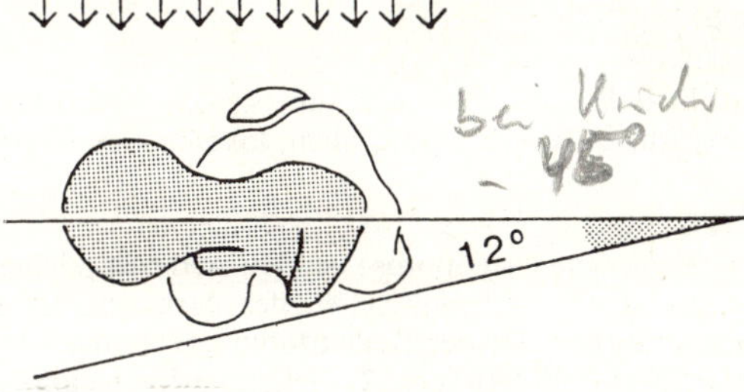

Abb. 18. Antetorsion

Der Patient dreht entsprechend dem obigen Schnittbild das Bein beim Röntgen genau um den Wert nach innen, der seiner Antetorsion entspricht.

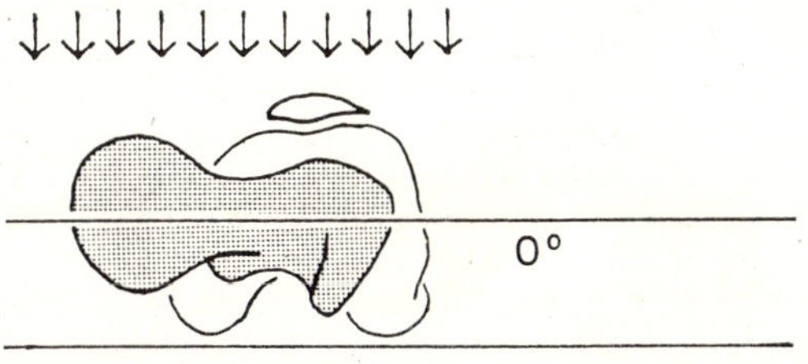

Abb. 19. Retrotorsion

Der Patient hat entsprechend dem obigen Schnittbild einen Antetorsionswinkel von 0 Grad, was einer pathologischen Retrotorsion entspricht; das Knie ist normal gelagert.

In allen anderen Fällen sowohl der Außen- als auch der Innendrehung ist der Schenkelhals im Röntgenbild zu steil und zu kurz dargestellt.

F 86

Frage 1.15: Lösung E

Zu (1)
In Neutralstellung erscheint der Schenkelhals in a.p. Projektion verkürzt und zu steil (projektionsbedingte Coxa valga).

Zu (2)
Außenrotation verstärkt die projektionsbedingte Coxa valga.

Zu (3)
Innenrotation um den AT-Winkel stellt den Schenkelhals parallel zur Filmebene, der tatsächliche CCD-Winkel bildet sich ab.

Zu (4)
Eine (selten vorkommende) stärkere Beugestellung des Femurs führt in a.p. Projektion zur Abflachung des Schenkelhalswinkels (scheinbare Coxa vara).

Zu (5)
Streckstellung und Innenrotation um den AT-Winkel stellen den CCD-Winkel reell dar.

H 86

Frage 1.16: Lösung C

Zu (C)
Hat der Patient einen aufgehobenen AT-Winkel (AT = 0 Grad), so zeigt der Schenkelhals in a.p. Projektion richtige Länge und CCD-Winkel.

Zu (A), (B), (D) und (E)
Diese Aussagen sind hier falsch, vgl. Lerntext.

Erhöhte Knochentransparenz I.16

Eine erhöhte Knochentransparenz wird im Röntgenbild erst dann sichtbar, wenn mindestens 30% der Knochensubstanz fehlen. Ursachen einer diffus erhöhten Knochentransparenz sind:

- **Osteoporosen**
  Hier sind sowohl die Knochengrundsubstanz als auch der Hydroxylapatitanteil vermindert. Im Röntgenbild charakteristisch sind
  1. eine Reduktion der Spongiosabälkchen,
  2. eine Rarefizierung der Kortikalis von innen her (und damit verbunden ein optisch verstärktes Auftreten der Kortikalis) sowie
  3. das Auftreten von Spontanfrakturen.
- **Osteomalazien**
  Hier ist bei primär nicht verminderter Knochengrundsubstanz der Hydroxylapatitanteil vermindert. Im Röntgenbild zeigen sich zusätzlich zu den oben genannten Osteoporosezeichen
  4. Looser-Umbauzonen,
  5. Knochenverbiegungen und
  6. Konturunschärfen der Spongiosabälkchen.
- **Hyperparathyreoidismen**
  Hier wird abgebauter Knochen durch fibröses Bindegewebe ersetzt. Im Röntgenbild zeigen sich anfangs Zonen subperiostaler Knochenresorption besonders an der Radialseite der Mittelphalangen II und III, an den Klavikulaenden, an der Medialseite der proximalen Femur- und Tibiametaphyse, am Tuber ossis ischii sowie an der Symphyse. Im Spätstadium kann der Hyperparathyreoidismus alle Zeichen der Osteoporosen und der Osteomalazien aufweisen. Der primäre Hyperparathyreoidismus zeigt typischerweise zusätzlich multiple Zysten („braune Tumoren"). Der sekundäre Hyperparathyreodismus führt zu zusätzlichen Verkalkungen in Arterien, Weichteilen und Gelenken sowie zu bandförmigen Sklerosen der Wirbelkörpergrund- und Deckplatten.

Rö: Ostitis fibrosa cystica
M. Recklinghausen

F 85

Frage 1.17: Lösung E

Zu (1) (2)
Die Altersosteoporosen und die Osteomalazien sind entsprechend dem Lerntext in typischer Weise vermehrt knochentransparent.

Zu (3)
Der Morbus Cushing führt genauso wie die Kortikoidgabe zur steroidinduzierten Osteoporose.

Zu (4)
Osteoklastische Karzinommetastasen verdrängen Knochengewebe und führen damit ebenfalls zu erhöhter Knochentransparenz.

H 85

Frage 1.50: Lösung D

Zu (A)
Die Sudeck-Dystrophie führt infolge einer neurovegetativen Fehlsteuerung zu einer lokalen, fleckigen Transparenzvermehrung.

Zu (B)
Diverse Karzinome führen zu osteolytischen Knochenmetastasen. Bei diffuser Metastasierung zeigt sich dann das Bild einer flächigen Transparenzvermehrung.

Zu (C)
Sowohl bakterielle als auch tuberkulöse Arthritiden führen zur diffusen, gelenknahen, lokalen Osteoporose.

Zu (D)
Die gelenknahe Osteoporose ist kein Arthrosezeichen. Die röntgenologischen Zeichen der Arthrosis deformans sind (etwa in der Reihenfolge des Auftretens): 1. Subchondrale Sklerose, 2. Gelenkspaltverschmälerung, 3. Randzacken = Osteophyten, 4. Geröllzysten, 5. Deformationen.

Zu (E)
Leitsymptome der Osteogenesis imperfecta sind abnorme Brüchigkeit und starke Verbiegung des gesamten Skeletts bei diffuser Transparenzvermehrung.

2 Erkrankungen des Knochens

Knochenwachstum II.1

Der Röhrenknochen gliedert sich grobmorphologisch in Diaphyse (= Schaftmitte), Metaphyse (= an die Epiphysenfuge angrenzendes Ende der Diaphyse) und Epiphyse (= gelenkbildender Knochen des Röhrenknochens jenseits der Epiphysenfuge).

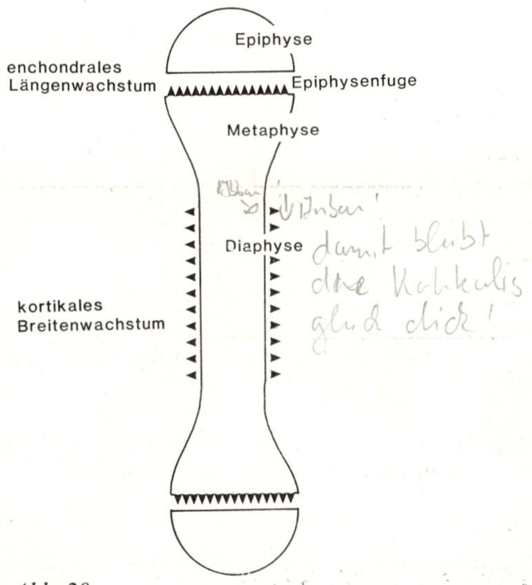

Abb. 20

Längen- und Breitenwachstum des Röhrenknochens werden über zwei wesentliche, verschieden wirksame Prinzipien gesteuert:

1. **Enchondrales Längenwachstum** (enchondrale Ossifikation)
Das Längenwachstum geht von den meist bipolar angelegten Epiphysenfugen aus, wobei die epiphysennahen Schichten der Fuge proliferieren, während die metaphysennahen Schichten der Fuge Kalk einlagern. Dementsprechend wächst der Röhrenknochen am metaphysären Rand der Epiphysenfuge in appositioneller Weise, wobei er die Epiphyse vor sich herschiebt. Ein interstitielles Längenwachstum, also ein ausdehnendes Wachstum der Metaphyse oder Diaphyse ist nicht möglich.

2. **Kortikales Breitenwachstum** (periostale Ossifikation)
Das Breitenwachstum geht vom Periost und vom Endost aus. Am Periost wird in appositioneller Weise Knochen angebaut. Um eine unökonomische Kortikalisverdickung zu vermeiden, wird gleichzeitig am Endost Knochen resorbiert.

Achondroplasie II.2

Die Achondroplasie (fälschlich Chondrodystrophie) ist die typische Störung des enchondralen Längenwachstums.
Aus unbekannter Ursache proliferieren die Epiphysenfugen zu wenig, so daß alle Röhrenknochen kurz bleiben. Die Wirbelsäule und der Schädel sind nur wenig betroffen. Die Achondroplasie führt zum **dysproportionalen Minderwuchs** („Extremitätenzwerg"): Die Extremitäten sind stark verkürzt, plump und im Varussinne verbogen. Die Wirbelsäule ist fast normal lang, jedoch mit Formfehlern behaftet: Es besteht eine verstärkte Lendenlordose sowie eine knöcherne Spinalkanalstenose infolge verkürzter Wirbelbögen. Dies kann zu schweren Wurzelreizsyndromen führen. Der Schädel zeigt ein vorspringendes Stirnbein und eine Sattelnase bei ungefähr normaler Größe.

F 84

Frage 2.1: Lösung B

Frage 2.2: Lösung D

Gemeinsamer Kommentar

Zu (A)
Ein Krankheitsbild, bei dem typischerweise die perichondrale Ossifikation gestört ist, gibt es nicht.

Zu (B)
Entsprechend dem Lerntext ist die Achondroplasie die typische Störung der enchondralen Ossifikation.

Zu (C)
Die Osteoblastenschwäche ist typisch für die Osteogenesis imperfecta.

Zu (D)
Die Störung der Mineralisation bei normaler Knochengrundsubstanz ist typisch für die Rachitis und Osteomalazie.

F 85

Frage 2.3: Lösung D

Entsprechend dem Lerntext Achondroplasie sind (A) (B) (C) (E) richtig.

Zu (D)
Eine erhöhte Frakturanfälligkeit ist bei diversen Knochenerkrankungen gegeben, typisch ist sie für die Osteogenesis imperfecta.

H 88

Frage 2.4: Lösung A

Das Röntgenbild zeigt die typischen Veränderungen der Achondroplasie: Die Röhrenknochen sind verkürzt, plump und im Varussinne verbogen. Entsprechend ist die Lösung (A) richtig.

Zu (B)
Die Definition trifft auf die fibröse Knochendysplasie zu. Diese beruht auf einer fehlerhaften Differenzierung des knochenbildenden Mesenchyms, das fälschlicherweise statt Knochengewebe spindelzellreiches Bindegewebe produziert.

Zu (C)
Eine unzureichende Mineralisierung der primär normal ausgebildeten Knochengrundsubstanz ist typisch für die Rachitis und die Osteomalazie, wobei der Begriff Rachitis dem wachsenden Skelett, der Begriff Osteomalazie dem Erwachsenenskelett zugeordnet ist.

Zu (D)
Die Osteogenesis imperfecta beruht auf einer angeborenen Störung der Kollagenbiosynthese, die zu einer Osteoblastenschwäche mit mangelnder Osteoidbildung führt.

Osteogenesis imperfecta II.3

Es besteht eine angeborene Störung der Kollagenbiosynthese, die zu einer Osteoblastenschwäche mit mangelnder Osteoidbildung führt. Leitsymptom ist die abnorme Knochenbrüchigkeit. Zusätzlich werden blaue Skleren, überstreckbare Gelenke und eine otosklerotisch verursachte Innenohrschwerhörigkeit beobachtet. Frakturen heilen in normaler Zeit, jedoch häufig mit Komplikationen aus. Es existieren zwei Verlaufsformen:

1. Osteogenesis imperfecta congenita
Hier wird als Ursache eine Spontanmutation oder selten ein rezessiver Erbgang angenommen. Die Kinder werden mit oft multiplen Frakturen geboren und sind meist nicht lebensfähig.

2. Osteogenesis imperfecta tarda (gravis)
Manifestation im 1. Lebensjahr. Glasknochen mit abnormer Brüchigkeit, Verbiegungen der Extremitäten, Minderwuchs durch Verkürzung der frakturierten und deformierten Knochen, Kyphoskoliosen.

3. Osteogenesis imperfecta tarda (levis)
Manifestation im Kindesalter. Milde Verlaufsform mit nur wenigen Frakturen; die Frakturneigung verringert sich ab der Pubertät.

H 86

Frage 2.5: Lösung E

Zu (A)
Diese Aussage trifft auf die Rachitis und Osteomalazie zu.

Zu (B)
Dies trifft ebenfalls auf die Rachitis und Osteomalzie zu.

Zu (C)
Der genannte Reaktionsmechanismus ist keiner bekannten Knochenerkrankung zuzuordnen.

Zu (D)
Diese Aussage trifft am ehesten auf die fibröse Dysplasie zu.

Zu (E)
Diese Aussage ist dem Lerntext entsprechend der Osteogenesis imperfecta zuzuordnen.

H 87

Frage 2.6: Lösung C

Die Aussage 1 ist dem Lerntext entsprechend richtig.

Die Aussage 2 ist nicht der Osteogenesis imperfecta, sondern der Osteodystrophia fibrosa generalisata, der Knochenmanifestation des Hyperparathyreoidismus zuzuordnen.

H 82

Frage 2.7: Lösung B

Die Beschreibung paßt am besten zur Osteogenesis imperfecta, so daß Lösung (B) richtig ist.

Zu (A)
Der Morbus Paget führt zwar zur Verbiegung, jedoch sind die Röhrenknochen eher verdickt, und durch eine Kombination von Osteolyse und Osteosklerose gekennzeichnet. Pathologische Frakturen kommen vor, sind jedoch selten.

Zu (C)
Für die fibröse Dysplasie typisch sind die aufgetriebenen Zysten, die durch eine Skleroseschicht voneinander getrennt sind. Es kommt zu starken Schaftverbiegungen mit Neigung zur Spontanfraktur.

Zu (D)
Die Mukopolysaccharidosen zeigen diverse Formen der Skelettdysplasie, jedoch keine Zerbrechlichkeit der Röhrenknochen.

H 83

Frage 2.8: Lösung C

Frage 2.9: Lösung A

Gemeinsamer Kommentar

Zu (A)
Die multiple epiphysäre Dysplasie ist das typische Beispiel einer epiphysären Ossifikationsstörung: Hierbei verknöchern die Epiphysenkerne verzögert und unregelmäßig, das Längenwachstum des Röhrenknochens sowie das Wachstum der Wirbelsäule ist nicht oder nur geringgradig gestört.

Zu (B)
Die Achondroplasie beruht auf einer Störung der Epiphysenfuge, die zu einem zu geringen appositionellen Wachstum der Metaphyse führt.

Zu (C)
Die Osteogenesis imperfecta ist entsprechend dem Lerntext durch eine Osteoblastenschwäche gekennzeichnet.

Zu (D)
Die Rachitis und Osteomalazie sind durch eine Störung der Mineralisation bei normaler Knochengrundsubstanz gekennzeichnet.

F 85

Frage 2.10: Lösung E

Entsprechend dem Lerntext sind die Lösungen (A), (B), (C), (D) richtig.

Zu (E)
Die typische enchondrale Ossifikationsstörung ist die Achondroplasie. Durch eine Störung der Epiphysenfugen ist das Längenwachstum des Röhrenknochens vermindert.

H 84

Frage 2.11: Lösung B

Entsprechend dem Lerntext sind die Lösungen (1), (4) und (5) richtig.

Zu (3)
Der Kalziumhaushalt ist bei der Osteogenesis imperfecta ungestört.

Osteoporose II.4

Das Skelett des Menschen besteht jeweils zur Hälfte aus Grundsubstanz und Hydroxylapatit. Eine Reduzierung der Gesamtskelettmasse bei normalem Knochenmetabolismus und bei gleichbleibendem Verhältnis zwischen Grundsubstanz und Hydroxylapatitanteil wird als **Osteopenie** bezeichnet. Die Osteopenie wird unterteilt in den normalen altersentsprechenden Knochenschwund, der als **Altersatrophie** bezeichnet wird, und den ausgeprägten pathologischen Knochenschwund, der als **Osteoporose** bezeichnet wird. Die Grenzen zwischen physiologischer Altersatrophie und pathologischer Osteoporose sind fließend.
Die Diagnose Osteoporose sollte erst dann gestellt werden, wenn Wirbelkörperdeformierungen (ohne adäquates Trauma) auftreten. Quantitative computertomographische Meßmethoden können zur Unterscheidung Altersatrophie/Osteoporose herangezogen werden.
Unterschieden wird die **primäre Osteoporose** von der **sekundären Osteoporose.** Die Ursache der primären Osteoporose, die nahezu immer postklimakterisch auftritt, ist weitgehend unbekannt. Sekundäre Osteoporosen findet man bei Hyper- und Hypothyreose, bei Steroidgabe, bei Immobilisation, beim Hypogonadismus, bei rheumatischen Erkrankungen, bei Laktoseintoleranz, beim Diabetes und beim Malabsorptionssyndrom.

Osteomalazie II.5

Bei der Osteomalazie ist bei primär nicht verminderter Knochengrundsubstanz der Mineralanteil stark reduziert. Ursachen sind Störungen des Vitamin-D-Stoffwechsels, Störungen des Phosphatstoffwechsels sowie eine Hypophosphatasie und eine Phosphonattherapie. Es resultiert eine pathologische Weichheit und Verbiegbarkeit des Knochens, die im Gegensatz zur Osteoporose eher zu Looser-Umbauzonen und weniger zu Brüchen führt.

Die Patienten klagen über generalisierte Knochenschmerzen, vor allem im Schambein-Sitzbeinbereich, im Adduktorenbereich und an den Füßen.

Das **Röntgenbild** der Osteomalazie ist demjenigen der Osteoporose ähnlich, jedoch weist die Osteomalazie gehäuft Deformierungen der Röhrenknochen und Looser-Umbauzonen auf.

Entscheidend für die **Diagnose** ist der laborchemische Befund mit erhöhter alkalischer Phosphatase und erhöhtem Parathormonspiegel. Serum-Kalzium und -Phosphor können erniedrigt, aber auch normal sein.

Rachitis II.6

Die Rachitis ist die kindliche Verlaufsform der Osteomalazie. Aufgrund eines Vitamin-D-Mangels wird die primär nicht verminderte Knochengrundsubstanz zu wenig mineralisiert. Es resultieren Verbiegungen des gesamten Skeletts, Spontanfrakturen kommen selten vor. Eine ausgeprägte Rachitis führt am Schädel zum **Kraniotabes,** am Brustkorb zum **rachitischen Rosenkranz,** zum **Glockenthorax** und zur **Kiel-** oder **Trichterbrust.** An der Wirbelsäule kann ein rachitischer Sitzbukkel oder eine rachitische Skoliose auftreten. Der Beckeneingang ist kartenherzförmig. Die Röhrenknochen verbiegen sich im Varussinne, so daß typische Coxa, Femura, Genua und Crura vara entstehen.

Osteodystrophia fibrosa (cystica) generalisata = Ostitis fibrosa cystica (generalisata) = von Recklinghausen-Knochenkrankheit II.7

Es handelt sich um die Knochenmanifestation des primären Hyperparathyreoidismus, die 20% der Erkrankten betrifft. Die Überfunktion der Schilddrüse führt zur vermehrten Ausschüttung des Parathormons. Es resultiert eine teilweise exzessive osteoklastische Knochenresorption, die mit einer Hyperkalzämie und Hypophosphatämie einhergeht. Durch eine reaktive, vermehrte Osteoblastentätigkeit ist auch die alkalische Phosphatase erhöht. Die Patienten klagen über ziehende Schmerzen und über starke Druckempfindlichkeit der Knochen. Das Skelett zeigt am Stamm eine generalisierte Osteoporose mit Wirbelkompressionen, an den Extremitäten zystischen Knochenumbau. Diese seifenblasenartigen Osteolysen, die vorwiegend die Diaphysen der Röhrenknochen befallen, werden „braune Tumoren" genannt. Begleitend sind Chondrokalzinosen der Gelenke zu beobachten.

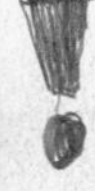

F 87

Frage 2.12: Lösung D

Zu (A) und (B)
Die unzureichende Mineralisation der primär nicht rarefizierten Knochengrundsubstanz ist typisch für die Osteomalazie. Als Ursache der unzureichenden Mineralisation kommen diverse metabolische Störungen, vor allem Störungen des Vitamin-D- und des Phosphatstoffwechsels in Frage.

Zu (C)
Endostaler Knochenaufbau in Verbindung mit periostalem Knochenabbau verschmälert den Röhrenknochen. Dieser Vorgang ist im physiologischen Wachstum des Röhrenknochens an der Metaphyse zu beobachten, die sich auf diese Weise zur Diaphyse umgestaltet. Allerdings geschieht dies kontinuierlich und nicht schubweise.

Zu (D)
Entsprechend dem Lerntext ist dies die Definition der Osteoporose.

Zu (E)
Eine anlagebedingte mangelnde Osteoidbildung mit pathologischer Knochenbrüchigkeit liegt bei der Osteogenesis imperfecta vor.

F 88

Frage 2.13: Lösung D

Zu Aussage (1)
Die Aussage ist falsch. Es ist äußerst wichtig, das Muskelkorsett des osteoporotischen Patienten zu stärken, um die knöcherne Wirbelsäule zu entlasten. Der beste Weg hierzu ist eine stabilisierende und kräftigende Wirbelsäulengymnastik.

Zu Aussage (2)
Diese Aussage ist richtig, besonders gefährdet sind die Wirbelkörper.

H 88

Frage 2.14: Lösung B

Zu (A)
Pathologische Frakturen der Extremitäten sind selten, kommen aber bei der Osteoporose vor.

Zu (B)
Die Rachitis führt typischerweise zu starken Verbiegungen, äußerst selten zu pathologisch deutbaren Frakturen der Extremitäten und ist außerdem eine Erkrankung des Kindesalters.

Zu (C), (D) und (E)
Primäre Knochentumoren, Knochenmetastasen und die Osteomyelitis führen nicht selten zu pathologischen Frakturen.

H 88

Frage 2.15: Lösung B

Entsprechend dem Lerntext sind die Lösungen (A), (C), (D), (E) richtig.

Zu (B)
Der Hyperparathyreoidismus geht mit einer Hypophosphatämie einher, so daß die angegebene Lösung falsch ist.

F 89

Frage 2.16: Lösung C

Zu Aussage (1)
Die nach ihrem makroskopischen Erscheinungsbild benannten „braunen Tumoren" sind typisch für den primären Hyperparathyreoidismus.

Zu Aussage (2)
Der primäre Hyperparathyreoidismus führt zwar zu einer reaktiv vermehrten Osteoblastentätigkeit, jedoch nicht zu einer tumorartigen Vermehrung der Osteoblasten.

F 86

Frage 2.17: Lösung E

Zu (A)
Das Osteoklastom befällt typischerweise den epiphysären Teil der Röhrenknochen.

Zu (B)
Multiple Enchondrome befallen vorzugsweise den metaphysären Teil des Röhrenknochens.

Zu (C)
Der Morbus Paget zeigt durch ein osteoklastisch/osteoplastisches Mischbild eine eher strähnige Struktur mit Kortikalisverdichtungen.

Zu (D)
Metastasen zeigen extrem selten zystenartiges Aussehen.

Zu (E)
Für die Ostitis fibrosa cystica ist typisch die ausgedehnte diaphysäre Lokalisation und die zystische Morphologie.

H 85

Frage 2.18: Lösung B

Die alkalische Serumphosphatase ist beim Obstruktionsikterus und bei gesteigerter Osteoblastentätigkeit erhöht.

Zu (1)
Bei der idiopathischen Osteoporose besteht eine Verminderung der Knochengewebssubstanz, die Laborwerte des Knochenstoffwechsels sind normal.

Zu (2)
Osteoblastische Knochenmetastasen zeigen eine Erhöhung der alkalischen Serumphosphatase bei normalem Kalzium.

Zu (3)
Beim Morbus Paget besteht ursächlich eine vermehrte Aktivität der Osteoklasten, die sekundär zu einer Aktivierung der Osteoblasten führt.

Zu (4)
Die Rachitis zeigt kompensatorisch vermehrte Osteoblastentätigkeit mit erhöhter alkalischer Serumphosphatase, der Kalziumspiegel kann normal sein.

Zu (5)
Multiple Enchondrome sind primäre Knochentumoren ohne Störung des Knochenstoffwechsels.

Osteodystrophia deformans (M. Paget) II.8

Der Morbus Paget ist eine regionale Osteopathie unbekannter Ursache. Im befallenen Skelettabschnitt ist die Zahl und die Aktivität der Osteoblasten erhöht. Dies führt zu einem rapide beschleunigten Knochenabbau sowie zu einem reaktiven überstürzten Knochenanbau. Gebildet wird ein schlecht mineralisierter, mosaikartig strukturierter minderwertiger Faserknochen, der zur pathologischen Verbiegung und Fraktur neigt. Häufig findet sich der Morbus Paget an der **lumbosakralen Wirbelsäule**, am **Schädel** und am **Becken.** Seltener ist das Femur, die Tibia, die Klavikula und das Sternum betroffen. 30% der Patienten sind beschwerdefrei, der Rest klagt über pagetspezifische lokale Schmerzen und über sekundäre – durch die Knochenverbiegung verursachte – Arthrose- oder Nervenkompressionsschmerzen.

Der Morbus Paget kann sich am Schädel durch Vergrößerung des Kopfes („Der Mann mit dem zu kleinen Hut"), am Femur durch ein Femur varum und am Unterschenkel durch eine **Säbelscheidentibia** auch äußerlich bemerkbar machen.

Im Röntgenbild zeigt sich ein mosaikartiges, manchmal strähniges Mischbild zwischen Osteolyse und Osteosklerose; die Szintigraphie reichert lokal stark an. Im Serum ist die alkalische Phosphatase erhöht, das Kalzium ist normal, das Phosphat normal bis leicht erhöht. Pagetspezifische Schmerzen können durch Kalzitoningabe gut beeinflußt werden. Bei stärkeren Verbiegungen und sekundären Arthrosen können operative Achsenkorrekturen notwendig werden.

Fibröse Knochendysplasie (Jaffé-Lichtenstein) II.9

Schwer klassifizierbare, ätiologisch unklare Knochenerkrankung. Vermutet wird eine angeborene Mesenchymstörung. Pathologisch-anatomisch liegt eine fehlerhafte Differenzierung des knochenbildenden Mesenchyms vor, das fälschlicherweise statt Knochengewebe spindelzellreiches Bindegewebe produziert.

Der Beginn der Erkrankung liegt im Kindesalter, manchmal wird die Diagnose erst im Erwachsenenalter gestellt.

Zwei Verlaufsformen:

1. In 85% **monostotische Form.**
2. In 15% **polyostotische Form;** diese ist häufig kombiniert mit endokrinen Störungen (Pigmentflecken, Pubertas praecox, Hyperthyreose, Akromegalie, Morbus Cushing, Diabetes mellitus u. a.), die Zusammenhänge sind unklar.

Vorzugslokalisationen sind oberes Femurdrittel und Tibia; es bilden sich mehrere aufgetriebene Zysten, die durch eine Skleroseschicht voneinander abgetrennt sind. Typisch sind starke **Schaftverbiegungen** (die am Femur zur pathognomonischen **Hirtenstabform** führen) mit Neigung zur **Spontanfraktur.**

H 88

Frage 2.19: Lösung D

Das Röntgenbild zeigt einen Femur mit pagettypischer Struktur und leichter Verbiegung, so daß Antwort (D) richtig ist.

Zu (A)
Die chronische Osteomyelitis kann dem Morbus Paget täuschend ähnlich sein, ihre Spongiosastruktur ist dann jedoch meist weniger strähnig.

Zu (B), (E)
Sowohl das Osteosarkom als auch das Ewing-Sarkom sind typische Malignome des Jugendlichen. Für eine (sehr selten vorkommende) sarkomatöse Entartung des dargestellten Morbus Paget fehlen Malignitätszeichen.

Zu (C)
Osteoblastische Metastasen, vor allem des Prostatakarzinoms, können dem Morbus Paget ähnlich sehen, jedoch sind diese eher im Wirbelsäulen- und Beckenbereich zu finden.

H 88

Frage 2.20: Lösung E

Entsprechend dem Lerntext sind die Antworten (A), (B), (C), (D) richtig.

Zu (E)
Rahmenartige Verdichtungen der Wirbelkörperspongiosa („rugger jersey spine") sind typischerweise beim sekundären Hyperparathyreodismus zu finden.

F 83

Frage 2.21: Lösung B

Die Chondrodystrophie führt zu verkürzten, verplumpten Röhrenknochen mit normaler Knochenfestigkeit, so daß die Antwort (B) falsch ist.

Zu (A), (C)
Entsprechend den Lerntexten kommen Spontanfrakturen sowohl beim Morbus Paget als auch bei der fibrösen Knochendysplasie vor.

Zu (D)
Das primär maligne osteolytisch wirksame Plasmozytom führt vor allem zu spontanen Wirbelkörperdeformierungen.

Zu (E)
Das primär nicht maligne Osteoblastom ist wabig strukturiert und wölbt sich seifenblasenartig vor, wobei die Kortikalis dünn und frakturgefährdet ist.

H 86

Frage 2.22: Lösung D

Das Röntgenbild zeigt aufgetriebene Zysten, die zu einer Schaftverbiegung und Fraktur geführt haben. Schaftverbiegungen und Spontanfrakturen sind typisch für die fibröse Dysplasie und den Morbus Paget. Der dem höheren Lebensalter vorbehaltene Morbus Paget scheidet aus, da im Röntgenbild die Epiphysenfugen noch offen sind. Dementsprechend ist die Antwort (D) richtig.

Zu (A)
Spontanfrakturen sind insbesondere bei der rarefizierenden Form der chronischen Osteomyelitis möglich, die Röntgenmorphologie des gezeigten Bildes mit polyzystischer Verbiegung spricht jedoch gegen eine chronische Osteomyelitis.

Zu (B)
Der Hyperparathyreoidismus ist typischerweise eine Erkrankung des Erwachsenen; Spontanfrakturen sind möglich.

Zu (C)
Die Lues connata kann (als Korrelat zur tertiären Lues des Erwachsenen) in Form der Lues tarda im Schulalter eine typische Säbelscheidentibia hervorrufen, die Röntgenmorphologie ist jedoch anders; es besteht eine hyperplastische Periostitis der Schienbeinvorderkante.

Zu (E)
Der Morbus Paget ist eine Erkrankung des älteren Erwachsenen, Spontanfrakturen sind möglich.

Klassifikation der Knochentumoren nach Stammgewebe II.10

Knorpel:
Solitäre kartilaginäre Exostose = Osteochondrom
Solitäres Enchondrom
Multiple kartilaginäre Exostosen
Multiple Enchondrome
*Chondrosarkom**

Knochen:
Osteom
Osteoidosteom/Osteoblastom
*Osteosarkom**

Knochenmark:
*Plasmazellmyelom** = Plasmozytom
*Ewing-Sarkom**

Gefäßgewebe:
Knochenhämangiom

Unklare Herkunft:
Osteoklastom = Riesenzellentumor

Tumorähnlich, unklare Herkunft:
Solitäre (juvenile) Knochenzyste
Aneurysmatische Knochenzyste

* Die kursiv gesetzten Tumoren sind primär maligne.

Klassifikation der Knochentumoren nach Dignität II.11

Zu unterscheiden sind:

1. **Benigne Tumoren**
Zu dieser Gruppe gehören Tumoren, die immer gutartig sind, sowie Tumoren, die extrem selten entarten

2. **Semimaligne Tumoren**
Hierzu gehören Tumoren, die primär gutartig sind, jedoch *potentiell maligne entarten* können, sowie Tumoren, die *lokal maligne wachsen,* jedoch nicht metastasieren.

3. **Primär maligne Tumoren**
Diese Tumoren sind ohne Einschränkung von Anfang an bösartig.

Diagnostik der Knochentumoren II.12

Die Diagnostik der Knochentumoren orientiert sich an drei wesentlichen Kriterien:

1. **Alter und Geschlecht**
Die meisten Tumoren haben klar abgegrenzte Altersminimas und -maximas sowie deutliche Altersgipfel.

2. **Vorzugslokalisation**
Die meisten Tumoren bevorzugen bestimmte Knochen. Ist ein Röhrenknochen befallen, so verteilen sich die Tumoren in typischer Weise auf die Epiphyse, Metaphyse und Diaphyse.

3. **Röntgenmorphologie**
Hier sind die Kriterien **Wachstumsrichtung** (exzentrisch/zentrisch), **Wachstumsform** (osteolytisch/osteoblastisch), **Umgebungsreaktion** (scharf begrenzt/verwaschen, scharfe Randsklerose/unscharfe Randsklerose), **Kortikalisstruktur** (Verdünnung/Destruktion), **Periostreaktion** (keine/Kallusbildung/Lamellenbildung) und **Größe des Tumors** wichtig. Im Normalfall werden benigne Knochentumoren durch diese drei Kriterien ausreichend charakterisiert. Semimaligne und maligne Knochentumoren bedürfen der zusätzlichen ausführlichen Diagnostik. Malignome werden endgültig durch Probeexzision gesichert.

Bevorzugte Alters- und Geschlechtsverteilung der Knochentumoren II.13

Osteochondrom: Von Geburt an mitwachsend, Manifestation häufig präpubertär, bevorzugt Knaben

Solitäres Enchondrom: Manifestation bei älteren Kindern und Jugendlichen, normales Geschlechtsverhältnis

Multiple kartilaginäre Exostosen: Manifestation zwischen 3. und 6. Lebensjahr, bevorzugt Knaben

Multiple Enchondrome: Manifestation zwischen 2. und 4. Lebensjahr, normales Geschlechtsverhältnis

Chondrosarkom: Überwiegend Erwachsene, ♂ : ♀ = 2:1

Osteom: Manifestation als Zufallsbefund in allen Altersgruppen beiderlei Geschlechter

Osteoidosteom/Osteoblastom: Kindes- und Jugendalter, bevorzugt Knaben

Osteosarkom: Jugendliche mit Maximum in der Pubertät, ♂ : ♀ = 3:2

Plasmazytom: 40. bis 60. Lebensjahr, ♂ : ♀ = 2:1

Ewing-Sarkom: 5. bis 15. Lebensjahr, ♂ : ♀ = 2:1

Knochenhämangiom: Manifestation meist im Erwachsenenalter, Frauen häufiger

Osteoblastom: 20. bis 40. Lebensjahr, Frauen überwiegen

Solitäre Knochenzyste: 8. bis 15. Lebensjahr

Aneurysmatische Knochenzyste: 20. bis 30. Lebensjahr

Vorzugslokalisation der Knochentumoren II.14

Wichtig ist hierbei eine grobmorphologische Gliederung des Röhrenknochens in Diaphyse (= Schaftmitte), Metaphyse (= an die Epiphysenfuge angrenzendes Ende der Diaphyse) und Epiphyse (= gelenkbildender Knochen des Röhrenknochens jenseits der Epiphysenfuge).

Solitäre kartilaginäre Exostose: Metaphysen der Knieregion und des kranialen Humerus

Solitäres Enchondrom: Kurze Röhrenknochen der Hand, seltener des Fußes

Multiple kartilaginäre Exostosen: Wie solitäre kartilaginäre Exostosen

Multiple Enchondrome: asymmetrisch regellos von den Epiphysenfugen der langen und kurzen Röhrenknochen ausgehend und diaphysenwärts wachsend

Chondrosarkom: proximales Ende von Femur und Humerus

Osteom: Schädel und als Enostom überall in den Markräumen vorkommend

Osteoidosteom: Meta- bis diaphysär in der Kortikalis der langen Röhrenknochen

Osteoblastom: Im spongiösen Bereich der Wirbel

Osteosarkom: Metaphysen der Knieregion und des kranialen Humerus

Plasmozytom: Schädel und Wirbelsäule

Ewing-Sarkom: Überall, Diaphysen der langen Röhrenknochen etwas bevorzugt

Knochenhämangiom: Wirbelkörper

Osteoklastom: Nach Wachstumsabschluß im Bereich der ehemaligen Epiphyse

Solitäre Knochenzyste: Metaphysär am proximalen Humerus und Femur; mit dem Wachstum Verlagerung diaphysenwärts

Aneurysmatische Knochenzyste: Metaphysär am proximalen Humerus und Femur

Röntgenmorphologie der Knochentumoren II.15

Die Röntgenmorphologie einiger Tumoren ist äußerst vielgestaltig, so daß die im folgenden zitierten schlagwortartig-typischen Befunde im Einzelfall nicht obligat vorliegen müssen.

Osteochondrom: Breitbasige oder stielartige Ausbuckelung des Knochens (mit röntgenologisch nicht sichtbarer, blumenkohlartiger knorpeliger Kappe)

Solitäres Enchondrom: Ovaler Tumor ohne Trabekelstruktur, der die Kortikalis von innen her läppchenartig aushöhlt und nach außen drängt. Zentral gelegene Kalkspritzer möglich

Multiple kartilaginäre Exostosen: Wie Osteochondrom, aber häufig mit Strahlverkürzung und Verplumpung der Metaphysen kombiniert

Multiple Enchondrome: Wie solitäres Enchondrom

Chondrosarkom: Verdickung und Auftreibung der Kortikalis mit schwacher Periostreaktion

Osteom: Elfenbeinartige Aufbucklung außen an der Kortikalis oder kortikalisdichte Knocheninsel im Markraum

Osteoidosteom: Ovales Loch in der Kortikalis mit umgebender spindelförmiger Kortikalisverdikkung

Osteoblastom: Wie Osteoidosteom, aber größer und im Mark gelegen

Osteosarkom: Mischbild zwischen Osteoblasie und Osteoklasie mit unscharfer Grenze zum Gesunden. Als Malignitätszeichen Spiculae, Periostlamellen, Periostsporn (Codman-Dreieck), mottenfraßähnliche Kortikalisdestruktion oder Kortikalisverschiebung

Plasmazellmyelom: Am Schädel Stanzdefekte, Wirbelkörper osteoporotisch aussehend, häufig ohne Fischwirbelbildung

Ewing-Sarkom: Mottenfraß und zwiebelschalenartige Periostlamellen; starke, auch röntgenologisch sichtbare Weichteilverdickung

Knochenhämangiom: Typische Längsstreifung der Wirbelkörper

Osteoklastom: Wabiges Bild mit seifenblasenartiger Vorwölbung der verdünnten Kortikalis

Solitäre Knochenzyste: Glattbegrenzte, ovaläre Zyste mit scheinbarer Septenbildung, Kortikalis oft verdünnt

Aneurysmatische Knochenzyste: Exzentrisch gelegene Zyste. Morphologisch ähnlich dem Osteoklastom

Osteochondrom = kartilaginäre Exostose II.16

Das Osteochondrom ist mit einem Anteil von 50% der häufigste primär benigne Knochentumor. Charakteristisch sind dem Knochen aufsitzende, pilzartige, langsam wachsende knöchern/knorpelige Vorwölbungen.

Das **solitäre Osteochondrom** manifestiert sich meist zwischen dem 10. und 20. Lebensjahr, es ist geschlechtsungebunden. Es befällt die Metaphysen bevorzugt der Knieregion und des kranialen Humerus. Seltener sind proximale Femurmetaphyse und die Sprunggelenksmetaphysen betroffen. Noch seltener sind die platten Knochen des Beckens und Schulterblattes befallen.

Im *Röntgenbild* zeigt sich eine pilzartige knochendichte Vorwölbung, die gestielt oder breitbasig dem Knochen aufsitzt. Diese knöcherne Vorwölbung ist stets von einer mehrere Millimeter bis Zentimeter dicken Knorpelschicht bedeckt.

Das Osteochondrom manifestiert sich meist durch die vom Patienten selbst bemerkte schmerzlose Vorbuckelung.

Die *operative Therapie* ist nur dann indiziert, wenn Exostosen

1. die Wachstumsfugen stören und damit zu Achsenfehlstellungen führen,
2. Gelenke einengen und damit zur Bewegungseinschränkung führen,
3. Nerven oder Gefäße komprimieren,
4. chronische Weichteilreizungen verursachen,
5. maligne entarten.

Die **Prognose** des solitären Osteochondroms des Röhrenknochens ist gut, eine Entartung selten. Ein lokal malignes Wachstum durch operativ verursachte Tumorstreuung ist möglich. Die Prognose des Osteochondroms des platten Knochens ist dubios. Entartungsraten bis zu 30% sind beschrieben.

Die systemische Form des Osteochondroms, die **kartilaginäre Exostosenkrankheit** weist gegenüber dem solitären Enchondrom einige Besonderheiten auf:

1. Sie ist in 75% vererblich, bevorzugt Jungen und manifestiert sich bereits zwischen dem 3. bis 6. Lebensjahr.
2. Sie führt nicht nur zu multiplen Exostosen, sondern auch zur kolbenartigen Metaphysenverplumpung und Röhrenknochenverkürzung.
3. Sie bedarf aufgrund der Häufigkeit der Exostosen öfter der operativen Intervention.
4. Sie entartet aus dem selben Grund häufiger zum Chondrosarkom.

H 85

Frage 2.23: Lösung D

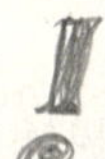

Das Röntgenbild zeigt typische Merkmale der kartilaginären Exostosenkrankheit, nämlich multiple knöchern-knorpelige Auftreibungen im metaphysären Bereich der Tibia und Fibula. Ebenfalls typisch ist die Geschlechtsangabe, da Knaben häufiger betroffen sind als Mädchen. Atypisch ist das Manifestationsalter, das im Alter von 3–6 Jahren liegt.
Die Röntgenmorphologie der kartilaginären Exostosenkrankheit ist so eindeutig, daß alle anderen genannten Möglichkeiten ausscheiden.

F 88

Frage 2.24: Lösung D

Das Röntgenbild zeigt einen metaphysär gelegenen, gut abgrenzbaren und lokal verdrängenden, also sehr langsam wachsenden Tumor ohne Malignitätszeichen. Da außer der Röntgenmorphologie auch das angegebene Manifestationsalter typisch ist, kommt als Lösung nur das Osteochondrom in Frage.

Zu (A)
Das Osteosarkom befällt überwiegend die Metaphysen der Knieregion und des kranialen Humerus, zudem zeigt das gezeigte Röntgenbild alle Zeichen der Benignität.

Zu (B)
Das Chondrosarkom befällt überwiegend das proximale Ende von Femur und Humerus, die Patienten sind typischerweise im Erwachsenenalter, die Röntgenmorphologie des Osteochondroms zeigt Malignitätszeichen.

Zu (C)
Die juvenile Knochenzyste befällt überwiegend die Metaphyse des proximalen Humerus und Femurs und ist immer zystisch strukturiert.

Zu (E)
Die fibröse Knochendysplasie ist eine seltene, ätiologisch unklare Knochenerkrankung mit tumorähnlichem Erscheinungsbild. Sie ist immer zystenbildend.

F 87

Frage 2.25: Lösung E

Entsprechend dem Lerntext sind alle Antworten richtig.

F 86

Frage 2.26: Lösung D

Indiziert ist die Operation der multiplen kartilaginären Exostosen bei Wachstumsstörungen, Kompressionssyndromen der Nerven oder Gefäße und bei Hinweisen auf maligne Entartung (z. B. starkes Wachstum im Erwachsenenalter). Eine radikale Entfernung ist gerade bei den eher malignitätsgefährdeten, stammnahen Lokalisationen oft schwierig und für den Patienten sehr eingreifend, so daß die Indikation zur prophylaktischen Operation zurückhaltend gestellt werden soll.

Enchondrom II.17

Das Enchondrom ist mit einem Anteil von 20% der zweithäufigste primär benigne Knochentumor. Charakteristisch ist das zentrale, die Spongiosa und die Kortikalis von innen her verdrängende Wachstum.

Enchondrome manifestieren sich geschlechtsunabhängig in jedem Alter. Sie befallen zu 50% die Metaphysen und Diaphysen der Hände und Füße. Die ebenfalls häufigen Enchondrome der langen Röhrenknochen sind metaphysär gelegen. Selten sind Enchondrome des Beckens und der Rippen.

Im *Röntgenbild* zeigt sich eine zentral gelegene, scharf begrenzte Zyste ohne Randsklerose, die die Kortikalis von innen her ausdünnt und kolbig auftreibt. Zentrale Kalkspritzer sind besonders beim Enchondrom des langen Röhrenknochens häufig und können zur Fehldiagnose des Knocheninfarkts führen.

Das Enchondrom verursacht keine Schmerzen, es manifestiert sich entweder durch die klinisch sichtbar werdende kolbige Auftreibung oder durch eine Spontanfraktur.

Die *Prognose* ist entscheidend von der Lokalisation abhängig.

Enchondrome der Hand und des Fußes entarten nicht, solche des langen Röhrenknochens sind fakultativ maligne, Beckenenchondrome entarten fast immer.

Die frakturgefährdeten und unschönen Enchondrome der Hand und des Fußes werden ausgeräumt und mit Spongiosa aufgefüllt. Die weniger frakturgefährdeten und weniger zur Auftreibung neigenden Enchondrome des langen Röhrenknochens sollten operiert werden, wenn sie malignitätsverdächtig oder frakturgefährdet sind. Ansonsten ist eine regelmäßige Kontrolle ausreichend.

Treten Enchondrome systemisch am ganzen Körper auf, so spricht man von der **Enchondromatose.** Diese kann unter der Bezeichnung **Morbus Ollier hemimel**, also nur eine Körperhälfte betreffend, vorkommen. Ist die Enchondromatose mit Haut und/oder Organhämangiomen kombiniert, so spricht man vom **Maffuci-Syndrom.**

F 88

Frage 2.27: Lösung B

Es ist die Röntgenmorphologie und die Lokalisation des Tumors beschrieben. Es gibt mehrere Knochentumoren, die Auftreibungen verursachen, jedoch nur einen Tumor, der die kurzen Röhrenknochen in multipler Weise befällt: das Enchondrom.

Zu (A)
Das Osteom zeigt niemals eine zystische Struktur, sondern ist immer strukturverdichtet.

Zu (C)
Der Riesenzelltumor (= Osteoklastom) kann zystische Auftreibungen verursachen, er ist jedoch typischerweise epiphysär an langen Röhrenknochen zu finden.

Zu (D)
Das Ewing-Sarkom kann zwar grundsätzlich überall vorkommen, der Befall von 2 Fingern gleichzeitig ist extrem unwahrscheinlich.

Zu (E)
Das Osteochondrom bevorzugt die Metaphysen der Knieregion und des kranialen Humerus. Es ist nicht zystisch strukturiert.

F 83

Frage 2.28: Lösung C

Es zeigt sich eine scharf begrenzte Zyste, die die Kortikalis von innen her aushöhlt. Befallen ist die Hand. Sowohl die Röntgenmorphologie als auch die Lokalisation sprechen für das Enchondrom.

Zu (A)
Die Arthrits urica im chronischen Stadium zeigt randständige, viel kleinere ausgestanzt erscheinende Lochdefekte.

Zu (B)
Malignitätszeichen sind nicht zu sehen, die Kortikalis ist zwar von innen her verdrängt, jedoch nicht arrodiert.

Zu (D)
Die tuberkulöse Osteitis führt an der Hand zu einer diaphysären spindeligen Verdickung, nicht jedoch zu einer Ausdünnung der Metakarpalia oder Phalangen.

Zu (E)
Metastasen wachsen osteolytisch oder osteoblastisch, nie jedoch zystisch verdrängend.

Osteoid-Osteom **II.18**

Das Osteoid-Osteom ist ein seltener gutartiger Knochentumor. Charakteristisch sind nächtliche Schmerzen bei spindelförmiger Verdickung der Kortikalis rund um einen zentral gelegenen Nidus.

Der Tumor manifestiert sich geschlechtsungebunden im zweiten Lebensjahrzehnt. Er befällt überwiegend die langen Röhrenknochen, seltener die Röhrenknochen des Fußes sowie die Wirbelbögen und Wirbelfortsätze.

Im *Röntgenbild* zeigt sich eine starke spindelförmige Verdickung der Kortikalis rund um eine meist erbsgroße zystische Aufhellung, die Nidus genannt wird. Der Nidus ist häufig erst im Tomogramm identifizierbar, er reichert szintigraphisch stark an.

Die Patienten klagen über sehr starke nächtliche Schmerzen, die prompt auf Salizylatgabe ansprechen.

Die *Prognose* des Osteoid-Osteoms ist immer gut. Nach operativer Entfernung des Nidus lassen die Schmerzen schlagartig nach.

F 89

Frage 2.29: Lösung D

Alter und Röntgenmorphologie, vor allem aber der ansonsten bei keinem Tumor beobachtete Nachtschmerz sprechen für das Osteoid-Osteom. Die Lokalisation ist nicht ganz typisch, da der Nidus meist mehr in der Diaphyse liegt.

Zu (A)
Eine Ermüdungsfraktur äußert sich anfangs typischerweise durch eine waagerechte bandförmige Sklerose am Übergang vom proximalen zum mittleren Tibiadrittel, später dann durch eine Kallusmuff.

Zu (B)
Das Osteosarkom scheidet aus, da Malignitätszeichen fehlen.

Zu (C)
Das Osteoklastom hat keinen Sklerosesaum, es ist seifenblasenartig zystisch strukturiert und verdünnt die Kortikalis.

Zu (E)
Das nicht ossifizierende Fibrom ist eine nicht tumoröse, traubenartige, zystische Veränderung mit sehr schmalem Randsaum.

Osteoklastom = Riesenzelltumor **II.19**

Das Osteoklastom ist ein seltener semimaligner Knochentumor. Charakteristisch ist die dubiöse Prognose und eine kombinierte Ausbreitung in der Epiphyse und Metaphyse.

Das Osteoklastom manifestiert sich nach Wachstumsabschluß meistens zwischen dem 20. und 30. Lebensjahr, Frauen sind etwas häufiger betroffen. Es ist zum Zeitpunkt der Entdeckung häufig walnußgroß oder größer und befällt dann sowohl die Epiphyse als auch die Metaphyse, ohne die Epiphysenfugenlinie als Trennlinie zu respektieren. Häufig betroffen sind das proximale Tibiaende, das distale Femurende und der distale Radius.

Im *Röntgenbild* zeigt sich eine große mehrkammerige osteolytische Zyste, die die Kortikalis von innen her eierschalenartig ausdünnt.

Die Patienten verspüren geringe uncharakteristische Schmerzen, nicht selten führt eine Spontanfraktur zur Diagnose.

Das primär benigne Osteoklastom verhält sich unbehandelt wie eine Zeitbombe. Mit zunehmender Wachstumsdauer ist eine maligne Entartung zu erwarten, wobei sowohl lokal malignes Wachstum als auch Metastasierung möglich sind.

Die *Therapie der Wahl* ist deshalb die möglichst frühzeitige radikale Entfernung.

F 85

Frage 2.30: Lösung E

Entsprechend dem Lerntext sind bis auf (E) alle Antworten richtig.

H 86

Frage 2.31: Lösung A

H 86

Frage 2.32: Lösung B

H 86

Frage 2.33: Lösung C

Gemeinsamer Kommentar

Zu (A)
Als häufigste Knochentumoren der kleinen Röhrenknochen an Hand und Fuß treten die Chondrome im Kindes- und frühen Erwachsenenalter auf. Sie bestehen aus reifen Knorpelzellen, die schleimig entarten können.

Zu (B)
Das Osteoklastom befällt bevorzugt epiphysär gelegene, gelenknahe Abschnitte langer Röhrenknochen. Häufiges Auftreten im 3. und 4. Dezennium.

Zu (C)
Osteosarkome treten gehäuft bei Kindern und jungen Erwachsenen in den Metaphysen der Knieregion und des kranialen Humerus auf.

Zu (D) und (E)
Meist jenseits des 4., gehäuft um das 6. Dezennium, befällt das Plasmozytom bevorzugt Stammskeletteile, wie Schädeldach, Wirbel, Clavicula, Rippen und Becken.

F 87

Frage 2.34: Lösung E

Zu Aussage (1)
Das Osteoklastom hat eine dubiose Prognose, es verhält sich – unabhängig vom histologischen Befund – im Wachstum teils benigne, teils maligne. Eine eindeutig maligne Entartung ist in ca. 10% aller Osteoklastome zu finden.

Zu Aussage (2)
Beschrieben ist nicht das Osteoklastom, sondern die Osteodystrophia fibrosa cystica generalisata = von Recklinghausen-Knochenkrankheit.

F 84

Frage 2.35: Lösung C

Zu (A)
50% aller Enchondrome befallen die Hand, sie werden durch die kolbigen Auftreibungen oder durch eine Spontanfraktur entdeckt. Die Therapie der Wahl ist die Ausräumung und die Spongiosaauffüllung.

Zu (B)
Die primären Knochentumoren sind insgesamt sehr viel seltener als die Skelettmetastasen. So muß man bei einer Osteolyse unklarer Genese primär an eine Karzinomabsiedelung denken.

Zu (C)
Die juvenile Knochenzyste ist immer gutartig und bedarf allenfalls der Kürretage und Auffüllung. Häufig heilt sie nach Infraktion spontan aus.

Zu (D), (E)
Beide Aussagen sind richtig.

Malignitätszeichen der Knochentumoren **II.20**

1. **Spiculae:** Senkrecht zum Schaft in den Weichteilen gelegene sonnenstrahlartige Knochenfäden, entstehen durch Verkalkung der Sharpey-Fasern.
2. **Periostlamellierung:** In Schüben verlaufende, zwiebelschalenartige Periostabhebung mit darunter stattfindender reaktiver Knochenneubildung. Wird diese Periostlamellierung durch den schneller wachsenden Tumor angefressen, so bildet sich ein röntgenologisch sichtbarer
3. **Periostsporn,** der als Codman-Dreieck bekannt ist.
4. **Mottenfraßartige Ausfransung** ohne Sklerosesaum als Zeichen schnellen Wachstums.
5. **Kortikalisverschiebeeffekt:** Noch gesund erscheinende, aber am Rand arrodierte Kortikalisschuppen werden vom zentral wachsenden Tumor nach außen vorgeschoben.

Alle genannten Zeichen sind nicht malignitätsbeweisend und kommen z. B. auch bei der Osteomyelitis, teilweise auch bei gutartigen Tumoren vor.

Osteosarkom II.21

Mit 40% Gesamtanteil der häufigste aller bösartigen Knochentumoren. Es entsteht aus knochenbildenden Zellen und betrifft überwiegend Jugendliche mit einem Maximum um die Pubertät im Geschlechtsverhältnis ♂ : ♀ = 3:2.

Lokalisation. Das Osteosarkom befällt die Metaphysen langer Röhrenknochen, am häufigsten den distalen Femur, die proximale Tibia und Fibula sowie den proximalen Humerus. Es wächst sehr rasch und setzt frühzeitig Mikrometastasen in die Lunge.

Klinik. Die Patienten klagen über seit einigen Wochen anhaltende unspezifische Schmerzen. Bei relativ langsamem Wachstum kann eine tastbare Schwellung – manchmal in Verbindung mit einer lokal verstärkten Venenzeichnung – beobachtet werden. Bei foudroyantem, reaktionslosem Wachstum kann eine Spontanfraktur zur Diagnose führen.

Röntgen. Im Röntgenbild sind malignitätsverdächtige Zeichen zu finden: Spikulae, Periostlamellierung, Periostsporn, mottenfraßähnliche reaktionslose Destruktion, Kortikalisverschiebung.

Diagnose und Therapie. Nach röntgenologischem Verdacht wird die Diagnose durch eine Probeexzision gesichert. Dann wird eine kombinierte präoperative Chemotherapie durchgeführt, der sich die radikale chirurgische Entfernung anschließt. Postoperativ wird die Chemotherapie fortgesetzt. Das Osteosarkom gilt als strahlenresistent.

Prognose. Wegen der häufig bereits zum Zeitpunkt der Diagnosestellung erfolgten Mikrometastasierung in die Lunge ist die Prognose sehr schlecht. Vor Einführung der Chemotherapie war eine 5-Jahres-Heilung von 20% zu erwarten, derzeit rechnet man mit etwas günstigeren Zahlen.

Ewing-Sarkom II.22

Dritthäufigster maligner Knochentumor nach dem Osteosarkom und dem Chondrosarkom. Er entsteht aus Knochenmarkzellen und betrifft überwiegend Kinder und Jugendliche zwischen dem 5. und 15. Lebensjahr im Geschlechtsverhältnis ♂ : ♀ = 2:1.

Lokalisation. Das Ewing-Sarkom ist an allen Knochen zu finden. Es bevorzugt die Diaphyse der Röhrenknochen, seltener ist der metaphysäre Befall und die Lokalisation in den Plattenknochen des Beckens und Schultergürtels. Es metastasiert rasch in die Lunge, anschließend in die Leber und in andere Skelettabschnitte.

Klinik. Die Patienten machen einen schwerkranken Eindruck. Sie fühlen sich matt und haben Fieberschübe. Im Tumorbereich werden anfallsweise Schmerzen angegeben, häufig besteht eine lokale Schwellung und Überwärmung. BSG und Leukozyten können stark erhöht sein.

Das klinische Bild ähnelt in täuschender Weise einer Osteomyelitis.

Röntgen. Initial findet man kleinfleckige Destruktionsherde, später sind alle Zeichen des malignen Knochentumors zu finden.

Diagnose und Therapie. Nach röntgenologischem Verdacht wird eine Probeexzision mit Abstrich durchgeführt. Es gilt vor allem die Osteomyelitis abzugrenzen. Ist das Ewing-Sarkom histologisch gesichert, soll wie beim Osteosarkom nach präoperativer Chemotherapie die radikale chirurgische Entfernung angestrebt werden. Postoperativ wird die Chemotherapie weitergeführt. Im Gegensatz zum Osteosarkom ist das Ewing-Sarkom strahlensensibel, so daß manche Autoren eine zusätzliche perioperative Strahlentherapie empfehlen.

Prognose. Trotz unterschiedlicher Literaturangaben in etwa so schlecht zu bewerten wie beim Osteosarkom.

F 89

Frage 2.36: Lösung C

Das Codman-Dreieck als typisches Malignomzeichen ist am ehesten beim Osteosarkom vorkommend, so daß Antwort (C) richtig ist.

Zu (A), (D), (E)
Osteochondrom, Osteom und Osteoid-Osteom sind benigne Tumoren, die keinerlei Malignitätszeichen imitieren können.

Zu (B)
Die Osteomyelitis kann im Röntgenbild malignen Knochentumoren ähneln, jedoch ist dies nicht typisch.

H 88

Frage 2.37: Lösung C

Entsprechend dem Lerntext zeigen sich an der linken Beckenschaufel Zeichen malignen Knochenwachstums, so daß nur Antwort (C) richtig sein kann.

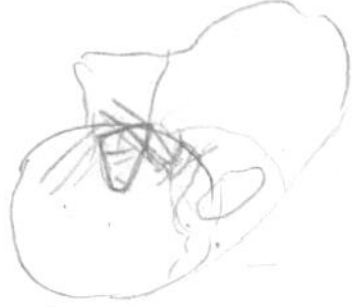

H 88

Frage 2.38: Lösung C

Es zeigen sich entsprechend dem Lerntext Zeichen der Malignität, so daß Antwort (C) richtig ist.

Zu (A)
Weder die Anamnese noch die Röntgenmorphologie sind passend.

Zu (B)
Die juvenile Knochenzyste würde sich typischerweise durch eine seifenblasenartige, zentral gelegene Zyste in der Metaphyse oder in der metaphysennahen Diaphyse zeigen. Die Kortisoninjektion führt bei der juvenilen Knochenzyste manchmal zur Ausheilung.

Zu (D)
Die beim Hyperparathyreoidismus vorkommenden „braunen Tumoren" sind vom Markraum ausgehend.

Zu (E)
Die typische kartilaginäre Exostose zeigt sich durch pilzartige knochendichte Ausbuckelungen an der Metaphyse.

H 82

Frage 2.39: Lösung B

Entsprechend dem Lerntext sind die Antworten (A), (C), (D), (E) richtig.

Zu (B)
Das Osteosarkom bevorzugt die Metaphysen des distalen Femur, der proximalen Tibia und Fibula sowie des proximalen Humerus.

H 84

Frage 2.40: Lösung B

Entsprechend dem Lerntext sind die Antworten (1) und (2) richtig.

Zu (3)
Der häufigste, die Epiphyse befallende Tumor ist das Osteoklastom.

Zu (4)
Äußerliche, allerdings nicht obligate Zeichen des Osteosarkoms sind die sicht- und tastbare Schwellung, manchmal in Verbindung mit einer lokal verstärkten Venenzeichnung.

F 85

Frage 2.41: Lösung D

Entsprechend dem Lerntext sind die Antworten (A), (B), (C), (E) richtig.

Zu (D)
Beschrieben sind die Charakteristika des Ewing-Sarkoms.

F 89

Frage 2.42: Lösung C

Dem Lerntext entsprechend sind die Antworten (A), (B), (D), (E) richtig.

Zu (C)
Das Osteosarkom setzt frühzeitig Lungenmetastasen.

H 82

Frage 2.43: Lösung A

Entsprechend dem Lerntext sind die Antworten (B), (C), (D), (E) richtig.

Zu (A)
Das Ewing-Sarkom bevorzugt die Diaphyse.

F 83

Frage 2.44: Lösung E

Entsprechend dem Lerntext sind alle Antworten richtig.

H 87

Frage 2.45: Lösung B

Laut Lerntext würde die Fallbeschreibung im klinischen Bild sowohl zur Osteomyelitis als auch zum Ewing-Sarkom passen. Das Röntgenbild spricht eher für das Ewing-Sarkom, da dieses häufiger von der Diaphyse ausgeht, während die Osteomyelitis häufiger metaphysär lokalisiert ist. Für das Ewing-Sarkom spricht auch die starke Ausprägung der Spikulae und der Periostlamellierung. Dementsprechend ist Antwort (A) falsch und Antwort (B) richtig.

Zu (C)
Das Osteoidosteom äußert sich nur durch Schmerzen. Sonstige klinische Zeichen fehlen, so daß nicht selten irrtümlicherweise eine psychische Ursache der Beschwerden angenommen wird. Das Röntgenbild zeigt eine spindelförmige Auftreibung der Kortikalis ohne Lamellierung.

Zu (D)
In der Fallbeschreibung ist kein Hinweis auf ein Trauma, außerdem weist eine Fraktur in der Konsolidationsphase kein Fieber und kein pathologisch verändertes Labor auf. Im Röntgenbild sind Periostlamellierungen und Spikulae zu sehen, die nicht mit der Kallusmuff der normalen Knochenheilung zu verwechseln sind.

Zu (E)
Die solitäre (juvenile) Knochenzyste wurde früher als Osteodystrophia fibrosa localisata bezeichnet. Sie verursacht keine klinischen Symptome und wird deshalb in der Regel durch Zufall oder durch eine Spontanfraktur entdeckt. Sie bevorzugt den proximalen Femur und bildet eine zentral gelegene ovaläre Zyste, die die Kortikalis von innen ausdünnen kann, jedoch nie Periostreaktionen hervorruft.

H 87

Frage 2.46: Lösung C

Entsprechend der Frage 2.45 besteht der klinische und röntgenologische Verdacht auf ein Ewing-Sarkom. Vor Einleitung der Therapie muß die Diagnose durch eine Probeexzision gesichert werden, so daß die Antwort (C) die einzig richtige ist.

Zu (A)
Grob fahrlässige Handlungsweise mit schrecklichen Folgen für das Kind.

Zu (B)
Dieses Vorgehen wäre bei durch Probeexzision gesicherter Osteomyelitis sinnvoll.

Zu (D)
Beschwerdefreiheit bei Salizylatgabe ist für das Osteoidosteom typisch.

Zu (E)
Die Gabe von Vitamin D in Kombination mit Kalziumphosphaten ist nur bei der hypophosphatämischen Rachitis, einer extrem seltenen, dominant vererbbaren Form der Rachitis sinnvoll.

F 88

Frage 2.47: Lösung E

Entsprechend dem Lerntext sind alle Antworten richtig.

Skelettmetastasen **II.23**

Mit Ausnahme der primären Tumoren des Zentralnervensystems können alle Malignome in die Knochen metastasieren; wegen ihres häufigen Auftretens sind jedoch die Karzinome, insbesondere das Mamma- und Prostatakarzinom hervorzuheben.

Mammakarzinom: In 50% der Fälle entstehen Knochenmetastasen, oft nach langer Latenzzeit. Diese sind meist osteolytisch, selten osteoblastisch und bevorzugen Brustwirbelsäule, Sternum, Rippen und Clavicula.

Prostatakarzinom: Ebenfalls bei 50% entstehen Knochenmetastasen. Diese sind meist osteoblastisch und bevorzugen Lendenwirbelsäule, Kreuzbein und Becken. Bei Tumorstreuung findet sich im Serum eine Erhöhung der für das Prostatakarzinom typischen sauren Phosphatase, bei starker Osteoblastentätigkeit zusätzlich der alkalischen Phosphatase.

Lungenkarzinome, Nierenkarzinome, Schilddrüsenkarzinome und Magen-Darm-Karzinome metastasieren wesentlich seltener in den Knochen.

H 84

Frage 2.48: Lösung E

Dem Lerntext entsprechend sind alle Antworten richtig.

F 87

Frage 2.49: Lösung D

Zu (1)
Die osteolytische Metastase entsteht nicht nur durch einfache Knochenverdrängung, sondern zusätzlich durch Stimulation von noch funktionsfähigen Osteoklasten.

Zu (2)
In osteoblastischen Metastasen überwiegt die reaktive Knochenneubildung gegenüber dem Abbau.

Zu (3)
Multiple Metastasen können einen erheblichen Knochenmarkraum verdrängen und so zur ablastischen Anämie führen.

Zu (4)
Osteolytische Metastasen können zur Hyperkalzämie, Hyperkalzurie und Nephrokalzinose führen.

Zu (5)
Spontanfrakturen sind vor allem bei osteolytischen Metastasen vorkommend.

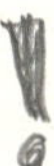

Zu (6)
Durch multiple tumorbedingte Spontanfrakturen der Wirbelkörper kann sich eine Kyphose, nicht jedoch eine Kyphoskoliose einstellen.

F 85

Frage 2.50: Lösung C

Es zeigt sich ein Mischbild zwischen Osteolyse und reaktiver Knochenneubildung, was malignomverdächtig ist. Da im Alter von 55 Jahren Metastasen weitaus häufiger sind als primäre Knochentumoren, muß man Antwort (C) als richtig annehmen. Atypisch ist allerdings die Lokalisation. Der Unterschenkel wird selten von Metastasen befallen, die Wirbelsäule und das Femur häufig.

Zu (A)
Beim Morbus Paget würde man eine stärkere Verbiegung und eine strähnigere Knochenstruktur erwarten.

Zu (B)
Ein Knocheninfarkt zeigt sich durch gesprenkelte, meistens zentral im Markraum gelegene Kalkeinlagerungen ohne Osteolysezeichen.

Zu (D)
Hormonell bedingte Knochenstoffwechselstörungen, z. B. der Hyperparathyreoidismus zeigen eher Transparenzverminderung. Ausgeprägter osteoblastischer Anbau findet sich nicht.

Zu (E)
Das Ewing-Sarkom befällt Jugendliche.

F 86

Frage 2.51: Lösung A

Die **Szintigraphie,** auch in Form der quantifizierten Szintigraphie, ist eine unspezifische Untersuchungsmethode. Bei Karzinompatienten, die meist älteren Jahrgangs sind, liegen häufig degenerative und osteoporotisch-destruktive Veränderungen vor, die ebenfalls eine fokale Mehranreicherung zeigen. Selten einmal kommt es bei abwehrschwachen Tumorpatienten auch zur Sepsis mit szintigraphisch stark anreichernder multifokaler hämatogener Streuung ins Skelett.

Klassifikation der Osteomyelitis II.24

Die Kocheninfektionen werden unterschieden:

- **Nach dem Erreger**
  Abzugrenzen sind die häufigere *unspezifische = eitrige Osteomyelitis* (Staphylokokkus, Streptokokkus, seltenere Eiterkeime) von der *spezifischen Osteomyelitis* (Tuberkulose, Lues, Typhus).
- **Nach der Eintrittspforte und dem Ausbreitungsweg**
  Abzugrenzen sind die vor allem Säuglinge und Jugendliche betreffende *endogene = hämatogene Osteomyelitis* von der alle Altersstufen betreffenden stark zunehmenden *exogenen posttraumatischen und postoperativen Osteomyelitis.*
- **Nach dem Verlauf**
  Abzugrenzen sind die *akute Osteomyelitis* von der chronischen Osteomyelitis. Die chronische Osteomyelitis tritt häufig in Form der *sekundär chronischen Osteomyelitis* nach verschleppter akuter Osteomyelitis auf. Seltener ist die *primär chronische Osteomyelitis,* die sich bei günstiger Abwehrlage und geringer Keimvirulenz ohne akute Zwischenstufe entwickelt.

Akute hämatogene Osteomyelitis II.25

Unterschieden wird nach dem für das jeweilige Alter typische Erscheinungsbild in die:

1. Säuglingsosteomyelitis
Als Folge einer Bakteriämie oder Sepsis treten Streuherde in den Metaphysen der langen Röhrenknochen auf. Der Infekt breitet sich subperiostal entlang des Röhrenknochen aus. Über Gefäße, die die Epiphysenfuge bis zum 2. Lebensjahr kreuzen, wird die Epiphysenfuge mitinfiziert. Von dort bricht der Infekt häufig ins Gelenk ein.
Die typischen klinischen Merkmale der Säuglingsosteomyelitis sind akut einsetzende schmerzhafte Schonhaltung, lokale Schwellung, Rötung, Überwärmung, Fieber, Leukozytose, Linksverschiebung im Differentialblutbild und Blutsenkungserhöhung.

2. Juvenile Osteomyelitis
Sie tritt vom 2. bis 16. Lebensjahr auf. In dieser Altersstufe bilden die Wachstumsfugen gefäßlose Barrieren, so daß sich die metaphysären Streuherde über den subperiostalen Raum in die Diaphyse ausbreiten, während die Epiphyse verschont bleibt.
Gelenkeinbrüche sind selten und nur über intrakapsulär liegende Metaphysen (z. B. am Schenkelhals und an der distalen Femurmetaphyse) möglich. Die klinischen Merkmale entsprechen denen der Säuglingsosteomyelitis.

3. Erwachsenenosteomyelitis
Die endogene akute Osteomyelitis des Erwachsenen ist selten und bevorzugt in Form der bakteriellen Spondylitis die Wirbelkörper. Ist der Röhrenknochen befallen, so breitet sich die Infektion über den nach Epiphysenschluß wieder möglichen arteriellen Weg von der Metaphyse in die Epiphyse aus und bricht häufig ins Gelenk ein. Beim Erwachsenen breitet sich der Infekt selten subperiostal aus, viel häufiger reißt das wenig elastische Erwachsenenperiost ein, so daß sich Weichteilabszesse und Weichteilfisteln bilden.

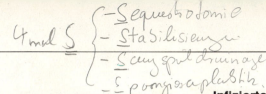

F 84

Frage 2.52: Lösung E

Entsprechend dem Lerntext akute hämotogene Osteomyelitis sind alle Antworten richtig.

F 84

Frage 2.53: Lösung A

Ein Knochensequester ist ein im Verlauf einer Osteomyelitis abgestorbenes, unvollständig von Granulationsgewebe abgebautes, demarkiertes Knochenstück. Da der Sequester nicht durchblutet ist, kann er nicht spontan ausheilen und muß operativ entfernt werden.

F 84 H 88

Frage 2.54: Lösung A

Frage 2.55: Lösung E

Gemeinsamer Kommentar

Zu (A)
Der Brodie-Abszeß ist eine Äußerungsform der primär chronischen hämatogenen Osteomyelitis. Infolge geringer Keimvirulenz und guter Abwehrlage kann der aus Granulationsgewebe und Eiter bestehende Infektionsherd durch einen breiten Sklerosierungswall abgekapselt werden. Der Brodie-Abszeß äußert sich durch eher milde Spontanschmerzen und heilt im Normalfall nach Ausräumung aus.

Zu (B)
Das Kragenknopfpanaritium ist eine reine Weichteilinfektion, wobei eine subepitheliale Eiterblase durch einen kurzen Fistelgang mit einem subkutanen Eiterherd verbunden ist.

Zu (C)
Das Chordom ist ein äußerst seltener, maligne wachsender Tumor, der bevorzugt das Sakrum befällt.

Zu (D)
Das Knochengumma ist ein abgekapselter Einschmelzungsherd infolge der syphilitischen Knocheninfektion.

Zu (E)
Die Spina ventosa ist Ausdruck der tuberkulösen Osteomyelitis der Hand. Durch starke Sklerosierung der Diaphysen der Röhrenknochen wirken die Finger der Patienten aufgetrieben.

H 84

Frage 2.56: Lösung E

Laut Kommentar zu Frage 2.54/2.55 (A) sind die Antworten (1), (2), (4) richtig, während (3) falsch ist.

Infizierte Plattenosteosynthese **II.26**

Prinzipien der Herdsanierung bei der infizierten Plattenosteosynthese – Vorgehen in dieser Reihenfolge:

1. Ausgiebige **Exzision** nekrotisch infizierter Weichteile.
2. Möglichst radikales **Débridement** und **Sequestrotomie** des infizierten Knochens bis hin zur Schaffung eines Distanzdefektes.
3. **Stabilisierung** des Knochendefektes mit folgenden Möglichkeiten:
   a. Entfernung der gelockerten Platte mit Ersatz durch Fixateur externe oder
   b. Belassung der nicht gelockerten Platte.
4. Bei hochfloriden Osteomyelitiden Einlegen einer **Saugspüldrainage,** Gentamycin-Ketten selten sinnvoll.
5. In zweiter Sitzung, Auffüllung des Knochendefekts durch gut durchblutete, gestielte **Weichteil- oder Muskellappen** zur Revitalisierung des Knochens.
6. In dritter Sitzung autologe **Spongiosaplastik** zur Durchbauung des Defektes.

Das mehrschrittige Procedere bietet eine größere Sicherheit gegenüber einzeitigem Vorgehen; die systematische Antibiotikagabe spielt gegenüber den lokalen chirurgischen Maßnahmen eine untergeordnete Rolle.

F 86

Frage 2.57: Lösung E

Entsprechend dem Lerntext ist die Lösung (E) richtig.

F 83

Frage 2.58: Lösung C

Das zweite Röntgenbild zeigt eine Mischung zwischen Knochendestruktion und Sklerosierung sowie Periostreaktionen. Dies ist in Zusammenschau mit der Vorgeschichte typisch für die chronische, posttraumatische oder postoperative Osteitis, so daß Lösung (C) richtig ist.

Zu (A)
Eine Metallose kann im Röntgenbild durch implantatnahe Osteolysezeichen allenfalls vermutet werden.

Zu (B)
Die Spina ventosa entspricht der tuberkulösen Osteomyelitis der Röhrenknochen der Hand.

Zu (D)
Ein Jahr nach Entfernung der Osteosyntheseplatte zeigen sich bei normalem Verlauf einer Osteosynthese keine Osteolysezeichen.

Zu (E)
Die Sudeck-Dystrophie zeigt in keinem ihrer Stadien eine Sklerosierung oder bandförmige Osteolyse.

3 Erkrankungen der Gelenke

Eitrige Arthritis III.1

Wichtigste Ursache ist die direkte bakterielle Kontamination infolge von Operationen, Infektionen und Verletzungen. Seltener ist die lokal fortgeleitete Infektion im Verlauf von Osteomyelitiden und banalen paraartikulären Weichteilinfekten. Noch seltener ist die eitrige Gelenkinfektion infolge hämatogener Streuung eines entfernt liegenden Primärherdes. Die ins Gelenk eingebrochenen Keime, meistens Staphylokokkus aureus oder Streptokokkus pyogenes, verbreiten sich erst in der Gelenkschleimhaut und führen dort zur **Synovialitis.** Im Stadium der Synovialitis besteht bereits ein massiver, meist noch steriler Erguß. Dann breiten sich die Erreger in der Gelenkflüssigkeit aus, so daß aus dem sterilen Erguß das eitrige, mit Erregern durchsetzte **Gelenkempyem** entsteht. Als nächstes breitet sich die Infektion über eine **Kapselphlegmone** destruierend in die periartikulären Weichteile sowie in den Knorpel und subchondralen Knochen aus und führt zur **Osteoarthritis purulenta.** Einwachsendes Granulationsgewebe, das **Pannus** genannt wird, zerstört die Gelenkflächen, es entsteht zuerst eine fibröse Gelenksteife, zuletzt eine knöcherne **Ankylose.**

Konsequente *Therapie* mit Gelenkspülung, Ruhigstellung und Antibiotikagabe führt zur Restitutio ad integrum, solange das Stadium des Gelenkempyems nicht überschritten wurde. Ansonsten sind schwere Arthrosen bis hin zur Versteifung zu erwarten.

F 89

Frage 3.1: Lösung A

Entsprechend dem Lerntext entsteht als Folge des Empyems die Kapselphlegmone, dann der Gelenkpannus und fakultativ die Ankylose.

Zu (A)
Sehnenscheidenhygrome treten als Weichteilmanifestation der Tuberkulose typischerweise an der Hand des Erwachsenen auf.

Chronische Polyarthritis (cP) III.2

Die chronische Polyarthritis ist eine systemische, meist progrediente entzündliche Erkrankung, die typischerweise die von Synovialis ausgekleideten Organe, also Gelenke, Sehnenscheiden und Bursen befällt. Seltener sind die Halswirbelsäule (synovialitische Destruktion des Atlanto-Axial-Gelenkes), Lunge (Pleuritis, Fibrose, Granulome), Herz (Perikarditis, Myokarditis), arterielles Gefäßsystem (Vaskulitis), Lymphsystem (Lymphknotenschwellung) und Weichteile (Rheumaknoten) mitbeteiligt. Die Ätiologie ist unklar, es kommt zu einer massiven lymphozytären und plasmazellulären Infiltration der Synovialis. Dabei frei werdende Enzyme destruieren Gelenkknorpel und Bandstrukturen des Gelenkes. Es resultiert ein Schlottergelenk, im Spätstadium sind Ankylosen möglich.

Die chronische Polyarthritis ist bei einer Prävalenz von 1% die häufigste entzündlich-rheumatische Erkrankung. Frauen sind dreimal häufiger betroffen als Männer. Die Erkrankung beginnt bei Frauen typischerweise zwischen dem 25. und 35. Lebensjahr (postpartaler Beginn) oder um das 50. Lebensjahr (postmenopausischer Beginn). Männer erkranken häufig zwischen dem 45. und 65. Lebensjahr.

Bei über 90% aller Patienten sind die Hände geschädigt. Typisch ist der symmetrische quere Befall der Metakarpophalangeal- und/oder der proximalen Interphalangealgelenke. Die distalen Interphalangealgelenke bleiben verschont. Häufig betroffen sind desweiteren die Hand-, Ellenbogen-, Knie-, Sprung- und Zehengelenke. Relativ selten zeigt sich die Polyarthritis am Hüft-, Schulter- und Akromio-Klavikulargelenk.

Klinische Symptome sind die stundenlang anhaltende Morgensteifigkeit, die Gelenkschwellung und -überwärmung, der Druck- und Bewegungsschmerz, im Spätstadium dann die Instabilität, Bewegungseinschränkung oder völlige Versteifung.

¼ der Patienten kann mit einem milden, von Remissionen geprägten Verlauf rechnen, bei ¾ der Patienten ist eine chronische Progredienz zu erwarten. 10% aller Patienten werden völlig invalide, die Lebenserwartung ist annähernd normal.

F 83

Frage 3.2: Lösung A

Dem Lerntext entsprechend ist die Lösung (A) richtig.

H 84

Frage 3.3: Lösung E

Dem Lerntext entsprechend sind alle Antworten richtig und damit Lösung (E) richtig.

Juvenile chronische Polyarthritis (JCA) III.3

Die juvenile chronische Polyarthritis wird im Sinne eines Sammelbegriffes für alle im Kindes- und Jugendalter auftretenden chronisch-rheumatisch-entzündlichen Erkrankungen verwandt. Sie ist also nicht die juvenile Verlaufsform der chronischen Polyarthritis. Nach klinischen Kriterien werden 6 Untergruppen der juvenilen chronischen Polyarthritis unterschieden:

Gruppe 1: Systemischer Beginn
Typisch ist ein polyartikulärer, symmetrischer Gelenksbefall und ein systemischer Beginn mit hohem Fieber, Leukozytose und Exanthem.

Gruppe 2: Polyartikulär, seronegativ
Typischerweise sind Mädchen in jedem Lebensalter betroffen.

Gruppe 3: Polyartikulär, seropositiv
Typischerweise sind Mädchen im späten Kindesalter betroffen.

Gruppe 4: Oligoartikulär mit frühem Beginn
Typischerweise sind Mädchen im frühen Kindesalter an großen Gelenken betroffen. In 30 bis 50% drohen Sehstörungen infolge einer Iridozyklitis.

Gruppe 5: Oligoartikulär mit spätem Beginn
Typischerweise sind Jungen im späten Kindesalter an großen Gelenken und am ISG-Gelenk betroffen. Das HLA-B 27 ist positiv. Iridozyklitiden sind möglich.

Gruppe 6: Spondylarthropathie
Hier handelt es sich um die HLA-B 27-assoziierte juvenile Verlaufsform der Spondylitis ancylosans mit zunehmender Versteifung des Achsenskeletts und mit Arthritiden der großen Gelenke. Typischerweise sind Jungen im späten Kindesalter betroffen.

H 88

Frage 3.4: Lösung E

Entsprechend dem Lerntext sind die Antworten (3), (4), (5) richtig.

Zu (1)
Streptokokken der Gruppe A lösen das extrem selten gewordene rheumatische Fieber aus. Die Arthritiden des rheumatischen Fiebers heilen symptomlos aus.

Gichtarthropathie III.4

Zu unterscheiden sind:

- **Die asymptomatische Gicht** ab einem Serumharnsäurespiegel von 6,4 mg/ml.
- **Der akute Gichtanfall**
  Er ist die Folge eines intraartikulären Harnsäureausfalls, wird mit zunehmender Serumharnsäurekonzentration wahrscheinlicher und manifestiert sich bei Männern erstmals zwischen 40 und 45 Jahren, bei Frauen 10 bis 15 Jahre später. Nach einer kalorien- und alkoholreichen Mahlzeit oder nach einer physischen Überlastung treten plötzliche nächtliche Schmerzen im Großzehengrundgelenk auf. Das Gelenk ist extrem berührempfindlich, diffus geschwollen, stark gerötet und überwärmt. Die Schmerzattacke kann von Schüttelfrost, Fieber, Tachykardie, Kopfschmerz, Übelkeit und Erbrechen begleitet sein und dauert unbehandelt 8–14 Tage. Es besteht eine mäßige BSG-Erhöhung, Leukozytose und Alphaglobulinämie, der Serumharnsäurespiegel ist im akuten Anfall durch den Ausfall der Harnsäure ins Gewebe häufig normal oder wenig erhöht.
- **Die chronische Gicht**
  Bei unbehandelter Hyperurikämie werden die Gichtanfälle mit der Zeit häufiger und längerdauernder. Sie breiten sich auf andere Gelenke, insbesondere auf die Mittelfuß-, Sprung-, Knie- und Handgelenke aus. Die entstandene chronische Gicht schädigt durch dauernden Kristallausfall den Gelenkknorpel und führt zur sekundären Arthrose. Außerdem zeigen sich Gichtknoten (Tophi) im subchondralen Knochen sowie in den Weichteilen, Sehnenscheiden und Bursen. Die subchondralen Knochentophi imponieren im Röntgenbild als kleine, runde, osteolytische Defekte.

Arthropathie bei Chondrokalzinose III.5

Bei der Chondrokalzinose oder Pseudogicht fallen aus unbekannter Ursache Kalziumpyrophosphatkristalle im Gelenk aus.

Die Klinik ähnelt derjenigen der Gichtarthropathie, jedoch sind die Anfälle weniger akut. Sie bevorzugen die großen Gelenke, vor allem Knie-, Hüft-, Hand- und Schultergelenke.

Typisch sind röntgenologisch sichtbare Kalkstreifen im Gelenkknorpel und in den Menisken. Da solche Verkalkungen auch im Rahmen degenerativer Veränderungen vorkommen, kann die Chondrokalzinose erst dann als gesichert gelten, wenn Kalziumpyrophosphatkristalle im Gelenkpunktat nachgewiesen sind.

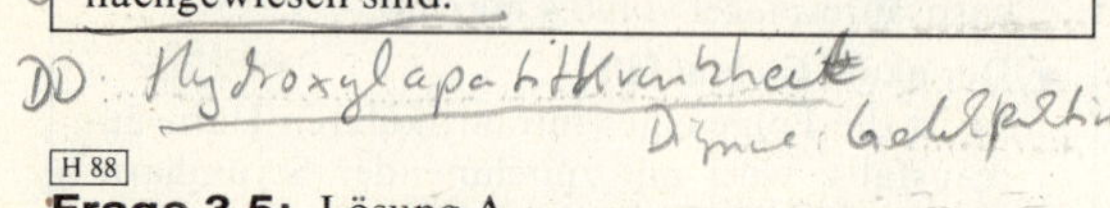

H 88

Frage 3.5: Lösung A

Dem Lerntext entsprechend sind die Antworten (1), (3) richtig.

Zu (2)
Im Röntgenbild sichtbare intraartikuläre Verkalkungen kommen u. a. bei der Chondrokalzinose, beim Hyperparathyreoidismus und bei der degenerativen Meniskopathie vor.

Zu (4)
Beschrieben sind die typischen Zeichen der Arthrose.

F 89

Frage 3.6: Lösung C

Entsprechend dem Lerntext ist Lösung (C) richtig.

H 85

Frage 3.7: Lösung D

Frage 3.8: Lösung E

Gemeinsamer Kommentar

Die Gicht führt zur Urat-, die Chondrokalzinose zur Kalziumpyrophosphat-Kristallbildung in den Gelenken.

Zu (A)
Der Strahlbefall der Fingergelenke ist typisch für die Arthritis psoriatica.

Zu (B)
Der symmetrische Befall der Fingerendgelenke, der Fingermittelgelenke und Daumensattelgelenke ist typisch für die Polyarthrose.

Zu (C)
Der symmetrische Befall der Fingergrundgelenke und auch der Fingermittelgelenke ist typisch für die chronische Polyarthritis.

Zu (D)
Die Gicht befällt weitaus am häufigsten das Großzehengrundgelenk, häufig den Mittelfuß und die Sprunggelenke, weniger häufig Knie-, Hand- und Schultergelenk.

Zu (E)
Die Chondrokalzinose betrifft große Gelenke, vor allem das Kniegelenk, weniger das Hüft- und Schultergelenk.

F 87

Frage 3.9: Lösung B

Die Anamnese, die zum geschlechtsgebunden-rezessiven Erbgang der Hämophilie paßt, die typische starke Kontrakturneigung sowie der Röntgenbefund mit schwersten arthrotischen Veränderungen bereits in der zweiten Lebensdekade ist nur der Hämophiliearthropathie zuzuordnen.

Zu (A)
Eine angeborene Kniegelenkdysplasie würde sehr viel später zu Arthrose und Kontraktur neigen, die Patella würde nach lateral orientiert sein.

Zu (C)
Eine Rachitis kann zur Verformung der Kniegelenke im Varus- oder Valgussinne führen, eine frühzeitige Arthrose ist nicht zu erwarten.

Zu (D)
Der für die poliomyelitische schlaffe Quadrizepslähmung typische Patellatiefstand ist auf dem Röntgenbild nicht zu sehen.

Zu (E)
Auch bei der Osteochondrosis dissecans tritt die Sekundärarthrose eher spät auf.

H 82

Frage 3.10: Lösung C

Aufgrund der Anamnese mit bekannter Hämophilie A denkt man bei Gelenkveränderungen am ehesten an die Hämophilie-Arthropathie, die durch rezidivierende intraartikuläre Blutungen ausgelöst wird und im Röntgenbild einer schweren Arthrose ähnelt. Dementsprechend ist die Lösung (C) richtig.

Zu (A)
Da die Hämophilie-Arthropathie als sekundäre Arthrose angesehen werden kann, ist die Antwort (A) nicht falsch.

Zu (B)
Das Knochenhämangiom ist ein benigner Tumor, der die Wirbelkörper bevorzugt und durch strähnige Spongiosastruktur auffällt.

Zu (D)
Die Behandlung mit antihämophilem Globulin führt nicht zur Hüftkopfnekrose.

Zu (E)
Die Epiphyseolysis capitis femoris tritt als eigenständige Erkrankung in der Präpubertät und Pupertät auf. Sie hängt nicht mit der Hämophilie zusammen und äußert sich im Röntgenbild durch einen Abrutsch der Hüftkopfepiphyse.

Pathogenese der Arthrose III.6

Ursache der Arthrose ist ein Mißverhältnis zwischen der mechanischen Belastbarkeit und der lokalen mechanischen Beanspruchung des Gelenkknorpels. Dies führt zum Knorpelschaden, der deskriptiv-histologisch erfaßt werden kann: Anfangs ist nur die Knorpeloberfläche zerstört. Die Lamina splendens ist abgerieben, darunterliegende kollagene Fasern treten zutage. Die normalerweise spindeligen Chondrozyten ballen sich zu Clusters zusammen. Dann bilden sich tiefreichende Spalten und Knorpelulcera, Chondrozyten sterben ab. Als nächstes erreichen die Knorpelulzerationen die Knorpel-Knochengrenze, so daß eine „Knochenglatze" entsteht. Im Spätstadium treten subchondrale Knochenzysten und Schliffspuren am stark eburnisierten Knochen auf, örtlich bricht die subchondrale Knochenschlußlamelle ein. Gefäßeinsprossungen aus dem Markraum in noch vorhandene tiefe Knorpelschichten werden beobachtet.

Einteilung der Arthrosen III.7

Als **primäre Arthrosen** werden alle Arthrosen bezeichnet, bei denen man die Ursache des Mißverhältnisses zwischen Belastbarkeit und Beanspruchung des Gelenkknorpels nicht kennt. Sie treten ausschließlich im fortgeschrittenen Alter, meist nach dem 60. Lebensjahr auf.

Als **sekundäre Arthrosen** werden alle Arthrosen bezeichnet, deren Ursachen bekannt sind. Typisch ist ihr frühzeitiges Auftreten in der Lebensmitte, bei schwerster Gelenkschädigung können sie bereits im späten Jugendalter auftreten.

Ursache der Sekundärarthrosen III.8

Zweierlei Pathomechanismen können zur Sekundärarthrose führen:

- **Der Gelenkknorpel ist durch eine Primärerkrankung vorgeschädigt und damit vermindert mechanisch belastbar.**
  Knorpelschädigend wirken Traumen, wiederholte Mikrotraumen in Sport und Beruf, Arthritiden und Arthropathien. Typische Sekundärarthrosen sind z. B. die Arthrose nach Kniebinnenverletzung, die Ellenbogenarthrose des Werfers, die Kniearthrose des Bergarbeiters, die Arthrose nach bakterieller Arthritis sowie die Arthrose im Verlauf einer Hämophilie.
- **Der Gelenkknorpel ist nicht vorgeschädigt, wird aber aus biomechanischer Ursache lokal überbeansprucht.**
  Die Beanspruchung ist als lokale Druckbeanspruchung pro Flächeneinheit definiert. Dementsprechend tritt überall dort Überbeanspruchung auf, wo unphysiologische Druckspitzen auf reduziert druckaufnehmende Gelenkflächen auftreffen. Als wesentliche Ursachen dieser lokalen Überbeanspruchung sind angeborene oder erworbene *Gelenkinkongruenzen* und *Achsenfehlstellungen* zu nennen. Als typisches Beispiel einer Gelenkinkongruenz sei die Hüftsubluxation nach Hüftdysplasie genannt, bei der die Kontaktfläche zwischen Hüftkopf und Hüftpfanne deutlich reduziert ist. Als typisches Beispiel einer Achsenfehlstellung kann das starke Genu varum (valgum) gelten, bei dem das Kniegelenk nicht gleichmäßig axial, sondern vermehrt im medialen (lateralen) Anteil beansprucht wird.

Klinische Symptome der Arthrose III.9

Arthrosepatienten klagen über:

- **Schmerzen**
  Arthrosetypisch ist der frühmorgens und nach längerem Sitzen auftretende *Anlaufschmerz*. Im Gegensatz zur langanhaltenden Morgensteifigkeit beim entzündlichen Rheuma ist dieser Anlaufschmerz nur wenige Minuten dauernd. Ebenso arthrosetypisch ist der *Belastungsschmerz*, der nach längerem Gehen oder nach ungewohnter körperlicher Betätigung auftritt.
- **Funktionsstörungen**
  Es fallen zunehmende *Kontrakturen* auf. An der unteren Extremität bemerken die Patienten *Hinken*, reelle und funktionelle Beinverkürzungen und besonders am Knie *Instabilitätsgefühle*.
- **Deformitäten**
  An der oberen Extremität ist die Radialdeviation der Fingerendgelenke typisch für die Heberden-Arthrose. An der unteren Extremität ist das zunehmende Genu varum oder valgum der Kniearthrose zu beobachten.

Röntgenzeichen der Arthrose III.10

Die radiologischen Zeichen der Arthrose eilen der klinischen Manifestation weit voraus. Es gibt also keine Arthrose ohne Röntgenzeichen. Etwa in der Reihenfolge des Auftretens sind im Röntgenbild zu beobachten:

- **Die subchondrale Sklerose**
  Diese tritt an stark überbeanspruchten Gelenkabschnitten auf.
- **Die Gelenkspaltverschmälerung**
  Bei idiopathischen Arthrosen ist am ehesten eine konzentrische, bei biomechanisch zu deutenden Arthrosen eine asymmetrische Gelenkspaltverschmälerung zu sehen.
- **Randzacken = Osteophyten**
  Diese sind bei mittelgradigen bis schweren Arthrosen zu finden.
- **Geröllzysten**
  Diese sind als Zeichen einer fortgeschrittenen Arthrose subchondral an stark beanspruchten Gelenkabschnitten zu finden.
- **Gelenkdeformierungen**
  Die Gelenkdeformierung ist ein absolutes Spätzeichen und betrifft beide gelenkbildenden Knochen.

Prinzipien der operativen Arthrosetherapie III.11

Folgende Operationsprinzipien werden angewandt:

- **Die gelenkerhaltende, meist in Gelenknähe durchgeführte Umstellungsosteotomie**
  Sie beseitigt oder bessert Achsenfehlstellungen und Gelenkinkongruenzen und hält damit die Arthrose auf. Indiziert ist sie überwiegend bei beginnenden und mittelgradigen Arthrosen im jüngeren und mittleren Lebensalter.
- **Die Gelenkendoprothetik**
  Die typische Indikation ist die schwere Coxarthrose des älteren Patienten. Die Knieendoprothetik ist weniger erfolgreich, alle anderen Gelenke werden nur ausnahmsweise mit Endoprothesen versorgt.
- **Die Arthrodese**
  Der Vorteil der Versteifung ist die völlige Beschwerdefreiheit. Sie ist bei Arthrosen des oberen und unteren Sprunggelenkes die Methode der Wahl.
- **Die Resektion des Gelenkes**
  Sie führt z. B. am Großzehengrundgelenk zur Beschwerdefreiheit bei erhaltener Funktion. An der Hüfte ist die Resektion nach mehrfach fehlgeschlagener Endoprothetik sinnvoll, da sie zur Beschwerdearmut führt.

H 83

Frage 3.11: Lösung E

Entsprechend den Lerntexten sind alle Antworten richtig.

H 85
Frage 3.12: Lösung B

Entscheidend ist die Abgrenzung pathologischer Vorgänge in der Pathogenese der Arthrose von Zeichen der normalen Altersatrophie.

Zu (1)
In Spätstadien der Arthrose treten pathologisch zu deutende Fissuren und Einbrüche der subchondral gelegenen Knochenschlußlamelle auf, die eine Gefäßeinsprossung in die tiefe Knorpelzellschicht erlauben.

Zu (2)
Knorpelzellabbau tritt als pathologisches Phänomen bei der Arthrose, aber auch bei normaler Altersatrophie auf.

Zu (3)
Die Clusterbildung von Knorpelzellen ist als pathologisches Zeichen nur bei der Arthrose, nicht bei der Altersatrophie zu finden

Zu (4)
Elastizitätsabnahme des Knorpels findet sich sowohl bei der Altersatrophie als auch bei der Arthrose.

H 87
Frage 3.13: Lösung E

Zu (1), (2), (3) und (4)
Entsprechend dem Lerntext sind die typischen deskriptiv-histologischen Befunde der Arthrose beschrieben.

Zu (5)
Die granulomatöse Synovialitis ist der typische Befund der synovialen Form der Gelenktuberkulose.

F 84
Frage 3.14: Lösung A

Als präarthrotische Deformität bezeichnet man eine Gelenkdeformität, die noch keine Arthrosezeichen zeigt, aber aufgrund biomechanisch ungünstiger Voraussetzungen zur verfrühten Arthrose neigt. Dementsprechend ist Antwort (A) richtig, sowie Antwort (B) falsch.

Zu (C), (D), (E)
Neben den biomechanischen Faktoren ist eine schwer faßbare individuell unterschiedliche Knorpelqualität für die Arthroseentstehung entscheidend. Es kommt nicht selten vor, daß Patienten trotz präarthrotischer Deformitäten keine Arthrosen entwickeln. Umgekehrt entwickeln manche Patienten trotz frühzeitiger Korrektur einer präarthrotischen Deformität schwere Arthrosen.

F 87
Frage 3.15: Lösung E

Zu (1)
Übergewichtigkeit ist nach neueren Studien nicht arthroseauslösend, eine bestehende Arthrose wird jedoch durch Übergewicht verstärkt.

Zu (2)
Die Inkongruenz von Gelenkflächen ist eine wesentliche Ursache der Arthrose.

Zu (3)
Immobilisation führt zu einer Reduktion des Gelenkstoffwechsels und damit zur indirekten Schädigung des Knorpels mit der Folge der Arthrose. Bei bereits vorgeschädigten Gelenken können die in der konservativen Knochenbruchheilung üblichen Ruhigstellungszeiten zu irreversiblen Knorpelschäden führen.

Zu (4)
Bei der chronischen Synovitis ist der Gelenkstoffwechsel gestört, eine Arthrose ist die Folge.

F 88
Frage 3.16: Lösung E

Fangfrage mit hoher Fehlerquote. Arthrosen der Ellenbogengelenke und der Schultereckgelenke sind nach einer Mindestarbeitszeit von 2 Jahren am Preßluftwerkzeug ebenso als Berufskrankheit anerkannt, wie die allgemein bekannte Lunatumnekrose des Preßluftarbeiters. Also ist die Lösung (E) richtig.

Zu (A)
Eine Ermüdungsfraktur des proximalen Speichenendes ist dem Autor nicht bekannt.

Zu (B)
Die Gelenkchondromatose ist eine endogene metablastische Erkrankung, bei der die Synovialis Knorpelgewebe produziert, das in Form freier knorpeliger Gelenkkörper ins Gelenk abgestoßen wird. Eine exogene Ursache der Chondromatose gibt es nicht.

Zu (C)
Die Epicondylitis radialis ist bei Preßluftarbeitern nicht als Berufskrankheit anerkannt.

Zu (D)
Arthrosen des Ellenbogengelenkes können durch osteophytäre Einengung des Nerven im Sulcus nervi ulnaris zur Ulnarislähmung führen. Dieser Schädigungsmechanismus ist allerdings selten.

H 84

Frage 3.17: Lösung B

Entsprechend dem Lerntext ist Antwort (B) richtig.

Zu (A)
Die chronische Polyarthritis führt zur Morgensteifigkeit, die im Gegensatz zum kurzzeitigen arthrotischen Anlaufschmerz mehrere Stunden dauern kann.

Zu (C)
Die Arthritis urica führt im akuten Gichtanfall zu stärksten Spontanschmerzen mit Berührempfindlichkeit.

Zu (D)
Die akute traumatische Gelenkschädigung führt zum Bewegungsschmerz. Stellt man das verletzte Gelenk adäquat ruhig, ist der Patient beschwerdearm bis beschwerdefrei.

H 88

Frage 3.18: Lösung E

Entsprechend dem Lerntext sind die Antworten (A), (B), (C), (D) richtig.

Zu (E)
Die gelenknahe Osteoporose ist ein typisches Frühzeichen der chronischen Polyarthritis.

H 84

Frage 3.19: Lösung D

Frage 3.20: Lösung D

Gemeinsamer Kommentar

Entsprechend dem Lerntext werden in der Arthrosetherapie Alloarthroplastiken (= Gelenkendoprothesen) und Resektionsarthroplastiken (= Gelenkresektionen) durchgeführt, so daß die Lösungen (D) und (E) zur Auswahl stehen.

Zu 3.19
Schwere Gonarthrosen können mit Endoprothesen versorgt werden, obwohl die Langzeitergebnisse im Vergleich zur Hüftendoprothetik enttäuschend sind. Die Kniegelenksresektion ist keine adäquate Arthrosetherapie, da sie zur völligen Instabilität führt.

Zu 3.20
Die schwere Coxarthrose ist die typische Indikation zur totalendoprothetischen Versorgung. Die Hüftgelenksresektion sollte nur dann durchgeführt werden, wenn der Patient nicht mehr konservativ oder totalendoprothetisch therapiert werden kann.

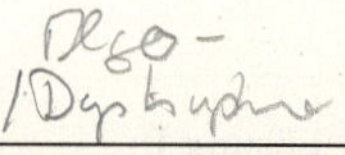

Sudeck-Syndrom **III.12**

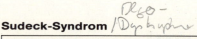

Neurovegetative Störung nach exogenen Schädigungen (Traumen, Operationen), manchmal nach banalen Traumen, selten spontan entstehend.
Bevorzugung von Hand und Fuß.

Klinik: Stadienverlauf: 3–5 Tage nach Verletzung Beginn des

Stadiums 1 (akute Entzündung) mit brennendem Schmerz (oft Spontanschmerz im Gips), livider Rötung, Schwellung, Überwärmung, extremer Druckempfindlichkeit, schmerzhafter Bewegungseinschränkung.

Röntgen: Unauffällig, eventuell leichte Spongiosararefizierung.

Therapie: Schmerzausschaltung durch Ruhigstellung (z. B. Gipsschale), unterbrochen von vorsichtiger Krankengymnastik zur Kontrakturprophylaxe. Antiphlogistische Maßnahmen, z. B. kalte Umschläge.
Medikamentöse Polypragmasie: Antiphlogistika, Calcitonin, Tranquilizer u. ä.

Stadium 2 (Dystrophie) 2.–4. Monat: Schmerz, graue, zyanotische, straffe Glanzhaut, beginnende Kontrakturen.

Röntgen: Fleckige Entkalkung der Spongiosa, Kortikalis „wie mit dem Bleistift gezogen".

Therapie: Aktive Krankengymnastik bis zur Schmerzgrenze, Anabolika, Durchblutungsförderung.

Stadium 3 (Defektheilung mit Schmerzlosigkeit): Haut-, Bindegewebs- und Muskelatrophie, Gelenkkontraktur.

Röntgen: Die fleckige Entkalkung hat sich rückgebildet, es bleibt jedoch eine deutliche diffuse Knochenatrophie bestehen.

Therapie: Wie 2, zusätzlich passive Krankengymnastik, eventuell operative Kontrakturbehandlung.

H 88

Frage 3.21: Lösung B

Entsprechend dem Lerntext ist Antwort (B) richtig, alle anderen Antworten sind mehr oder weniger unsinnig.

F 86

Frage 3.22: Lösung D

Zu (1), (2) und (4)
Diese Antwortmöglichkeiten entsprechen dem Sudeck-Syndrom, vgl. Lerntext.

Zu (3)
„Ameisenlaufen“ als Dysästhesieform tritt bei Neuritiden und vasomotorischen Störungen auf.

Aseptische Osteonekrosen **III.13**

Aus ungeklärter Ursache treten spontane, lokal begrenzte Zirkulationsstörungen auf, die zu einer umschriebenen Knochennekrose führen. Im Kindes- und Jugendalter heilen die Osteonekrosen mit oder ohne Defekt aus, im Erwachsenenalter verlaufen sie progredient. Die einzelnen aseptischen Nekrosen unterscheiden sich durch ihre typische Alters- und Geschlechtsverteilung, durch verschieden lange Krankheitsdauer, sowie durch ihre unterschiedliche Prognose.

Häufige aseptische Osteonekrosen des Kindes- und Jugendalters **III.14**

Bezeichnung	Lokalisation	Alter	♂ : ♀
Morbus Legg-Calvé-Perthes	Hüftkopfepiphyse	3–12	5 : 1
Morbus Köhler I	Os naviculare pedis	3–12	4 : 1
Morbus Köhler II	Metatarsalköpfchen 2–4	8–18	1 : 4
Morbus Osgood-Schlatter	Tibiaapophyse	12–16	♂ > ♀
Morbus Sinding-Larsen	unterer Patellapol	10–15	♂ > ♀
Morbus Sever = Apophysitis calcanei	Calcaneusapophyse	7–16	♂ > ♀

Aseptische Osteonekrosen des Erwachsenenalters **III.15**

Bezeichnung	Lokalisation	Alter	♂ : ♀
Morbus Kienböck = Lunatummalazie	Os lunatum	16–35	♂ > ♀
Idiopatische Hüftkopfnekrose	Hüftkopf	30–60	♂ > ♀
Morbus Ahlbäck	Medialer Femurkondylus	40–60	♂ > ♀

H 83

Frage 3.23: Lösung B

Frage 3.24: Lösung D

Gemeinsamer Kommentar

Entsprechend dem Lerntext ist die Lunatummalazie eine Erkrankung des Erwachsenen. Der Morbus Köhler II ist die einzige aseptische Osteonekrose des Kindes- und Jugendalters, die Mädchen bevorzugt befällt.

F 86

Frage 3.25: Lösung C

Unter der angebotenen Auswahl ist die Lunatummalazie die einzige Erwachsenenosteonekrose, so daß Antwort (C) richtig ist.

4 Erkrankungen der Muskeln, Sehnen, Sehnenscheiden und Bänder

H 87

Frage 4.1: Lösung D

Muskelverspannungen diverser Ursache führen nach längerer Dauer zum palpatorisch tastbaren, schmerzhaften, reversiblen Muskelhartspann. Im extremen Ausnahmefall kann sich dieser Muskelhartspann zum dattelkerngroßen, in Narkose verbleibenden, histologisch nachweisbaren Muskelknötchen, zur Myogelose, entwickeln.

Zu (1)
Die Myogelose ist streng lokal begrenzt, während sich der Muskelhartspann strangförmig oder großflächig tasten läßt.

Zu (2)
Der Muskelhartspann zeigt keinerlei histologische Veränderungen, während die Myogelose diese aufweist.

Zu (3)
Muskelhartspann und Myogelosen findet man typischerweise an der Trapezius- und Nackenmuskulatur, an der Unterarmmuskulatur und an der Beckenkamm- und Adduktorenmuskulatur, selten jedoch in der kleinen Handmuskulatur.

Zu (4)
Die chronische isometrische Beanspruchung, also die Zwangshaltung, ist der typische Auslöser des Muskelhartspanns.

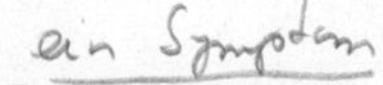

Polymyalgia rheumatica **IV.1**

Die Polymyalgia rheumatica ist eine ätiologisch unklare entzündliche Allgemeinerkrankung des älteren Menschen, die mit starken Muskelschmerzen einhergeht. Sie betrifft überwiegend Frauen über 60 Jahre. Nahezu die Hälfte aller Erkrankten leidet gleichzeitig an den Symptomen einer Arteriitis temporalis.

Die Erkrankung beginnt akut mit symmetrisch ausgebildeten Muskelschmerzen des Schulter- und/oder Beckengürtels. Die Schmerzen sind frühmorgens verstärkt und gehen mit Steifheit und Kraftlosigkeit einher. Die Patienten sind häufig depressiv verstimmt und nehmen Gewicht ab. Liegt eine Arteriitis temporalis vor, so klagen die Patienten/innen zusätzlich über starken Schläfenkopfschmerz, Visusverschlechterung, Doppelbildsehen und Hyperästhesien der Kopfhaut.

Die BSG ist regelmäßig über 70 mm in der ersten Stunde erhöht, CPK, Aldolase und EMG sind normal.

Die Polymyalgia rheumatica bessert sich schlagartig nach Kortikoidgabe. Es wird eine initiale Stoßtherapie mit anschließender schrittweiser Reduktion durchgeführt. Die Kriterien für die Erhaltungsdosis sind Beschwerdearmut sowie eine Blutsenkungsgeschwindigkeit unter 20 mm in der ersten Stunde.

F 89

Frage 4.2: Lösung B

Im Lerntext sind die Aussagen (A), (C), (D) und (E) richtig.

Zu (B)
Die Methode der Wahl bei der Polymyalgia rheumatica ist die Kortikoidgabe. D-Penicillamin wird als Basistherapeutikum bei der chronischen Polyarthritis angewandt.

Myopathia ossificans circumscripta IV.2

Definition: Lokale in den Weichteilen gelegene Knochenneubildung, hervorgerufen durch eine Metaplasie des Bindegewebes (nicht Muskelgewebes) oder durch Verknöcherung von Hämatomen.

Ursachen:

1. Einmaliges Trauma: Häufig ist die Verkalkung im Oberschenkel nach stumpfem Muskeltrauma und die periartikuläre Verkalkung nach Ellenbogenluxationen und -frakturen (Cave: Massage und passive Bewegungsübungen bei frischen Verletzungen).

2. Ständige wiederkehrende Mikrotraumen: z. B. Verkalkung im Bereich der Hüftadduktoren bei Reitern („Reiterknochen").

3. Operationstrauma: Besonders häufig (4–45%) und in verschiedener Ausprägung nach totalendoprothetischem Hüftgelenksersatz.

4. Neuropathische Ossifikation: Nach Schädel-Hirn-Traumen und Querschnittslähmungen auftretende spangenartige, versteifende periartikuläre Verkalkung großer Gelenke.

Therapie: Nach röntgenologisch und szintigraphisch nachweisbarer Ausreifung des Knochengewebes operative Entfernung des Kalkherdes.

F 83 F 86

Frage 4.3: Lösung E

Zu (A), (B), (C) und (D)
Alle vier Ursachen können zur Myopathia ossificans circumscripta führen (vgl. Lerntext).

Zu (E)
Überdosierte Kalziumtherapie führt eher zu renalen und neuromuskulären Symptomen.

H 86

Frage 4.4: Lösung D

Zu (A)
Bei fehlender Ruhigstellung einer Fraktur entsteht der Frakturkallus am Bruchspalt und ist nicht periartikulär gelegen.

Zu (B)
Eine hämatogene Osteomyelitis befällt zuerst den Knochenmarksraum, später auch die Kompakta. Nach frühestens 7–10 Tagen kommt es zur Rarefizierung und fleckigen Demineralisation der Knochenstruktur.

Zu (C)
Das osteogene Sarkom zeigt häufig irreguläre Knochenneubildung (Spikulae-Areale).

Zu (D)
Die massiven beidseitigen periartikulären Weichteilverkalkungen und die Anamnese (Schädelhirntrauma, längere Bewußtlosigkeit) weisen auf die Myositis ossificans hin.

F 88

Frage 4.5: Lösung D

Zu (1), (4) und (5)
Entsprechend dem Lerntext führen alle genannten Ursachen zur Myositis ossificans circumscripta.

Zu (2)
Hyperkalzämie führt zur renalen und neuromuskulären Symptomatik.

Zu (3)
Als seltenes Krankheitsbild mit teilweise erblicher Komponente führt die Myositis ossificans progressiva zu zunehmender generalisierter Muskelverhärtung und Muskelverkalkung.

F 89

Frage 4.6: Lösung A

Der Begriff der heterotopen Ossifikation ist synonym zum Begriff der Myopathia ossificans circumscripta. Dementsprechend ist Antwort (A) richtig.

Zu (B)
Bevorzugt betroffen sind Muskelgruppen, die auf kurzem Wege Gelenke überbrücken, so z. B. der M. brachialis und der M. iliopsoas.

Zu (C)
Das Kompartmentsyndrom führt zur fibrösen Kontraktur der betroffenen Muskulatur, nicht jedoch zur Verkalkung.

Zu (D)
Schlaffe Paresen führen zur Knochenatrophie, nicht jedoch zu Verkalkungen außerhalb des Knochens.

Zu (E)
Fluorosen führen zur erhöhten Sprödigkeit des Knochens und damit zu erhöhter Frakturneigung, nicht jedoch zu Weichteilverkalkungen.

Kompartmentsyndrome **IV.3**

Kompartmentsyndrome entstehen, wenn innerhalb geschlossener Muskellogen der Gewebsdruck stark ansteigt. Diese Gewebsdruckerhöhung kann durch schnürende Verbände und Gipsverbände von außen erzeugt werden, häufiger ist jedoch die innere Steigerung des Gewebsdruckes bei posttraumatischen oder postoperativen Ödemen, nach Verschlüssen der zuführenden Gefäße, selten auch nach ungewohnter sportlicher Überbeanspruchung der betroffenen Muskellogen. Der Anstieg des Gewebsdruckes führt im Sinne eines Zirkulus vitiosus zur Mikrozirkulationsstörung, die wiederum zum vermehrten Ödem und zum weiteren Anstieg des Gewebsdruckes führt. Es resultieren Muskel- und Nervennekrosen mit typischen Ausfallerscheinungen bis hin zur völligen Gebrauchsunfähigkeit der betroffenen Extremität.
An der unteren Extremität sind bevorzugt die 4 Logen des Unterschenkels, insbesondere die Tibialis anterior-Loge betroffen. An der oberen Extremität sind bevorzugt die Beugerlogen des Unterarms betroffen.
Klinische Symptome sind ein brennend-bohrender Spontanschmerz, der sich bei passiver Muskeldehnung verstärkt und die tastbare starke Spannung der Faszie. Im fortgeschrittenen Stadium treten Hypästhesien und Parästhesien auf, dann entwickelt sich eine Muskelschwäche bis hin zur völligen Lähmung.
Das Kompartmentsyndrom muß im Frühstadium innerhalb der 6–12 Stundenfrist operativ durch Faszienspaltung behandelt werden, da sonst irreversible Schäden bleiben. Die Entscheidung zur operativen Therapie fällt nach dem klinischen Verlaufsbefund sowie nach den Ergebnissen der subfaszialen Gewebsdruckmessung. Bei verspäteter Therapie tritt am Unterarm die Volkmann-Kontraktur auf. Diese ist charakterisiert durch eine Beugekontraktur des Handgelenkes und der Fingermittel- und -endgelenke. Die Grundgelenke sind überstreckt, der Daumen ist adduziert.
An der unteren Extremität droht ein kontrakter Spitzklumpfuß, der häufig mit Krallenzehen und mit einem Hallus flexus vergesellschaftet ist.

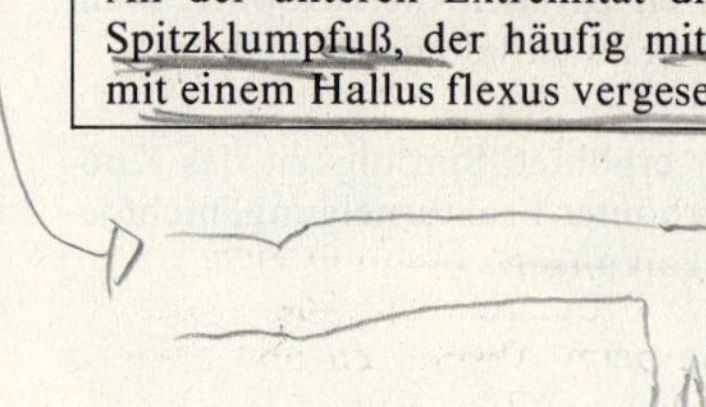

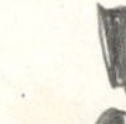

F 89

Frage 4.7: Lösung D

Dem Lerntext entsprechend ist Lösung (D) richtig.

Zu (A)
Eine Nervenlähmung äußert sich normalerweise ohne Schmerzen.

Zu (B)
Die Thrombose ist typischerweise nicht von sensiblen und motorischen Ausfällen begleitet.

Zu (C)
Eine Infektion führt typischerweise nicht zu motorischen und sensiblen Ausfällen.

Zu (E)
Eine Muskelhernie ist meist asymptomatisch.

H 88

Frage 4.8: Lösung E

Entsprechend dem Lerntext sind die Aussagen (A), (B), (C), (D) richtig.

H 88

Frage 4.9: Lösung D

Entsprechend dem Lerntext ist die operative Faszienspaltung die Methode der Wahl.

Zu (A), (B), (C)
Alle 3 Antworten sind grundfalsch, da sie ein Kompartmentsyndrom verstärken. Sowohl der Gipsverband, als auch der Verband mit einer elastischen Binde, als auch die Hochlagerung würden den intrafaszialen Druck weiter erhöhen.

Zu (E)
Die Saluretikagabe ist beim Kompartmentsyndrom ohne Effekt. Die einzig sinnvolle, nicht operative Therapie, die im Frühstadium eines Kompartmentsyndroms unter sorgfältiger Verlaufskontrolle versucht werden kann, ist die Kryotherapie mit Eisauflagen.

F 89

Frage 4.10: Lösung B

Die suprakondyläre Oberarmfraktur ist die typische Ursache der Volkmann-Kontraktur, auch das gezeigte Bild ist klassisch. Also ist (B) richtig.

Zu (A)
Bei der spastischen Armlähmung ist das Muskelrelief nicht verschmächtigt, die Fingergrundgelenke sind im Gegensatz zum gezeigten Bild gebeugt, der Daumen ist in die Faust eingeschlagen.

Zu (C)
Bei der Sudeck-Dystrophie ist eine Beugekontraktur aller Fingergelenke ungefähr in Mittelstellung vorhanden, sowohl die Fingerstreckung als auch der Faustschluß sind nicht möglich.

Zu (D) und (E)
Hysterische oder simulierte Haltungen orientieren sich meist nicht an echten Lähmungsbildern, da der Patient die genauen Pathomechanismen der Lähmungen nicht kennt.

Tendinosen / Spontane Sehnenrupturen IV.4

Der nicht entzündliche Sehnenverschleiß ist auf Besonderheiten des Verlaufs der Sehnen (Engpässe, Umknickpunkte) und auf berufliche sowie sportliche Überbeanspruchung zurückzuführen. Die Sehnendegeneration verläuft meistens klinisch stumm, führt aber auch manchmal zu starken Schmerzen und Funktionseinschränkungen. Subkutane spontane Rupturen können mit und ohne vorhergehende Schmerzanamnese auftreten.

An der oberen Extremität werden spontane Rupturen der *Rotatorenmanschette* (besonders des M. supraspinatus und infraspinatus), der *Bizepssehne*, der *Fingerstrecksehnen* über dem Endgelenk (Hammerfinger) und dem Mittelgelenk (Knopflochdeformität) und der *Extensor-pollicis-longus-Sehne* am Handgelenk (Trommlerlähmung) gesehen.

An der unteren Extremität kann die *Quadrizeps-* und *Patellarsehne* sowie die *Achillessehne* reißen.

Insertionstendopathien IV.5

Insertionstendopathien sind als lokalisierte schmerzhafte Abnutzungserscheinungen von Sehnenursprüngen und -ansätzen definiert. Unterschieden werden primäre und sekundäre Insertionstendopathien.

Primäre Insertionstendopathien werden durch Überbeanspruchung im Sport und Beruf sowie durch unbewußte Muskeltonuserhöhungen psychosomatischen Ursprungs ausgelöst.

Sekundäre Insertionstendopathien werden durch reflektorische Fehlbeanspruchung bei Wirbelsäulen-, Gelenk- und Knochenerkrankungen verursacht. Typische Krankheitsbilder sind die Epicondylopathia humeri radialis (Ursprung der Hand- und Fingerextensoren am Epicondylus humeri radialis), das Grazilis- und Adduktorensyndrom (Ursprung der Grazilissehne und der Hüftadduktoren am Schambein) und das Patellaspitzensyndrom (Ansatz der Quadrizepssehne an der Patella).

Die Diagnose beruht auf Schmerzangaben des Patienten

1. bei der lokalen Palpation bei den typischen Druckschmerzpunkten,
2. bei der isometrischen Funktionsprüfung der zugehörigen Muskelgruppen und
3. bei der passiven Überdehnung der zugehörigen Muskelgruppen.

Nach der klinischen Diagnose einer Insertionstendopathie müssen benachbarte Gelenke und korrespondierende Wirbelsäulenabschnitte mit untersucht werden. Nur so können primäre und sekundäre Insertionstendopathien unterschieden und differenziert behandelt werden.

Tendovaginitis stenosans IV.6

Bindegewebige Degeneration der Sehnenscheide mit sekundärer spindeliger Auftreibung der Sehne durch chronischen Reiz an anatomisch präformierten Stellen.

Schnellender Finger (Daumen): Betroffen ist die Sehnenscheide der Fingerbeuger.

Klinik: Schmerzen und tastbares, bei Beugung verschiebliches Knötchen beugeseitig über dem Fingergrundgelenk. Im fortgeschrittenen Stadium blockiert der Finger in Beugung, er muß ruckartig mit Schmerzen gestreckt werden.

Therapie: Operative Sehnenscheidenspaltung.

Tendovaginitis stenosans de Quervain: Betroffen sind die Sehnenscheiden des Musculus extensor pollicis brevis und Musculus abductor pollicis longus im 1. Sehnenfach des Retinaculum extensorum.

Klinik: Schmerzen, im akuten Stadium auch Krepitieren über dem Processus styloideus radii. Schmerzverstärkung beim Abspreizen und Strekken des Daumens gegen Widerstand. Manchmal Sehnenschnellen.

Therapie: Im akuten Fall Ruhigstellung und Antiphlogistikum, bei chronischem Verlauf operative Sehnenscheidenspaltung.

H 88

Frage 4.11: Lösung A

Man kann davon ausgehen, daß eine gesunde, degenerationsfreie Sehne selbst bei maximaler Kraftanspannung nicht reißt. Das schwächste Glied in der Verbindungskette Knochenursprung–Sehne–Muskel ist der Muskel. Dementsprechend sind im Sport vor allem Muskelrisse und knöcherne Ausrisse zu beobachten. Wenn eine Sehne reißt, dann war sie degenerativ vorgeschädigt. Es sind also die Aussagen (1) und (2) richtig.

Zu (3)
Der Trochanter minor ist Ansatzpunkt der Iliopsoassehne.

Zu (4)
Eine Myositis ossificans kann nach einer schweren Muskelkontusion auftreten, insbesondere wenn fälschlicherweise mit Massagen therapiert wird.

Zu (5)
Kompartmentsyndrome des Oberschenkels sind selten, jedoch nach schweren Weichteilkontusionen vorkommend.

F 88

Frage 4.12: Lösung B

Fangfrage, die jede(r) zweite(r) Student(in) falsch beantwortet hat. Es wird spekuliert, daß der M. biceps brachii mit dem M. biceps femoris und der M. extensor pollicis longus mit dem M. extensor hallucis longus verwechselt wird.

Zu (1)
Der M. extensor hallucis longus hebt die Großzehe, er ist nicht rupturgefährdet. In der Diagnose der Ischialgie ist er ein wichtiger Kennmuskel für den Wurzelschaden L5.

Zu (2)
Kommt es im Rahmen einer Periarthropathia humeroscapularis zu einer Rotatorenmanschettenruptur, so ist am häufigsten die Sehne des M. supraspinatus betroffen.

Zu (3)
Die Achillessehnenruptur ist die wichtigste subkutane Ruptur der unteren Extremität, zumeist ist die Überbeanspruchung im Sport die Ursache.

Zu (4)
Die Sehne des M. biceps femoris ist nicht rupturgefährdet.

Zu (5)
Die Insertionstendopathie der Hüftadduktoren am Schambein kommt überwiegend beim Fußballer vor. Eine Rupturgefahr des Sehnenansatzes besteht nicht, jedoch kommen Muskelrisse im Muskelbauch vor.

F 87

Frage 4.13: Lösung D

Entsprechend dem Lerntext sind die Aussagen (A), (B) und (C) richtig.

Zu (D)
Eine Probeexzision ist völlig unsinnig, da keinerlei Korrelation zwischen histologischer Sehnendegeneration und klinischer Manifestation einer Insertionstendinose besteht.

Zu (E)
Bei sekundären Insertionstendopathien muß die Grunderkrankung mitbehandelt, bei primären Insertionstendopathien muß die ursächliche Überbeanspruchung beseitigt werden.

F 84 F 89

Frage 4.14: Lösung D

Die Tendovaginitis crepitans ist die akute Verlaufsform der Tendovaginitis stenosans. Sie tritt nach ungewohnter Tätigkeit oder nach übermäßiger Beanspruchung auf und macht sich durch ein deutliches Krepitieren der bewegten Sehne bemerkbar. Aussage (D) ist also richtig.

Zu (A), (B), (C)
Weder bei Muskelatrophien noch beim Marfansyndrom, noch bei der Steroidtherapie werden krepitierende Tendovaginitiden beobachtet.

Zu (E)
Die chronische Polyarthritis (= rheumatoide Arthritis) führt zur rheumatischen Tenosynovialitis, nicht jedoch zur Tendovaginitis.

F 87

Frage 4.15: Lösung E

Die rheumatische Tenosynovitis, richtiger Tenosynovialitis, betrifft ca. 65% aller Rheumapatienten. Bevorzugt sind die Sehnenscheiden der Finger- und Handgelenkstrecker befallen, seltener auch die der Finger- und Handgelenkbeuger. Das stark proliferative und infiltrative Wachstum der Sehnenscheide führt sekundär zu Nervenengpaßsyndromen und Sehnenrupturen.

Zu (A)
Spontane Achillessehnenrupturen beim Rheumatiker sind möglich. Da die Achillessehne keine Sehnenscheide besitzt, ist die Ursache jedoch nicht in einer Tenosynovialitis zu sehen.

Zu (B)
Die Epicondylitis humeri radialis ist eine degenerativ bedingte Insertionstendopathie.

Zu (C)
Das Supraspinatussyndrom ist ebenfalls degenerativ bedingt, außerdem besitzt die Supraspinatussehne keine Sehnenscheide.

Zu (D)
Das Supinatorsyndrom ist ein Nervenengpaßsyndrom des N. radialis im Supinatorkanal. Betroffen ist der rein motorische R. profundus n. radialis. Da der Supinatorkanal keine Sehnenscheiden enthält, ist das Supinatorsyndrom bei der chronischen Polyarthritis nicht gehäuft.

Zu (E)
Das Karpaltunnelsyndrom betrifft 60% aller Patienten mit chronischer Polyarthritis. Ursache ist die Druckerhöhung im Karpaltunnel durch die proliferierenden Sehnenscheiden der Fingerbeuger.

F 89

Frage 4.16: Lösung C

Chronische Bursitiden machen durch Raumforderung Ärger. Besonders lästig ist die Bursitis der Bursa subdeltoidea, da sie zu einem Engpaßsyndrom der Supraspinatussehne und damit zum klinischen Bild der Periarthropathia humeroscapularis führt. Lösung (C) ist richtig.

Zu (A)
Die Achillessehne reißt regelmäßig ca. 2 cm oberhalb des Ansatzes am Kalkaneus. Hier ist keine Bursa zu finden.

Zu (B)
Am Epikondylus humeri radialis ist keine Bursa zu finden.

Zu (D)
Die Tendovaginitis stenosans de Quervain wird durch eine Sehnenscheidendegeneration, nicht jedoch durch eine Bursitis hervorgerufen.

Zu (E)
Das Karpaltunnelsyndrom wird durch eine ligamentäre Einengung oder durch eine tenosynovitische Raumforderung im Karpaltunnel, nicht jedoch durch eine Bursitis hervorgerufen.

5 Andere Erkrankungen mit Auswirkung auf den Bewegungsapparat

Infantile Zerebralparese **V.1**

Prä-, peri- oder postnatal entstandene Schädigungen des Gehirns führen zum Krankheitsbild der infantilen Zerebralparese. Je nach Schwere und Topographie der Schädigung kommt es zu unterschiedlichen Ausfällen. Am auffälligsten sind motorische Störungen mit spastischen, athetotischen, ataktischen oder hypotonen Bewegungsmustern. Zusätzlich finden sich Seh-, Hör-, Sprach- und Perzeptionsstörungen sowie Verhaltens- und Intelligenzstörungen.

Die häufigste motorische Störung ist die **Spastik.** Sie ist durch eine erhöhte Spannung der Muskulatur, durch eine Verarmung der Bewegungsmuster, durch einen erhöhten Dehnungswiderstand, durch eine gestörte reziproke Innervation, durch assoziierte Bewegungen, durch gesteigerte Reflexe und durch Klonusbereitschaft charakterisiert. Sekundär entwickeln sich typische Kontrakturen sowie Gelenkluxationen.

Der spastische Arm zeigt typischerweise eine Pronations-Beugekontraktur des Ellenbogens, eine Beugekontraktur der Hand- und Fingergelenke sowie eine Adduktionskontraktur des Daumens. Die Wirbelsäule des Spastikers ist durch eine spastische Lähmungsskoliose gefährdet. Die Hüfte zeigt eine Beuge-Adduktions-Innenrotationskontraktur. Sekundär entwickelt sich eine starke Coxa valga antetorta, bei schweren Verlaufsformen auch eine spastische Hüftluxation. Die Kniegelenke neigen zur Beugekontraktur, die Füße verändern sich je nach Art der Dysbalance zum Spitzfuß, Klumpfuß oder Knickplattfuß.

Grundlage der Therapie ist eine konsequente Krankengymnastik auf neurophysiologischer Basis in Verbindung mit der Ergotherapie. Da diese die motorische Störung nur bessern, aber nicht beseitigen können, sind häufig zusätzlich orthopädische Hilfsmittel (Gehstöcke, Schuhzurichtungen, Schienen) nötig. Wenn funktionell störende Kontrakturen entstehen, sollte man weichteilentspannende Operationen durchführen. Knöcherne Korrekturoperationen sind vor allem am Fuß sinnvoll.

H 85

Frage 5.1: Lösung B

Die spastische Tetraplegie bei infantiler Zerebralparese zeigt ein typisches Befallsmuster der Lähmung: Lange zweigelenkige Beuger und Adduktoren neigen zu starker Spastik, ihre Antagonisten zeigen eine Schwäche.

Zu (1)
Typisch ist die Hüftbeuge-Adduktions-Innenrotationskontraktur; die bestehende Coxa valga ist Ausdruck der Schwäche der im Wachstum varisierend wirkenden Abduktoren.

Zu (2)
Es besteht bei der Spastik eine Tendenz zum X-Bein, der Knick ist jedoch regelmäßig im Kniegelenk; diaphysäre Verbiegungen kommen nicht vor.

Zu (3)
Die Lähmungsskoliose bei spastischer Tetraplegie ist nicht obligat; wenn sie auftritt, ist sie schwer zu therapieren.

Zu (4)
Das typische Lähmungsmuster ist der Spitzfuß mit gleichzeitiger Valgus- oder seltener Varusdeformität des Rückfußes.

Zu (5)
Am Arm typisch ist der gebeugte Ellenbogen, das gebeugte, ulnar abduzierte Handgelenk sowie die gebeugten Finger und der eingeschlagene Daumen.

F 89

Frage 5.2: Lösung B

Entsprechend dem Lerntext sind die Krankengymnastik auf neurophysiologischer Basis und die Ergotherapie wichtige Therapieformen. Bei zunehmender Kontraktur werden weichteilentspannende Operationen in Form von Muskelablösungen und Sehnentranspositionen durchgeführt. Hydroelektrische Bäder können den zentral bedingten pathologisch hohen Muskeltonus nicht beeinflussen, so daß Antwort (B) richtig ist.

H 82

Frage 5.3: Lösung D

Eine isolierte spastische Adduktorenlähmung gibt es nicht, typisch ist die Beuge-Adduktions-Innenrotationskontraktur der Hüfte. Diese führt sekundär zur spastischen Coxa valga antetorta und fakultativ zur spastischen Hüftluxation. Das spastische Genu valgum wird durch die Adduktionsstellung des Oberschenkels begünstigt. Dementsprechend sind die Antworten (1), (3), (5) richtig.

Zu (2), (4)
Genua vara und Coxa vara kommen typisch bei Rachitis vor.

H 82

Frage 5.4: Lösung C

Das Kniegelenk neigt grundsätzlich zur Beugekontraktur. Dies gilt nicht für die poliomyelitische schlaffe Lähmung des M. quadrizeps femoris, die zum Genu recurvatum führt. Entsprechend dem Lerntext Quadrizepslähmung im Kapitel 1 stabilisieren diese Patienten das Knie durch unbewußte Rekurvation im Kniegelenk. Die Antwort (C) ist demnach richtig.

Zu (A), (B), (D)
Alle genannten Erkrankungen neigen im Spätstadium zur Kniebeugekontraktur.

Zu (E)
Die Chondromatose ist eine Gelenkerkrankung, die freie Gelenkkörper produziert. Typisch ist die ausschüttelbare, kurzzeitige Gelenksperre, meist in Beugung.

F 83

Frage 5.5: Lösung E

Die kausale Therapie ist immer die beste Therapie. Bei kurzzeitig bestehender Narbenkontraktur kann man die Narbenschrumpfung operativ beseitigen und das Gelenk anschließend mit Quengelbehandlung aufdehnen, wobei die Gelenkversteifung durch redressierende Verbände, Spanner, Schrauben u. a. allmählich gelöst wird. Die darauf folgende konsequente Krankengymnastik und begleitende Nachtschienenbehandlung verhindern das Rezidiv. Die Aussage (E) ist richtig.

Zu (A)
Ein forciertes Redressment würde ein Narbenrezidiv und damit ein Kontrakturrezidiv hervorrufen.

Zu (B)
Eine Ruhigstellung des Ellenbogengelenkes in Streckstellung über mehrere Wochen würde zur sicheren Ellenbogenstreckkontraktur führen.

Zu (C)
Eine Verkürzungsosteotomie des distalen Humerus würde die tendomyogene und kapsuloligamentäre Kontraktur des Ellenbogens nicht beeinflussen.

Zu (D)
Die alleinige Quengelung einer Narbe führt trotz anschließender Krankengymnastik zum Rezidiv.

6 Orthopädische Gesichtspunkte in der Traumatologie des Haltungs- und Bewegungsapparates

Frakturheilungsmechanismen VI.1

Es sind zwei Formen der Frakturheilung möglich:

1. Primäre Knochenbruchheilung
Sie ist typisch nach stabiler Osteosynthese, es wird kein Kallus gebildet. Bei exakter anatomischer Reposition ohne Spaltbildung wandern Osteone direkt von einem Bruchfragment in das andere. Diese Art der primären Knochenheilung wird *Kontaktheilung* genannt. Verbleibt bei insgesamt stabiler Osteosynthese zwischen den Fragmenten ein Spalt, so füllt sich dieser entlang des Frakturverlaufes mit Lamellenknochen, der sekundär durch längsgerichtete Osteone ersetzt wird. Diese Art der primären Knochenheilung wird *Spaltheilung* genannt.

2. Sekundäre Knochenbruchheilung
Sie ist typisch bei konservativer Frakturbehandlung in Gips bzw. Extension und basiert auf Kallusbildung. Anfänglich kleinere Bewegungen und mangelhafter Kontakt der Fragmentenden behindern die sekundäre Knochenbruchheilung nicht. Im Stadium der *bindegewebigen Organisation* wird das Frakturhämatom durch einwachsendes Granulationsgewebe ersetzt. Dieser Bindegewebskallus ist noch sehr dehnbar und wenig anfällig gegen Mikrobewegungen. Im Stadium des *Knorpelkallus* wird der Bindegewebskallus durch Knorpelgewebe ersetzt. Dieser Knorpelkallus fixiert die Fragmentenden bereits recht gut, ist jedoch anfällig gegenüber Scher- und Biegekräften. Im Stadium der *Ossifikation* differenzieren die Knorpelzellen zu Osteoblasten und -zyten und bilden den festen, aber spröden und refrakturgefährdeten Fixationskallus. Erst unter zunehmender Beanspruchung richtet sich der regellos angeordnete Fixationskallus in die normale Richtung der Spongiosabälkchen und der Kortikalis aus.

Frakturheilungsmethoden VI.2

Eine normale Knochenbruchheilung setzt *Stabilität* im Frakturbereich und *Vitalität* des Knochens und der umgebenden Weichteile voraus. Die Idealmethode der Bruchbehandlung fixiert im Frakturbereich stabil und läßt zugleich möglichst starke, die Durchblutung und den Knochen- und Weichteilmetabolismus anregende Beanspruchung zu. Alle bisher bekannten Methoden erfüllen diese Forderungen nur teilweise.

1. Stabile Osteosynthesen (Schraubenosteosynthesen, Plattenosteosynthesen, Zuggurtungsosteosynthesen) fixieren Frakturen übungsstabil, so daß unmittelbar postoperativ durch krankengymnastische Übungen und Teilbelastung der Gesamtmetabolismus der frakturierten Extremitäten günstig beeinflußt werden kann. Nachteilig ist die lokale Störung des Knochen- und Gewebsmetabolismus durch das Operationstrauma und durch störende Einflüsse der Implantate.

2. Intramedulläre Osteosynthesen (Markraumnägel, Bündelnägel) lassen eine optimale Beanspruchung der frakturierten Extremität zu, da sie belastungsstabil sind. Die Fixation im Bruchbereich ist trotz Belastungsstabilität meist nicht vollständig ausgebildet, so daß primäre und sekundäre Knochenheilung nebeneinander vorkommen.

3. Die konservative Knochenbruchbehandlung läßt den lokalen Metabolismus um den Frakturspalt herum ungestört und fixiert die Fraktur im Normfall genügend gut. Der Nachteil ist die lange und meist gelenküberbrückende Ruhigstellung mit negativer Auswirkung auf den Gesamtmetabolismus der frakturierten Extremität.

4. Der Fixateur externe (Rahmenfixateur, Ringfixateur) vereint bei günstiger Montagemöglichkeit die Vorteile der konservativen Frakturbehandlung (ungestörter lokaler Metabolismus am Frakturspalt) mit denjenigen der Osteosynthesen (genügend gute Fixation mit Übungs- bzw. Belastungsstabilität).

Wachstumsstörungen
- Vaskularisationsstörungen (aseptische Osteonekrose) z.B. M. Perthes, M. Scheuermann
- Traumen (siehe [illegible])
- Infektion
- Tu's
- Rö-Bestrahlung
- OP.

H 88

Frage 6.1: Lösung B

Die sekundäre Knochenbruchheilung ist die typische physiologische Knochenbruchheilung der konservativen Frakturenbehandlung.
Dementsprechend entfallen (C), (D), (E), die Lösung (B) ist richtig.

Zu (A)
Die Pseudarthrose ist immer pathologisch und steht am Ende einer mißglückten Knochenbruchheilung.

F 87

Frage 6.2: Lösung D

Zu Aussage (1)
Eine zusätzliche äußere Fixation mittels Gipsverband würde entsprechend dem Lerntext einen wesentlichen Vorteil der Osteosynthese – die frühe Beübbarkeit mit guter Auswirkung auf den Knochen- und Weichteilmetabolismus – wieder zunichte machen.
Zu Aussage (2)
Die beiden wesentlichen Hauptursachen der Pseudarthrose sind die mangelhafte Stabilität am Frakturspalt und die mangelnde Vitalität im Knochen- und Weichteilbereich, z. b. bei Infektion und größeren Knochen- und Weichteildefekten.

H 88

Frage 6.3: Lösung A

Pseudarthrosen des langen Röhrenknochens entstehen bei mangelhafter Stabilität am Frakturspalt und/ oder bei mangelhafter Durchblutung im Knochen- und Weichteilbereich. Sie führen zu Belastungsschmerzen, im Röntgenbild ist in Höhe des ehemaligen Frakturspaltes eine Osteolysezone zu sehen. Eine Pseudarthrose kann ohne stabilisierende konservative oder operative Therapie nicht ausheilen. Aussage (1) ist richtig.

Zu (2)
Die Pseudarthrose wird bei verminderter Durchblutung und Vitalität im Frakturbereich beobachtet.
Zu (3)
Die Sklerosierung des gesamten Röhrenknochens ist ein Zeichen der Osteomyelitis.
Zu (4)
Die Bewegungstherapie ohne zusätzliche stabilisierende Maßnahmen führt zur Unruhe im Frakturspalt und fördert die Entstehung einer Pseudarthrose.

Posttraumatische Wachstumsstörungen VI.3

Das Längenwachstum des Röhrenknochens geht von den meist bipolar angelegten Epiphysenfugen (= Epiphysenplatten = Physen) aus.

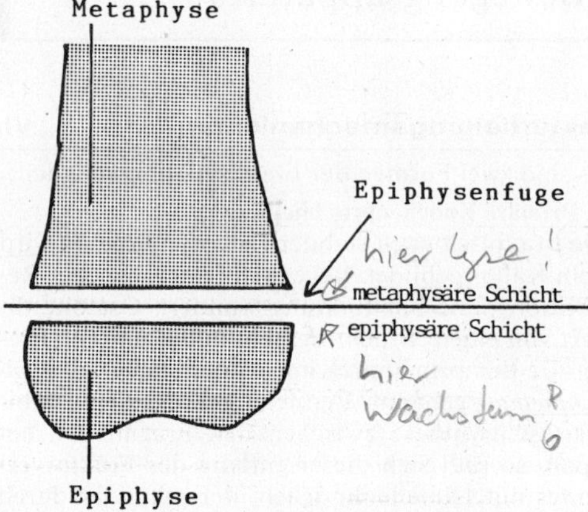

Abb. 21. Morphologie der Epiphysenfuge und ihrer Umgebung

Aus klinischer Sicht sind entsprechend Abb. 21 zwei Schichten der Fuge zu unterscheiden:
1. Die **epiphysäre Schicht** ist die mechanisch sehr widerstandsfähige **Proliferationszone.** Ihre Verletzung führt zu Wachstumsstörungen.
Die **metaphysäre Schicht** ist die gegen Scher- und Beugekräfte anfällige, nicht proliferierende Ossifikationszone, in der sich die **Epiphysenlösungen** abspielen. Ihre Verletzung führt nicht zu Wachstumsstörungen.

Mit diesem Wissen sind die kindlichen Epiphysenverletzungen nach dem **Aitken-Schema** prognostisch einzuteilen und unterschiedlich zu therapieren.

Aitken I (Epiphysenlösungen mit oder ohne metaphysären Biegungskeil): Die Lyse findet in der metaphysären Schicht statt, die Proliferationszone ist unverletzt, Wachstumsstörungen sind im allgemeinen nicht zu erwarten; Therapie fast immer konservativ.

Aitken II (Epiphysenfraktur): Der Frakturspalt kreuzt die Epiphyse und setzt sich in der metaphysären Schicht der Fuge als partielle Lyse fort, die Proliferationszone ist verletzt, Wachstumsstörungen sind zu erwarten; Therapie operativ: exakte Fragmentstellung.

Aitken III (Epiphysen- und Metaphysenfraktur): Der Frakturspalt durchkreuzt Epiphyse, Fuge und Metaphyse; die Proliferationszone ist verletzt, Wachstumsstörungen sind zu erwarten; Therapie operativ: exakte Fragmentstellung.

F 84

Frage 6.4: Lösung E

Beschrieben ist eine nicht adäquat behandelte kindliche mediale Sprunggelenksfraktur Typ Aitken III. Die Proliferationszone der medial gelegenen Epiphysenfuge ist geschädigt, so daß im weiteren Wachstum ein zunehmendes Crus varum in Kombination mit einer Tibiaverkürzung zu erwarten ist. Entsprechend dem Lerntext sind die Aussagen (A), (B), (C), (D) falsch, die Lösung (E) ist richtig.

H 83

Frage 6.5: Lösung D

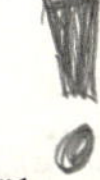

Frakturen kindlicher Röhrenknochen stimulieren durch die während der Frakturheilung auftretende Hyperämisierung die angrenzenden Wachstumsfugen. Sie heilen dadurch mit Verlängerung aus. Im geschilderten Fall ist eine Beinverlängerung rechts mit Beckenschiefstand nach links und kompensatorischer linkskonvexer lumbaler Ausgleichshaltung zu erwarten. Da der Patient jedoch eine unlogische rechtskonvexe Lumbalskoliose besitzt, muß man annehmen, daß er zusätzlich an einer Zweiterkrankung in Form einer strukturellen Skoliose leidet.
Dementsprechend ist die Aussage (2) falsch, die anderen Aussagen sind richtig.

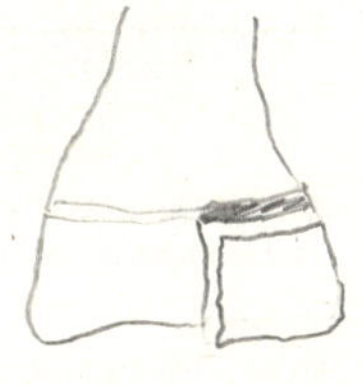

7 Allgemeine orthopädische Therapie

Immobilisationsstellung / Arthrodesenstellung VII.1

1. Immobilisationsstellung: Müssen Gelenke in akut-entzündlichen Schüben oder nach Verletzung ruhiggestellt werden, dann lagert man entsprechend der Abb. 22 in Immobilisationsstellung. Diese Stellung wirkt der zu erwartenden reflektorischen Schonstellung des jeweiligen Gelenkes dadurch entgegen, daß sie die schrumpfungsgefährdeten Bänder, Gelenkkapseln und Membranen maximal anspannt. Sie ist häufig nicht identisch mit der Neutralstellung und nicht identisch mit der Mittelstellung.

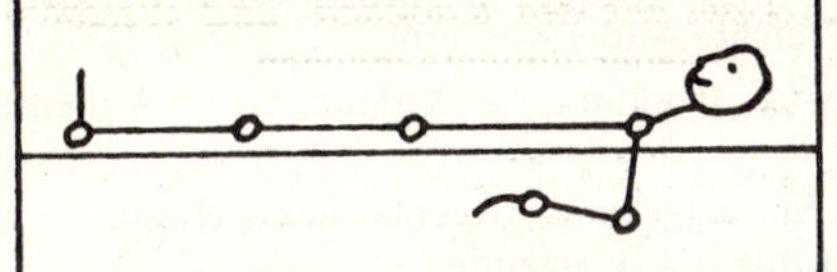

Abb. 22. Immobilisationsstellung der Gelenke

Hand: Lockerer Faustschluß mit 80° Beugung der Fingergrundgelenke, Daumen und Zeigefingerkuppe berühren sich.

Handgelenk: Leichte Dorsalextension

Ellbogengelenk: Rechtwinkelig gebeugt, Unterarm leicht supiniert

Schultergelenk: Abduziert

Hüftgelenk: Gestreckt, leicht abgespreizt

Kniegelenk: Gestreckt

Oberes Sprunggelenk: Rechtwinkelig

Fuß: In Pronation

Ist abzusehen, daß eine endgültige Versteifung eintritt, erstrebt man die

2. Arthrodesenstellung (= Funktionsstellung): diese Stellung ermöglicht dem Patienten die bestmögliche Restfunktion des versteiften Gelenkes. Sie ist meist nicht identisch mit der Neutralstellung, Mittelstellung oder Immobilisationsstellung.

Fingermittel-/endgelenk: 45/15°-Beugung

Daumengrund-/eckgelenke: 15°/15°-Beugung

Handgelenk: Beste Schreibstellung = 20° Dorsalextension + 2. Strahl in Verlängerung zum Radius. Kräftigster Faustschluß = 20° Dorsalextension + 3. Strahl in Verlängerung zum Radius. Beste Toilettenpflege = 0° Flexion)

Ellenbogen: Nach Möglichkeit keine Versteifung, wenn, dann zwei Möglichkeiten: 90°-Beugung: Kopf erreichbar, 45°-Beugung: Toilettenhygiene einfach

Schultergelenk: 80°-Winkel zwischen Humerus und lateralem Skapularand, entspricht einer klinischen Abduktion von 45°

Hüfte: 15–20° Flexion, Spreizung neutral –5° Adduktion, leichte Außenrotation

Knie: 10–15° Beugung, 10° Valgus, 5–10° Außendrehung

Oberes Sprunggelenk: Rechtwinkelstellung, 5° Valgus, Talusrückversetzung 1–1,5 cm

Großzehengrundgelenk: 15° Dorsalextension, 10° Valgus

Großzehenendgelenk: Neutralstellung

F 89

Frage 7.1: Lösung D

Gelenkergüsse führen über Schmerz- und Dehnungsrezeptoren der Gelenkkapsel zur reflektorischen Schonstellung. In dieser Schonstellung ist die Gelenkkapsel maximal entspannt. Leider ist die reflektorische Schonstellung nicht identisch mit der funktionell günstigsten Gelenkstellung. Jedes Gelenk hat eine typische Schonhaltung. Das Hüftgelenk ist in Beugung, Abduktion und Außenrotation maximal entspannt, so daß die Aussage (D) richtig, alle anderen Aussagen falsch sind.

F 86

Frage 7.2: Lösung D

Entsprechend dem Lerntext sind die Aussagen (A), (B), (C), (E) richtig.

Zu (D)
Die ideale Stellung ist der lockere Faustschluß mit 80 Grad Beugung der Fingergrundgelenke, Daumen und Zeigefingerkuppe berühren sich.

H 88

Frage 7.3: Lösung C

Die konservative Therapie einer unkomplizierten Schienbeinschaftfraktur erfordert anfangs einen eng anliegenden, jedoch gespaltenen Oberschenkelliegegips, 10–14 Tage nach dem Trauma einen geschlossenen Oberschenkelliegegips und 3 Wochen nach dem Trauma einen Oberschenkelgehgips für weitere 5–9 Wochen. Jeweils nach Anlegen der Gipse wird die Stellung im Röntgenbild kontrolliert, auch die Röntgenabschlußkontrolle ist obligat. Die Aussage (C) ist also falsch.

Zu (A)
Es gilt die Regel: So wenig Polsterung als möglich, so viel Polsterung als nötig. Je weniger gepolstert wird, desto geringer ist die Gefahr des Aufscheuerns im Gips und desto besser ist die Schienung der Fraktur.

Zu (B)
Das posttraumatische Ödem bildet sich bei Hochlagerung und Kühlung deutlich schneller zurück.

Zu (D)
Ein posttraumatisch oder postoperativ angelegter Gips wird obligat gespalten, die Gefahr des Kompartmentsyndroms bzw. der venösen Stase ist dadurch stark reduziert.

Gefahren der Gipsimmobilisation VII.2

Die Immobilisation im Gips nach Frakturen und Operationen kann zu folgenden Komplikationen führen:

- Zu **arteriellen Mikrozirkulationsstörungen** bis hin zum Kompartmentsyndrom. Dies wird verhindert oder zumindest unwahrscheinlich, wenn der posttraumatisch oder postoperativ angelegte erste Gips in voller Länge gespalten wird und wenn die Schmerzsymptomatik sowie die periphere Neurologie lückenlos kontrolliert werden.
- Zur **venösen Stase,** die sich durch Schwellung und livide Verfärbung in der Peripherie zeigt. Die venöse Stase ist eher harmlos und kann meist durch Aufbiegen des gespaltenen Gipses, durch konsequente Hochlagerung und durch kühlende Therapie beherrscht werden.
- Zur umschriebenen **Drucknekrose der Haut** an vorspringenden Skelettanteilen. Eine gute Polsterung sowie ein Gipswechsel bei Klagen des Patienten über lokale Schmerzen im Gips verhindern die Nekrose.

- Zur **Nervenschädigung** durch direkten Gipsdruck bzw. durch postoperative Verlaufsänderungen des Nerven. Die Gefahr der Nervenschädigung ist bei sorgfältiger Gipstechnik reduziert. Sind Nervendehnungen, z. B. nach weichteilentspannenden Operationen einer lang bestehenden Kniebeugekontraktur notwendig, so muß das Knie über mehrere Tage hinweg schrittweise in Etappengipsen gestreckt werden.
- Zum **Verkennen einer Infektion** unter dem Gips. Diese Gefahr ist gering, wenn der zirkuläre Gips erst nach Abschluß der Wundheilung angelegt wird.
- Zur **Immobilisationsatrophie** mit Muskelschwund, Knochenentkalkung und Bewegungshemmung ruhiggestellter Gelenke. Die Muskel- und Knochenatrophie kann durch konsequente isometrische Übungstherapie im Gips, durch vertretbar baldige Belastung der Extremität im Gips, sowie durch eine vertretbar kurze Ruhigstellungszeit insgesamt reduziert werden. Ungeschädigte Gelenke verkraften die üblichen Ruhigstellungszeiten der konservativen Frakturbehandlung langfristig gut.

F 83

Frage 7.4: Lösung D

Die Peronäuslähmung im Beingips tritt häufig infolge lokalen Drucks am Fibulaköpfchen ein. Nach operativer Korrektur von Kniebeugekontrakturen besteht die Gefahr der Überdehnung des präoperativ verkürzten Nervs. Nach operativer Korrektur eines X-Beines besteht die Gefahr der lokalen Druckschädigung des Nerven durch die lateral stark gespannte Unterschenkelfaszie.

Zu (A), (C)
Entsprechend dem anatomischen Verlauf ist der N. fibularis an der Dorsalseite des Fibulaköpfchens direkt druckgefährdet.

Zu (B)
Eigentlich ist diese Aussage nicht richtig. Bei der varisierenden Schienbeinkopfosteotomie wird der N. fibularis nicht durch Überdehnung, sondern durch Fasziendruck geschädigt.

Zu (D)
Die Überstreckstellung des Kniegelenkes empfindet der Patient als schmerzhaft, sie gefährdet den N. fibularis nicht. Dementsprechend ist diese Aussage eindeutig falsch.

Zu (E)
Eine stärkere Kniegelenksschwellung im zirkulären Gips gefährdet den N. peronäus lokal am Fibulaköpfchen, außerdem droht eine Peronäusläsion infolge eines Kompartmentsyndroms.

F 83

Frage 7.5: Lösung A

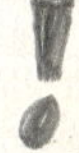

Hautnekrosen im Klumpfußredressionsgips treten auf, wenn zu ehrgeizig redressiert wird oder wenn der Gips zu lange am schnell wachsenden Säuglingsfuß belassen wird.

Zu (A)
Die ersten Klumpfußgipse sollten in 2–3 Tagen Abstand gewechselt werden, da 1. die Modellierbarkeit des Klumpfußes anfangs noch sehr gut ist und 2. der Säuglingsfuß sehr schnell wächst.

Zu (B)
Der Klumpfußredressionsgips muß den Oberschenkel in 90gradiger Kniebeugung mitfassen.

Zu (C)
Der Klumpfußredressionsgips kann mit oder ohne Polsterung angelegt werden.

Zu (D)
Der Klumpfußredressionsgips wird ohne Narkose angelegt.

Zu (E)
Die Ferse wird manuell ohne Bohrdrahtfixation redressiert.

Krankengymnastik VII.3

1. Die **klassische Krankengymnastik** hat das Ziel, über Muskelkräftigung und Bewegungsübungen Wirbelsäule und Gelenke zu stabilisieren und/oder in ihrer Beweglichkeit zu bessern. Es wird gezielt ein einzelnes Gelenk oder ein begrenzter Körperabschnitt beübt.

Als Methode stehen zur Verfügung:
Passive Krankengymnastik = die Therapeutin führt Bewegungsübungen und Dehnungsübungen am Patienten ohne dessen aktive Mithilfe aus.

Aktive Krankengymnastik = der Patient führt die Übungen selbsttätig unter Anleitung der Therapeutin durch.
Unterschieden werden kann hier die *isometrische Übung*, bei der der Muskel ohne Bewegung gegen Widerstand angespannt wird und die *isotonische Übung*, bei der der Patient ohne maximale Kraftentwicklung selbsttätig nach Anleitung bewegt. Die *assistierte Übung* ist eine Mischform, bei der der Patient gegen den Widerstand der Therapeutin aktiv bewegt.
2. Die **Krankengymnastik auf neurophysiologischer Basis** wird bei zerebralen Bewegungsstörungen angewandt (z. B. Spastik, Athetose, Ataxie). Sie setzt die Kenntnis physiologischer und pathologischer Reflexmuster voraus und hat das Ziel, durch komplexe Übungen pathologische Bewegungsabläufe zu unterdrücken und über eine zerebrale Bahnung Ersatzmotoriken aufzubauen.
Es gibt 30 verschiedene Methoden der neurophysiologischen Krankengymnastik, von denen man die *Bobath-Therapie* und die *Voita-Therapie* zumindest namentlich kennen sollte.

F 82

Frage 7.6: Lösung D

Gefragt wird nach Behandlungsmöglichkeiten der Muskelatrophie im Zeitraum der Gipsruhigstellung. Es bietet sich hier die isometrische Übungstherapie und die sog. konsensuelle Bewegungstherapie der gesunden Gegenseite an. Letztere wirkt sich eher in bescheidenem Ausmaß auf die Muskulatur der ruhiggestellten Seite aus. Lösung (D) ist richtig.

Zu (A)
Die Elektrostimulation der Muskulatur durch ein Gipsfenster wurde größtenteils wieder verlassen, da die Erfolge minimal sind.

Zu (B), (C)
Beide Übungen setzen eine Gelenkbeweglichkeit voraus, die im Gips nicht möglich ist.

Zu (E)
Die Massage ist nach Frakturen streng kontraindiziert, da sie zur Myositis ossifikans führt.

H 83

Frage 7.7: Lösung B

Primär gesunde Muskulatur atrophiert einzig und allein durch Inaktivität. Diese kann durch eine erzwungene Immobilisation, durch schmerzhafte Schonhaltung, durch eine neurogene Erkrankung oder durch eine biomechanisch verursachte Änderung des Bewegungsspiels hervorgerufen werden.

Zu (1)
Die Hüftgelenksdysplasie (ohne Luxation) führt zu einer annähernd normalen Gelenkfunktion ohne sichtbare Zeichen einer Muskelatrophie. Dies ändert sich allerdings, wenn sich im Laufe der Zeit eine schmerzhafte Dysplasie-Koxarthrose entwickelt, die dann zur unbewußten Schonung führt.

Zu (2)
Bereits nach 10tägiger Ruhigstellung des Kniegelenkes zeigen sich erste Anzeichen einer M. vastus-medialis-Atrophie.

Zu (3)
Kniegelenksnahe Osteosarkome äußern sich häufig durch unspezifische Schmerzen, die zu unbewußter Schonhaltung und damit zur Quadrizepsatrophie führen.

Zu (4)
Die spastische Paraparese geht mit einem erhöhten Muskeltonus einher, der nicht zur Atrophie führt.

F 86

Frage 7.8: Lösung C

Dem Lerntext entsprechend sind die Aussagen (1), (2) und (5) richtig.

Zu (3)
Massage wird von den Krankengymnasten allenfalls als das Übungsprogramm ergänzende Teilmassage angewandt. Die *Ganzkörpermassage* wird von den *Masseuren/innen* durchgeführt, die in Ausbildung und Standespolitik nicht mit den Krankengymnasten identisch sind.

Zu (4)
Krankengymnast/in ist ein medizinischer Beruf, so daß das Erzielen von Höchstleistungen im Sport nicht zum Aufgabengebiet gehört.

F 84

Frage 7.9: Lösung D

Zu (A)
Der Morbus Bechterew befällt die Wirbelsäulenrippengelenke und schränkt die Atemexkursion ein, so daß Atemgymnastik sinnvoll ist.

Zu (B)
Die Periarthropathia humeroscapularis adhaesiva, die Schultersteife, muß konsequent aktiv und passiv krankengymnastisch therapiert werden.

Zu (C)
Skoliosen aller Art, insbesondere solche mit Verschlechterungstendenz müssen konsequent krankengymnastisch therapiert werden, wobei die Rumpf- und Bauchwandmuskulatur besonders berücksichtigt werden.

Zu (D)
Die Aussage ist falsch: Der Klumpfuß hat eine pathologische Supinationsstellung, so daß die Pronatoren gestärkt werden müssen.

Zu (E)
Diese Aussage ist eindeutig, ein Oberschenkelamputierter muß im Rahmen einer Gangschulung das Prothesengehen lernen.

Klassische Massage VII.4

Die klassische Massage ist durch die Kombination von fünf typischen Handgriffen definiert, die sich in Form, Richtung und Druckausübung unterscheiden: Streichen, Kneten, Zirkelung, Klopfung und Vibration.

Die typische Indikation zur Massage ist die tastbare, schmerzhafte Muskelverspannung bei Wirbelsäulen- und Gelenkerkrankungen.

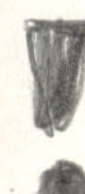

Kontraindikationen sind entzündliche Erkrankungen, frische Verletzungen und Gefäßerkrankungen.

F 87

Frage 7.10: Lösung A

Zu (1)
Die schmerzhafte Tonusvermehrung der Rückenmuskulatur ist eine typische Indikation der klassischen Massage.

Zu (2)
Die progressive Muskeldystrophie kann in ihrem schicksalsmäßigen Ablauf durch Massage nicht beeinflußt werden.

Zu (3)
Die klassische Massage hat einen nachweisbaren Effekt auf den lokalen Muskeltonus, auf die lokale Muskeldurchblutung und auf den lokalen Muskelmetabolismus. Dementsprechend können Ermüdungserscheinungen nach sportlicher Beanspruchung günstig beeinflußt werden.

Zu (4)
Die Sudeck-Dystrophie ist speziell im Stadium I ein hochentzündlicher Prozeß, also ist die Massage absolut kontraindiziert.

Zu (5)
Die Inaktivitätsatrophie der Muskulatur ist durch vermehrte Funktion zu beeinflussen. Allein vermehrte körperliche Aktivität oder aktive Krankengymnastik bewirken einen Muskelzuwachs, die Massage zeigt keine Wirkung.

Funktionen des orthopädischen Schuhs VII.5

Der orthopädische Schuh dient:

1. Zur Bettung und Stützung einer Deformität (Korkbettung)
2. Zur Bremsung einer unerwünschten Bewegung, z. B. der lähmungsbedingten Plantarflexion beim Fallfuß (eingearbeitete Peroneusfeder)
3. Zur Verbesserung der Beweglichkeit des Gesamtfußes bei steifen Gelenken (Abrollhilfe)
4. Zur Stillegung einzelner schmerzhafter Gelenke (Schaftversteifung, steife Sohle)
5. Zur lokalen Entlastung, z. B. bei Fußsohlenulzera (Korkbettung mit Aussparung)
6. Zum Verkürzungsausgleich bei stärkerer Beinlängendifferenz
7. Zum Ausgleich größerer Fußgrößendifferenzen

Der orthopädische Schuh ist erst dann indiziert, wenn Schuhzurichtungen am normalen Konfektionsschuh nicht zum Ziel führen.

H 84

Frage 7.11: Lösung D

Zu (1)
Der Klumpfuß des Erwachsenen führt zu einem stark hinkenden Gangbild mit extremer Belastung des Fußaußenrandes. Ein orthopädischer Schuh mit Korkbettung des Klumpfußes ist notwendig.

Zu (2)
Die übersehene, weder operativ noch durch Gipsruhigstellung konservativ versorgte Achillessehnenruptur führt zum Hackenfuß. Dieser ist durch ein stampfendes Gangbild gekennzeichnet, er bedarf jedoch keines orthopädischen Schuhs.

Zu (3)
Beinverkürzungen von minimal 3 cm bis maximal 12 cm werden mit dem orthopädischen Schuh ausgeglichen. Bei geringerer Verkürzung ist die Zurichtung am normalen Konfektionsschuh ausreichend, bei stärkerer Verkürzung ist eine Verkürzungsorthese notwendig.

Zu (4)
Die chronische Polyarthritis des Fußes führt zur starken Deformität der Zehen sowie zu schmerzhaften Arthritiden der Mittel- und Rückfußgelenke. Sind nur die Zehengelenke betroffen, dann ist ein orthopädischer Halbschuh mit Korkbettung und Abrollhilfe ausreichend, bei Befall des ganzen Fußes kann ein versteifender orthopädischer Schuh (= Arthrodesenschuh) notwendig werden.

Zu (5)
Die Amputation im Lisfranc-Gelenk bedarf eines orthopädischen Schuhs mit Korkbettung, Schuhversteifung und Abrollhilfe.

F 84

Frage 7.12: Lösung D

Entsprechend dem Lerntext sind die Antworten (1), (2), (3) und (5) richtig.

Zu (4)
Versteifte Fußgelenke können allenfalls durch Krankengymnastik mobilisiert werden.

F 88

Frage 7.13: Lösung C

Entsprechend dem Lerntext sind die Antworten (1), (2) und (5) richtig.

Zu (3) und (4)
Die Mobilisation teilweise eingesteifter Gelenke und die Kräftigung der Fußmuskeln ist Aufgabe der Krankengymnastik und physikalischen Therapie.

H 83

Frage 7.14: Lösung D

Geringe Beinlängendifferenzen ohne eruierbare Ursachen sind bei Kindern und Jugendlichen häufig. Da das Knochenwachstum abwechselnd hemisphärisch verläuft, können sich Beinlängendifferenzen spontan ausgleichen. Bei einer Differenz von 2 cm im Alter von 8 Jahren soll abgewartet werden, so daß alle operativen Vorschläge = (B), (C), (E) entfallen.

Zu (A), (D)
Beinlängendifferenzen bis zu 1 cm bedürfen bei älteren Kindern und Jugendlichen keiner Therapie. Eine Beinverkürzung von 2 cm soll wegen der daraus resultierenden skoliotischen Fehlhaltung der Wirbelsäule durch Schuherhöhung ausgeglichen werden.

F 82

Frage 7.15: Lösung E

Zu (A)
Eine Atrophie der Wirbelsäulen- und Rumpfmuskulatur sollte erst einmal kausal durch regelmäßige Krankengymnastik behandelt werden. Wenn diese Behandlung nicht möglich ist oder nicht zum Ziel der Beschwerdefreiheit führt, kann ein Mieder verordnet werden.

Zu (B)
Eine statische Skoliose infolge Beckenschiefstand wird kausal durch Ausgleich der Beinlängendifferenz behandelt.

Zu (C)
Die Haltungsschwäche Jugendlicher kann nur durch Krankengymnastik und vermehrte körperliche Aktivität gebessert werden.

Zu (E)
Die Involutionsosteoporose wird in der Regel durch medikamentöse Therapie, diätetische Maßnahmen und Krankengymnastik behandelt. Die Osteoporose der Wirbelsäule kann allerdings so schmerzhaft verlaufen, daß zu diesen Maßnahmen zusätzlich ein Mieder verordnet werden muß.

F 86 H 85

Frage 7.16: Lösung D

Zu (A)
Bei Halswirbelsäulenverletzungen ist eine chiropraktische Therapie zumindest in den ersten sechs Wochen **kontraindiziert,** da die Bewegungssperre als reflektorischer Schutzmechanismus zu sehen ist, der die verletzten Bewegungssegmente ruhigstellt.

Zu (B)
Der Bandscheibenvorfall stellt eine **absolute Kontraindikation** dar. Nach chiropraktischen Maßnahmen wurden dramatische Verschlechterungen gesehen, die auf eine ungünstige Verlagerung des prolabierten Nukleus zurückzuführen sind.

Zu (C)
Das Drehgleiten ist die Folge einer starken degenerativ verursachten Segmentlockerung in skoliotisch veränderten Lendenwirbelsäulen. Es ist durch chiropraktische Maßnahmen nicht beeinflußbar.

Zu (D)
Die Blockierung eines einzigen Bewegungssegmentes mit und ohne degenerative Zeichen im Röntgenbild ist die typische Indikation zur Chirotherapie.

Zu (E)
Bei infektiösen, tumorösen, osteomalazischen, osteoporotischen und entzündlich-rheumatischen Erkrankungen ist die chiropraktische Therapie **kontraindiziert.**

F 78 F 82
Frage 7.17: Lösung D

Zu (A)
Der lockere Knickplattfuß des Kindes tendiert bei malignem Verlauf zur fixierten Fehlform. Regelmäßige Fußgymnastik und gut angepaßte Knicksenkfußeinlagen können eine Fixierung verhindern.

Zu (B)
Crura vara sind präarthrotische Deformitäten, da sie die mediale Gelenkfläche des Kniegelenkes verstärkt belasten. Eine operative Korrektur, die zur normalen Beinachse bei waagrecht stehenden Gelenkflächen im Knie- und Sprunggelenk führt, vermindert die Arthroseneigung.

Zu (C)
Lagerungsschienen, z. B. Unterschenkelschienen in Rechtwinkelstellung des Fußes bei längerer Bettlägerigkeit verhindern Kontrakturen.

Zu (D)
Die idiopathische Skoliose tritt ohne Vorwarnung schicksalshaft auf, so daß Präventivmaßnahmen nicht möglich sind.

Zu (E)
Die sog. Säuglingsskoliose ist keine echte Skoliose, sondern eine skoliotische Fehlhaltung. Sie kann durch Bauchlage nicht verhindert werden, so daß die Antwort (E) entgegen der Ansicht der Prüfungskommission falsch ist.

8 Begutachtungsprobleme

F 88
Frage 8.1: Lösung D

Unterschenkelstümpfe können unter günstigen Voraussetzungen mit Kurzprothesen ohne Oberschenkelführung versorgt werden. Bei ungünstigen Voraussetzungen (z. B. zu kurzer Stumpf, Kniebeugekontraktur) ist eine Prothese mit Oberschenkelführungsmanschette notwendig.

Zu (A)
Unterschenkelstümpfe, die mit einer Kurzprothese versorgt werden können, sind als günstig zu beurteilen.

Zu (B)
Die Muskelatrophie des Unterschenkels nach Unterschenkelamputation ist obligat, da die Muskulatur keine wesentliche aktive Funktion mehr ausübt.

Zu (C)
Eine Beugefähigkeit von 100 Grad ist günstig zu beurteilen, da hiermit ein ungestörtes Gehen und Sitzen möglich ist.

Zu (D)
Ein Unterschenkelstumpf mit stärkerer Kniebeugekontraktur muß mit einer Oberschenkelmanschette versorgt werden und ist damit als ungünstig zu beurteilen.

Zu (E)
Eine gewisse, nicht schmerzhafte Schwielenbildung am Rand des Prothesenköchers ist unproblematisch.

F 84

Frage 8.2: Lösung D

Eine einseitige Oberschenkelamputation wird mit einer MdE von 60% bewertet. Da alle Beschädigten ab 50% MdE als Schwerbeschädigte gelten, ist Antwort (D) richtig.

Zu (A)
Oberschenkelamputierte sind als gehbehindert, nicht jedoch als außergewöhnlich gehbehindert einzustufen.

Zu (B)
Die Prothesenversorgung richtet sich individuell und ohne Altersbegrenzung nach dem Allgemeinzustand, nach den motorischen Fähigkeiten und nach den Stumpfverhältnissen des Patienten.

Zu (C)
Auch die Arbeitsfähigkeit wird individuell beurteilt.

Zu (E)
Einseitig Oberschenkelamputierte können nach einem Eignungsgutachten, das gewisse Auflagen zur Fahrzeugausstattung mit sich bringt, weiterhin Kraftfahrzeuge führen.

F 87

Frage 8.3: Lösung C

Siehe hierzu auch GK-Sozial- und Arbeitsmedizin. Körperschäden, die auf dem Weg zur Arbeit entstehen, gelten als Arbeitsunfälle. Kostenträger ist in diesem Falle die Berufsgenossenschaft.

Zu (A)
Auch bei sofortiger erfolgreicher Reposition einer traumatischen Hüftluxation kann sich schicksalsmäßig eine posttraumatische Hüftkopfnekrose entwikkeln. Diese manifestiert sich erst einige Wochen bis Monate nach der erlittenen Luxation, so daß der behandelnde Arzt keinen Fehler begangen hat.

Zu (B)
Die Krankenkasse ist für Arbeitsunfälle nicht zuständig.

Zu (C)
Der Patient leidet an den Folgen eines Wegeunfalles, so daß die Berufsgenossenschaft zuständig ist.

Zu (D)
Der Rentenversicherungsträger ist für die Behandlungskosten von Arbeitsunfällen nicht zuständig.

9 Wirbelsäule

Begriffsbestimmung: Haltung, Haltungsfehler, strukturelle Kyphose IX.1

1. Normale Haltung
Harmonische S-förmige Schwingung der Wirbelsäule mit Lordose der Halswirbelsäule, Kyphose der Brustwirbelsäule und Lordose der Lendenwirbelsäule.

2. Normvarianten
Abweichend von der Normhaltung bestehen individuell vorgegebene Normvarianten, die unter dem Begriff der Staffel-Haltungstypen aufgelistet sind:

Rundrücken: Brustkyphose großbogig und vermehrt, Lendenlordose kleinbogig und verkürzt.

Hohlrundrücken: Bei insgesamt harmonischer Schwingung der Wirbelsäule sind Brustkyphose sowie Hals- und Lendenlordose vermehrt.

Flachrücken: Hals- und Lendenlordose sowie Brustkyphose sind abgeflacht.

Gemeinsam ist diesen Haltungstypen das Fehlen von Bewegungseinschränkungen.

3. Haltungsfehler, Haltungsschwäche
Die in 2. genannten Haltungstypen können muskulär dekompensieren und dann nach längerer Zeit auch teilfixieren. Aus der Normvariante wird die Haltungsschwäche und der Haltungsfehler.

4. Strukturelle Kyphosen
(sog. „pathologische Kyphosen"): Den strukturellen Kyphosen ist gemeinsam eine (entweder angeborene oder erworbene) Deformität der Wirbel und/oder der Bandscheibe. Sie werden nach folgenden Gesichtspunkten deskriptiv erfaßt:

Ausdehnung: Kurzbogig, langbogig, angulär (= keilförmig, Gibbus)

Fixation: fixiert, teilfixiert

Lokalisation: zervikal, thorakal, thorakolumbal, lumbal

Scheitellage: tiefsitzend, hochsitzend

Ausmaß: Die Gesamtkrümmung wird mit dem Cobb-Winkel angegeben.

Arztbriefbeispiel: Großbogige, teilfixierte thorakale Kyphose mit tiefsitzendem Scheitel, Cobb-Winkel 50°.

H 87

Frage 9.1: Lösung B

Zu (1)
Die Osteoporose führt an der Brustwirbelsäule zu trapez- bis keilförmig deformierten Wirbelkörpern und an der Lendenwirbelsäule zu bikonkav eingedellten Fischwirbeln mit eher überhöhten Zwischenwirbelräumen.

Zu (2)
Die Spondylitis des Kindes befällt und verschmälert primär die Bandscheibe. Die Spondylitis des Erwachsenen befällt zwar primär den Wirbelkörper, im weiteren Verlauf wird jedoch sehr bald die Bandscheibe mit einbezogen.

Zu (3)
Wirbelkörpermetastasen befallen primär die Wirbelkörper und Wirbelbögen. Die Bandscheiben werden, wenn überhaupt, sehr spät infiltriert.

Zu (4)
Die Osteochondrose äußert sich durch eine Bandscheibenverschmälerung mit angrenzender Sklerosierung der Wirbelkörperdeckplatten.

F 86

Frage 9.2: Lösung D

Der Morbus Scheuermann führt durch Keilwirbelbildung und Bandscheibenverschmälerung über mehrere Bewegungssegmente am ehesten zur langbogigen BWS-Kyphose. Lösung (D) ist richtig.

Zu (A), (B), (C), (E)
Stark ausgeprägte Keilwirbel diverser Genese führen zum Gibbus. Leichtgradige Keilwirbel entziehen sich dem Inspektionsbefund.

Ätiologie und Charakteristika der strukturellen Kyphosen **IX.2**

1. Unspezifische und spezifische Spondylitis: Durch Destruktion meist zweier benachbarter Wirbelkörper und der dazwischenliegenden Bandscheibe kommt es zur angulären, am Scheitelpunkt völlig fixierten Kyphose = Gibbus.

2. Wirbelkörperfraktur: Bei starker keilwirbelförmiger Kompression eines oder zweier benachbarter Wirbelkörper kommt es zur angulären, am Scheitelpunkt fixierten Kyphose = Gibbus.

3. Angeborene (= Mißbildungs-)Kyphose: Durch dorsale Halbwirbel oder ventrale Synostosen kommt es in Abhängigkeit vom Schweregrad der Mißbildung entweder zur angulären, am Scheitelpunkt fixierten Kyphose (= Gibbus) oder zur kurzbogigen fixierten Kyphose.

4. Morbus Scheuermann: Durch Keilwirbel- (genauer: Trapezwirbel-)bildung und Bandscheibenverschmälerung in mehreren Bewegungssegmenten kommt es beim throrakalen Morbus Scheuermann zur langbogigen, teilfixierten Thorakalkyphose mit tiefsitzendem Scheitel, beim lumbalen Morbus Scheuermann zur teilfixierten Kyphose der LWS oder zumindest zu einer Verminderung der Lendenlordose.

5. Osteoporose: Durch Keilwirbelbildung überwiegend im oberen Anteil der Brustwirbelsäule kommt es zur eher kurzbogigen teilfixierten thorakalen Kyphose mit hochsitzendem Scheitel.

6. Altersrundrücken: Der Altersrundrücken entsteht durch die Kombination von osteoporotischen und degenerativen Veränderungen. Osteochondrose und Spondylarthrose verstärken die Fixierung und Kyphosierung des Osteoporosebukkels.

7. Tumormetastasen: Führen je nach Primärtumor, Lokalisation und Ausdehnung zu verschiedenen Formen der Kyphose, häufig jedoch zu langsam progredienten, nicht angulären Kyphosen.

8. Morbus Bechterew (Spondylitis ankylosans): Im fortgeschrittenen Stadium kommt es durch Befall fast aller Bewegungssegmente zur großbogigen, völlig fixierten Kyphose mit meist hochsitzendem Scheitel.

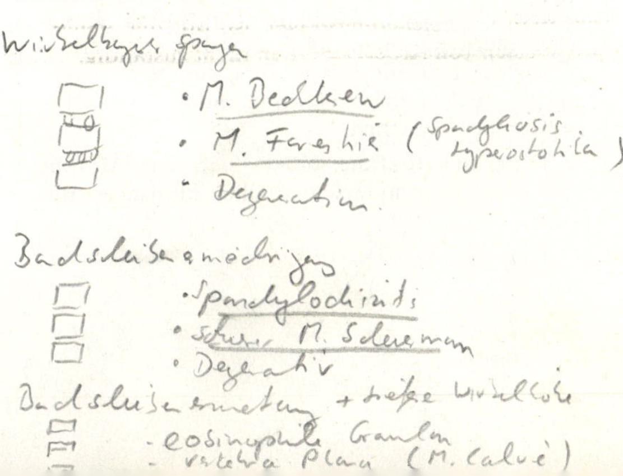

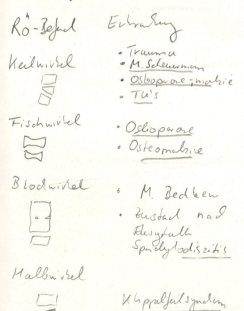

F 86

Frage 9.3: Lösung C

Der **Stauchschmerz** wird durch beidseitigen festen axialen Druck auf die Schulterpartien der stehenden Patienten geprüft, der **Aufprallschmerz** als sog. Fersenfallschmerz durch die Aufforderung an die Patienten, sich aus dem Zehenspitzenstand auf die Ferse fallen zu lassen. Beide lösen Schmerzen an pathologisch veränderten Wirbelkörpern aus, die für Mikrotraumen anfällig sind. Dazu gehören Wirbelkörper, die durch eine Spondylitis (5) oder einen Tumor (2) arrodiert sind oder durch eine Osteoporose (3) an Festigkeit verloren haben. Nicht dazu gehören Wirbelsäulenleiden, die mit einer normalen Wirbelkörperfestigkeit einhergehen wie z. B. die (idiopathische) Skoliose (1) und der (nicht osteoporotische, haltungsbedingte) Rundrücken (4).

H 86

Frage 9.4: Lösung D

Zu (D)
Eine Spondylitis tuberculosa befällt häufiger als alle anderen genannten Erkrankungen zwei beieinanderliegende Wirbel mit der Zwischenwirbelscheibe. Daraus folgt eine anguläre Kyphose.

Zu (A), (B), (C) und (E)
Diese Krankheitsbilder befallen mehrere Bewegungssegmente der Wirbelsäule und führen eher zu bogenförmigen Kyphosen.

Morbus Scheuermann IX.3

Der Morbus Scheuermann ist die häufigste Wirbelsäulenerkrankung des Jugendlichen. Die Ätiologie ist unklar, es kommt zu Wachstumsstörungen, die sich an der Grenze zwischen Bandscheibe und den Wirbelkörperdeckplatten manifestieren. Betroffen sind überwiegend Jungen.

Röntgenologische Frühzeichen sind ab dem 9. Lebensjahr zu sehen, das floride Stadium mit Verschlechterungstendenz dauert bis zum Ende der Pubertät an. Das auffälligste klinische Merkmal des Morbus Scheuermann ist die teilfixierte Kyphose, manchmal in Verbindung mit einer leichten Skoliose. Typische Röntgenzeichen sind die Bandscheibenerniedrigung, der Keilwirbel mit Verlängerung des Längendurchmessers, die Deckplattenunruhe, die Randleistenstörung und das eher seltene Schmorl-Knötchen.

Je nach Lokalisation äußert sich der Morbus Scheuermann in unterschiedlichen klinischen Bildern:

- Beim häufigen **thorakalen** und **thorakolumbalen Morbus Scheuermann** führt die zunehmende kosmetisch störend empfundene Kyphosierung der Brustwirbelsäule zur Diagnose. Schmerzen werden selten geklagt. Wenn Schmerzen auftreten, dann sind diese in der nicht betroffenen kompensatorisch hyperlordosierten Lendenwirbelsäule lokalisiert. Im Inspektionsbefund fällt eine großbogige, teileingesteifte Brustkyphose mit tiefsitzendem Scheitel auf. Die Therapie des floriden Morbus Scheuermann richtet sich nach dem Grad der Kyphose. Bei leichter bis mittelgradiger Kyphose wird Haltungsturnen durchgeführt, bei mittelgradiger bis schwerer Kyphose mit Cobb-Winkeln ab 35 Grad werden zusätzlich aktive Aufrichtekorsette angewandt. Bei schwerer, rigider Kyphose über 70 Grad nach Cobb kann – möglichst erst nach Wachstumsabschluß – eine operative Aufrichtung diskutiert werden.
- Der seltenere **lumbale Morbus Scheuermann** ist durch rezidivierende Schmerzschübe gekennzeichnet, im Untersuchungsbefund fällt ein teilfixierter Flachrücken, selten einmal sogar eine Lendenkyphose auf. Im akuten Schmerzzustand ist eine symptomatische Schmerztherapie mit Analgetika, Wärmetherapie und Massagen notwendig, ansonsten ist eine regelmäßige Krankengymnastik sinnvoll.

H 88

Frage 9.5: Lösung D

Entsprechend dem Lerntext sind die Antworten (1), (3), (4) richtig.

Zu (2)
Röntgenologische Frühzeichen sind ab dem 9. Lebensjahr zu sehen.

Zu (5)
Pathologische Frakturen im Kindes- und Jugendalter sind extrem selten, beim Morbus Scheuermann kommen sie nicht vor.

F 89

Frage 9.6: Lösung B

Dem Lerntext entsprechend sind die Antworten (1), (3), (5) richtig, sowie die Antworten (2) und (4) falsch.

H 85
Frage 9.7: Lösung C

Die Fallbeschreibung weist darauf hin, daß bereits eine erhebliche Kyphose im floriden Stadium des Morbus Scheuermann (9.–17. Lebensjahr) besteht. Da der Patient noch stark wächst, wird sich die Kyphose weiter verschlechtern.

Zu (A)
Gipsliegeschalen wurden früher in der Therapie des Morbus Scheuermann häufig angewandt; sie sind inzwischen wegen geringer Wirksamkeit verlassen worden.

Zu (B)
Schwimmtherapie ist sinnvoll, die Gabe von Kalziumglukonat ist wirkungslos, da Kalziummangel in der Ätiopathogenese des Morbus Scheuermann keine Rolle spielt.

Zu (C)
Aktive Aufrichtekorsette in Form des Cheneau-Mieders oder des Milwaukee-Korsetts sind bei Kyphosen ab 35° indiziert.

Zu (D)
Massagen können bei akuten Schmerzzuständen der Rückenstrecker indiziert sein; die hormonelle Wachstumsbremsung ist eine sehr eingreifende Maßnahme, die beim Morbus Scheuermann nicht angewendet werden soll.

Zu (E)
Die operative Aufrichtung ist wegen erheblicher Operationsrisiken nur bei schwersten Kyphosen ab 70° zu diskutieren; es ist meist ein zweiseitiges ventrales und dorsales Vorgehen (ventrale interkorporelle Fusion und dorsale Harrington-Kompression) nötig.

F 83
Frage 9.8: Lösung D

Zu (A)
Die akute Lumbago, der Hexenschuß, ist durch eine schmerzhafte Bewegungseinschränkung der Lendenwirbelsäule gekennzeichnet, die dem teilfixierten Flachrücken des lumbalen Morbus Scheuermann aufs erste ähneln kann. Im Unterschied zum Morbus Scheuermann besteht gleichzeitig ein starker, reflektorischer Muskelhypertonus, der als Lumbalsspasmus bezeichnet wird.

Zu (B)
Die Spondylitis tuberculosa verursacht typischerweise einen Gibbus.

Zu (C)
Die Spondylolisthesis, das Wirbelgleiten, verursacht bei starker Ausprägung eine Hyperlordose.

Zu (D)
Der teilfixierte Flachrücken ist das Leitsymptom des lumbalen Morbus Scheuermann.

Zu (E)
Die Spondylosis hyperostotica führt (entsprechend dem später folgenden Lerntext) zur Teilsteife der Wirbelsäule, nicht jedoch zum Flachrücken.

H 83
Frage 9.9: Lösung B

Das Röntgenbild zeigt als typische Scheuermann-Zeichen Deckplattenunruhen, Randleistenstörungen, Bandscheibenerniedrigungen und eine Verlängerung des Wirbelkörperlängsdurchmessers. Betroffen sind die Wirbelkörper Th12 bis L4, so daß Lösung (B) richtig, Lösung (C) falsch ist.

Zu (A)
Die Wirbelkörper scheinen durch die scheuermanntypische sagittale Wirbelkörperverlängerung erniedrigt, sie sind jedoch normal hoch.

Zu (D)
Eine Spondylolisthesis L5 würde sich durch ein Abgleiten des 5. Lendenwirbelkörpers äußern.

Definition der Skoliose IX.4

Die **strukturelle Skoliose** ist definiert als **fixierte** Abweichung der Wirbelsäulenachse in der Frontalebene mit primären oder sekundären Veränderungen an Knochen und Weichteilen sowie einer Torsion und Rotation der Wirbel. Diese Definition ist unabhängig von der Ätiologie der Skoliose.

Abzugrenzen sind:

- **Skoliotische Fehlhaltungen**
  Hierunter versteht man ausgleichbare Abweichungen der Wirbelsäulenachse in der Frontalebene ohne sekundäre Veränderungen, wie sie bei der sog. Säuglingsskoliose oder bei Haltungsschwäche vorkommen.
- **Statische Skoliose**
  Hierunter versteht man die kompensatorische skoliotische Ausgleichshaltung beim Beckenschiefstand aufgrund von Beinlängendifferenzen. Die statische Skoliose verschwindet, wenn die Beinlängendifferenz behoben ist, also sollte man nomenklatorisch exakt von der statischen skoliotischen Ausgleichshaltung sprechen.
- **Schmerz- oder Ischiasskoliose**
  Hierunter versteht man die schmerzreflektorische skoliotische Schonhaltung bei der Ischialgie. Sie verstärkt sich bei Vorneigung und verschwindet im Sitzen. Auch hier sollte man nomenklatorisch exakt von der skoliotischen Schonhaltung sprechen.

Inspektionsbefund der Skoliose IX.5

Der Wirbelkörper rotiert zur Konvexität, der Dornfortsatz zur Konkavität der Wirbelsäulenkrümmung. Mit diesem Leitsatz lassen sich alle Inspektionsbefunde der Skoliose erklären:

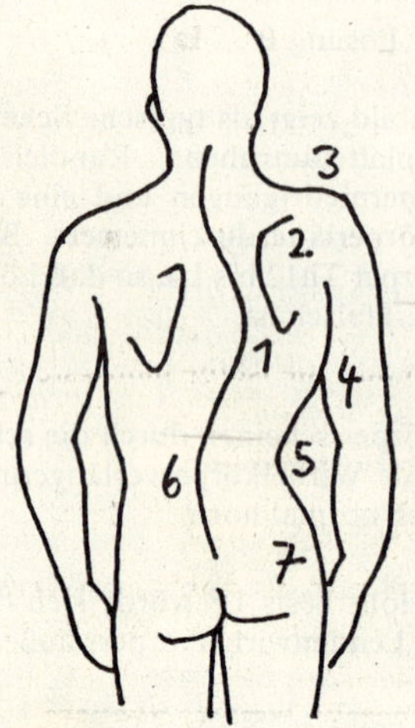

Abb. 23. Inspektionsbefund bei Skoliose

Entsprechend der Mitrotation der Rippen mit dem Wirbelkörper ist der **Rippenbuckel** (1) konvexseitig. Er drängt das Schulterblatt nach seitlich oben und führt so zum konvexseitigen **Schulterblatt- und Schulterhochstand** (2), (3); das Schulterblatt ist zusätzlich verkippt und konvexseitig von der Mittellinie weggerückt. Der **Achselkontakt** (4) zwischen Oberarm und Thorax ist konvexseitig länger. Entsprechend der Rotation des Dornfortsatzes zur Konkavität bildet sich an der Lendenwirbelsäule durch die Prominenz der Querfortsätze ein konvexseitiger **Lendenwulst** (6). Die Seitverkrümmung der Lendenwirbelsäule führt konvexseitig zu einem Verschwinden des **Taillendreiecks** (5) und zu einem konkavseitigen **Beckenhochstand** (7) mit vorgetäuschter Beinverkürzung.

Radiologischer Befund der Skoliose IX.6

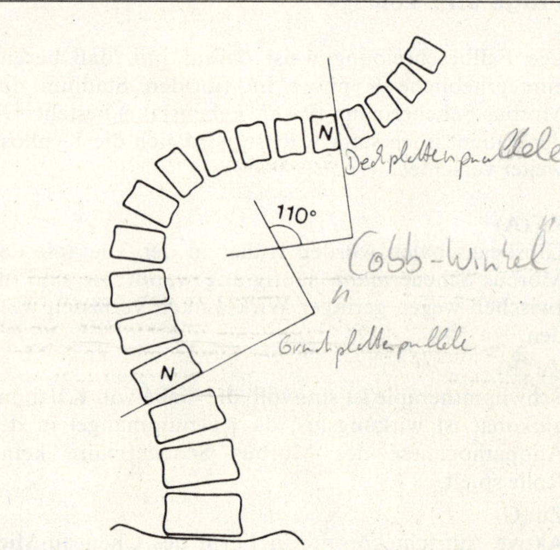

Abb. 24. Messung des Skoliosewinkels

Der Skoliosewinkel wird nach der Methode von Cobb gemessen: Als erstes identifiziert man die beiden Endwirbel (Neutralwirbel) einer Krümmung: Diese sind am weitesten kranial bzw. kaudal der Krümmung gelegen, sie sind von allen Krümmungswirbeln am stärksten gegen die Horizontale verkippt, am geringsten deformiert und am wenigsten rotiert.
Als nächstes werden Parallelen zur Deckplatte des kranialen Endwirbels und zur Grundplatte des kaudalen Endwirbels gezogen. Die beiden Lote auf diese Parallelen schließen den Cobb-Winkel ein.

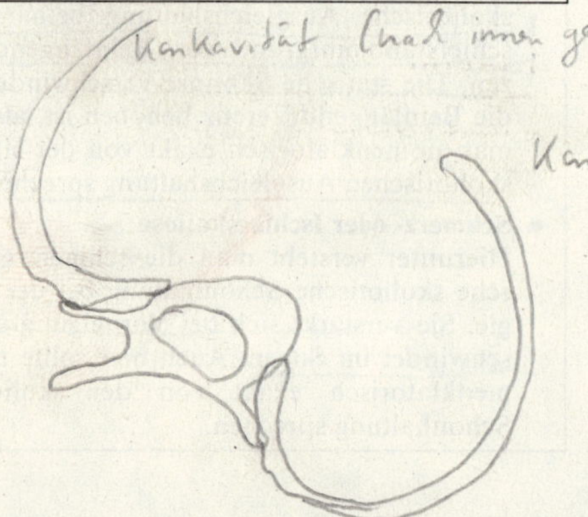

Säuglingsskoliose IX.7

Die *Skoliose* ist definiert als *fixierte* Abweichung der Wirbelsäulenachse in der Frontalebene mit primären oder sekundären Veränderungen an Knochen und Weichteilen sowie einer Torsion und Rotation der Wirbel. Im Gegensatz zu dieser Definition ist die Säuglingsskoliose eine *ausgleichbare Fehlhaltung* ohne sekundäre Veränderungen, so daß man besser von der *sogenannten Säuglingsskoliose* sprechen sollte.
Die sog. Säuglingsskoliose betrifft vorwiegend Knaben und ist im Gegensatz zu den echten Skoliosen in der Regel großbogig linkskonvex. Sie ist im Rahmen des „Siebener-Syndroms" nach Mau häufig kombiniert mit 1. einer Schiefhalshaltung, 2. einer asymmetrischen Abflachung des Hinterhaupts und Thorax, 3. einer Fußfehlhaltung, meistens im Sinne einer Klumpfuß- oder Hackenfußhaltung, 4. einer Beckenasymmetrie, 5. einer Hüftgelenksasymmetrie und 6. mit einer dorsolumbalen Kyphose.
Ursache der sog. Säuglingsskoliose ist mit großer Wahrscheinlichkeit eine vorübergehende unterschiedliche Reifungsgeschwindigkeit der beiden Hirnhemisphären, wobei verstärkt asymmetrisch extrapyramidalmotorische Reflexe auftreten. Die Prognose der sog. Säuglingsskoliose ist gut, in 95% aller Fälle ist mit einer Spontanremission zu rechnen. Krankengymnastik und gegensinnige Lagerung beschleunigen diese Selbstheilungstendenz. Persistiert die Fehlhaltung trotz Therapie über das Säuglingsalter hinaus, so muß an eine Fehldiagnose gedacht werden. Differentialdiagnostisch kommt dann eine osteogene, myogene, neurogene oder extrem selten eine beginnende infantile idiopathische Skoliose in Frage.

Idiopathische Skoliosen IX.8

90% aller Skoliosen sind idiopathischer Natur, also ätiologisch nicht zuordenbar. Die idiopathischen Skoliosen werden vor allem aus prognostischen Gründen nach dem Alter des Auftretens und nach der Krümmungsform unterschieden.

- **Einteilung nach dem Manifestationsalter:**

  1. Infantile Skoliose
  Diese tritt innerhalb der ersten 3 Lebensjahre auf und ist prognostisch besonders ungünstig. Sie darf nicht mit der harmlosen sog. Säuglingsskoliose verwechselt werden.

  2. Juvenile Skoliose
  Diese tritt zwischen dem 4. Lebensjahr und der Pubertät auf. Sie ist die häufigste Form der idiopathischen Skoliose.

  3. Adoleszentenskoliose
  Diese tritt zwischen Pubertät und Skelettreifung auf und hat eine relativ gute Prognose.

- **Einteilung nach der Krümmungsform**
  Unterschieden werden 4 Haupttypen:

  1. Die thorakale Skoliose
  2. Die thorako-lumbale Skoliose
  3. Die lumbale Skoliose
  4. Die kombinierte Skoliose

  Häufig vertreten sind thorakale und thorakolumbale Skoliosen. Diese zeigen meist eine rechtskonvexe Primärkrümmung und sind als prognostisch ungünstig anzusehen. Die lumbale Skoliose hat eine wesentlich günstigere Prognose.
  Leichte Skoliosen kommen mit Wachstumsabschluß zum Stillstand, schwere Skoliosen zeigen im Erwachsenenalter eine geringe, aber stetige Progredienz.

F 87
Frage 9.10: Lösung B

Entsprechend dem Lerntext sind die Antworten (A), (C), (D) und (E) falsch und Antwort (B) richtig.

H 83
Frage 9.11: Lösung D

Strukturelle Skoliosen sind der Ätiologie nach in osteopathische, myopathische, neuropathische und idiopathische Skoliosen zu unterscheiden. Dementsprechend sind die Antworten (2), (3) und (4) richtig.

Zu (1)
Beschrieben ist eine skoliotische Ausgleichshaltung. Diese ist nach Beinlängenausgleich reversibel, so daß keine strukturelle Skoliose vorliegt.

F 83
Frage 9.12: Lösung D

Dem Lerntext entsprechend ist Lösung (D) richtig.

Zu (A), (B)
Die großbogig linkskonvexe skoliotische Fehlhaltung ist typischerweise bei der sog. Säuglingsskoliose vorkommend.

F 82

Frage 9.13: Lösung D

Die Aussagen (A), (B), (C), (E) treffen für alle strukturellen Skoliosen, aber auch für die idiopathische Skoliose zu.

Zu (D)
Wirbelkörpersynostosen, also knöcherne Verbindungen zweier oder mehrerer Wirbelkörper, sind ein Charakteristikum der Mißbildungsskoliosen.

H 86

Frage 9.14: Lösung A

Zu (1) und (2)
Diese Aussagen sind richtig, vgl. Lerntext.

Zu (3)
Bei einer strukturellen Skoliose der LWS kommt es zu einem konkavseitigen Beckenhochstand mit vorgetäuschter Beinverkürzung.

Zu (4)
Die strukturelle Skoliose führt nur bei schwerer Ausprägung durch sekundäre degenerative Veränderungen im Alter zu Schmerzen.

Zu (5)
Der muskuläre Schiefhals ist ein eigenständiges Krankheitsbild, das durch eine erbliche angeborene Kontraktur des Musculus sternocleidomastoideus verursacht wird.

F 86

Frage 9.15: Lösung C

Nur die Aussage 1 ist richtig, vgl. Lerntext.

F 87

Frage 9.16: Lösung A

Lähmungsskoliosen vom schlaffen Typ (Polio, Muskeldystrophie), Skoliosen beim Marfansyndrom und bei Neurofibromatose sowie großwinkelige, rechtskonvexthorakale bzw. rechtskonvexthorakolumbale idiopathische Skoliosen sind prognostisch am ungünstigsten und können auch nach Wachstumsabschluß fortschreiten. Dementsprechend sind beide Aussagen und die Verknüpfung richtig.

Fehlbildungen des Wirbelbogens IX.8

Entwicklungsgeschichtlich bedingt treten sagittale *Dornfortsatzspalten, Spalten der Interartikularportion des Wirbelbogens* und (extrem selten) *Spalten der Bogenwurzel* auf.

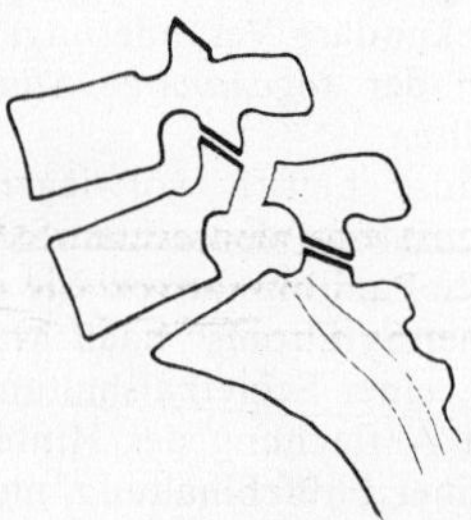

Abb. 25. Spaltbildungen der Interartikularportion

Häufig und klinisch bedeutungsvoll sind entsprechend der obigen Abbildung die Spaltbildungen der Interartikularportion, die fast ausschließlich in den drei untersten Bewegungssegmenten der Lendenwirbelsäule lokalisiert sind:

1. Die **einseitige Spondylolyse** zeigt als alleiniges Zeichen einen einseitigen Spalt in der Interartikularportion.

2. Die **beidseitige Spondylolyse** ohne Wirbelgleiten zeigt beidseitige Spalten der Interartikularportion ohne Wirbelkörperabrutsch.

3. Bei einem kleinen Teil der beidseitigen Spondylolysen kommt es zur **Spondylolisthesis = Wirbelgleiten.** Durch muskuläre und weichteilige Dekompensation gleitet der kranial der Spaltbildung gelegene Wirbelkörper mitsamt den Bogenwurzeln und den beiden oberen Wirbelgelenken nach ventral. Der Dornfortsatz und die beiden unteren Wirbelgelenke bleiben mit dem darunter liegenden Wirbel verbunden. Dieser Vorgang ereignet sich bereits im Kindes- und Jugendalter, eine Verschlechterung im Erwachsenenalter ist nur bei höhergradigen Spondylolisthesen zu erwarten.
Das Ausmaß der Spondylolisthesis wird nach Meyerding beurteilt. Verschiebt sich der Wirbelkörper um 1/4, dann liegt ein Schweregrad I, um 2/4, dann liegt ein Schweregrad II vor, usw.

4. Ein völliger Abrutsch des Wirbelkörpers mit fehlendem Kontakt der Wirbelkörpergrund- und -deckplatten wird als **Spondyloptose** bezeichnet.

Geringgradige Verschiebungen der Wirbelkörper *ohne* Spaltbildung sind im Rahmen der degenerativen Bandscheibenerkrankung möglich. Verschiebt sich der Wirbelkörper nach ventral, wird dies **Pseudospondylolisthesis** genannt. Verschiebt er sich nach dorsal, so wird dies **Retrolisthesis** genannt.

H 79 F 82

Frage 9.17: Lösung C

Entsprechend dem Lerntext setzt die Spondylolisthesis einen beidseitigen Spalt in der Interartikularportion des Bogens voraus, so daß Antwort (C) richtig, die anderen Antworten falsch sind.

H 82

Frage 9.18: Lösung C

Entsprechend dem Lerntext ist eine beidseitige Kontinuitätsdurchtrennung in der Pars interartikularis des Wirbelbogens die Voraussetzung eines Wirbelgleitens.

Zu (A)
Die Abnützung der Wirbelbogengelenke wird Spondylarthrose genannt, sie führt nicht zum Wirbelgleiten.

Zu (B)
Lumbale Bandscheibenvorfälle können nach längerer Zeit zur schweren Osteochondrose führen. Die dadurch entstehende Lockerung des Bewegungssegmentes kann eine Pseudospondylolisthesis auslösen.

Zu (D)
Bei Luxationsfrakturen kann es zur Versetzung der Wirbelkörper gegeneinander kommen, diese wird jedoch, da sie akut-traumatisch entsteht, nicht als Wirbelgleiten bezeichnet.

Zu (E)
Auch bei stark ausgeprägten Keilwirbeln ist ein Wirbelgleiten nicht möglich, da die Verzahnung der Wirbelgelenke bei intaktem Bogen dies verhindert.

F 83

Frage 9.19: Lösung D

Dem Lerntext entsprechend sind die Antworten (2), (3) und (5) richtig.

Zu (4)
Ein akut-traumatischer Bruch der Interartikularportion ist nicht möglich, es würde eher der Wirbelkörper brechen. Ermüdungsfrakturen und damit erworbene Spondylolysen, sind bei Leistungssportlern vor allem bei Schwimmern und Turnern möglich.

H 83

Frage 9.20: Lösung B

Dem Lerntext entsprechend ist Lösung (B) richtig.

Zu (A), (C)
Die Erniedrigung des Discus intervertebralis infolge Bandscheibendegeneration wird Chondrose genannt. Degenerative Randzacken an den Wirbelkörpern werden nicht Osteophyten, sondern Spondylophyten genannt.

Zu (D)
Als Spina bifida bezeichnet man eine Bogenschlußstörung der Dornfortsätze.

Zu (E)
Eine Kyphosierung der unteren Lendenwirbelsäule ist bei einer Keilwirbelbildung unterschiedlicher Genese möglich.

H 85

Frage 9.21: Lösung D

Das Wirbelgleiten = Spondylolisthesis hat als Ursache eine beidseitige Spaltbildung der Wirbelbögen in der sogenannten Interartikularportion, also zwischen den Wirbelgelenken zweier benachbarter Wirbelkörper, bzw. zwischen den Wirbelgelenken des 5. Lendenwirbelkörpers und des Sakrums. Die gegenseitige Verzahnung geht dadurch verloren, so daß es zu einem ventralen Abgleiten des kranialen Wirbelkörpers kommen kann.

Zu (A)
Spondylolyse ist der Begriff für die alleinige Spaltbildung in der Interartikularportion. Sie kann einseitig oder beidseitig vorliegen. Eine beidseitige Spondylolyse kann zur Spondylolisthesis führen, muß aber nicht.

Zu (B)
Die Spondylolisthesis ist das ventrale Abgleiten eines Wirbelkörpers bei beidseitig vorliegender Spondylolyse. Der Schweregrad wird nach dem Ausmaß des Abrutschens des Wirbels beurteilt: Verschiebt sich der Wirbel um 1/4, dann liegt ein Schweregrad 1, um 2/4, dann liegt der Schweregrad 2 vor, usw.

Zu (C)
Der Begriff der Retrolisthese steht in keinem Zusammenhang mit dem Krankheitsbild der Spondylolyse-Spondylolisthesis. Es handelt sich um eine meist geringgradige Rückversetzung des kranialen Wirbelkörpers gegenüber dem kaudalen aufgrund einer degenerativen Lockerung der Zwischenwirbelscheibe.

Zu (D)
Die Spondyloptose ist die schwerste Verlaufsform der Spondylolisthesis mit völligem Abgleiten des Wirbelkörpers.

H 87

Frage 9.22: Lösung C

Zu (A)
Die Wachstumsstörungen des Morbus Scheuermann betreffen die Grenzschicht zwischen Bandscheibe und Wirbelkörper, nicht jedoch die Wirbelbögen.

Zu (B)
Ein lumbaler Bandscheibenvorfall kann langfristig zur Bandscheibenerniedrigung und damit zu einer Pseudospondylolisthesis führen, nicht jedoch zu einem echten Wirbelgleiten.

Zu (C)
Die beidseitige Spaltbildung im Bereich der Pars interarticularis ist die Voraussetzung der Spondylolisthesis.

Zu (D)
Die Kompressionsfraktur deformiert den Wirbelkörper, nicht jedoch die Wirbelbögen.

Zu (E)
Keilwirbel unterschiedlichster Genese führen nicht zum Wirbelgleiten. Bei normal ausgebildetem Wirbelbogen ohne Spaltbildung verhindert die Verzahnung der kleinen Wirbelgelenke eine Dislokation nach ventral.

H 87

Frage 9.23: Lösung D

Zu (1)
Die Spondylolisthese ist fast ausschließlich in der unteren LWS, bevorzugt bei L5/S1, weniger häufig bei L4/L5 und L3/L4 zu beobachten.

Zu (2)
Die Ursache der Spondylolyse und damit der Spondylolisthesis ist überwiegend endogen. Serienspondylolysen über mehrere Etagen bei Leistungsturnerinnen weisen jedoch darauf hin, daß die Pars interarticularis auch bei Gesunden ein „locus minoris resistentiae" ist, die bei Höchstbeanspruchung zu Ermüdungsfrakturen neigt.

Zu (3)
Die Spondylolisthese entwickelt sich im Wachstumsalter, eine Progredienz im Erwachsenenalter ist nur bei Spondylolisthesen höheren Grades zu beobachten.

Zu (4)
Da das Wirbelgleiten den Spinalkanal nur verlagert, jedoch nicht wesentlich einengt, sind Ischialgien nicht sehr häufig.

F 88

Frage 9.24: Lösung D

Die Abbildung zeigt eine Spondylolisthesis Grad I nach Meyerding.

Zu (A)
Die meisten Spondylolysen und auch viele Spondylolisthesen bleiben klinisch stumm.

Zu (B)
Schmerzen, die sich bei Reklination deutlich verstärken und bei Vorneigung verschwinden, können bei der Spondylolisthesis vorkommen, sie sind jedoch typisch für das Baastrup-Syndrom. Das Baastrup-Syndrom („Kissing spines") ist durch Nearthrosen zwischen den Dornfortsätzen der LWS gekennzeichnet.

Zu (C)
Eine beidseitige Ischialgie durch eine beidseitige Raumnot im Foramen intervertebrale oder durch einen medialen Bandscheibenvorfall ist bei der Spondylolisthesis selten, aber möglich.

Zu (D)
Eine sicht- oder tastbare Dornfortsatzverschiebung findet sich nur bei schweren Spondylolisthesen.

Zu (E)
Die Hyperlordose der LWS ist das einzige, wenn auch nicht obligate inspektorische Zeichen einer Spondylolisthesis niedrigen Grades.

Diagnose der Spondylitis ankylosans = Morbus Bechterew **IX.9**

Chronisch versteifende, entzündliche Erkrankung der Wirbelsäule und der Iliosakralgelenke; häufige Mitbeteiligung der Hüft- und Kniegelenke, seltene Mitbeteiligung der Sprung- und Fußgelenke in Form einer asymmetrischen Oligoarthritis. Organbefall selten. Krankheitsbeginn zwischen dem 7. und 60. Lebensjahr mit Gipfel zwischen 20. und 25. Lebensjahr, Männer 4 mal häufiger als Frauen betroffen; Verlauf in der Regel milde, besonders bei Frauen.

Symptome der beginnenden Spondylitis ankylosans (nach Häufigkeit): tiefsitzender Ruheschmerz im Kreuz, besonders in Form von frühmorgendlichem Ruheschmerz mit Steifheit; seitenwechselnder Gesäßschmerz mit Ausstrahlung in Leiste und Oberschenkel; Schmerzen und Schwellungen in den stammnahen Gelenken der unteren Extremität; Engegefühl im Brustkorb; passagere schmerzhafte Steife der HWS; Fersenschmerzen.

Spätsymptome: zunehmende Einsteifung einzelner Wirbelsäulenelemente, Thoraxstarre.

Klinische Befunde: Als Frühzeichen tritt ein Zerrschmerz im Iliosakralgelenk auf (Mennell-Zeichen), später zunehmende kyphosierende Einsteifung mit Abnahme des Kinn-Brustbein-Abstandes, Zunahme des Hinterhaupt-Wand-Abstandes, Abnahme des Ott-Wertes, Reduktion der Thoraxexkursion, Abnahme des Schober-Wertes und Zunahme des Finger-Boden-Abstandes.

Röntgenbefunde: Im Initialstadium Zeichen einer beidseitigen Sakroiliitis mit Mischbild zwischen zystischen Aufhellungen und Sklerosezonen. Sichere Beurteilung häufig erst im Tomogramm möglich. Im Spätstadium zunehmende Syndesmophytenbildung bis hin zur Bambusstabwirbelsäule.

Labor: Bei 96% aller Erkrankten ist das HLA-B 27 positiv im Gegensatz zu 7% bei Gesunden. In 80% aller Fälle meist nur geringe bis mittelgradige Senkungserhöhung.

Die endgültige Diagnose ist eine Mosaikdiagnose aus Anamnese, Klinik, Röntgen und Labor.

H 85

Frage 9.25: Lösung D

Zu (A)
Die Spondylolisthese geht nicht mit Morgensteifigkeit und Kniegelenksergüssen einher; Rückenschmerzen mit ischiastypischer Ausstrahlung, dann meist in ein Bein bis zur Ferse können bei begleitender Wurzelirritation vorkommen.

Zu (B)
Auch hier sind die Morgensteifigkeit und der Kniegelenkserguß nicht passend.

Zu (C)
Die Schmerzen bei Spondylitis tuberculosa sind typischerweise langsam zunehmend und nicht rezidivierend. Ein begleitender Fersenschmerz und ein Kniegelenkserguß wäre bei zugleich vorkommender tuberkulöser Fersenbeinosteomyelitis und Gonitis tuberculosa theoretisch möglich, in dieser Kombination jedoch äußerst unwahrscheinlich.

Zu (D)
Es handelt sich um eine typische Bechterew-Anamnese.

Zu (E)
Der Morbus Scheuermann zeigt gelegentliche Rükkenschmerzen, alle anderen Symptome treten nicht auf.

H 85

Frage 9.26: Lösung E

Zu (1)
Der Gipfel des Krankheitsbeginns liegt zwischen dem 20. und 25. Lebensjahr.

Zu (2)
96% aller Erkrankten sind HLA-B 27 positiv.

Zu (3)
Die Iridozyklitis tritt als Frühsymptom selten, im weiteren Krankheitsverlauf bei 30% aller Bechterew-Patienten auf.

Zu (4)
Die Mitbeteiligung der Hüft- und Kniegelenke ist häufig.

H 85

Frage 9.27: Lösung B

Zu (A)
Hat ein Patient eine **Hüftbeugekontraktur,** so kann er diese auf dem Rücken liegend dadurch kaschieren, daß er ein starkes Hohlkreuz macht. Er täuscht somit unbewußt ein gerades Bein ohne Hüftbeugekontraktur vor. Mit Hilfe des **Thomas-Handgriffes** kann ihm diese Kompensation genommen und die Hüftbeugekontraktur sichtbar gemacht werden:
Der Patient umgreift das Knie der gegenseitigen gesunden Seite und zieht es mit beiden Händen soweit an seinen Körper, bis die kompensatorische Hyperlordose beseitigt ist. Besteht eine Beugekontraktur, so hebt sich der Oberschenkel der kranken Seite deutlich von der Unterlage.

Zu (B)
Besteht der Verdacht auf eine **Sakroiliitis,** wird das **Mennell-Zeichen** geprüft: Der Patient legt sich in Seitenlage und zieht das der Untersuchungsliege zugewandte Knie und Hüftgelenk möglichst weit an seinen Körper. Überstreckt jetzt der Untersucher das ihm zugewandte Bein ruckartig, dann wird die Iliosakralfuge gezerrt, was bei einer Sakroiliitis deutlich schmerzhaft ist.

Zu (C)
Der Dornfortsatzabriß ist durch einen starken lokalen Druckschmerz gekennzeichnet.

Zu (D)
Einen typischen Untersuchungsgriff für die Beckenvenenthrombose gibt es nicht, für die **Beinvenenthrombose** wurde das Hohmann-Zeichen beschrieben: Bei rascher Dorsalextension des Sprunggelenkes am gestreckten Bein werden Schmerzen in der Wade angegeben.

Zu (E)
Besteht eine **Epiphysiolysis capitis femoris,** so wird das **Drehmann-Zeichen** positiv: Versucht der Untersucher das Hüftgelenk aus der Neutralstellung zu beugen, so dreht sich der Oberschenkel mit zunehmender Beugung zwangsweise in Außenrotation. Dieses Zeichen ist beim Jugendlichen pathognomonisch für eine Epiphysenlösung des coxalen Femurendes.

F 88

Frage 9.28: Lösung B

Entsprechend dem Lerntext sind die Antworten (A), (D) und (E) typisch für den beginnenden Morbus Bechterew.

Zu (B)
Die Schmerzen der Sakroiliitis strahlen manchmal diffus in die Leiste und in den Oberschenkel aus, so daß die Bechterew-Patienten nicht selten zum Zeitpunkt der ersten Beschwerden ihren Blinddarm verlieren. Wurzelirritationen mit segmentalen Sensibilitätsstörungen werden nicht beobachtet.

Zu (C)
Bei einem Drittel der Bechterew-Patienten tritt im Verlauf der Krankheit eine akute Iritis auf. Als Frühsymptom ist diese äußerst selten anzutreffen.

F 85

Frage 9.29: Lösung A

Die Spondylitis ankylosans führt zu einer zunehmender Einsteifung der Kostotransversalgelenke. Die Patienten verspüren hierdurch anfangs ein Engegefühl im Brustkorb. Im Spätstadium ist eine völlige Einsteifung des Thorax möglich, die zur alleinigen Zwerchfellatmung zwingt.

H 88

Frage 9.30: Lösung E

Nächtliche, vor allem gegen Morgen auftretende Rükkenschmerzen, sowie eine großbogige, versteifte, wenig druck- und klopfschmerzhafte Brustkyphose sind typisch für einen Morbus Bechterew. Nächtliche Rükkenschmerzen bei einem 50jährigen Mann mit abgelaufenem Herzinfarkt und bekannter Hypertonie können allerdings auch auf eine bestehende Angina pectoris bzw. auf einer Reinfarkt hinweisen. Die Röntgenbefunde beweisen die Spondylitis ankylosans: Es zeigt sich eine typische beidseitige Sakroiliitis sowie eine Bambusstabwirbelsäule mit generalisierten Syndesmophyten. Lösung (E) ist richtig.

Zu (A), (B), (C), (D)
Die gezeigten Röntgenbilder sind so lehrbuchmäßig typisch für einen Morbus Bechterew, daß alle anderen Möglichkeiten ausscheiden.

F 85

Frage 9.31: Lösung A

Die chronische Polyarthritis befällt häufig die Halswirbelsäule, insbesondere das Atlanto-Axialgelenk. Die entzündlich veränderten Bursen dieses Gelenkes zerstören das Ligamentum transversum sowie den Dens axis. Dies kann die gefürchtete atlanto-axiale Dislokation auslösen, die im Extremfall zur Querschnittslähmung führt. Lösung (A) ist richtig.

Zu (B)
Entzündliche Veränderungen der Interartikularportion sind nicht beschrieben.

Zu (C), (D)
Die Kostotransversalgelenke sowie die Kreuzdarmbeingelenke sind bei der Spondylitis ankylosans befallen.

Zu (E)
Die intervertebralen Ligamente sind bei den seronegativen Spondylarthritiden, z. B. beim Morbus Bechterew, aber auch im Rahmen einer Arthritis psoriatica betroffen.

Spondylitis des Erwachsenen IX.10

Abzugrenzen ist die **tuberkulöse Spondylitis** von der **unspezifisch-bakteriellen Spondylitis.**

Gemeinsamkeiten: Aussaat meist hämatogen-arteriell in die Wirbelkörper und zwar grund- und deckplattennah mit sekundärem Befall der Bandscheibe. Röntgenzeichen: Grund- und Deckplatten-Konturunschärfe oder -defekt, sekundär sehr bald Bandscheibenverschmälerung. Sonderfall: Ausbreitung entlang des vorderen Längsbandes mit Arrosion der Wirbelkörpervorderkanten = Spondylitis (anterior) migrans.

Unterschiede: Alle Aussagen zur Differentialdiagnose haben nur Wahrscheinlichkeitswert, im Einzelfall kann die Unterscheidung schwierig sein.

Verlauf: Bei der *Tuberkulose* meist schleichend mit langer Latenzzeit zwischen Aussaat und Manifestation (6–12 Monate), eher diskreter Klinik und geringen humoralen Entzündungszeichen; Ausheilung innerhalb von Jahren mit geringer Tendenz zur Blockwirbelbildung.
Bei der *bakteriellen Spondylitis* eher akuter Verlauf mit kurzer Latenzzeit (wenige Wochen), starkem lokalem Spontan-, Druck- und Stauchschmerz, Muskelhartspann, Blutsenkungserhöhung, Leukozytose und Linksverschiebung. Ausheilung innerhalb von Monaten mit starker Tendenz zur Verblockung.

Befallsmuster: Die Tuberkulose befällt häufig mehrere Wirbelkörper, häufig Abszeß- und Sequesterbildung. Bei der bakteriellen Spondylitis fast immer (monosegmentaler) Befall zweier benachbarter Wirbelkörper, geringe Tendenz zu Abszeß und Sequester, Spondylitis-anterior-Verlauf selten.

Spondylodiszitis des Kindes und Jugendlichen IX.11

Beim Kind ist die Bandscheibe im Gegensatz zum Erwachsenen gefäßversorgt, so daß die hämatogen-arterielle Aussaat zur primären Diszitis mit sekundärem Befall der benachbarten Wirbelkörper führen kann. Früh- und Leitsymptom: Monosegmentale Bandscheibenverschmälerung ohne Mitreaktion der Wirbelkörper.

F 86

Frage 9.32: Lösung B

Zu (A)
Die Arrosion der Wirbelkörpervorderkante ist in Form der Spondylitis anterior migrans bei beiden Formen der Spondylitis möglich, bei der unspezifisch-bakteriellen jedoch seltener.

Zu (B)
Schleichender Verlauf ist typisch für die Spondylitis tuberculosa.

Zu (C)
Der Mitbefall der Bandscheibe ist bei beiden Formen vorkommend.

Zu (D)
Querschnittslähmungen sind bei beiden Formen möglich.

H 86

Frage 9.33: Lösung D

Die Spondylitis tuberculosa befällt typischerweise primär die Wirbelkörper grund- und deckplattennah mit sekundärer Ausbreitung in die dazwischenliegende Bandscheibe. Ein Befall der Fortsätze ist möglich, aber nicht typisch.

H 86

Frage 9.34: Lösung B

Für die bakterielle Spondylitis des Erwachsenen ist die hämatogen-arterielle Aussaat in zwei benachbarte Wirbelkörper mit sekundärer Zerstörung der dazwischenliegenden Bandscheiben typisch. Nur beim Kind kann die Bandscheibe primär betroffen sein, man spricht dann von der Spondylodiscitis.

F 83

Frage 9.35: Lösung D

Zu Aussage (1)
Das Symptom der Bandscheibenerniedrigung ist vieldeutig. Es ist sowohl beim degenerativen Bandscheibenschaden, als auch beim Morbus Scheuermann als auch im späteren Verlauf einer Erwachsenen-Spondylitis zu finden.

Zu Aussage (2)
Diese Aussage ist richtig. Die Spondylitis des Erwachsenen befällt primär die Wirbelkörper und weitet sich sekundär auf die Bandscheibe aus.

H 85

Frage 9.36: Lösung B

Zu (A)
Tumormetastasen können hochakut Schmerzen auslösen, wenn es zu einer plötzlichen Wirbelkörpersinterung aufgrund der Tumordestruktion kommt, jedoch besteht hierbei kein hohes Fieber. Auch das Alter der Patienten ist atypisch. Tumormetastasen befallen die Bandscheiben entweder gar nicht oder erst im Spätstadium.

Zu (B)
Der Anamnese und dem Röntgenbild nach liegt am ehesten eine bakterielle Spondylitis vor. Dafür spricht der akute Beginn mit Fieber und starken Schmerzen sowie das Röntgenbild mit monosegmentalem Befall zweier benachbarter Wirbelkörper. Nicht lehrbuchmäßig ist die Durchfallerkrankung vor einem Jahr, da die Latenzzeit zwischen Aussaat und Manifestation bei der bakteriellen Spondylitis kürzer ist.

Zu (C)
Weder die Anamnese noch das Röntgenbild sind mit einem Morbus Scheuermann zu vereinbaren.

Zu (D)
Der Hämangiomwirbel ist in der Regel ein röntgenologischer Zufallsbefund, er führt zu keiner Bandscheibenverschmälerung.

Zu (E)
Gegen eine Mißbildung sprechen die Anamnese mit hochakutem Beginn im mittleren Lebensalter und die arrosiven Veränderungen der Grund- und Deckplatten der betroffenen Wirbelkörper.

Eosinophiles Granulom der Wirbelsäule — IX.12

Das eosinophile Granulom ist als benigne Verlaufsform der Histiozytosen anzusehen. Es tritt meist solitär auf. An der Wirbelsäule führt es zur typischen Vertebra plana.
Betroffen sind Kinder mit einem Altersgipfel zwischen dem 4. und 7. Lebensjahr bis maximal zum 13. Lebensjahr. Sie halten sich steif und klagen über Kreuzschmerzen. Im Untersuchungsbefund tastet man einen schmerzreflektorischen Muskelhypertonus. Das Röntgenbild zeigt typischerweise eine Sinterung des Wirbelkörpers bei erhöhten Bandscheiben. Der Wirbelkörper kann bis zu einer sklerosedichten Scheibe zusammenfallen. Im Laufe von Jahren baut sich der Wirbelkörper wieder auf, allerdings erreicht er die normale Höhe nicht mehr.
Die Differentialdiagnose des eosinophilen Granuloms umfaßt seltene Tumoren der Wirbelsäule, atypisch verlaufende Spondylitiden und generalisierte Histiozytosen mit mehreren Granulomherden. Aus diesem Grunde muß beim Vorliegen einer Vertebra plana eine erweiterte Diagnostik mit Entzündungsserologie, Ganzkörperszintigraphie, Computertomographie sowie evtl. Kernspintomographie durchgeführt werden.
Das eosinophile Granulom der Wirbelsäule heilt bei konsequenter Ruhigstellung im Dreipunktkorsett oder Kreuzstützmieder ohne wesentliche Keilwirbelbildung folgenlos aus.

F 89

Frage 9.37: Lösung D

Frage 9.38: Lösung E

Gemeinsamer Kommentar

Das Röntgenbild zeigt eine typische Vertebra plana mit Höhenminderung des 4. Lendenwirbelkörpers bei Erhöhung des Zwischenwirbelraumes. Entsprechend dem Lerntext muß eine erweiterte Diagnostik durchgeführt werden, da die Vertebra plana nicht nur durch ein eosinophiles Granulom, sondern auch durch seltenere entzündliche oder tumoröse Wirbelsäulenerkrankungen verursacht sein kann.

Bewegungssegment — IX.13

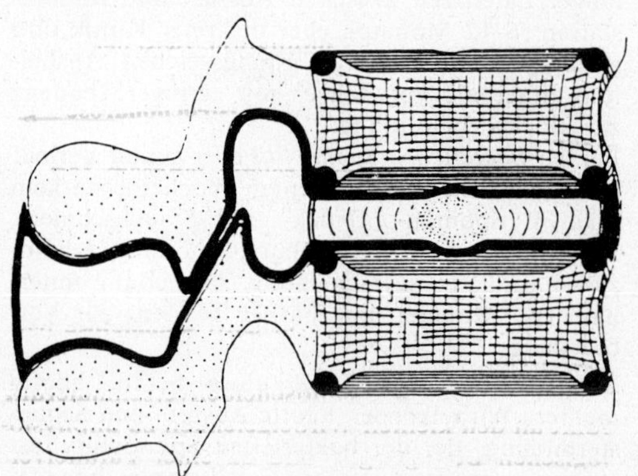

Abb. 26. Bewegungssegment

Alle wesentlichen Phänomene der Wirbelsäulenabnutzung lassen sich am Denkmodell des Bewegungssegments erklären. Das Bewegungssegment setzt sich aus zwei Wirbelkörpern, aus der dazwischenliegenden Bandscheibe, aus den zugehörigen paarig angelegten kleinen Wirbelgelenken, aus dem schlauchförmigen Bandapparat der Bandscheiben und Wirbelkörper sowie aus den Bändern der zugehörigen Dornfortsätze zusammen. Es repräsentiert also alle passiven Haltestrukturen der gelenkigen Verbindung zweier Wirbel.

Pathogenese der Wirbelsäulendegeneration IX.14

Degenerative Veränderungen der Wirbelsäule beginnen in der Regel an der Bandscheibe. Ab dem 20. Lebensjahr obliterieren die beim Jugendlichen noch vorhandenen Bandscheibengefäße, so daß die Bandscheibe nur mehr bradytroph durch Diffusion ernährt werden kann. Es folgt ein zunehmender Strukturumbau der unelastischer und rißbereiter werdenden Bandscheibe. Dieser Vorgang wird **Chondrose** genannt, er äußert sich im Röntgenbild durch eine Bandscheibenverschmälerung ohne sonstige Zeichen.

Schreitet die Chondrose – bevorzugt an statisch stark belasteten Bandscheiben – relativ schnell fort, so reagieren innerhalb des Bewegungssegmentes als nächstes die Grund- und Deckplatten der Wirbelkörper. Sie zeigen eine bandförmige Sklerosierung. Die Kombination zwischen Bandscheibenverschmälerung und Grund- und Deckplattensklerosierung wird **Osteochondrose** genannt.

Schreitet die Chondrose relativ langsam fort, so führt die Lockerung des Bewegungssegmentes zur langdauernden, permanenten Irritation des Bandapparates am Wirbelkörperansatz. Es bilden sich spondylotische Randwülste = Spondylophyten aus. Die Randwulstbildung wird **Spondylose** bzw. Spondylosis deformans genannt.

Die zunehmende Bandscheibenverschmälerung führt an den kleinen Wirbelgelenken zu unphysiologischen Bewegungen und zu einer Parallelverschiebung der ursprünglich korrespondierenden Gelenkknorpelflächen mit der Folge eines erhöhten Anpreßdruckes der verbleibenden Knorpelflächen. Damit ist der Weg zum Knorpelschaden und zur **Spondylarthrose = Arthrose der kleinen Wirbelgelenke** gebahnt. Da sich die kleinen Wirbelgelenke in ihrem Aufbau prinzipiell nicht von großen Gelenken unterscheiden, besitzen sie neben der Knorpelfläche auch eine Gelenkkapsel, Synovialflüssigkeit und sogar meniskusähnliche Diszi. Die Arthrose der kleinen Wirbelgelenke zeigt sich dementsprechend durch Gelenkspaltverschmälerung, subchondrale Sklerosierung, randständige Osteophyten und durch Gelenkdeformation.

F 88

Frage 9.39: Lösung C

Entsprechend dem Lerntext ist die Antwort (C) richtig.

H 85

Frage 9.40: Lösung A

Die Wirbelbogengelenke unterscheiden sich in ihrem Aufbau prinzipiell nicht von großen Gelenken, das heißt sie besitzen korrespondierende Knorpelflächen, eine Gelenkkapsel, Synovialflüssigkeit und sogar meniskusähnliche Disci.

Die Arthrose dieser Gelenke (= Spondylarthrose) kann zu typischen Arthrosebeschwerden führen.

In der Pathogenese der Spondylarthrose spielt die Bandscheibenverschmälerung die wichtigste Rolle: Sie führt

1. zu einer starken Lockerung des Bewegungssegments mit der Folge unphysiologischer Bewegungen in den Bogengelenken,
2. zu einer Parallelverschiebung der ursprünglich korrespondierenden Gelenkknorpelflächen mit der Folge eines erhöhten Anpreßdruckes der verbleibenden korrespondierenden Knorpelflächen. Damit ist der Weg zum Knorpelschaden und zur Arthrose gebahnt.

F 87

Frage 9.41: Lösung B

Die in der Abbildung sichtbare, aus dem Rahmen fallende schmale Form der beiden mittleren Wirbel mit rudimentär angelegter Bandscheibe deutet auf eine angeborene Fehlbildung hin. Das oberste Bewegungssegment zeigt eine Bandscheibenverschmälerung mit angrenzender Grund- und Deckplattensklerose, also eine Osteochondrosis sowie eine Randwulstbildung, also eine Spondylose.

Zu (A) und (B)

Die Fehlbildung des gezeigten mittleren Bewegungssegmentes entspricht einem partiellen Wirbelblock. Ein Schmetterlingswirbel würde durch Spaltbildung eines Wirbelkörpers in der Sagittalebene gekennzeichnet sein, er ist am besten im a.p.-Strahlengang nachzuweisen.

Zu (C)

Diese Aussage trifft für das obere Bewegungssegment zu.

Zu (D) und (E)

Blockwirbel sind in der Regel klinisch stumm. Osteochondrosen und Spondylosen führen zu einer latenten Krankheitsbereitschaft.

F 85

Frage 9.42: Lösung B

Das Röntgenbild zeigt Verschmälerung der Zwischenwirbelräume im Sinne einer Chondrose, Sklerosierungen der Grund- und Deckplatten im Sinne einer Osteochondrose sowie Randzacken im Sinne einer Spondylose. Die Antworten (1), (3) und (4) sind richtig.

Zu (2)
Das Bild zeigt eine sehr selten vorkommende Lendenkyphose, die nicht Folge der degenerativen Veränderungen ist.

Zu (5)
Frakturzeichen, z. B. Keilwirbelform oder Kantenabbrüche sind nicht zu sehen.

Spondylosis hyperostotica IX.15

Die Spondylosis hyperostotica (Morbus Forestier-Ott) ist die häufigste versteifende Wirbelsäulenerkrankung noch vor der Spondylitis ankylosans. Es handelt sich um eine Sonderform der Spondylosis deformans.
Betroffen sind überwiegend Männer um das 60. Lebensjahr mit systemischen internistischen Erkrankungen. Risikofaktoren sind der Diabetes mellitus, die Adipositas und die Gicht. Im Gegensatz zur Spondylitis ankylosans beginnt die Versteifung zumeist in der Brustwirbelsäule. Halswirbelsäule und Lendenwirbelsäule sind seltener betroffen, die Iliosakralgelenke bleiben frei.
Im Röntgenbild sind massive zuckergußartige, teilweise überbrückende Spondylophyten bei nur gering erniedrigten Zwischenwirbelräumen zu sehen.
Der vertebragene Krankheitswert der Spondylosis hyperostotica ist gering. Die älteren Patienten verspüren die Bewegungseinschränkung nur wenig, zumal meist nur die Brustwirbelsäule betroffen ist. Ist die Halswirbelsäule erkrankt, so kann sich durch massive ventrale Spondylophyten eine störende Dysphagie entwickeln. An der gesamten Wirbelsäule können knöcherne Spinalkanalstenosen entstehen, die wiederum Wurzelkompressionen verursachen.

F 84

Frage 9.43: Lösung B

Zu (A), (C)
Sowohl die Spondylitis ankylosans als auch die Psoriasisarthritis werden den seronegativen Spondarthritiden zugerechnet. Diese bilden an der Wirbelsäule Syndesmophyten. Im Gegensatz zum Spondylophyten überbrückt der Syndesmophyt die Wirbelkörperecken fadenförmig auf kürzerem Wege.

Zu (B)
Das Röntgenbild zeigt für die Spondylosis hyperostotica typische zuckergußartige überbrückende Spondylophyten. Man kann sich gut vorstellen, daß der Patient unter Schluckbeschwerden leidet.

Zu (D)
Die Spondylitis führt im Ausheilungsstadium zum entzündlichen Blockwirbel, allerdings schmilzt hier die Bandscheibe ein.

Zu (E)
Auch beim angeborenen Blockwirbel ist die Bandscheibe verschwunden oder rudimentär angelegt.

H 88

Frage 9.44: Lösung C

Frage 9.45: Lösung E

Gemeinsamer Kommentar

Zu (A)
Die Berührung der Dornfortsätze mit lokaler Schmerzhaftigkeit überwiegend bei Rückneigung ist das Leitsyndrom des Morbus Baastrup.

Zu (B)
Die reaktionslose Höhenabnahme des Zwischenwirbelraumes im Rahmen degenerativer Prozesse wird Chondrose genannt.

Zu (C)
Die Höhenabnahme des Zwischenwirbelraumes mit gleichzeitiger Sklerosierung der Grund- und Deckplatten wird Osteochondrose genannt.

Zu (D)
Die Arthrose der kleinen Wirbelgelenke wird Spondylarthrose genannt.

Zu (E)
Das für den Morbus Scheuermann typische Schmorl-Knötchen entsteht durch den Einbruch von Bandscheibengewebe in die Wirbelkörperspongiosa.

Degenerativ bedingte Syndrome der Halswirbelsäule IX.16

Segmentlockerungen, Bandscheibenvorfälle und Spondylophyten der Halswirbelsäule können zu folgenden Syndromen führen:

- **Zervikale Syndrome**
  Hier wird die Eigeninnervation der Halswirbelsäule irritiert, es kommt zur lokalen klinischen Symptomatik an der Halswirbelsäule.
- **Zervikobrachiale Syndrome**
  Hier werden die im Foramen interverbrale austretenden Nervenwurzeln irritiert, die klinische Symptomatik äußert sich lokal an der Halswirbelsäule und wurzelentsprechend am Arm.
- **Zervikomedulläre Syndrome**
  Hier wird das Halsmark bzw. die lokale Durchblutung des Halsmarks beengt, die Klinik äußert sich durch periphere neurologische Störungen vor allem in den Armen und Beinen.
- **Zervikoenzephale Syndrome**
  Hier wird die im Foramen transversarium der Wirbelbögen verlaufende Arteria vertebralis sowie das die Arterie umgebende sympathische und parasympathische Nervengeflecht irritiert. Dies führt zu zentralnervösen Ausfällen.

Zervikale und zervikobrachiale Syndrome IX.17

Patienten mit zervikomedullären und zervikoenzephalen Syndromen werden aufgrund der primär neurologischen Symptome zumeist den Neurologen aufsuchen. Patienten mit zervikalen und zervikobrachialen Syndromen bedürfen der orthopädischen Behandlung. Folgende Krankheitsbilder sind differenzierbar:

- **Der akute Schiefhals**
  Als Ursache wird eine diskusbedingte plötzliche Irritation der sensiblen Versorgung im bandscheibenumhüllenden Bandapparat angenommen. Ebenso wahrscheinlich ist die Theorie der Diskuseinklemmung in den kleinen Wirbelgelenken.
  Klinisches Leitsymptom ist die plötzlich entstandene schmerzhafte Fixierung der Halswirbelsäule in Seitneigung und Rotationsstellung. Die Prognose ist gut. Die Fehlstellung kann entweder chiropraktisch sofort aufgelöst oder mit manueller extendierender Krankengymnastik, Wärmetherapie und Antiphlogistikagabe innerhalb weniger Tage beseitigt werden.
- **Das chronische Halswirbelsäulensyndrom**
  Als Ursache wird eine chronische Gefügelockerung mit daraus resultierender chronischer Überlastung der Nackenmuskulatur angenommen.
  Klinisches Leitsymptom ist der haltungs- und bewegungsabhängige Schmerz der Nackenmuskulatur bei eingeschränkter Beweglichkeit der Halswirbelsäule. Die Prognose des chronischen Halswirbelsäulensyndromes ist ungünstig, die Patienten sind häufig psychosomatisch überlagert.
- **Der akute zervikale Bandscheibenvorfall**
  Leitsymptom ist der plötzlich einsetzende einseitige Nackenarmschmerz mit radikulärer Symptomatik vor allem der Wurzeln C6 oder C7. Die Prognose des zervikalen Bandscheibenvorfalles ist mit und ohne Operation dubiös. Man sollte immer zuerst konservativ behandeln. Wenn zunehmende neurologische Ausfälle bestehen, muß operiert werden.
- **Das spondylogene zervikale Wurzelirritationssyndrom**
  Die chronische Irritation der Nervenwurzel durch Spondylophyten im Foramen intervertebrale ist sehr viel häufiger als der Bandscheibenvorfall. Leitsymptom ist der chronisch rezidivierende Nackenarmschmerz mit meist geringgradiger, jedoch eindeutig zuordenbarer Wurzelirritation. Die Therapie ist im Normalfall konservativ.
- **Die pseudoradikuläre Zervikobrachialgie**
  Weitaus die meisten Nackenschmerzen sind pseudoradikulär. Im Rahmen eines HWS-Syndroms kommt es zur starken Verspannung der Nackenmuskulatur. Benachbarte Muskelgruppen versuchen auf reflektorischem Weg die Nackenmuskulatur zu entlasten und dekompensieren dabei selbst. Auf diesem Weg breitet sich der schmerzhafte Muskelhypertonus bis in die Peripherie des Armes aus. Die Schmerzangaben der Patienten ähneln dem Schmerzbild der echten Wurzelirritation, objektive radikuläre Ausfälle sind jedoch nie zu beobachten.
  Die Behandlung ist immer konservativ, wobei Krankengymnastik und lokale physikalische Therapie an der Halswirbelsäule angewandt werden.

H 87

Frage 9.46: Lösung B

Zu (A)
Der N. accessorius innerviert rein motorisch den M. sternocleidomastoideus und obere Anteile des M. trapezius. Die Lähmung des M. sternocleidomastoideus ist durch die restliche Halsmuskulatur voll kompensierbar, die Trapeziusparese stellt die Schulter tief und kann die Schulterbewegung behindern.

Zu (B)
Die schmerzhafte Bewegungseinschränkung der Halswirbelsäule ist das Leitsymptom des degenerativ bedingten HWS-Syndroms.

Zu (C)
Der kongenitale Blockwirbel der HWS ist selten und meist auf ein Bewegungssegment beschränkt. Er verhält sich lange klinisch stumm. Schmerzhafte Bewegungseinschränkungen sind aber möglich, wenn durch kompensatorische Mehrbewegung der Bewegungssegmente unterhalb und oberhalb des Blockwirbels Osteochondrosen, Spondylosen und Spondylarthrosen entstehen.

Zu (D)
Das Hauptmerkmal des muskulären Schiefhalses ist die einseitige Verkürzung des M. sternocleidomastoideus, die i.S. eines Mißbildungssyndroms angeboren oder geburtstraumatisch erworben sein kann. Der muskuläre Schiefhals ist selten und verursacht primär keine Schmerzen.

Zu (E)
Das Hauptmerkmal der sehr seltenen basilären Impression ist eine Raumenge im Foramen occipitale magnum, die durch ein Höhertreten von Atlas und Dens axis entsteht. Ursachen der basilären Impression sind angeborene Mißbildungen und erworbene erweichende Prozesse, z.B. Osteomalazien und rheumatische Erkrankungen. Die basiläre Impression kann eine schmerzhafte Bewegungseinschränkung der HWS verursachen.

H 88

Frage 9.47: Lösung A

Schrägaufnahmen zeigen neben anderem die Einengung der Foramina intervertebralia durch Spondylophyten. Damit geben sie einen wichtigen Hinweis zur Differentialdiagnose zwischen einer pseudoradikulären Zervikobrachialgie und einer spondylogenen Zervikobrachialgie.

F 89

Frage 9.48: Lösung C

Zu (A)
Beim HWS-Schleudertrauma sind neben den Standardaufnahmen a.p. und seitlich Spezialaufnahmen in Vor- und Rückneigung hilfreich. Diese können Segmentblockaden sichtbar machen, die in der normalen Seitaufnahme nicht sichtbar sind.

Zu (B)
Ein intramedullärer zervikaler Tumor ist am besten im Kernspintomogramm nachweisbar, aber auch in der zervikalen Myelographie und Computertomographie sichtbar.

Zu (C)
Das zervikale Wurzelkompressionssyndrom ist dann wahrscheinlich, wenn die klinischen und elektromyographischen Befunde mit einer höhergradigen Einengung der betroffenen Wurzel im Foramen intervertebrale korrelieren.

Zu (D)
Das Klippel-Feil-Syndrom ist ein seltenes Mißbildungssyndrom, das durch angeborene Fusionen im Halswirbelsäulenbereich gekennzeichnet ist. Begleitende Mißbildungen anderer Organe sind häufig. Die Veränderungen der Halswirbelsäule sind aufgrund der Fehlstellungen in den Standardaufnahmen schlecht beurteilbar. Funktionsaufnahmen in Vor-, Rück- und Seitneigung sind sinnvoll.

Zu (E)
Die zervikooccipitale Dysplasie ist ein Sammelbegriff für diverse angeborene Entwicklungsstörungen des Occiput, Atlas und Axis. Zusätzlich zu den Standardaufnahmen sind Schrägaufnahmen, Funktionsaufnahmen in Vor-, Rück- und Seitneigung sowie Schichtaufnahmen sinnvoll.

Degenerativ bedingte Syndrome der Lendenwirbelsäule — IX.18

- **Die akute Lumbago (= Hexenschuß)**
  Als Ursache wird eine vom Nucleus pulposus ausgelöste plötzliche Irritation der sensiblen Nervenäste im Bandapparat der Bandscheibe angenommen.
  Leitsymptom ist der plötzlich entstandene Lumbalspasmus, also eine schmerzhafte reflektorische Fixierung der Lendenwirbelsäule meist ohne Ausstrahlung ins Bein. Wenn ausstrahlende Schmerzen angegeben werden, dann reichen diese maximal in die Kniekehle.

- **Das chronische Lumbalsyndrom**
  Als Ursache wird eine chronische Überlastung der Rücken- und Bauchwandmuskulatur bei degenerativer Segmentinstabilität sowie eine Arthrose der kleinen Wirbelgelenke angenommen. Leitsymptom sind chronische Kreuzschmerzen in Verbindung mit einer Bewegungseinschränkung der Lendenwirbelsäule. Liegt zusätzlich eine Arthrose der kleinen Wirbelgelenke vor, so klagen die Patienten über einen frühmorgendlichen Anlaufschmerz, der sich nach ein paar Minuten bessert.
- **Die akute Ischialgie**
  Die weitaus häufigste Ursache ist eine Protrusion oder ein Prolaps des Nukleus pulposus mit konsekutiver radikulärer Symptomatik. Die akute Ischialgie betrifft Patienten im mittleren Lebensalter, meist anläßlich banaler Verhebetraumen.
  Leitsymptom ist die plötzlich einschießende schmerzhafte Bewegungseinschränkung der Lendenwirbelsäule mit gleichzeitiger Schmerzausstrahlung ins Bein. Im Gegensatz zur akuten Lumbago verstärkt sich der Schmerz beim Husten, Niesen und Pressen. Bei der Untersuchung sieht man die ischiastypische Schmerzskoliose. Sie verstärkt sich bei Vorneigung und bessert sich im Sitzen. Meist neigt sich der Patient zur Seite des schmerzhaften Beines. Am Bein zeigen sich radikuläre Ausfälle entsprechend dem folgenden Lerntext.
- **Die lumbale Spinalkanalstenose**
  Häufigste Ursachen der lumbalen Spinalkanalstenose sind eine angeborene Enge des knöchernen Spinalkanals sowie eine degenerativ erworbene Einengung des Spinalkanals. Häufig behindern ventral des Kanals gelegene Spondylophyten und dorsal gelegene Osteophyten der kleinen Wirbelgelenke den Duralsack kneifzangenartig.
  Leitsymptom der lumbalen Spinalkanalstenose ist die vertebragene Claudicatio intermittens: Die Patienten berichten über eindeutig belastungsabhängige, in beide Beine ausstrahlende Schmerzen und Dysästhesien. Die Schmerzen bessern sich ähnlich der angiopathischen Claudicatio intermittens, wenn sich die Patienten nach kürzerer Gehstrecke ausruhen. Die Symptome verschwinden bei Körpervorneigung weitgehend und verstärken sich in Rückneigung. Objektivierbare peripher-neurologische Ausfälle sind im Gegensatz zur Ischialgie nicht obligat.

Lumbale Wurzelläsionen **IX.19**

Ein Bandscheibenvorfall mit monoradikulärer Schädigung betrifft in 54% aller Fälle S_1, in 44% aller Fälle die Wurzel L_5 und in 1% die Wurzel L_4.

S_1-Syndrom: Schmerzskoliose. Lasègue-Zeichen positiv. Schmerz, Par- und Hypästhesie im „Generalstreifen", also Fußaußenrand, Unter- und Oberschenkelaußenseite, Zehen- und Fußsenkerschwäche, also Zehenspitzgang gestört. Achillessehnenreflex abgeschwächt, oft erloschen.

L_5-Syndrom: Schmerzskoliose. Lasègue positiv. Schmerz, Par- und Hypästhesie am Fußrücken und Vorderseite des Unterschenkels. Zehen- und Fußheberschwäche, also Hackengang gestört. Der für L_5 typische Tibialis-posterior-Reflex ist nur bei 20% aller Gesunden auslösbar, also nur bei seitendifferenter Auslösbarkeit pathologisch verwertbar.

L_4-Syndrom: Schmerzskoliose. Lasègue-Zeichen bei 50% der Patienten positiv. Schmerz, Par- und Hypästhesie an Fußinnenrand und Unterschenkelinnenseite. Quadrizepsschwäche, Patellarsehnenreflex abgeschwächt, nicht erloschen.

F 88

Frage 9.49: Lösung D

Spinalstenosen sind als knöcherne Einengungen des Lumen des Spinalkanals definiert. Als Ursache kommen anlagebedingte Fehlformen des knöchernen Spinalkanalquerschnitts und erworbene knöcherne Querschnittsengen in Frage.

Zu (1)
Die Spina bifida occulta ist eine Bogenschlußstörung, der Spinalkanal ist also unverschlossen und damit nicht eingeengt.

Zu (2)
Die Spondylolisthese kann den Querschnitt des Spinalkanals einengen.

Zu (3)
Ein Beckenschiefstand beeinflußt den Querschnitt des Spinalkanals nicht.

Zu (4) und (5)
Spinalkanalnahe Spondylophyten der Spondylosis deformans sowie Osteophyten der Wirbelgelenksarthrose führen zur Spinalstenose, insbesondere dann, wenn sie den Duralsack oder die abgehenden Nervenwurzeln kneifzangenartig von ventral und dorsal einengen.

F 82

Frage 9.50: Lösung C

Es ist die typische Anamnese und der typische klinische Befund einer akuten Ischialgie mit radikulärer S_1-Symptomatik beschrieben. Demnach ist die Lösung (C) richtig.

Zu (A)
Ein Querfortsatzabriß zeigt keine radikuläre Symptomatik.

Zu (B)
Für eine Wurzelläsion L_5 wäre eine Sensibilitätsstörung in Fußrückenmitte, evtl. ein Ausfall des Tibialis-posterior-Reflexes und eine Zehenheberparese typisch.

Zu (D)
Osteoporotische Spontanverformungen führen im Normalfall nicht zur radikulären Symptomatik, das Alter des Patienten ist völlig atypisch.

Zu (E)
Eine Spondylolyse (ohne Spondylolisthesis) bleibt im Normalfall asymptomatisch.

H 88

Frage 9.51: Lösung D

Die Antworten (A), (B), (C) und (E) beschreiben typische Befunde einer akuten Ischialgie S_1.

Zu (D)
Die Hypästhesie in der Perianalgegend ist Zeichen eines beginnenden Kauda-equina-Syndroms. Es muß also befürchtet werden, daß sich der primär mediolateral gelegene Bandscheibenvorfall nach medial verlagert hat und zum medialen Bandscheibenvorfall geworden ist. Der mediale Bandscheibenvorfall soll am Tage der Manifestation operiert werden, da sonst irreversible Blasenmastdarmstörungen verbleiben können.

H 85

Frage 9.52: Lösung D

Die Aussage 1 ist in sich unlogisch, da definitionsgemäß eine Fehlhaltung dadurch gekennzeichnet ist, daß sie ausgleichbar ist und keine strukturellen Veränderungen zeigt.
Die Aussage 2 ist richtig; die häufigste Ursache einer Ischialgie ist eine Bandscheibenprotrusion oder ein Bandscheibenprolaps.

F 86

Frage 9.53: Lösung C

Zu (A), (B), (D) und (E)
Diese Symptome treffen für eine Schädigung der Wurzel L_5 zu.

Zu (C)
Der fehlende Achillessehnenreflex weist auf einen Wurzelschaden S_1 hin.

F 84

Frage 9.54: Lösung B

Lumbale Bandscheibenvorfälle sind im Kernspintomogramm, Computertomogramm und in der Myelographie darstellbar. Die Myelographie als invasive Maßnahme wird nur noch im Ausnahmefall durchgeführt. Die Antworten (2) und (4) sind richtig.

Zu (1)
Zeitlich lang zurückliegende Bandscheibenvorfälle zeigen häufig, aber nicht obligat, eine Bandscheibenerniedrigung. Umgekehrt kann man von einer Bandscheibenerniedrigung nicht auf einen durchgemachten Prolaps schließen.

Zu (3)
Die Liquorraum-Szintigraphie, so es diese geben sollte, wird bei lumbalen Bandscheibenvorfällen nicht angewandt.

Zu (5)
Die Röntgenschrägaufnahme der Lendenwirbelsäule ist in der Diagnose der Spondylolyse wichtig.

Präsenile und senile Osteoporose IX.20

Die präsenile und senile Osteoporose führt über nicht genau geklärte Pathomechanismen zu einer Knochenatrophie mit Spongiosararefizierung und Kortikalisverdünnung. Die Wirbelkörper sind vermindert belastbar. Biomechanisch bedingt führt dies an den verschiedenen Wirbelsäulenabschnitten zu unterschiedlichen Veränderungen:

An der **Halswirbelsäule** bleiben Deformierungen durch die geringe Traglast aus.

An der **Brustwirbelsäule** ist das Körperlot weit ventral der Wirbelkörper, so daß bei ungünstigem Hebelarm keilförmige Deformierungen entstehen.

An der **Lendenwirbelsäule** ist das Körperlot unmittelbar ventral der Wirbelkörper, so daß hier die axiale Deformierung in Form von bikonkav eingedellten Fischwirbeln oder in Form von Flachwirbeln häufig ist.

Klinisch manifestiert sich die Wirbelsäulenosteoporose durch diffuse Schmerzen, die von der Wirbelsäule gürtelförmig nach vorne ausstrahlen, sowie durch lokalen Druck- und Klopfschmerz an den Dornfortsätzen. Die Wirbelkörpersinterung führt zu einer teilfixierten thorakalen Kyphose mit hochsitzendem Scheitel und zu einer Rumpfverkürzung insgesamt. Folge dieser Rumpfverkürzung ist eine querverlaufende Bauchfalte, die der unelastischen Haut des Alternden zuzuschreiben ist.

H 86

Frage 9.55: Lösung E

Frage 9.56: Lösung D

Gemeinsamer Kommentar

Zu 9.57 (4)
Das Krankheitsbild der Chondrose und Osteochondrose mit dem röntgenologischen Zeichen der Bandscheibenverschmälerung steht in keinem kausalen Zusammenhang mit dem Krankheitsbild der Osteoporose, die bei Fischwirbelbildung sogar Erhöhung der Zwischenwirbelräume hervorruft.
Da beide Erkrankungen jedoch typische Alterserscheinungen sind, besteht aus statistischen Gründen ein häufiges Nebeneinander von degenerativen und osteoporotischen Veränderungen, die zum klinischen Bild des Altersrundrückens führen.

H 83

Frage 9.57: Lösung A

Zu (1)
Die erhöhte Transparenz der Wirbelkörper ist bei der Osteoporose, bei der Osteomalazie, beim Hyperparathyreoidismus und bei diffuser osteolytischer Metastasierung zu beobachten.

Zu (2)
Die Bandscheibenverschmälerung ist beim Morbus Scheuermann, bei Spondylodiszitiden, bei der Chondrose und Osteochondrose und selten einmal bei Wirbelsäulentumoren zu sehen.

Zu (3)
Defekte an den Wirbelkörperkanten sind als sog. Randleistenstörungen beim Morbus Scheuermann vorkommend.

Zu (4)
Abstützende spondylotische Randwülste sind Charakteristika der Spondylosis hyperostotica.

H 88

Frage 9.58: Lösung D

Zu (A)
Die Rachitis führt zum rachitischen Sitzbuckel und zur rachitischen Skoliose. Die dabei beobachteten Wirbelkörperverformungen entwickeln sich schleichend ohne Fraktur.

Zu (B)
Der Morbus Paget ist eine monostotische Erkrankung und befällt niemals mehrere Wirbelkörper gleichzeitig.

Zu (C)
Der Hyperparathyreoidismus zeigt wie die Osteoporose erhöhte Knochentransparenz, Spontanfrakturen sind jedoch seltener.

Zu (D)
Die Osteoporose ist die häufigste Ursache multipler Spontanfrakturen.

Zu (E)
Wirbelkörperhämangiome treten meist solitär auf, sie können spontan frakturieren.

F 89

Frage 9.59: Lösung A

Beschrieben ist die typische Konfiguration des osteoporotischen Fischwirbels. Demnach ist (A) typisch.

Zu (B)
Die Hypothyreose verringert den Knochenmineralgehalt nicht.

Zu (C)
Die Osteomalazie führt wie die Osteoporose zum Fischwirbel. Da die Osteomalazie im Vergleich zur Osteoporose extrem selten ist, ist die Antwort (A) vorzuziehen.

Zu (D)
Die Spondylitis führt nicht zur bikonkaven Konfiguration der Wirbelkörper, sondern zur zunehmenden Arrosion der Wirbelkörpergrund- und Deckplatten mit sekundärer Infiltration und Verschmälerung der Bandscheibe.

Zu (E)
Das seltene Ewing-Sarkom der Wirbelsäule zeigt sich am ehesten durch eine mottenfraßartige Osteolyse.

F 83

Frage 9.60: Lösung C

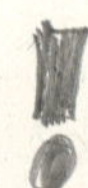

Ventrale Deckplatteneinbrüche sind als stabile Frakturen anzusehen und können frühfunktionell behandelt werden. Patienten mit Keilwirbelbildung bis ca. 20 Grad werden im Bett auf einem Brett flachgelagert und ab dem 2. Tag krankengymnastisch beübt. Mit einem Dreipunktkorsett können sie sofort mobilisiert werden, demnach ist Antwort (C) richtig.

Zu (A)
Die Reposition und operative Stabilisierung ist den instabilen und den Luxationsfrakturen vorbehalten.

Zu (B)
Keilwirbel ab 20 Grad können im dorsalen Durchhang aufgerichtet und im Gipskorsett stabilisiert werden. Die Behandlung ist sehr aufwendig. Durch nachträgliches teilweises Einsintern des aufgerichteten Wirbelkörpers kann sich das primäre Behandlungsergebnis verschlechtern.

Zu (D)
Die Zeit der Bettruhe richtet sich nach der Beschwerdesymptomatik. Sie sollte 2–3 Wochen nicht überschreiten.

Zu (E)
Das Milwaukee-Korsett ist viel zu aufwendig und zu teuer, es bleibt den hochthorakalen strukturellen Skoliosen vorbehalten.

H 88

Frage 9.61: Lösung A

Die Wirbelkörper 5, 6 und 7 sind keilförmig deformiert, wobei die Keilform alleine durch das ventrale Absinken der Deckplatte entstanden ist. Diese unharmonische Form des Keilwirbels ist typisch für die kindliche Wirbelkörperfraktur. Lösung (A) ist richtig.

Zu (B)
Frühzeichen eines Morbus Scheuermann sind erst ab dem 9. Lebensjahr zu sehen, anfangs zeigen Scheuermannwirbel weniger Keilform, sondern eher Hagebuttenform.

Zu (C)
Die Osteoporose ist keine Erkrankung des Kindes.

Zu (D)
Aseptische Nekrosen des Wirbelkörpers gibt es nicht. Die früher als aseptische Nekrose angesehene Vertebra plana wird nahezu immer von einem eosinophilen Granulom verursacht, sie tritt meist solitär auf.

Zu (E)
Das Vorkommen abgeflachter, im sagittalen Durchmesser verlängerter Wirbelkörper ohne wesentliche Keilform wird als Platyspondylie bezeichnet. Betroffen sind Patienten mit seltenen angeborenen Skelettsystemerkrankungen.

10 Brustkorb

Trichterbrust X.1

Definition: Trichterförmige Einziehung der vorderen Brustwand, vom Sternum und Rippenknorpel ausgehend.

Ätiopathogenese: Angeborene Fehlbildung mit familiärer Häufung. Geschlechtsverhältnis ♂ : ♀ = 3:1, die Ätiologie ist unbekannt.

Klinik: Mit zunehmendem Alter auffällige Einziehung des Brustkorbes. Trichtertiefe und Durchmesser stark variabel, der tiefste Punkt des Trichters liegt in der unteren Hälfte des Brustbeins. Die Patienten sind schmerzfrei. Schwere Formen der Trichterbrust führen zur Beeinträchtigung der Herz-Kreislauf-Funktion und zu vermehrter Brustkyphose.

Therapie: Gipsliegeschalen sind sinnlos, die Krankengymnastik beeinflußt die Trichterbrust nicht, kann aber sekundäre Haltungsschäden bessern. Die Operation ist bei schweren Verlaufsformen mit Einschränkung der Herz-Lungen-Funktion indiziert; das beste Alter zur Operation liegt zwischen dem 2. und 7. Lebensjahr.

F 84

Frage 10.1: Lösung D

Zu (1)
Die Trichterbrust zeigt eine gewisse Progredienz, die Indikation zur Operation richtet sich primär nach dem Befund, weniger nach dem Alter.

Zu (2)
Atemgymnastik und Schwimmtraining beeinflussen die Trichterbrust nur wenig oder gar nicht, sie verhindern jedoch sekundäre Haltungsschäden.

Zu (3)
Diese Aussage trifft für schwere Formen der Trichterbrust zu.

Zu (4)
Ein genauer Erbgang ist für die Trichterbrust nicht bekannt, die familiäre Häufung ist gesichert.

Zu (5)
Diese Aussage ist zutreffend.

F 88 H 86
Frage 10.2: Lösung C

Entsprechend dem Lerntext sind die Antworten (A), (B), (D) und (E) richtig.

Zu (C)
Obwohl eine angeborene Fehlbildung vorliegt, manifestiert sich die Trichterbrust erst mit zunehmendem Wachstum.

H 85
Frage 10.3: Lösung A

Der Begriff „Hühnerbrust" sollte, um den unpassenden Vergleich mit dem Federvieh zu vermeiden, durch den Begriff Kielbrust ersetzt werden. Die Kielbrust ist in der Mehrzahl der Fälle eine angeborene Fehlbildung mit familiärer Häufung. Eine rachitische Ursache kommt infrage, wenn die familiäre Belastung fehlt und andere Zeichen einer Rachitis vorliegen. Selten liegt ein Marfan-Syndrom oder eine spondyloepiphysäre Dysplasie zugrunde.

Zu (1), (3) und (4)
Sämtliche genannten Krankheitsbilder sind nicht Ursache einer Kielbrust.

F 84
Frage 10.4: Lösung B

Rippensynostosen sind eine wichtige Begleitmißbildung der Mißbildungsskoliose. Sie verstärken die Progredienz der Skoliose und sollen deshalb möglichst frühzeitig operativ gelöst werden. Dementsprechend sind die Antworten (A), (E) falsch, die Antwort (B) ist richtig.

Zu (C)
Die Kielbrust ist nicht mit Rippensynostosen vergesellschaftet.

Zu (D)
Multiple Rippensynostosen können zur Thoraxstarre mit vermehrter Zerchfellatmung, nicht aber zur paradoxen Atmung führen.

11 Hals- und Schulterregion

Muskulärer Schiefhals XI.1

Leitsymptom des muskulären Schiefhalses ist die bereits bei Geburt bestehende einseitige Verkürzung des M. sternocleidomastoideus. Der Doppelfunktion dieses Muskels entsprechend neigt der Patient den Kopf zur erkrankten Seite, zugleich dreht er den Kopf zur gesunden Seite hin.

Zu unterscheiden sind:

- **Der endogene Schiefhals**
  Ursache ist eine angeborene Fehlbildung, der M. sternocleidomastoideus ist bereits intrauterin verkürzt, verdünnt und narbig-derb verändert. Ohne Therapie entwickelt sich eine zunehmende Gesichts- und Halswirbelsäulenskoliose. In den ersten Monaten kann man versuchen, die Kontraktur durch Krankengymnastik und gegensinnige Lagerung zu lösen. Bei Therapieresistenz sollen am Ende des 1. Lebensjahres Ursprung und Ansatz des M. sternocleidomastoideus offen durchtrennt werden.
- **Der geburtstraumatisch erworbene Schiefhals**
  Dieser ist selten. Nach schweren Geburten wird ein Kopfnickerhämatom beobachtet, das sich narbig organisiert. Die Prognose ist besser als diejenige des endogenen Schiefhalses, da meist nur Teile des M. sternocleidomastoideus betroffen sind.
- **Die Schiefhalshaltung**
  Die im Rahmen des Siebenersyndroms (siehe Lerntext Säuglingsskoliose) häufig vorkommende ausgleichbare Fehlhaltung zeigt ein asymmetrisches Haltungs- und Bewegungsmuster, jedoch keine morphologischen Veränderungen im M. sternocleidomastoideus. Die Prognose ist gut, die Therapie immer konservativ. Krankengymnastik und Lagerungstherapie unterstützen die Spontanheilungstendenz. In einem Teil der Fälle persistiert eine leichte Haltungsasymmetrie.

Von diesen bereits bei Geburt diagnostizierbaren Schiefhälsen sind später auftretende erworbene Schiefhalsformen abzugrenzen:

Der otogene und okuläre Schiefhals
Dauernde einseitige Schwerhörigkeit und starker Astigmatismus führen dazu, daß Säuglinge und Kinder den Kopf habituell schräg halten. Dies kann unbehandelt im Laufe von Jahren zum weichteilig und knöchern fixierten Schiefhals führen.

Der akute Schiefhals
Dieser tritt im Rahmen der degenerativen Halswirbelsäulenerkrankungen plötzlich auf und ist innerhalb weniger Tage reversibel (siehe Lerntext zervikale und zervikobrachiale Syndrome).

Der Torticollis spasticus
Diese ätiologisch unklare Störung des extrapyramidalen Systems befällt primär gesunde Patienten im mittleren Lebensalter. Ohne äußeren Anlaß stellt sich eine zunehmende, im Tonus wechselnde Spastik der Halswirbelsäulenmuskulatur ein, die den Kopf in extreme Schiefhalsstellung dreht. Die Prognose ist miserabel, sowohl die konservative als auch die operative Therapie bringt keine wesentliche Besserung.

F 82
Frage 11.1: Lösung D

Entsprechend dem Lerntext ist die Antwort (D) richtig, die Antwort (B) falsch.

Zu (A)
Die ausgleichbare Schiefhalsstellung neigt zur Spontanremission. Da unbehandelte Kinder in einem Teil der Fälle Assymmetrien behalten, empfiehlt sich die krankengymnastische Behandlung.

Zu (C)
Die Kortikoidinjektion ist sinnlos.

Zu (E)
Eine Gipsredression ähnlich dem Vorgehen beim Klumpfuß würde einen mehrmaligen Wechsel eines Brust-Kopf-Gipses erfordern. Dies wäre eine unzumutbare Tortur für Kind, Eltern und Arzt.

F 83
Frage 11.2: Lösung B

Das Kind neigt den Kopf zur erkrankten und dreht ihn zur gesunden Seite, der linke M. sternocleidomastoideus scheint straff angespannt. Es liegt ein muskulärer Schiefhals vor.

Zu (A)
Der Torticollis spasticus tritt im mittleren Lebensalter auf.

Zu (C)
Die Kopfstellung könnte auch zu einem ossären Schiefhals passen, allerdings ist hierbei der M. sternocleidomastoideus normal konturiert.

Zu (D), (E)
Beim otogenen und okulären Schiefhals ist der M. sternocleidomastoideus weniger straff angespannt.

H 79 F 83
Frage 11.3: Lösung A

Entsprechend dem Lerntext sind die Antworten (B), (C), (D) und (E) richtig.

Zu (A)
Der M. sternocleidomastoideus ist narbig verkürzt, aber nicht gelähmt.

H 87
Frage 11.4: Lösung B

Zu (A)
Das Pterygium colli äußert sich durch eine symmetrische flügelfellartige Weichteilbrücke zwischen Schulter und Mastoid.

Zu (B)
Das Bild zeigt einen strangartig verdünnten M. sternocleidomastoideus ohne sonstige Weichteilveränderungen. Es ist ein typischer muskulärer Schiefhals dargestellt.

Zu (C)
Eine Lymphadenitis würde sich durch eine diffuse Schwellung ohne Veränderungen im Muskelrelief zeigen.

Zu (D)
Muskelrheumatische Verspannungen würden den M. sternocleidomastoideus zwar hervortreten lassen, eine strangartige Kontraktur, wie im Bild zu sehen, kommt jedoch nicht vor.

Zu (E)
Die Myogelose ist als derbes Muskelknötchen, nicht jedoch als Strang zu tasten.

F 85
Frage 11.5: Lösung D

Das Mädchen leidet an einer Dysostosis cleidocranialis, einem angeborenen Schlüsselbeindefekt. Typischerweise können diese Kinder die Schulter soweit nach vorne ziehen, daß sich die Schulterpartien fast berühren. Die Beschwerden sind gering, eine Therapie ist nicht notwendig.

Zu (A), (B)
Spontan-rezidivierende beidseitige Schulterluxationen kommen bei Bindegewebsschwäche, z. B. beim Ehlers-Danlos-Syndrom vor. Bei normal angelegter Klavikula könnten die Humerusköpfe jedoch niemals so naherücken wie dies im Bild gezeigt ist.

Zu (C)
Die Klavikula des gesunden Kindes verhindert eine derartige Beweglichkeit.

Zu (E)
Eine Sternumaplasie würde keine Annäherung der Schultergelenke erlauben.

Thoracic-outlet-Syndrom **XI.2**

Sammelbegriff für alle Kompressionserscheinungen im Verlauf des Gefäß-/Nervenbündels von der Thoraxapertur bis zum Musculus pectoralis minor. Unterteilung nach der Lokalisation in

1. Skalenussyndrom: Chronische Raumnot in der dreieckigen Skalenuslücke (die von den Musculi scaleni medius et anterior und der 1. Rippe gebildet wird), verursacht durch weichteilige anatomische Variationen und Halsrippen. Wirkt sich überwiegend auf den Plexus brachialis und die Arteria subclavia aus.

2. Kostoklavikulärsyndrom: Intermittierende Einengung im Raum zwischen Klavikula und 1. Rippe, verursacht durch Rippenanomalien, Klavikuladeformitäten und exogene Faktoren (z. B. Tragen von Lasten, Arbeiten über der Horizontalen), wirkt sich überwiegend auf den Plexus brachialis und die Vena subclavia aus.

3. Pectoralis-minor-Syndrom: Vorübergehende Einengung des Plexus brachialis und der Gefäße durch die Sehne des Musculus pectoralis minor bei maximaler Abduktion und Retroversion des Armes („Hyperabduktions-Syndrom“); selten vorkommend, selten bleibende Schäden verursachend.

F 86
Frage 11.6: Lösung C

Zu (A), (B), (D) und (E)
Diese Aussagen sind falsch, vgl. Definitionen des Thoracic-outlet-Syndrom im Lerntext.

Zu (C)
Aussage ist richtig, vgl. Lerntext.

F 86
Frage 11.7: Lösung C

Zu (1), (2) und (3)
Diese Antwortmöglichkeiten sind richtig, vgl. Lerntext.

Zu (4)
Bei diesem untypischen Gefäßverlauf ist eher mit Verletzungen wegen der ungeschützten Lage als mit Kompressionssyndromen zu rechnen.

Zu (5)
Thoracic-outlet-Syndrom bezieht sich auf den Gefäß- und Nervenverlauf von der oberen Thoraxapertur bis zum M. pectoralis minor.

H 88
Frage 11.8: Lösung B

Das Schulterblattkrachen entsteht durch Anpreßphänomene zwischen der Thoraxwand und der ventralen Fläche des Schulterblattes. Ein anatomisches Korrelat, das die Geräusche erklären könnte, wird selten gefunden. Der Krankheitswert des Schulterkrachens ist gering. Lösung (B) ist richtig.

Zu (A)
Die Periarthropathia humeroscapularis kann mit einem hörbaren Krepitieren des Schultergelenkes einhergehen. Dieses Geräusch ist jedoch eindeutig im Schultergelenk und nicht dorsal im Schulterblatt vernehmbar.

Zu (C), (D), (E)
Die genannten Bewegungen und Erkrankungen sind geräuschlos.

F 82
Frage 11.9: Lösung D

Das Bild zeigt eine Scapula alata mit abgehobenem medialen Skapularand. Der M. serratus anterior ist sichtbar atrophiert. Gezeigt ist das typische Erscheinungsbild einer Nervus-thoracius-longus-Lähmung.

Zu (A)
Das Schulterblatt würde bei einer rechtskonvexen Thorakalskoliose ähnlich stehen, es wäre jedoch nicht so stark abgehoben. Eine begleitende Muskelatrophie ist nicht vorhanden.

Zu (B)
Die Duchenne Muskelatrophie befällt ganze Muskelgruppen in symmetrischer Weise.

Zu (C)
Der N. accessorius versorgt den M. sternocleidomastoideus und die obere Trapeziusportion motorisch. Die Lähmung des M. sternocleidomastoideus wirkt sich nicht aus, die Teillähmung des M. trapezius führt zum Schultertiefstand.

Zu (D)
Bei Schultergelenksteifen ist die Schulterblattmuskulatur nicht hochgradig atrophiert.

Periarthropathia humeroscapularis XI.3

Die Periarthropathia humeroscapularis (PHS) ist ein Sammelbegriff für alle periartikulär gelegenen, degenerativ verursachten Weichteilschäden des Schultergelenkes. Betroffen können sein die haubenförmig den Humeruskopf umhüllende **Rotatorenmanschette** mit den Sehnenansätzen des Musculus subscapularis (Innenrotator), des Musculus supraspinatus (Abduktor), des Musculus infraspinatus und des Musculus teres minor (Außenrotatoren) sowie die **lange Bizepssehne** im Sulcus intertubercularis. Selten und meist sekundär betroffen ist der Ursprung der kurzen Bizepssehne am Korakoid und der Ansatz des Musculus deltoideus seitlich am Humerus.

Klinisch zu differenzieren sind:

1. Supraspinatustendopathie: Druckschmerz zwischen Akromionrand und Tuberculum majus. Abduktion gegen Widerstand schmerzhaft. Schmerzhafter Bogen zwischen 60 und 120° (bei aktiver Abduktion geprüft).

2. Bursopathie der Bursa subacromialis: Die subakromiale Bursopathie kann als eigenes Krankheitsbild wie auch als Begleiterscheinung der Rotatorenmanschettendegeneration vorkommen. Die Klinik entspricht derjenigen der Supraspinatustendopathie.

3. Infraspinatustendopathie: Druckschmerz an der Rückseite des Tuberculum majus. Außenrotation gegen Widerstand schmerzhaft. Schmerzhafter Bogen zwischen 60 und 120°.

4. Subscapularistendopathie: Selten vorkommend. Tuberculum minus druckempfindlich. Innenrotation gegen Widerstand schmerzhaft. Schmerzhafter Bogen zwischen 60 und 120°.

5. Tendopathie der langen Bizepssehne: Druckschmerz im Sulcus intertubercularis. Da der Musculus biceps Beuger im Ellenbogen und Supinator des Unterarms ist, werden diese Bewegungen, gegen Widerstand geprüft, manchmal schmerzhaft angegeben. Ein zuverlässiger Hinweis ist der Dehnschmerz, der durch Überstrecken des Schulter- und Ellenbogengelenkes mit gleichzeitiger Pronation des Unterarmes geprüft wird.

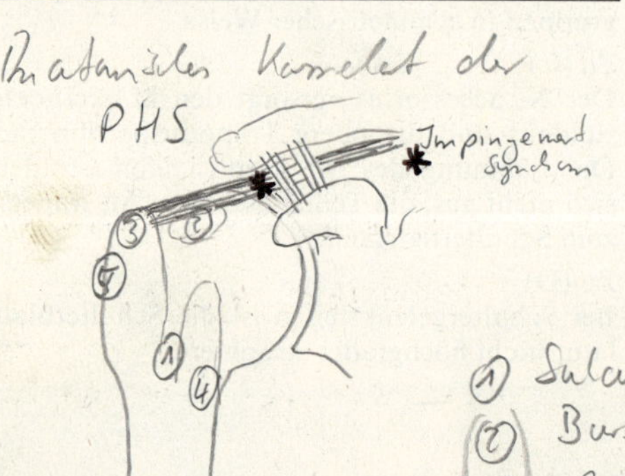

Verlaufsformen der Periarthropathia humeroscapularis XI.4

- **PHS chronica**

  Die chronische Verlaufsform ist die häufigste. Ursache sind degenerative Veränderungen der Rotatorenmanschette sowie der langen Bizepssehne, die einen chronischen Reizzustand im subakromialen Raum unterhalten.

  Leitsymptome sind
  1. der positionsabhängige Schulterschmerz,
  2. der spontane Bewegungsschmerz
  und
  3. nächtliche Schmerzattacken.

  Mit zunehmender Dauer zeigen sich Bewegungseinschränkungen, vor allem der Abduktion und Rotation.

- **PHS acuta**

  Die akute Verlaufsform kann sich einer PHS chronica aufpfropfen oder bei vorbestehender klinisch stummer Sehnendegeneration aus heiterem Himmel auftreten. Ursache ist ein Einbruch von Kalkkristallen aus dem Sehnengewebe der Rotatorenmanschette in die Bursa subacromialis.

  Leitsymptom ist der plötzlich eintretende stärkste Schulterschmerz mit völliger reflektorischer Ruhigstellung der Schulter.

- **PHS ankylosans = frozen shoulder = Schultersteife**

  Die chronische Schultersteife entwickelt sich meist schleichend aus der nicht adäquat therapierten PHS chronica. Ursache ist eine Verklebung der degenerativ-entzündlich veränderten Sehnenplatten und Bursen im subakromialen Raum. Begleitend schrumpft die Gelenkkapsel. Leitsymptom ist die zunehmende Bewegungseinschränkung der Schulter. Im Endstadium ist die Schulter schmerzfrei. Die Abduktion ist nur mehr bis 60 Grad möglich, die Rotationsbewegungen sind ganz aufgehoben.

- **PHS pseudoparetica = Rotatorenmanschettenruptur**

  75% aller 50jährigen weisen im Sektionsbefund größere oder kleinere Rotatorenmanschettenrupturen auf. Demnach verlaufen die kleineren Rupturen klinisch stumm bzw. als PHS chronica ab. Klinisch relevant sind die größeren inkompletten oder kompletten Rotatorenmanschettenrupturen. Diese können sich schleichend entwickeln oder plötzlich messerstichartig auftreten. Leitsymptom ist die schmerzhafte Armheberschwäche bzw. der völlige Armheberausfall bei passiv freier schmerzarmer Schulterbeweglichkeit.

F 87

Frage 11.10: Lösung E

Zu (1)
Die Rotatorenmanschette und die lange Bizepssehne sind die wesentlichen Strukturen, die bei der Periarthropathia humeroscapularis degenerativ verändert sind.

Zu (2)
Die Bursa subacromialis bildet eine physiologische Verschiebeschicht zwischen der Rotatorenmanschette und dem M. deltoideus. Sie kann bei der Periarthropathia humeroscapularis mit entzündet sein und verkalken. Dieses Kalkdepot kann völlig asymptomatisch sein und bleiben.

Zu (3)
Die Osteochondrose der HWS kann in Form des radikulären Zervikobrachialsyndroms eine Wurzelirritation mit dermatomentsprechenden Schmerzen über der Schulter auslösen. Das häufigere pseudoradikuläre Zervikobrachialsyndrom ist durch schmerzhafte muskuläre Verspannungen bedingt, die als sog. Tendomyose von der HWS über die Schulter bis in den Arm verlaufen. Diese Schmerzausstrahlung wird deswegen pseudoradikulär genannt, weil sie die Schmerzbahnen der echten Wurzelirritation in etwa nachahmt. Lang anhaltende, von der HWS ausgelöste Tendomyosen führen sekundär zu hartnäckigen Periarthropathien der Schulter.

Zu (4)
Die Verkalkung am Supraspinatussehnenansatz ist eine Begleiterscheinung der Supraspinatustendopathie. Sie ist häufig asymptomatisch, so daß ihr röntgenologischer Nachweis eine geringe klinische Bedeutung hat.

Zu (5)
Da Sektionsbefunde bei über 50jährigen in 75% Rotatorenmanschettenrupturen aufweisen, kann man davon ausgehen, daß die meisten dieser Rupturen klinisch stumm verlaufen. In der Praxis ist es wichtig, die großen, funktionell wirksamen Rupturen von nicht therapiebedürftigen, kleinen Rupturen und von einfachen Periarthropathien abzugrenzen.

F 87

Frage 11.11: Lösung E

Zu (1)
Die Tendopathie der langen Bizepssehne ist entsprechend dem Lerntext im Normfall durch klinische Untersuchung zu diagnostizieren.

Zu (2)
Die Verkalkung der Bursa subacromialis ist am besten im a.p.-Röntgenbild der Schulter zu erkennen.

Zu (3)
Die Osteochondrose der HWS ist im a.p.- und seitlichen Strahlengang der HWS zu sehen. Hinweise auf eine mögliche knöcherne Wurzelirritation im Foramen intervertebrale gibt das Schrägbild der HWS.

Zu (4)
Die Verkalkung am Supraspinatussehnenansatz ist im a.p.-Röntgenbild der Schulter zu diagnostizieren. Da die Verkalkung immer ein Hinweis auf eine stumme bzw. manifeste Supraspinatustendopathie ist, kann entsprechend dem Lerntext die Prüfung des schmerzhaften Bogens positiv ausfallen.

Zu (5)
Kleinere Risse der Rotatorenmanschette entziehen sich der Diagnostik. Größere Rotatorenmanschettenrupturen werden in der nicht-invasiven Schultersonographie nachgewiesen. Nur bei unklaren Befunden wird die Schulterarthrographie bzw. die Schulterarthroskopie eingesetzt.

H 85 H 87

Frage 11.12: Lösung C

Die Antworten (A), (B), (C) und (D) sind durch den Lerntext abgedeckt.

Zu (E)
Das ventral gelegene Ligamentum coraco-acromiale bildet zusammen mit dem Akromion das Schultergelenksdach. Degenerative Veränderungen des Ligamentes sind bedeutungslos, ein typischer Druckschmerzpunkt für das Ligament besteht nicht.

F 88

Frage 11.13: Lösung D

Zu (A)
Die geschilderte Anamnese könnte zu einer akuten Tendinitis der langen Bizepssehne passen, der klinische Befund mit schmerzhaftem Bogen und Kalkschatten im Supraspinatusansatz spricht dagegen.

Zu (B)
Ein lang dauerndes Zervikobrachialsyndrom kann sekundär zur Periarthropathia humeroscapularis und damit zur Rotatorenmanschettenläsion führen. In der Fallbeschreibung fehlt allerdings der Hinweis auf Halswirbelsäulenbeschwerden.

Zu (C)
Das Skalenussyndrom verursacht als Thoracic-outlet-Syndrom eine Einengung des Plexus brachialis und der Arteria subclavia in der Skalenuslücke. Das Schultergelenk ist nicht betroffen.

Zu (D)
Es ist eine sportlich aktive Patientin mittleren Alters mit einem plötzlich einschießenden Schulterschmerz beschrieben. Der klinische Befund ist entsprechend dem Lerntext einer Supraspinatustendopathie zuzuordnen, ebenfalls der Kalkschatten im Röntgenbild. Sowohl die Anamnese als auch der klinische und röntgenologische Befund entsprechen einer Supraspinatusläsion.

Zu (E)
Eine Schultersubluxation ohne adäquates Trauma würde allenfalls einen momentanen Schmerz auslösen, zum Zeitpunkt der Untersuchung wären keine oder geringe Schmerzen vorhanden. Die klinische und sonographische Untersuchung zeigt evtl. eine Schulterinstabilität, jedoch keine Zeichen einer Rotatorenmanschettenläsion.

F 84

Frage 11.14: Lösung A

Die Bursopathia subacromialis äußert sich als PHS chronica. Dementsprechend sind die Antworten (1) und (4) richtig.

Zu (2), (3), (5)
Die genannten Aussagen sind typisch für das spondylogene radikuläre Zervikobrachialsyndrom.

H 84

Frage 11.15: Lösung C

Entsprechend dem Lerntext sind die Antworten (A), (B), (D) und (E) der Periarthropathia humeroscapularis zuzuordnen.

Zu (C)
Der Abriß des Labrum glenoidale ist Folge der traumatischen Schulterluxation.

Bizepssehnenrupturen XI.5

Der Musculus biceps brachii (Caput longum et breve) ist der wichtigste Ellenbogenbeuger und ein starker Unterarmsupinator.

Nach Häufigkeit ereignen sich folgende Rupturen:

Proximaler Riß der langen Bizepssehne (96%): Überwiegende Ursache: degenerative Veränderungen der Sehne im Verlauf des Sulcus intertubercularis des Humeruskopfes. Klinik: Stichartiger Schmerz an der Schulter; die kugelige Vorwölbung des heruntergerutschten Bizepskopfes wird oft erst nach Tagen bemerkt. 15% Kraftminderung bei Ellenbogenbeugung, 11% bei Unterarmsupination. Operative Versorgung nur bei Schwerarbeitern und Sportlern.

Distaler Abriß der gemeinsamen Sehne des Biceps longus et brevis (3%): Tritt meist nach adäquatem Trauma an der Tuberositas radii auf. Wegen starker Kraftminderung bei Unterarmsupination ist die Operation obligat.

Proximaler Ausriß der kurzen Bizepssehne (1%) am Korakoid, extrem selten.

F 86

Frage 11.16: Lösung E

Dem Lerntext entsprechend sind alle Antworten richtig.

F 89

Frage 11.17: Lösung D

Zu (A)
Die vordere Schultergelenksluxation ist durch eine leichte federnde Abspreizstellung charakterisiert, der Arm kann nicht adduziert werden.

Zu (B)
Die Sprengung des Akromioklavikulargelenkes führt zur endgradig schmerzhaften Schulterabduktion.

Zu (C)
Die Akzessoriuslähmung führt zum Schultertiefstand. Die Armhebung ist nicht mehr so kraftvoll, jedoch möglich.

Zu (D)
Der komplette Rotatorenmanschettenausriß führt zum beschriebenen Funktionsausfall. Die Abduktion bis 30 Grad sowie die endgradige Abduktion ist durch den M. deltoideus gewährleistet.

Zu (E)
Eine Axillarislähmung führt zum Ausfall des M. deltoideus. Hierbei ist auch die Abduktion bis 30 Grad und die endgradige Abduktion gestört.

Geburtstraumatisch bedingte Lähmungen XI.6

Nach schweren Geburten werden schmerzhafte Schulterdistorsionen, Klavikulafrakturen, Humeruskopfepiphysenlösungen und Entbindungslähmungen beobachtet.

- **Die obere Armplexuslähmung** Typ Erb-Duchenne ist mit 80% Anteil die häufigste Entbindungslähmung. Sie betrifft die 5. und 6. Zervikalwurzel mit vorwiegender Schädigung des M. deltoideus (= Schulterabduktor), des M. bizeps brachii (= Ellenbogengelenksbeuger und kraftvoller Supinator), des M. brachioradialis (= Ellenbogengelenksbeuger) und des M. supinator (= Unterarmsupinator). Es resultiert eine typische Armstellung mit Schulteradduktion, Ellenbogengelenksstreckung und Unterarmpronation. Prüft man den Moro-Reflex, so fällt dieser auf der betroffenen Seite negativ aus. Dies ist ein wichtiges differentialdiagnostisches Kriterium zu den nicht lähmungsbedingten traumatischen Geburtsschäden der Schulterregion. Die Prognose der Erb-Lähmung ist gut. Dauert die Restitution jedoch länger als 1 Jahr, so ist mit bleibenden Schäden zu rechnen.
- **Die untere Armplexuslähmung** Typ Klumpke betrifft die Wurzel C8 und Th1. Geschädigt sind die Hand- und Fingerbeuger sowie die Mm. interossei und lumbrikales. Es entsteht eine Krallen- oder Pfötchenstellung der Hand.
  Die Prognose der Klumpke-Lähmung ist ungünstiger als diejenige der Erb-Lähmung, da echte Wurzelausrisse vorkommen.

H 85

Frage 11.18: Lösung B

Das Bild zeigt einen eher unwirschen Säugling, der im Gegensatz zur rechten Seite linksseitig die Schulter adduziert, den Ellenbogen gestreckt und den Unterarm maximal proniert hält. Dies entspricht der typischen Haltung bei Duchenne-Erb-Lähmung.

Zu (A)
Die typische Armhaltung bei infantiler Zerebralparese ist der gebeugte Ellenbogen, das gebeugte, ulnar abduzierte Handgelenk sowie gebeugte Finger mit eingeschlagenem Daumen.

Zu (B)
Die obere Armplexuslähmung Typ Erb-Duchenne betrifft die 5. und 6. Zervikalwurzel mit vorwiegender Schädigung des Musculus deltoideus (= Schulterabduktor), des Musculus biceps brachii (= Ellenbogengelenksbeuger und kraftvoller Supinator), des Musculus brachioradialis (Ellenbogengelenksbeuger) und des Musculus supinator (Unterarmsupinator). Hierdurch erklärt sich die typische Stellung mit Schulteradduktion, Ellenbogengelenksstreckung und Unterarmpronation.

Zu (C)
Eine Ektromelie kann nicht vorliegen, da diese definitionsgemäß eine Aplasie oder Hypoplasie einzelner oder mehrerer Röhrenknochen zeigt.

Zu (D)
Die geburtstraumatische Schlüsselbeinfraktur kann zur schmerzhaften Schonhaltung des seitengleichen Armes und damit im flüchtigen Inspektionsbefund zu einer Verwechslung mit der Duchenne-Erb-Lähmung führen.
Differentialdiagnostisch wichtig ist der Moro-Reflex, der bei der Schlüsselbeinfraktur trotz Schmerzhaftigkeit zur seitengleichen Bewegung im Schulter- und Ellenbogengelenk führt.

Zu (E)
Würde es sich um eine Momentaufnahme handeln, so könnte der Säugling auch völlig normal sein.

F 83

Frage 11.19: Lösung D

Dem Lerntext entsprechend sind die Lösungen (A), (B), (C), (E) falsch, die Lösung (D) ist richtig.

Die traumatische Schulterluxation XI.7

Die traumatische Schulterluxation betrifft überwiegend Männer mit einem Altersgipfel zwischen dem 18. und 25. Lebensjahr. Häufigste Verletzungsursache ist der Sport. Die **vordere,** meist subkorakoidal verlaufende **Schulterluxation** ist 50mal häufiger als die hintere. Die Luxation wird typischerweise indirekt durch ein forciertes Abduktions-Außenrotations-Überstrecktrauma des Armes ausgelöst. Der Häufigkeit nach werden folgende Begleitverletzungen beobachtet:

- **Kapselüberdehnungen und Zerreißungen** (100%)
  Häufig ist auch die Sehnenplatte des M. subskapularis überdehnt.
- **Pfannenrandverletzungen** = Bankart-Läsion (80%)
  Das Labrum glenoidale reißt am vorderen unteren Pfannenrand entweder weichteilig oder knöchern aus.
- **Humeruskopfimpressionen** = Hill-Sachs-Delle (60–80%)
  Diese sind posterolateral am Humeruskopf zu finden. Sie entstehen durch die Gewalteinwirkung des vorderen Pfannenrandes während der Ausrenkung.
- **Abrißfrakturen des Tuberkulum majus,** seltener des Tuberkulum minus (20%)
  Wenn nach Einrenkung größere Stufen verbleiben, müssen diese operativ versorgt werden.
- **N. axillaris-Verletzungen,** seltener Plexus brachialis-Verletzungen (15%)
  Die Prognose dieser Nervenverletzungen ist allgemein gut.

Bei älteren Patienten ist die reine Kapselzerreißung ohne Pfannenrandverletzung und ohne Humeruskopfimpression häufig. Dafür werden vermehrt Tuberkulumabrisse beobachtet. Bei jüngeren Patienten ist die Pfannenrand- und Humeruskopfläsion fast obligat.

Die traumatische Schulterluxation kann von Patienten im Normalfall nicht selbst eingerenkt werden. Er hält den Arm leicht abduziert und außenrotiert, es ist eine leichte Stufe in der Schulterkontur zu sehen. Selbst kleinere Bewegungen sind schmerzhaft. Vor Einrenkung wird der neurologische Status, insbesondere das sensible autonome Versorgungsgebiet des N. axillaris über dem M. deltoideus geprüft. Ein a.p.-Röntgenbild bestätigt die klinische Diagnose, knöcherne Begleitverletzungen können hierbei ausgeschlossen werden. Die Einrenkung nach den Methoden von Hippokrates, Arlt oder Kocher wird im Normfall ohne Betäubung durchgeführt. Bei extrem muskelstarken Patienten wie auch bei länger dauernder Schulterluxation kann eine Narkose mit Relaxation erforderlich sein. Die Ansichten über die Nachbehandlung sind unterschiedlich. Die Rezidivhäufigkeit wird durch eine vierwöchige Ruhigstellung im Thoraxabduktionsgips nur unwesentlich gesenkt, so daß die meisten Kliniken die sofortige krankengymnastische Mobilisierung bevorzugen.

Die habituelle Schulterluxation XI.7

Der Oberarmkopf luxiert rezidivierend. Im Gegensatz zu traumatischen Schulterluxationen renkt sich die Schulter bereits bei einem Bagatelltrauma oder sogar spontan aus. Die Patienten können die Schulter häufig selbst reponieren. Im Intervall zwischen den Luxationen klagen die Patienten über Unsicherheitsgefühle bei der Schulterabduktion und Außenrotation sowie über echte Subluxationen mit begleitendem elektrisierenden Schmerz.

Zu unterscheiden sind:

- Die häufige **posttraumatische Schulterluxation**
  Diese betrifft vor allem Jugendliche. Bei jedem zweiten Patienten unter 30 Jahren treten innerhalb des 1. Jahres nach der traumatischen Erstluxation ein oder mehrere Rezidive auf. Die Reluxation wird meist durch eine Außenrotationsbewegung ausgelöst. Hierbei hakt sich die Hill-Sachs-Delle am lädierten vorderen Pfannenrand ein. Will der Patient den Arm wieder in Normalstellung bringen, kann der Humeruskopf nicht mehr zurückgleiten, er wird nach vorne aus der Pfanne gedrängt.
  Die einzig sinnvolle Therapie der posttraumatischen Schulterluxation ist die Operation. Es werden verschiedene weichteilraffende und pfannenrekonstruierende Methoden angewandt. Bei größeren Humeruskopfdefekten empfiehlt sich die subkapitale Humeruskopfdrehosteotomie, die die Hill-Sachs-Delle aus der Gefahrenzone bringt.
- Die seltene **nichttraumatische habituelle Schulterluxation**
  Sie wird durch eine angeborene Bindegewebsschwäche, durch muskuläre Ungleichgewichte diverser Genese oder durch eine dysplastische Anlage des Schultergelenkes verursacht. Das Schultergelenk ist von vorne herein instabil und luxiert meist in verschiedene Richtungen, so daß auch der Begriff der multidirektionalen Schulterinstabilität gebraucht wird. Häufig können die Patienten den Luxationsvorgang ohne größere Schmerzen demonstrieren. Die operative Therapie der nichttraumatischen habituellen Schulterluxation bringt selten befriedigende Ergebnisse, Reluxationen sind häufig. Die Patienten sollten sich am besten mit ihrem Zustand abfinden, zumal sie nicht wesentlich arthrosegefährdet sind.

F 83

Frage 11.20: Lösung E

Dem Lerntext entsprechend sind die Lösungen (A), (B), (C) und (D) richtig, die Lösung (E) ist falsch.

12 Arm und Hand

H 85

Frage 12.1: Lösung B

Die **Ektromelie** ist definiert als Hypoplasie oder Aplasie einzelner oder mehrerer Röhrenknochen, die mit Fehlstellungen der Gliedmaßen und Kontrakturen verbunden sein können.

Zu (A)
Die vorsichtige Formulierung dieser Aussage weist darauf hin, daß die Abbildung Veränderungen der Hände zeigt, die durch die Definition der Ektromelie nicht voll erfaßt sind: Die von links als erste abgebildete Hand zeigt zusätzlich zur Ektromelie eine Syndaktylie, also eine Verwachsung des 3. und 4. Fingers. Die zweite Hand von links zeigt, soweit ersichtlich, lediglich eine Verwachsung des 3. und 4. Fingers ohne Hyper- oder Aplasien, also eine reine Syndaktylie ohne ektromele Veränderungen. Die dritte Hand von links zeigt Zeichen der Ektromelie und Syndaktylie, die vierte Hand von links entspricht als einzige der reinen Definition der Ektromelie.

Zu (B)
Im Gegensatz zur Ektromelie, die Störungen im Längsverlauf der Finger hervorruft, entsprechen amniotische Abschnürungen querverlaufenden Entwicklungsstörungen.
Die klinischen Bilder reichen von der einfachen weichteiligen Schnürfurche bis zur angeborenen queren Amputation.

Zu (C)
Ursachen der Ektromelie sind
1. die erworbene Keimschädigung z. B. im Rahmen einer Thalidomidembryopathie (Contergan®) und
2. erbliche Disposition, die sich in Ektromeliefamilien, meist mit rezessivem Erbgang, zeigt.

Zu (D)
Die Aussage ist richtig.

Zu (E)
Die Indikation zur Operation soll erfahrenen Handspezialisten vorbehalten sein.
Die zu erreichende Funktion, vor allem der wichtige Fingerspitzengriff, ist entscheidend; das kosmetische Ergebnis ist zweitrangig.

Madelung-Deformität **XII.1**

Unregelmäßig dominant vererbte, fast immer beidseitige Handgelenksdeformität. Die Mädchen sind viermal häufiger als die Jungen betroffen. Es handelt sich wahrscheinlich um die Abortivform einer Osteochondrodysplasie. Die Madelung-Deformität manifestiert sich in der frühen Pubertät mit einer starken dorsalen Prominenz des Ulnaköpfchens („Bajonett-Stellung" der Hand). Die Dorsalextension und Radialabduktion des Handgelenkes ist eingeschränkt, der Bandapparat ist locker. Es bestehen keine oder geringe Schmerzen. Röntgenbild: Das distale Radiusende ist nach volar verkrümmt. Die distale Ulna vollzieht diese Krümmung nicht mit und ist damit stark prominent. Da die Funktionsstörung und die Schmerzen häufig gering sind, ist die Operation nur selten indiziert. Bei stärkeren Schmerzen und starker Fehlstellung wird eine keilförmige Osteotomie aus dem distalen Radius, eine z-förmige Verkürzung der Ulna und evtl. eine Bandraffung durchgeführt.

F 88

Frage 12.2: Lösung A

Zu (A)
Entsprechend dem Lerntext ist das Leitsymptom der Madelung-Deformität das Minder- und Fehlwachstum des distalen Radius.

Zu (B)
Die partielle Radiusaplasie führt zur Klumphand mit starker Radialabduktion im Handgelenk. Gemeinsam mit der Madelung-Deformität ist die starke Prominenz des Ulnaköpfchens.

Zu (C)
Die radio-ulnare Synostose ist durch eine angeborene, knöcherne Brücke zwischen Radius und Ulna am proximalen Unterarm, also im Ellenbogengelenkbereich gekennzeichnet. Sie ist durch eine völlige Sperre der Umwendbewegungen in Pronationsstellung charakterisiert.

Zu (D)
Der partielle Riesenwuchs kann sich als die Extremitätenenden betreffende Akromegalie, als eine Körperhälfte betreffende Hemihypertrophie oder als umschriebene Vergrößerung einer Gliedmaße oder eines Gliedmaßenanteils äußern. Die Gliedmaßen wachsen hierbei zwar vermehrt, aber fast immer proportioniert, so daß ein partieller Riesenwuchs der Ulna extrem rar ist.

Zu (E)
Die Daumenaplasie ist als Minusvariante des Daumens definiert, es besteht kein Zusammenhang mit der Madelung-Deformität. Sie ist häufig mit der Radiusaplasie kombiniert.

H 83

Frage 12.3: Lösung D

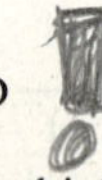

Das Röntgenbild zeigt multiple, reiskorn- bis erbsgroße knöcherne freie Gelenkkörper, die das gesamte Ellenbogengelenk ausweiten und ausfüllen. Dieser Befund ist typisch für die meist monartikulär auftretende Gelenkchondromatose. Bei dieser seltenen ätiologisch unklaren metaplastischen Erkrankung produziert die Synovialis Knorpelgewebe, das in Perlenform ins Gelenk abgestoßen wird und dort dann verknöchert. Die Chondromatose verursacht Bewegungseinschränkungen und Einklemmungen. Lösung (D) ist richtig.

Zu (A)
Das Synovialom ist ein langsam wachsender maligner Tumor, der von Sehnenscheiden, Gelenkkapseln und Bursen ausgeht. Kalkeinlagerungen im Tumor sind möglich, freie Gelenkkörper kommen nicht vor.

Zu (B)
Die Verkalkungen der Myopathia oder Myositis ossificans sind nie intraartikulär.

Zu (C)
Das Chondrosarkom ist ein primärer maligner Knochentumor, der überwiegend ältere Patienten befällt. Der immer intraossal gelegene Tumorherd kann zentrale Kalkspritzer zeigen.

Zu (E)
Die Osteochondrosis dissecans ist durch freie Gelenkkörper gekennzeichnet, die sich aus der Gelenkfläche lösen und dort ein Mausbett hinterlassen. Es wird meistens ein einziger, selten ein paar wenige Gelenkkörper ausgestoßen.

Epicondylopathia humeri radialis XII.2

Die Epicondylopathia humeri radialis („Tennisellenbogen") ist die häufigste Insertionstendinose der oberen Extremität. Betroffen sind die Sehnenursprünge der Hand- und Fingerstrecker sowie der Unterarmsupinatoren am Epicondylus humeri radialis.

Sie wird durch berufliche und sportliche Überbeanspruchung oder durch einen psychosomatisch begründeten Dauerhypertonus der Unterarmmuskulatur ausgelöst. Selten wird die Epicondylopathia humeri radialis durch ein Engpaßsyndrom des N. radialis in der Ellenbeuge unterhalten.

Erkrankt sind überwiegend Patienten im mittleren Lebensalter mit monotoner Tätigkeit in sozial wenig angesehenen Berufen. Die Patienten geben Schmerzen bei der direkten Palpation am Epikondylus, bei isometrischer Hand- und Fingerstrekkung sowie Unterarmsupination und bei passiver Überdehnung der betroffenen Muskelgruppen an. Die Beweglichkeit des Ellenbogengelenkes ist in der Regel normal. Das Röntgenbild ist unauffällig und dient nur zum Ausschluß anderer Erkrankungen.

Die Therapie ist in der Regel konservativ. Akute Epikondylitiden sollten 10 Tage im versteifenden Verband ruhiggestellt werden. Chronische Epikondylitiden werden mit Krankengymnastik, Salbenverbänden, Ultraschalltherapie, Iontophorese und Friktionsmassage behandelt. Bei Therapieresistenz empfiehlt sich eine lokale Kortikoidinjektion. Einkerbungs- oder Denervierungsoperationen stehen wegen teilweise unbefriedigender Ergebnisse am Ende des Therapieplans. Trotz teilweiser langer Dauer der Erkrankung ist die Prognose der Epikondylopathie gut, sekundäre Schäden treten nicht auf.

F 84

Frage 12.4: Lösung C

Zu (A)
Der Druckschmerz im Bereich des Radiusköpfchens, also distal des Epikondylus, ist ein klinisches Zeichen des Supinatorsyndroms. Dieses Engpaßsyndrom des N. radialis kann eine Epikondylitis vortäuschen, aber auch auslösen und erhalten.

Zu (B)
Die Epicondylopathia humeri radialis wird in der Sportmedizin als Tennisellenbogen bezeichnet, obwohl Tennisspieler nur einen minimalen Bruchteil des Patientengutes ausmachen.

Zu (C)
Ist bei einer typischen Epikondylopathie die Beweglichkeit des Ellenbogengelenkes eingeschränkt, muß eine Zweiterkrankung angenommen werden.

Zu (D)
Diese Aussage ist dem Lerntext entsprechend falsch.

Fraktur des Condylus radialis humeri XII.3

Zweithäufigste Ellenbogenverletzung nach der suprakondylären Humerusfraktur; entsteht beim Sturz auf die Hand mit gestrecktem Ellenbogen (bei Valgusbelastung im Sinne einer Stauchungsfraktur, bei Varusbelastung im Sinne einer Abrißfraktur). Inspektionsbefund oft wenig auffällig. Im Röntgenbild stets fugenkreuzende epiphysäre Fraktur mit metaphysärem Keil vom Typ Aitken III. Therapie demnach operativ (Reposition und Minimalosteosynthese). Nicht operativ behandelte Frakturen haben durch den dislozierenden Muskelzug der Handextensoren die Tendenz zur Pseudarthrose mit schwerem Valgusfehlwachstum. Die Valgusfehlstellung führt zu einer vermehrten Umlenkung des Nervus ulnaris im medial gelegenen Sulcus ulnaris und damit manchmal zur Ulnarisspätlähmung.

F 86

Frage 12.5: Lösung E

Dem Lerntext entsprechend ist die Lösung (E) richtig.

H 88

Frage 12.6: Lösung A

Es ist die typische Anamnese und Klinik der kindlichen Radiusköpfchensubluxation (Synonyma: Chassaignac-Lähmung, Pronatio dolorosa) beschrieben. Das subluxierte Köpfchen renkt sich häufig spontan ein, selten muß mit einer Supinationsbewegung nachgeholfen werden. Lösung (A) ist richtig.

Zu (B), (C), (D)
Alle genannten Faktoren setzen ein erhebliches Trauma voraus, das der Anamnese nach nicht stattgefunden hat.

Zu (E)
Zerrungen des Plexus brachialis mit völliger schlaffer Lähmung des Armes können beim Hochziehen eines Kindes vorkommen. Allerdings ist der Ellenbogen hierbei schlaff in Streckung baumelnd. Die Prognose dieser Plexuszerrungen ist gut, meist ist am Tag nach dem Ereignis kein pathologischer Befund mehr zu erheben.

Handbefall bei der chronischen Polyarthritis (cP) XII.4

Betroffen sind Gelenke (Synovialitis), Sehnenscheiden (Tenosynovialitis) und die Weichteile in Form der granulomartigen Rheumaknötchen.

Anatomische Vorbemerkung:
MCP = Metacarpophalangealgelenk = Fingergrundgelenk.
PIP = proximales Interphalangealgelenk = Fingermittelgelenk.
DIP = distales Interphalangealgelenk = Fingerendgelenk.

Fingergelenkbefall: Typisch ist der Etagenbefall der MCP und/oder der PIP mit ulnarer Deviation der Finger (selten Etagenbefall der DIP) mit folgenden möglichen Auswirkungen:
Knopflochdeformität: Starke Beugung des PIP mit sekundärer Überstreckung im MCP und DIP. Ursache: Die Synovitis des PIP zerstört den zentralen Streckzügel, die seitlichen Streckzügel gleiten volar ab und werden zu Beugern, so daß sich das Grundgliedköpfchen durch den Streckapparat durcharbeitet.
Schwanenhalsdeformität: Äußerst lästige Überstreckung des PIP mit Beugestellung im MCP und DIP. Ursache komplex: Ungleichgewicht zwischen Streckern und Beugern durch palmare Subluxation im MCP.
90/90-Deformität des Daumens: Kopflochdeformität des Daumengrundgelenkes mit sekundärer Überstreckung im Daumenendgelenk.

Handgelenkbefall mit folgenden sekundären Auswirkungen:
Handgelenkbeugekontraktur: hinderlich, da Faustschluß erschwert.
Caput-ulnae-Syndrom: Die Handgelenkarthritis zerstört die Bänder des distalen Radioulnargelenkes, das Ulnaköpfchen luxiert nach der Streckseite.

Sehnenbefall: Die Tenosynovitis der Strecksehnen führt häufig zu Strecksehnenrupturen, die Tenosynovitis der Beugesehnen zum „schnellenden Finger" und sekundär durch Platzbedarf im Karpaltunnel zum Karpaltunnel-Syndrom.

Fingerarthrosen XII.5

> Gemeinsam ist den Fingerarthrosen der bilaterale symmetrische, etagenartige Befall (sog. „Polyarthrose") und der hereditäre Faktor mit gehäuftem Vorkommen bei Frauen.
>
> **Heberden-Arthrose:** Derb-knöcherne Auftreibungen der DIP mit leicht volarer und radialer Knikkung des Endgliedes.
>
> **Fingermittelgelenkarthrose** (fälschlich „Bouchard"-Arthrose): seltener als die Heberden-Arthrose.
>
> **Rhizarthrose:** Betroffen ist das Daumensattelgelenk, im fortgeschrittenen Stadium Subluxation des Metakarpale I mit Behinderung der Abduktion und Opposition, die Fingerarthrose mit dem größten Krankheitswert.

H 86

Frage 12.7: Lösung A

Zu (A)
Die Beschreibung entspricht dem klinischen Bild des Caput-ulnae-Syndroms.

Zu (B)
Am Ulnaköpfchen inseriert keine Sehne, so daß eine Insertionstendopathie unmöglich ist.

Zu (C)
Der Nervus ulnaris kann im Bereich des Handgelenkes ulnar-volar-seitig in der Loge de Guyon eingeengt sein, das Krankheitsbild heißt dementsprechend „Syndrom der Loge de Guyon".

Zu (D)
Eine aseptische Nekrose des Caput ulnae wurde zwar unter dem Namen Morbus Bruns beschrieben, jedoch ist die Zuordnung zu den aseptischen Nekrosen nicht gesichert.

Zu (E)
Verletzungen des Discus articularis mit Blockierungserscheinungen sind selten einmal nach „Handgelenkdistorsionen" möglich, jedoch nicht im Sinne eines Syndroms definiert worden.

H 87

Frage 12.8: Lösung B

Beschrieben ist das Gänsslen-Zeichen: Die Patienten geben bereits im Frühstadium einer chronischen Polyarthritis einen Begrüßungsschmerz an, wenn man die Fingergrundgelenke beim Händedruck kräftig anpackt. Demnach ist Antwort (B) richtig.

Zu (A)
Die Osteoporose der Hand ist sehr selten und hat kein typisches klinisches Zeichen.

Zu (C)
Die Dupuytren-Kontraktur verläuft schmerzlos.

Zu (D)
Die Epicondylitis radialis hat ihren typischen Druckschmerzpunkt am Epicondylus radialis, die Dorsalextension und Supination des Handgelenks gegen Widerstand verstärken den Schmerz.

Zu (E)
Die Wurzelkompression C7 führt zu Dysästhesien und Hypästhesien im Bereich der Palmar- und Dorsalseite der mittleren drei Finger.

F 85

Frage 12.9: Lösung D

Dem Lerntext entsprechend sind die Antworten (1), (3) und (5) der chronischen Polyarthritis zuzuordnen.

Zu (2)
Eine Radialdeviation des Handgelenkes wird bei der Madelung-Deformität beobachtet, die Radialdeviation der Fingergelenke ist bei der Fingerpolyarthrose häufig.

Zu (4)
Knötchenförmige Verdickungen der Fingerendgelenke sind für die Heberden-Arthrose typisch.

F 86

Frage 12.10: Lösung D

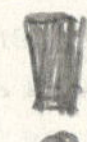

Zu (A)
Zur Heberden-Arthrose fehlen die typischen derbknöchernen Auftreibungen.

Zu (B) und (C)
Sowohl die Gichtarthritis als auch die Fingerstrecksehnenruptur führt nicht zur Überstreckung im PIP.

Zu (D)
Das Bild zeigt eine typische Schwanenhalsdeformität mit Beugung im MCP und DIP sowie Überstreckung im PIP.

Zu (E)
Die Knopflochdeformität ist durch eine starke Beugung im PIP mit sekundärer Überstreckung im MCP und DIP gekennzeichnet.

F 87

Frage 12.11: Lösung D

Die beiden Bilder zeigen eine etagenartige synovialitische Schwellung der Metakarpophalangealgelenke sowie des Handgelenkes mit ulnarer Deviation der Finger. Zusätzlich sind streckseitig gelegene Rheumaknötchen zu sehen. Alle diese Befunde sind typisch für die chronische Polyarthritis, demnach ist Antwort (D) richtig.

Zu (A)
Die durch das Mycobacterium leprae übertragene Infektionskrankheit führt anfangs zu Lepraknötchen, später dann zur osteomyelitischen Knochendestruktion und zu neuropathischen Geschwüren, die die Hand stark verstümmeln.

Zu (B)
Die Arthritis psoriatica befällt in unregelmäßiger Weise vor allem die distalen Interphalangealgelenke, vereinzelt auch ein proximales Interphalangealgelenk oder ein Metakarpophalangealgelenk. Sind die Fingergelenke hintereinander betroffen (Befall im Strahl), so zeigt sich der Finger wurstförmig aufgetrieben.

Zu (C)
Die Neurofibromatose Recklinghausen führt zu Knötchen, nicht jedoch zu Gelenkdeformierungen, Strecksteifen und Instabilität.

Zu (E)
Das Sudeck-Syndrom führt im Stadium III zu einer ausgeprägten Haut-, Bindegewebs- und Muskelatrophie sowie zu Gelenkkontrakturen, nicht jedoch zu Gelenkschwellungen und Knötchen.

F 88

Frage 12.12: Lösung B

Es sind typische Schwanenhalsdeformitäten mit Überstreckung im PIP und Beugestellung im MCP und DIP gezeigt.

Zu (1)
Die Knopflochdeformität zeigt eine starke Beugung des PIP mit sekundärer Überstreckung im MCP und DIP.

Zu (2)
Der wichtigste pathogenetische Faktor der Schwanenhalsdeformität scheint die synovialitische Destruktion des MCP mit konsekutiver palmarer Subluxation des MCP zu sein.

Zu (3)
Es ist der typische Defekt der Knopflochdeformität beschrieben.

Zu (4)
Wie in (2) angedeutet und im Lerntext beschrieben, führt die palmare Subluxation im MCP zu einem Ungleichgewicht zwischen Streckern und Beugern und damit sekundär zur Beugestellung im DIP und Überstreckung im PIP.

Zu (5)
Die sehr seltene, aber mögliche Spontanruptur der Fingerbeugesehnen äußert sich durch ein Beugedefizit.

F 83

Frage 12.13: Lösung C

Das Bild zeigt eine typische Schwanenhalsdeformität mit Überstreckung des PIP sowie Beugestellung des DIP. Demnach ist Lösung (C) richtig.

Zu (A)
Strecksehnenabrisse können zur Knopflochdeformität mit Beugestellung des PIP und Überstreckung des DIP führen, nicht jedoch zur Schwanenhalsdeformität.

Zu (B)
Die Knopflochdeformität zeigt eine Beugestellung des DIP und eine Überstreckung des PIP.

Zu (D)
Die Dupuytren-Kontraktur führt zur zunehmenden Beugekontraktur aller Fingergelenke.

Zu (E)
Die Heberden-Arthrose kann zur Beugekontraktur der PIP, nicht jedoch zur Überstreckung der DIP führen.

H 84

Frage 12.14: Lösung C

Frage 12.15: Lösung B

Gemeinsamer Kommentar

Zu (A)
Der Strahlbefall einzelner Finger ist am häufigsten bei der Psoriasisarthritis zu finden.

Zu (B)
Der Befall der Fingerendgelenke, Fingermittelgelenke und Daumensattelgelenke ist für die Polyarthrose typisch.

Zu (C)
Der symmetrische Befall der Fingermittelgelenke und Fingergrundgelenke ist für die chronische Polyarthritis typisch.

Zu (D), (E)
Die geschilderten Befallsmuster sind atypisch.

H 85

Frage 12.16: Lösung E

Das Bild mit derbknöchernen Auftreibungen am DIP und die Fallbeschreibung mit diskreten Schmerzen und erblicher Komponente passen nur zur Heberden-Arthrose.

Zu (A) und (B)
Die Heberden-Arthrose zeigt keine Laborveränderungen.

Zu (C)
Das klinische Bild ist so typisch und die Therapie so einfach, daß ein Spezialist nicht notwendig ist.

Zu (D)
Die Diagnose wird durch Klinik und Röntgenbild gestellt.

Zu (E)
Erhebliche Beschwerden sind selten, eine Therapie ist nur bei Bedarf notwendig.

H 87 F 88

Frage 12.17: Lösung A

Zu (A)
Alter, Geschlecht, langsamer Krankheitsverlauf mit geringen Beschwerden und der bilaterale, symmetrische Befall aller Fingerendgelenke sprechen für die Heberden-Arthrose. Die bemerkte Gewichtsabnahme steht in keinem Zusammenhang mit der Heberden-Arthrose.

Zu (B)
Die chronische Polyarthritis befällt extrem selten die Fingerendgelenke und verläuft normalerweise chronisch-rezidivierend mit stärkeren Schmerzen.

Zu (C)
Die Bouchard-Arthrose, besser Fingermittelgelenksarthrose, zeigt dieselben Charakteristika wie die Heberden-Arthrose, befällt jedoch die proximalen Interphalangealgelenke.

Zu (D)
Das Plasmozytom äußert sich primär an der Wirbelsäule, ein Fingerbefall ist unwahrscheinlich.

Zu (E)
Sowohl das Befallsmuster als auch der blande Krankheitsverlauf sprechen gegen eine Gichtarthropathie.

Lunatummalazie **XII.6**

Die Lunatummalazie ist eine spontane Osteonekrose des Mondbeins, die überwiegend Männer im Geschlechtsverhältnis ♂ : ♀ = 4:1 mit einem Altersgipfel zwischen 15 und 40 Jahren betrifft.

Ursächlich wird eine arterielle Durchblutungsstörung angenommen, die durch Traumen und Mikrotraumen bedingt sein dürfte. Häufig findet sich eine Minusvariante der Ulna mit daraus folgender vermehrter Druckbeanspruchung des Mondbeins.

Die Patienten klagen über uncharakteristische Schmerzen und über eine sich schleichend entwikkelnde Kraftminderung und Bewegungseinschränkung im Handgelenk. Das Handgelenk ist diffus geschwollen, das Os lunatum dorsalseitig druckschmerzhaft. Die Handgelenkbewegung ist allseitig eingeschränkt, besonders die Dorsalextension.

Die Lunatummalazie nimmt unbehandelt einen schicksalhaften Verlauf, der sich durch Röntgenstadien darstellen läßt: Im Stadium I ist das Lunatum normal konfiguriert, aber verdichtet. Im Stadium II setzt eine Sinterung mit sklerotisch-osteolytischem Mischbild ein. Im Stadium III fragmentiert das Lunatum und bricht zusammen. Im Stadium IV zeigt sich eine Arthrose zwischen dem Radius und der proximalen Karpalknochenreihe.

Die Therapie richtet sich nach dem vorliegenden Stadium: Im Stadium I und II kann das Mondbein durch eine Ulnaverlängerung oder Radiusverkürzung entlastet werden. Im Stadium III kann eine Mondbeinentfernung mit gleichzeitiger Interpositionsarthroplastik (z. B. Einsetzen der aufgerollten Palmaris longus-Sehne) oder eine interkarpale Arthrodese (z. B. mit dem Os capitatum) durchgeführt werden. Im Stadium IV sind symptomatische Denervierungsoperationen, evtl. eine Handgelenkarthrodese, sinnvoll.

H 87

Frage 12.18: Lösung B

Entsprechend dem Lerntext sind die Antworten (1) und (4) richtig sowie die Antworten (2) und (3) falsch.

Tendovaginitis stenosans XII.7

Bindegewebige Degeneration der Sehnenscheide mit sekundärer spindeliger Auftreibung der Sehne durch chronischen Reiz an anatomisch präformierten Stellen.

Schnellender Finger (Daumen): Betroffen ist die Sehnenscheide der Fingerbeuger.

Klinik: Schmerzen und tastbares, bei Beugung verschiebliches Knötchen beugeseitig über dem Fingergrundgelenk. Im fortgeschrittenen Stadium blockiert der Finger in Beugung, er muß ruckartig mit Schmerzen gestreckt werden.

Therapie: Operative Sehnenscheidenspaltung.

Tendovaginitis stenosans de Quervain: Betroffen sind die Sehnenscheiden des Musculus extensor pollicis brevis und Musculus abductor pollicis longus im 1. Sehnenfach des Retinaculum extensorum.

Klinik: Schmerzen, im akuten Stadium auch Krepitieren über dem Processus styloideus radii. Schmerzverstärkung beim Abspreizen und Strekken des Daumens gegen Widerstand. Manchmal Sehnenschnellen.

Therapie: Im akuten Fall Ruhigstellung und Antiphlogistikum, bei chronischem Verlauf operative Sehnenscheidenspaltung.

H 86

Frage 12.19: Lösung E

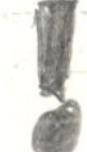

Zu (E)
Die Tendovaginitis stenosans betrifft meist die Beugeseite des betroffenen Fingergrundgelenkes.

Zu (A), (B), (C) und (D)
Diese Aussagen sind falsch, vgl. Lerntext.

H 87

Frage 12.20: Lösung B

Entsprechend dem Lerntext ist die Sehnenscheidenspaltung die einzig richtige Therapie, so daß die Antwort (2) richtig, die Antworten (1), (3) und (4) falsch sind.

H 88

Frage 12.21: Lösung C

Dem Lerntext entsprechend ist die Lösung (C) richtig.

Zu (A), (B)
Die Antiphlogistikagabe hilft, da ein anatomischer Engpaß besteht, nichts. Eine Ruhigstellung im Unterarmgips für 3 Wochen würde die Narbenschrumpfung der Sehnenscheide eher begünstigen und zu verstärkten Beschwerden führen.

Zu (E)
Die Spaltung des Ligamentum transversum ist beim Karpaltunnelsyndrom sinnvoll.

Karpaltunnelsyndrom XII.8

Der Karpaltunnel wird durch die Knochen der Handwurzelreihe und das Ligamentum carpi transversum gebildet. Er umschließt die Sehnen und Sehnenscheiden der Fingerflexoren sowie den N. medianus. Das Karpaltunnelsyndrom ist als Nervenengpaßsyndrom des N. medianus definiert. Ursächlich kommen in Frage:

1. Angeborene oder erworbene Engen des Kanals
2. Eine Druckerhöhung im Kanal durch lokale Tenosynovialitiden, z. B. bei der chronischen Polyarthritis
3. Eine Druckerhöhung durch systemische Schwellneigungen diverser Art
4. Neuropathien des N. medianus, die diesen druckanfälliger machen

Betroffen sind überwiegend Frauen mit einem Altersgipfel zwischen dem 50. und 60. Lebensjahr, der beidseitige Befall ist häufig.

Die Patienten klagen über eine Paraesthesia nocturna, also über ein typisches nächtliches, schmerzendes, schlafraubendes Kribbeln in den radialen Fingern, das nach einem Ausschütteln der Hand wieder verschwindet. Diese Dysästhesien gehen mit der Zeit in Hypästhesien über. Außerdem wird eine zunehmende Ungeschicklichkeit bemerkt. Bei der klinischen Untersuchung kann entsprechend des sensiblen Neurotoms des N. medianus eine Hypästhesie der Finger I–III sowie der Radialseite des IV. Fingers diagnostiziert werden. Das Hoffmann-Tinel-Zeichen über dem Ligamentum carpi transversum ist häufig positiv. Im Spätstadium ist eine Atrophie der vom N. medianus versorgten Daumenballenmuskulatur sichtbar. Die motorische und sensible Nervenleitgeschwindigkeit ist fast immer verlängert.
Die operative Spaltung des Ligamentum carpi transversum führt zur Beschwerdefreiheit, wenn das Karpaltunnelsyndrom nicht schon zu lange bestanden hat. Der Operation soll ein konservativer Behandlungsversuch mit lokaler Kortikoidinjektion vorangehen.

F 84

Frage 12.22: Lösung B

Dem Lerntext entsprechend sind die Lösungen (A), (C), (D) und (E) falsch, die Lösung (B) ist richtig.

F 85

Frage 12.23: Lösung D

Dem Lerntext entsprechend sind die Lösungen (A), (B), (C) und (E) falsch, die Lösung (D) ist richtig.

H 83

Frage 12.24: Lösung D

Dem Lerntext entsprechend sind die Antworten (1), (2), (3) und (4) richtig.

Zu (5)
Das Karpaltunnelsyndrom verursacht keine Durchblutungsstörungen, allerdings kommen der Morbus Raynaud und das Karpaltunnelsyndrom gehäuft kombiniert vor.

H 88

Frage 12.25: Lösung D

Anamnese und Befund sind typisch für ein Karpaltunnelsyndrom. Lösung (D) ist richtig.

Zu (A)
Der Morbus Raynaud fällt durch eine deutlich sichtbare, gut abgrenzbare Blässe der Finger auf.

Zu (B)
Das Dermatom der Zervikalwurzel C7 überschneidet sich mit dem Neurotom der N. medianus. Der spondylogene Wurzelschaden C7 läßt sich allerdings nicht durch Händereiben bessern.

Zu (C)
Das Sudeck-Syndrom äußert sich nie dermatom- oder neurotomentsprechend, es betrifft diffus die ganze Hand.

Zu (E)
Die chronische Polyarthritis befällt die Finger nicht im Strahl, sondern quersymmetrisch.

F 86

Frage 12.26: Lösung C

Zu (A)
Die **Grünholzfraktur** ist definiert als kindliche Bruchform mit Erhalt des kräftigen Periostschlauches und dadurch bedingt geringgradiger Dislokation der Fraktur. Auf dem Bild besteht jedoch eine erhebliche dorsale Dislokation der Radiusepiphyse.

Zu (B)
Eine reine Epiphysiolyse würde keine knöchernen Verschiebungen zeigen.

Zu (C)
Auf dem Bild ist eine Epiphysenlösung mit metaphysärem Biegungskeil zu sehen; diese Frakturform vom Typ Aitken I wird auch Osteoepiphysiolyse genannt und hat eine gute Prognose.

Zu (D)
Die Madelung-Deformität zeigt ein genau umgekehrtes Krümmungsverhalten: Das epiphysäre Radiusende ist nach volar gekrümmt, was zu einer starken dorsalen Prominenz des Ulnaköpfchens führt.

Zu (E)
Der Knochen zeigt keinerlei strukturelle Veränderungen, die Lokalisation wäre völlig atypisch, das Alter des Patienten nicht.

Kahnbeinfraktur XII.9

Die Kahnbeinfraktur ist die häufigste Fraktur der Karpalknochen. Sie entsteht meistens durch indirekte Gewalteinwirkung beim Sturz auf die hyperextendierte Hand, selten durch direkte Gewalteinwirkung, z. B. durch Kurbelrückschlag.

Klinisches Leitsymptom ist die Schwellung und der Druckschmerz in der Tabatière. Bei forcierter Radialabduktion im Handgelenk sowie bei axialer Stauchung des Daumens werden ebenfalls Schmerzen angegeben. Die Fraktur des Os naviculare wird nicht selten als Handgelenksdistorsion verkannt, da die Klinik eher diskret ist und das Röntgenbild vom Unfalltag häufig die Fraktur nicht zeigt. Bei Verdacht auf Kahnbeinfraktur sollten neben den Standardaufnahmen in 2 Ebenen immer Naviculare-Spezialaufnahmen angefertigt werden. Auch negative Naviculare-Spezialaufnahmen schließen die Fraktur nicht sicher aus. Bei Beschwerdepersistenz soll 2–3 Wochen nach dem Trauma eine Kontrollaufnahme durchgeführt werden.

Die Frakturen des Os naviculare werden nach der Verlaufsrichtung in horizontal-schräge, quere und vertikal-schräge Brüche sowie nach der Lokalisation in distale, mittlere und proximale Brüche unterschieden. Prognostisch ungünstig sind die durch Scherkräfte gefährdeten vertikal-schrägen Brüche sowie die an Mangeldurchblutung leidenden proximalen Brüche.

Die Therapie ist im allgemeinen konservativ. Der Naviculareggips stellt das Handgelenk in leichter Dorsalextension und Radialabduktion ruhig, der Daumen wird in leichter Abduktion mitgefaßt, sein Endglied bleibt frei. Frakturen im mittleren und distalen Drittel heilen in 6–8 Wochen, Brüche im proximalen Drittel in 10–12 Wochen aus. Bis zur Hälfte der Ruhigstellungszeit empfiehlt sich ein Oberarmgips, der heilungsverzögernde Unterarmdrehbewegungen verhindert, dann wird zum Unterarmgips gewechselt. Primär dislozierte Frakturen und Brüche mit stark klaffendem Frakturspalt werden operativ mit Zugschraube versorgt.

Bei korrekter Immobilisation heilen Naviculare-frakturen in 90% folgenlos aus. Pseudarthrosen werden mit einer Spanverblockung operativ behandelt, da sonst eine Handgelenksarthrose entsteht.

F 83

Frage 12.27: Lösung B

Das Röntgenbild zeigt eine quere Fraktur des Os naviculare im mittleren Drittel. Sowohl die Lokalisation als auch die Verlaufsrichtung des Bruches ist als günstig anzusehen, so daß er nach 8 Wochen Ruhigstellung ausgeheilt sein dürfte. Lösung (B) ist richtig.

Zu (A)
Die im Bild zu sehende nach distal gekrümmte Linie im Radius entspricht der Epiphysenfuge.

Zu (C)
Eine Lunatumnekrose würde sich durch die Sklerosierung, Fragmentation oder Sinterung des Os lunatum zeigen.

Zu (D)
Keiner der Handwurzelknochen zeigt Zeichen einer Dislokation.

F 87

Frage 12.28: Lösung B

Dem Lerntext entsprechend sind die Antworten (A), (C), (D) und (E) richtig.

Zu (B)
Die Navicularefraktur wird wegen des diskreten klinischen Befundes häufig übersehen. Die Bajonettstellung findet sich bei abgerutschten distalen Radiusfrakturen.

H 88

Frage 12.29: Lösung B

Dem Lerntext entsprechend wird die Naviculare-Fraktur häufig übersehen.

Zu (A), (C), (D)
Diese Frakturen äußern sich sowohl im klinischen als auch im röntgenologischen Befund deutlich, so daß sie selten übersehen werden.

Zu (E)
Skapulafrakturen sind klinisch schwer zu diagnostizieren und werden manchmal übersehen.

13 Hüft- und Oberschenkelregion

Differentialdiagnose der Hüftluxation XIII.1

Zu unterscheiden sind:

- **Die teratologische Hüftluxation**
  Diese seltene Form der Luxation ist bereits intrauterin vorliegend. Das Hüftgelenk ist von Anfang an weichteilig oder knöchern fehlangelegt. Begleitende Mißbildungen sind häufig.
- **Die kongenitale Hüftluxation**
  Diese häufigste Form der Luxation entwickelt sich aus der angeborenen Hüftdysplasie einige Tage bis Monate nach der Geburt.
- **Die Distensionsluxation**
  Diese tritt im Laufe einer septischen Säuglingskoxitis auf. Durch pralle eitrige Gelenkfüllung wird der Hüftkopf aus der Pfanne gedrängt.
- **Die neurogene Hüftluxation**
  Diese ist Folge einer muskulären Imbalance der Hüftmuskeln. Meist besteht ein Übergewicht der Hüftbeuger gegenüber den Hüftstreckern, sowie der Hüftadduktoren gegenüber den Hüftabduktoren. Als Ursache kommen zentralmotorische Störungen (Spastik, Athetose, Ataxie, Hypotonie) und schlaffe Teillähmungen (Meningomyelozele, Polio) in Frage.
- **Die habituelle Hüftluxation**
  Diese wird beim Down-Syndrom beobachtet. Aufgrund einer pathologischen Kapsel- und Muskelschwäche luxiert die Hüfte plötzlich. Sie reponiert sich meist spontan.
- **Die traumatische Hüftluxation**
  Diese ist überwiegend Folge von Unfällen im Straßenverkehr. Die Prognose ist durch schwere irreversible Hüftkopfnekrosen getrübt.

H 83

Frage 13.1: Lösung D

Dem Lerntext entsprechend sind die Antworten (A), (B), (C) und (E) richtig.

Zu (D)
Eine Beinverkürzung führt durch die daraus resultierende Beckenkippung zu einer verbesserten Hüftkopfüberdachung der betroffenen Seite.

Angeborene Hüftdysplasie und kongenitale Hüftluxation XIII.2

- Die **angeborene Hüftdysplasie** kommt in der Bundesrepublik bei 2–4% aller Neugeborenen vor. Sie ist damit die häufigste angeborene Skelettfehlbildung. Das endemische Vorkommen, z. B. in Franken und Hessen, die familiäre Häufung und ein relativ konstantes Geschlechtsverhältnis von 4:1 sprechen für eine endogene Ursache. Ein unregelmäßig dominanter Erbgang wird angenommen. Die Beckenendlage gilt als exogener Risikofaktor.
  Die dysplastische Hüfte ist durch eine zu steil und zu flach angelegte Hüftpfanne sowie durch einen valgischen und antetorquierten Schenkelhals gekennzeichnet. Diese Veränderungen sind wahrscheinlich sekundär und Ausdruck einer vorübergehenden oder persistierenden neuromotorischen Störung, die wiederum durch genetische Faktoren beeinflußt ist.
  Trotz hoher Dunkelziffer kann man davon ausgehen, daß unbehandelte Dysplasien größtenteils spontan ausheilen, in ca. 10% dysplastisch bleiben ohne zu luxieren und in 2% zur kongenitalen Hüftluxation führen.
- **Die kongenitale Hüftluxation** entwickelt sich demnach aus maligne verlaufenden, nicht behandelten Dysplasien. Selten luxiert der Hüftkopf unmittelbar nach der Geburt, häufiger ist ein schleichender Verlauf zwischen dem 2. und 4. Lebensmonat. Mädchen mit dysplastischer Hüftanlage sind luxationsgefährdeter als Jungen, so daß die Luxation in einem Geschlechtsverhältnis von ♂ : ♀ = 7:1 auftritt.

Diagnose, Therapie und Verlauf der angeborenen Hüftdysplasie XIII.3

- **Diagnose**
Die anamnestischen und klinischen Hinweiszeichen (familiäre Belastung, Beckenendlage, einseitige Bewegungsarmut des Beines sowie Ortolani-Klick, Abspreizhemmung und Faltenasymmetrie) sind allesamt unsicher, da sie falsch negativ und falsch positiv ausfallen können. Die Diagnose sollte deswegen heutzutage durch ein sonographisches Neugeborenenscreening bzw. durch anschließende sonographische Verlaufskontrollen bis zum 3. Lebensmonat gestellt werden. In der Säuglingssonographie sind durch Winkelvermessung und zusätzliche deskriptive Merkmale folgende Hüfttypen unterscheidbar:

Typ I: Normale ausgereifte Hüfte
Typ IIa: Normale, noch unreife Hüfte. Dieser Hüfttyp muß bis spätestens Ende des 3. Lebensmonat ausgereift sein. Ist er dies nicht, so erhält er die Bezeichnung Typ IIb.
Typ IIb: Dysplasie
Typ IIc: Dysplasie mit Dezentrierungsgefahr
Typ IId: Dysplasie am Dezentrieren
Typ III: Dezentrierte Hüfte
Typ IV: Hoch luxierte Hüfte

- **Therapie**
Hüften, die bereits bei Geburt Typ I zuordenbar sind, sind nicht kontrollbedürftig. Der Hüfttyp IIa bedarf bei sehr zögerlicher Reifung der vorsorglichen Retentionsbehandlung in der Spreizhose, immer jedoch der Überwachung bis zum 3. Lebensmonat. Die Typen IIb, IIc und IId werden mit der Spreizhose behandelt. Bei schlechter Kompliance wird alternativ eine Abspreiztherapie im Beckenbeingips durchgeführt.

- **Prognose**
Die Prognose der Hüftdysplasie ist von der jeweils verschiedenen endogenen Malignität und vom Alter bei Therapiebeginn abhängig. In den ersten Lebenswochen diagnostizierte und therapierte Dysplasien heilen überwiegend folgenlos aus.

Diagnose, Therapie und Prognose der kongenitalen Hüftluxation XIII.4

- **Diagnose**
Zusätzlich zu den klinischen Zeichen der Hüftdysplasie ist beim Säugling eine relative Beinverkürzung, eine vermehrte Adduktionsfähigkeit des Beines und eine leere Pfanne zu bemerken. Im Laufalter tritt ein deutliches Trendelenburg-Duchenne-Hinken auf.

- **Therapie**
Hüften des Sonographietyps III und IV müssen schonend reponiert und bis zur Ausheilung retiniert werden. Benigne Luxationen renken sich in der Spreizhose und/oder in speziellen Bandagen (z. B. der Pavlik-Bandage) selbst ein. Maligne Luxationen müssen stationär durch Extensionsbehandlung, evtl. durch eine manuelle Repositionshilfe in Narkose oder durch eine operative Einstellung reponiert werden. Anschließend werden sie in einem Beugeabspreizgips mehrere Wochen lang retiniert und mit Beugeabspreizschienen bis zur Ausreifung des Gelenkes weiterbehandelt.

- **Prognose**
Die Prognose einer luxierten Hüfte bleibt auch nach sonographischer und radiologischer vorläufiger Ausheilung unsicher. Maligne Verlaufsformen verschlechtern sich im weiteren Wachstum wieder. Ursachen einer Dekompensation sind:

Hüftkopfnekrosen
Diese treten in 5–10% aller Repositionsbehandlungen als Folge der Therapie auf. Leichte Hüftkopfnekrosen heilen folgenlos aus, schwere Hüftkopfnekrosen schädigen die Wachstumsfugen und führen zu irreversiblen Wachstumsschäden.

Erneute Gelenkdezentrierung oder Subluxation
Diese entwickeln sich bei einer persistierenden oder zunehmenden Pfannendysplasie oder infolge einer persistierenden oder zunehmenden Coxa valga antetorta.
Die erneute Hüftsubluxation muß operativ behandelt werden. Dysplastische Pfannen werden durch Beckenosteotomien gebessert. Eine hochgradige, zur Subluxation führende Coxa valga antetorta ohne wesentliche Pfannendysplasie wird durch eine intertrochantäre Derotationsvarisierung behandelt.

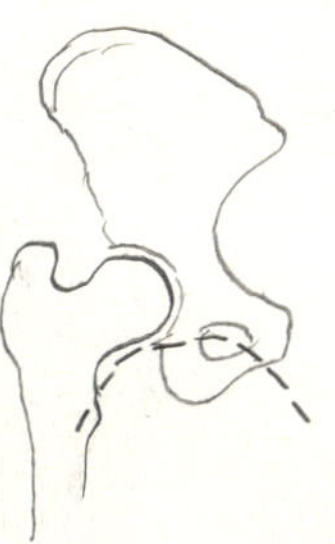

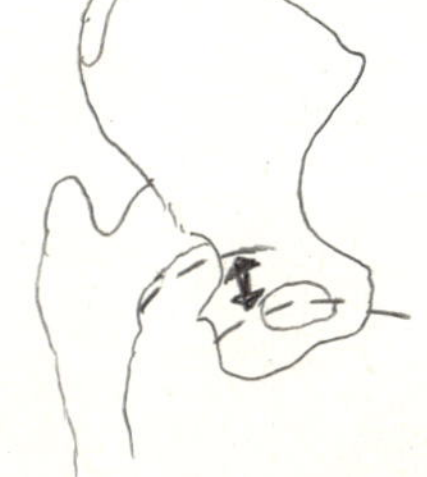

H 82

Frage 13.2: Lösung D

Die Abspreizhemmung ist ein unsicheres klinisches Zeichen der Hüftdysplasie, Hüftsubluxation und Luxation. Sie kommt auch bei harmlosen Schieflagedeformitäten und bei der infantilen Zerebralparese vor. Dementsprechend sind die Antworten (2), (3) und (5) richtig.

Zu (1)
Eine Abspreizkontraktur ist eine Kontraktur in Abspreizstellung. Sie führt nicht zur Abspreiz- sondern zur Anspreizbehinderung.

Zu (4)
Periphere, schlaffe Lähmungen können je nach Lähmungslokalisation zu ganz verschiedenen Kontrakturen führen. Totale Lähmungen der Hüfte führen zur „Froschstellung", also zur Beugeabspreizkontraktur.

H 84

Frage 13.3: Lösung B

Das Röntgenbild, Abb. Nr. 50, zeigt eine beidseitige Hüftsubluxation bei dysplastischen, jedoch nicht schwer dysplastischen Pfannen sowie bei hochgradiger Coxa valga antetorta. Die linke Hüftkopfepiphyse ist fragmentiert, also durch eine Hüftkopfnekrose geschädigt. Dementsprechend sind die Antworten (2) und (3) richtig, die Antworten (1) und (4) falsch.

H 84

Frage 13.4: Lösung D

Die Innenrotations-Abduktionsaufnahme der Abb. Nr. 51 ist eine präoperative Simulationsaufnahme, die das Ergebnis einer geplanten Derotations-Varisierungs-Osteotomie vorwegnimmt. Da die Gelenkkongruenz in dieser Aufnahme gut ist, ist die Operation indiziert. Antwort (3) ist richtig.

Zu (1)
Entsprechend der Simulationsaufnahme besteht kein Repositionshindernis, so daß eine Gelenkeröffnung nicht notwendig ist.

Zu (2)
Auch die Beckenosteotomie nach Salter würde zu einer guten Gelenkkongruenz führen. Zum Zeitpunkt der Fragestellung im Jahre 1984 waren jedoch die Derotations-Varisierungen gegenüber den Beckenosteotomien modischer.

Zu (4)
Die benignen Verlaufsformen der Hüftkopfnekrose nach Luxationsbehandlung bedürfen keiner Therapie. Maligne Verlaufsformen mit Dezentrierungstendenz werden durch Beckenosteotomien oder Derotations-Varisierungen behandelt. Eine Epiphysenanbohrung würde zur irreversiblen Schädigung der epiphysären Wachstumsfuge führen.

F 89

Frage 13.5: Lösung C

Siehe hierzu den Lerntext Coxa valga im Kapitel 1.

Zu (1)
Ein CCD-Winkel kleiner als 110 Grad entspricht einer Coxa vara.

Zu (2)
Die kongenitale Hüftluxation zeigt häufig eine Coxa valga antetorta.

Zu (3)
Die Coxa valga ist in der Regel mit einer Coxa antetorta vergesellschaftet.

Zu (4)
Die alleinige Coxa valga ohne jegliche Zeichen einer durchgemachten Hüftdysplasie wird Coxa valga idiopathica genannt. Diese Form der Coxa valga stellt entgegen der Meinung der Prüfungskommission keine präarthrotische Deformität dar.

Zu (5)
Die Neurofibromatose führt zur strukturellen Skoliose.

Schenkelhalswachstum XIII.5

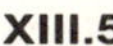

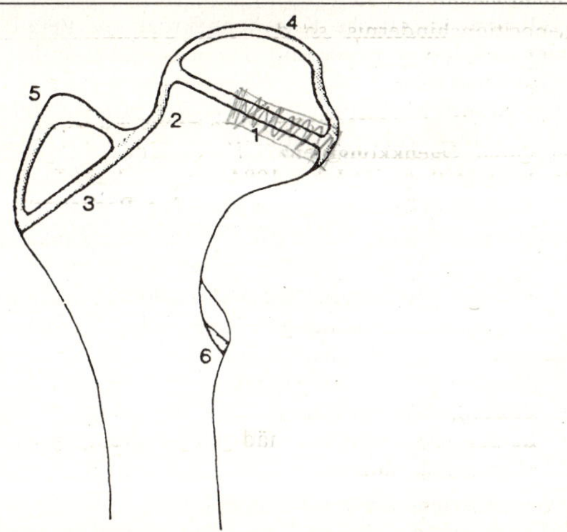

Abb. 27. Schenkelhalswachstum

1 Epiphysenplatte
2 Isthmusknorpel
3 Apophysenplatte des Trochanter major
4 Sphärische Wachstumszone der Epiphyse
5 Gekrümmte Wachstumszone der Trochanterapophyse
6 Apophysenplatte des Trochanter minor

Ein normaler Schenkelhalsschaftwinkel bildet sich nur dann aus, wenn

1. die Hüfte normal muskulär beansprucht wird,
2. die komplexen Wachstumsplatten des koxalen Femurendes ungestört sind,
3. die knöcherne Hüftkopfepiphyse und die knöcherne Trochanterapophyse ungestört sind.

Bei Wachstumsblockaden im Bereich der medialen 2/3 der Hüftkopfepiphysenplatte sowie bei irreversibler Abplattung oder Verschiebung der knöchernen Hüftkopfepiphyse verkürzt und verkrümmt sich der Schenkelhals nach medial. Eine Schenkelhalsverkürzung in Kombination mit ungestörtem Trochanterwachstum führt zur Coxa vara. Diese Form der Coxa vara wird **Hirtenstab-Coxa vara** genannt.

Bei Wachstumsblockaden im Bereich des lateralen Drittels der Hüftkopfepiphysenplatte, im Bereich des Isthmusknorpels und im Bereich der Trochanterapophysenplatte sowie bei irreversibler Destruktion der knöchernen Trochanterapophyse verkrümmt sich der Schenkelhals nach lateral. Es resultiert eine Coxa valga.

F 88

Frage 13.6: Lösung E

Die schwerste Frage der letzten drei Examina mit gehobenem Facharztniveau. Dementsprechend wurde sie zu 85% falsch beantwortet.

Zu (A)
Der Morbus Perthes führt im günstigen Fall zur Restitutio ad integrum, im ungünstigen Fall zur Coxa magna et plana, also zu einem stark abgeplatteten, vergrößerten Hüftkopf in Kombination mit einer Schenkelhalsverkürzung. Sowohl die Hüftkopfabplattung mit konsekutiver Verlagerung des Hüftkopfmittelpunktes nach kaudal als auch die Schenkelhalsverkürzung verringern den CCD-Winkel.

Zu (B)
Die Epiphyseolysis capitis femoris führt zum Abgleiten der Epiphyse nach medial. Häufig wird durch operative Maßnahmen zusätzlich die Epiphysenplatte gestört, so daß der Schenkelhals kürzer bleibt. Sowohl das mediale Abgleiten der Epiphyse mit konsekutiver Verlagerung des Hüftkopfmittelpunktes nach medial/kaudal als auch die Schenkelhalsverkürzung verringern den CCD-Winkel.

Zu (C)
Die nicht exakt anatomisch reponierte pertrochantäre Schenkelhalsfraktur des Erwachsenen kann mit verkleinertem Schenkelhalswinkel verheilen. Die pertrochantäre Schenkelhalsfraktur des Kindes führt dagegen durch Wachstumsblockaden an der Apophysenplatte zur Coxa valga.

Zu (D)
Die Achondroplasie ist durch ein gestörtes epiphysäres Längenwachstum gekennzeichnet. Die Schenkelhälse sind stark verkürzt, die Coxa vara allerdings nicht immer obligat, da neben der Epiphysenplatte auch die Apophysenplatte gestört ist.

Zu (E)
Die idiopathische Hüftkopfnekrose verursacht sequesterartige Einbrüche des Hüftkopfes, die meßtechnisch den Hüftkopfmittelpunkt nicht verschieben und somit zu keiner Änderung des CCD-Winkels führen.

Coxa vara congenita XIII.6

Die Coxa vara congenita ist eine selten vorkommende angeborene Fehlbildung des koxalen Femurendes. Sie ist als Abortivform des angeborenen Femurdefekts anzusehen. Charakteristisch ist die bereits bei Geburt bestehende, dann progrediente Coxa vara bei verbreiterter, unregelmäßig konturierter, zu steil stehender Epiphysenfuge.

Die Varusfehlstellung äußert sich früher oder später durch eine zunehmende Beinverkürzung sowie durch ein Trendelenburg/Duchenne-Hinken.

Die sinnvollste Therapie ist die valgisierende, den Schenkelhalswinkel normalisierende oder überkorrigierende intertrochantäre Osteotomie. Hierdurch wird sowohl die Beinlängendifferenz als auch das Trendelenburg/Duchenne-Hinken kausal behandelt. Unbehandelt gleitet die Epiphyse zunehmend nach medial ab, während der Trochanter major ungezügelt weiterwächst. Es entsteht die typische, jedoch nicht pathognomonische Hirtenstabform des koxalen Femurendes.

F 85

Frage 13.7: Lösung B

Das Röntgenbild zeigt eine beidseitige Hirtenstabform des koxalen Femurendes sowie eine sekundäre Abflachung der Hüftpfanne. Die noch angedeutet sichtbare Epiphysenfuge steht nahezu senkrecht. Diese Kriterien passen am ehesten zur Coxa vara congenita, so daß Lösung (B) richtig ist.

Zu (A)
Eine hochgradige Epiphyseolysis capitis femoris kann zur Hirtenstabform führen, jedoch ist hierbei der Schenkelhals weniger verkürzt.

Zu (C)
Beim schweren Morbus Perthes kann die Epiphysenfuge geschädigt sein. Dies führt dann ebenfalls zur Hirtenstabform, allerdings ist der Hüftkopf dabei nicht so stark nach medial abgekippt.

Zu (D)
Mediale, operativ nicht versorgte, abgekippte Schenkelhalsfrakturen Typ II und III nach Pauwels können auf den ersten Blick ähnlich aussehen, sind dann jedoch immer mit einem deutlich sichtbaren Pseudarthrosespalt vergesellschaftet.

Zu (E)
Schwere Hüftkopfnekrosen nach kongenitaler Hüftluxation können die Epiphysenfuge schädigen und ebenfalls zur Hirtenstabform führen. Diese kann derjenigen der Coxa vara congenita täuschend ähnlich sehen.

Morbus Perthes XIII.7

Häufigste aseptische Knochennekrose mit Befall der Hüftkopfepiphyse und seltenem Mitbefall des Schenkelhalses.
Geschlechtsverhältnis ♂ : ♀ = 4:1, Altersgipfel 3–9 Jahre, in 20% beidseitig.

- **Verlauf**
  Schleichender Beginn, chronischer Verlauf bis zur Ausheilung nach 2–4 Jahren. Röntgenstadien, die beim klassischen Morbus Perthes von Anfang bis Ende durchlaufen werden.

Initialstadium (Stadium I) – Trias nach Waldenström:
1. Epiphyse leicht abgeplattet
2. Schenkelhals verbreitert
3. Gelenkspalt (zwischen Hüftkopf und Köhler-Tränenfigur) verbreitert

Kondensationsstadium (Stadium II)
Sklerosierung der Epiphyse sowie Zunahme der Epiphysenabplattung und Halsverbreiterung.

Fragmentationsstadium (Stadium III)
Scholliger Zerfall der Epiphyse.

Regenerationsstadium (Stadium IV)
Wiederaufbau der Epiphyse.

- **Therapie**
  Die Therapie kann den schicksalsmäßigen spontanen Stadienverlauf nicht beeinflussen. In den ersten Stadien der Erkrankung soll die Hüftkopfabplattung in Grenzen gehalten werden, in den letzten Stadien soll ein möglichst harmonisch runder Wiederaufbau des Hüftkopfes provoziert werden. Junge Patienten bis zum Schulalter mit guter Prognose werden konservativ behandelt. Sie erhalten hüftentlastende und gelenkzentrierende Gehapparate. Ältere Kinder mit starker Tendenz zur Kopfdezentrierung und damit eher schlechter Prognose sollen frühzeitig operiert werden. Die Gelenkkonkruenz kann hierbei durch eine intertrochantäre Varisierungsosteotomie, aber auch durch eine Beckenosteotomie nach Salter verbessert werden. Nach der Operation müssen weiter entlastende Apparate getragen werden.

- **Prognose**
  Diese ist vor allem vom Alter beim Beginn der Erkrankung und vom Ausmaß des Nekroseherdes, weniger von der Therapie abhängig. Der Wiederaufbau führt bei jüngeren Kindern mit kleinem Nekroseherd zur Restitutio ad integrum, bei älteren Kindern mit großem Nekroseherd und/oder mit Befall der Epiphysenfuge zur Defektheilung. Es entsteht die charakteristische Pilzform (oder Coxa magna et plana) nach Perthes-Erkrankung.

F 83
Frage 13.8: Lösung E

Dem Lerntext entsprechend sind die Lösungen (A), (B), (C), (D) falsch, die Lösung (E) ist richtig.

H 84
Frage 13.9: Lösung D

Der Röntgenverlauf zeigt die typischen 4 Stadien der Perthes-Erkrankung. Leider liegen keine Beckenübersichten vor, so daß die nur im Seitvergleich sichtbaren Kriterien des Initialstadiums nicht zu verifizieren sind. Auch das Erkrankungsalter und der zeitliche Verlauf sind perthestypisch.

Zu (A)
Die sehr seltene epiphysäre Dysplasie ähnelt im Erscheinungsbild dem Morbus Perthes, sie betrifft jedoch immer beide Hüften und führt regelmäßig zur Defektheilung.

Zu (B)
Gegen eine Hüftkopfnekrose nach eingerenkter Hüftluxation spricht das Alter bei Erkrankungsbeginn sowie die anfangs annähernd normale Form und Struktur des Hüftgelenkes.

Zu (C)
Die Epiphyseolysis capitis femoris tritt mit Sicherheit nicht im Alter zwischen 3 und 8 Jahren auf.

Zu (E)
Eine Osteomyelitis im Alter von 3½ Jahren würde sich primär in der Metaphyse äußern. Ein sekundärer Einbruch ins Gelenk mit anfänglicher Gelenkspaltverbreiterung als Zeichen einer eitrigen Koxitis ist möglich. Die Hüftkopfepiphyse würde im Anfangsstadium der eitrigen Koxitis normal oder höchstens leicht atrophisch sein. Der weitere Verlauf wäre von einer raschen Gelenkdestruktion gekennzeichnet.

H 82
Frage 13.10: Lösung B

Dem Lerntext entsprechend ist die Lösung (B) perthestypisch.

Zu (A)
Die Coxa valga ist typischerweise bei der angeborenen Hüftdysplasie und Hüftluxation anzutreffen.

Zu (C)
Partielle oder totale Blockaden der Wachstumsfugen des koxalen Femurendes sind bei diversen Erkrankungen möglich. Beim schweren Morbus Perthes kann ausnahmsweise die Epiphysenfuge geschädigt sein.

Zu (D)
Der Morbus Perthes führt nie zur vollständigen Hüftluxation, manchmal jedoch zur bleibenden Dezentrierung.

Zu (E)
Sekundäre Pfannendeformierungen bei starker Pilzform sind möglich.

H 88
Frage 13.11: Lösung E

Zu (A)
Bettruhe mit Extensionen wurde früher häufig angewandt. Heute werden die Kinder bis zur Fertigstellung eines Apparates mit Krücken versorgt.

Zu (B), (C), (D)
Entlastende Orthesen sowie die Varisationsosteotomie sind typische Perthestherapien. Begleitend wird Krankengymnastik durchgeführt.

Zu (E)
Das Ausmaß des Nekroseherdes ist bereits im Initialstadium festgelegt. Herdausweitungen wie beim Herzinfarkt oder ein erneutes Auftreten eines Morbus Perthes nach Ausheilung sind nicht bekannt, so daß eine Antikoagulanzientherapie sinnlos ist.

F 89
Frage 13.12: Lösung C

Das Röntgenbild zeigt rechtsseitig eine schollig zerfallende Epiphyse, also einen Morbus Perthes im Fragmentationsstadium. Lösung (C) ist richtig.

Zu (A)
Eine ausgeprägte Epiphysenfugenverletzung würde zu einem Fehlwachstum im Sinne einer Coxa valga oder Coxa vara sowie zu einer Schenkelhalsverkürzung führen, die Hüftkopfepiphyse würde nicht zerfallen.

Zu (B)
Im Initialstadium des Morbus Perthes kann die Epiphyse bereits leicht abgeplattet sein. Sie ist noch nicht fragmentiert.

Zu (D)
Die Coxitis tuberculosa würde sich anfangs durch eine Gelenkspaltverschmälerung, später durch eine Gelenkdestruktion bemerkbar machen, die dann sowohl Pfanne als auch Hüftkopf betrifft.

Zu (E)
Die Hüftpfanne ist völlig normal ausgebildet, so daß eine Hüftdysplasie ausscheidet.

Epiphyseolysis capitis femoris lenta (ECF lenta) XIII.8

Durch eine Gefügelockerung in der metaphysären Schicht der Epiphysenfuge kommt es zu einem nicht traumatischen langsamen Abgleiten der Hüftkopfepiphyse. Aus mechanischen Gründen disloziert die Epiphyse meist nach medial-kaudal, der Schenkelhals schiebt nach kranial und dreht sich nach außen.

Die **Ätiologie** ist ungeklärt, jedoch wird eine hormonelle Dysregulation mit absolutem oder relativem Überschuß des Wachstumshormons im Verhältnis zu den Geschlechtshormonen angenommen.

Betroffen sind überwiegend Jungen mit einem Geschlechtsverhältnis von ♂ : ♀ = 2,5:1. Das Erkrankungsalter liegt bei Jungen etwa zwischen 12 und 16, bei Mädchen zwischen 10 und 14 Jahren. Dies ist die Zeit des präpuberalen Wachstumsschubs, bei Mädchen ist nach der Menarche nicht mehr mit einer Epiphyseolyse zu rechnen.

Die Patienten sind in der Mehrzahl konstitutionell auffällig. Häufig ist starkes Übergewicht oder starker Hochwuchs in Kombination mit einem Hypogenitalismus. Zudem sind die Körpergliedmaßen dysproportioniert: die Arme sind relativ zu lang, das Becken und die Schulter relativ zu breit.

Die ECF lenta beginnt schleichend, so daß zwischen ersten Beschwerden und **Diagnose** durchschnittlich 5 Monate verstreichen. Die Patienten klagen über ziehende Schmerzen in der Leiste, die in die Oberschenkel und Knieinnenseite ausstrahlen. Nicht selten schmerzt nur das Knie. Sie ermüden rasch und zeigen nach längerer Belastung ein Schonhinken.

Der klinische Befund ist vom Ausmaß des Abrutsches abhängig. Bei beginnender Epiphyseolysis zeigen sich als unspezifische Schonzeichen eine Glutäal- und Oberschenkelatrophie sowie eine Einschränkung der Innendrehfähigkeit. Bei fortgeschrittener Epiphyseolyse haben die Patienten ein kombiniertes Verkürzungs-, Trendelenburg- und Außenrotationshinken. Bei der Bewegungsprüfung ist das für die ECF pathognomonische Drehmann-Zeichen positiv: Versucht man, das Hüftgelenk aus der Neutralstellung zu beugen, so dreht sich der Oberschenkel mit zunehmender Beugung zwangsweise in Außenrotation.

Die Diagnose wird im Röntgenbild gesichert. Da die ECF häufig beidseitig ist und beginnende Lysen im a.p.-Bild nicht zu sehen sind, ist die Beckenübersicht in Kombination mit beidseitigen axialen (= Lauenstein-)Aufnahmen obligat.

Die **Therapie** ist immer operativ, das Vorgehen vom Gleitwinkel abhängig. Bei Abrutschwinkeln unter 30 Grad wird die Epiphyse durch Kirschnerdrähte, geriffelte Steinmann-Nägel oder Epiphyseodesenschrauben vor weiterem Abrutsch gesichert. Die Gegenseite soll – auch wenn sie unauffällig ist – prophylaktisch fixiert werden. Bei Abrutschwinkeln über 30 Grad wird zusätzlich eine die Fehlstellung korrigierende, dreidimensionale Flexions-Valgisations-Innenrotations-Osteotomie angeschlossen. Diese Osteotomie wird in der Regel als sog. Imhäuser-Osteotomie im intertrochantären Bereich durchgeführt. Nur bei extrem starkem Abrutsch kann die mit einem hohen Hüftkopfnekroserisiko belastete zervikale Korrekturosteotomie am Orte der Fehlstellung diskutiert werden.

Epiphyseolysis capitis femoris acuta (ECF acuta) XIII.9

10 bis 30% aller Hüftkopfepiphysenlösungen verlaufen hochakut. Zum Zeitpunkt des akuten Abrutsches kann bereits eine ECF lenta vorgelegen haben. Die allgemeinen Charakteristika der ECF acuta sind mit denjenigen der ECF lenta identisch, die Klinik und die Therapie sind unterschiedlich.

Die Patienten sacken infolge eines inadäquaten Traumas (z.B. beim Absteigen vom Fahrrad) plötzlich unter starken Schmerzen zusammen und können nicht mehr aufstehen. Das Bein ist ähnlich einer Schenkelhalsfraktur in Außenrotation und Verkürzung bewegungsunfähig.

Es muß eine Notfallversorgung mit sofortigem Transport in eine orthopädische Klinik erfolgen. Dort sollte nach röntgenologischer Diagnosesicherung eine sofortige Punktion des Hüftgelenkes erfolgen, da ein länger bestehendes, intraartikuläres Hämatom die Hüftkopfkapselgefäße drosselt und zur Hüftkopfnekrose führen kann. Anschließend wird die dislozierte Hüftkopfepiphyse durch eine Extensionsbehandlung oder durch eine sofortige Operation in schonendster Weise reponiert. Es schließt sich eine operative Fixation der Epiphyse durch Kirschnerdrähte, geriffelte Steinmann-Nägel oder Epiphyseodesenschrauben an. Eine Korrekturosteotomie ist nach exakter Reposition nicht mehr notwendig.

Die Prognose der ECF acuta ist schlechter als diejenige der ECF lenta. Auch nach sofortiger Hüftpunktion, schonender Reposition und konsequenter postoperativer Entlastung können prognostisch ungünstige Hüftkopfnekrosen auftreten.

F 87

Frage 13.13: Lösung D

Die Fallbeschreibung eines konstitutionell auffälligen Buben im präpuberalen Wachstumsschub mit unspezifischem Knieschmerz ohne klinisches Korrelat am Knie ist geradezu lehrbuchmäßig typisch für die Epiphyseolysis capitis femoris lenta. Es sollte als erstes nach klinischen Zeichen der Hüftkopfepiphyseolyse gesucht werden. Im Frühstadium ist eine eingeschränkte Hüftinnenrotation, im fortgeschrittenen Stadium eine Beinverkürzung und das pathognomonische positive Drehmann-Zeichen zu finden. Dementsprechend ist die Lösung (D) richtig.

Zu (A)
Die Szintigraphie ist bei der ECF meist unauffällig.

Zu (B)
Da die ECF zur Beinverkürzung führt, ist die Beinlängenmessung durchaus sinnvoll. Im Untersuchungsablauf wird man jedoch immer erst die Funktionsprüfungen und dann die Längen- und Umfangmessungen durchführen.

Zu (C)
Die einfache Röntgenuntersuchung ist aufgrund der hohen Auflösung bei der ECF der Computertomographie überlegen.

Zu (E)
Laborparameter sind bei der ECF nicht verändert.

F 84

Frage 13.14: Lösung C

Alter und Anamnese würden am ehesten zu einer Epiphyseolysis capitis femoris lenta passen, das Röntgenbild zeigt tatsächlich einen beginnenden Epiphysenabrutsch links. Dementsprechend ist Antwort (C) am wahrscheinlichsten.

Zu (A)
Ermüdungsfrakturen des Schenkelhalses werden überwiegend bei älteren Langstreckenläufern beobachtet. Sie zeigen sich durch feine, den Schenkelhals meist transversal querende Haarrisse.

Zu (B)
Das Alter von 13 Jahren, das Geschlecht und das Röntgenbild ohne typische Zeichen sprechen gegen den Morbus Perthes.

Zu (D)
Die chronische Osteomyelitis zeigt keine Zeichen eines Epiphysenabrutsches, die Kortikalisverdickung am Adam-Bogen ist völlig normal.

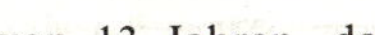

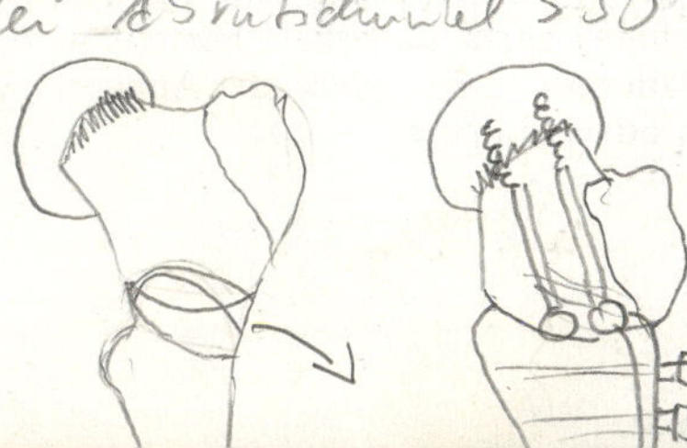

Zu (E)
Die Coxa vara congenita ist durch einen pathologischen CCD-Winkel bei steilstehender, unregelmäßig geformter Epiphysenfuge charakterisiert. Keines dieser Merkmale ist erkennbar.

F 84

Frage 13.15: Lösung C

Dem Lerntext entsprechend ist beim Verdacht einer Epiphyseolysis capitis femoris die axiale Röntgenaufnahme wichtig. Lösung (C) ist richtig.

Zu (A), (B), (D), (E)
Die Blutsenkungsgeschwindigkeit, Szintigraphie und Tomographie sowie die Gelenkspunktion sind in der Differentialdiagnose entzündlicher und tumoröser Hüfterkrankungen sinnvoll.

F 84

Frage 13.16: Lösung C

Alter, Geschlecht, Anamnese und Befund passen am ehesten zur Epiphyseolysis capitis femoris akuta. Die Lösung (C) ist richtig.

Zu (A)
Die Osteochondrosis dissecans der Hüfte ist sehr selten und würde neben uncharakteristischen Beschwerden am ehesten vorübergehende Gelenkblockaden hervorrufen.

Zu (B)
Die Coxa valga subluxans eines 13jährigen verursacht keine Schmerzen, sie ist in der Regel mit einer vermehrten Innendrehfähigkeit bei normaler Abduktion verbunden.

Zu (C)
Das Alter und die akute Anamnese sprechen gegen einen Morbus Perthes. Abduktions- und Innenrotationseinschränkungen können beim Morbus Perthes vorkommen.

Zu (E)
Der plötzliche Beginn spricht gegen eine Koxitis. Die typische Schonstellung der Koxitis ist die Beuge-Abduktions-Außenrotationsstellung.

H 87

Frage 13.17: Lösung A

Entsprechend dem Lerntext sind die Antworten (B), (C), (D) und (E) richtig, die Antwort (A) ist falsch, da Jungen 2–3fach häufiger betroffen sind als Mädchen.

F 88

Frage 13.18: Lösung E

Entsprechend dem Lerntext sind die Antworten (A), (B), (C) und (D) richtig.

Zu (E)
Der juvenile Diabetes mellitus ist kein Risikofaktor, jedoch werden Epiphyseolysen bei kindlichen Hypophysentumoren beobachtet. Diese wiederum können sowohl mit einem Diabetes mellitus als auch mit einem Diabetes insipidus einhergehen.

Protrusio acetabuli **XIII.10**

Die Protrusio acetabuli ist durch eine pathologische Vorwölbung des gesamten Hüftgelenkes ins kleine Becken charakterisiert. Der Hüftkopf sinkt in die zu tiefe Pfanne ein, er wird weiter als üblich von der Pfanne umfaßt. Unterschieden werden:

- **Die primäre (= idiopathische) Protrusio acetabuli**
  Sie entsteht aus ungeklärter Ursache im präpubertären Wachstumsschub, betrifft bei einem Geschlechtsverhältnis von ♀ : ♂ = 10:1 überwiegend Frauen und tritt immer doppelseitig auf. Es besteht gleichzeitig eine Coxa vara.
  In der Regel bleibt die Erkrankung bis zur Menopause anamnestisch stumm, da bestehende leichte Bewegungseinschränkungen die Patienten nicht stören. Dann entwickelt sich eine frühzeitige sekundäre Koxarthrose, die mit einer starken Behinderung der Rotation, Ab- und Adduktion und mit einer starken Tendenz zur Beugekontraktur einhergeht. Die Therapie entspricht derjenigen der Koxarthrose.
- **Die sekundäre Protrusio acetabuli**
  Sie entwickelt sich infolge von Erkrankungen, die die Pfanne erweichen. Häufige Ursachen sind Koxitiden diverser Art. Im Unterschied zur primären Protrusio acetabuli ist in der Regel nur eine Hüfte betroffen, eine Coxa vara besteht meist nicht. Die Therapie richtet sich nach der Grundkrankheit.

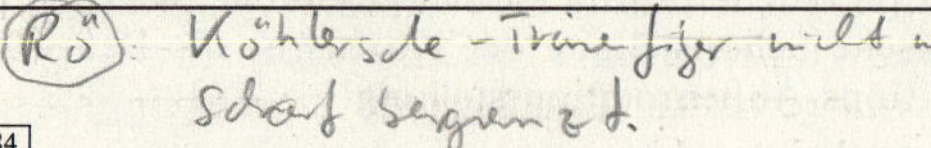

F 84

Frage 13.19: Lösung E

Das Röntgenbild zeigt eine Vorwölbung des Hüftgelenkes ins kleine Becken, also eine Protrusio acetabuli. Eine ätiologische Zuordnung ist nicht möglich, der vergrößerte Schenkelhalsschaftwinkel spricht eher gegen eine primäre Protrusio acetabuli. Begleitend sind Pfannenosteophyten und eine Gelenkspaltverschmälerung zu sehen, so daß die exakte Diagnose Koxarthrose bei Protrusio acetabuli lautet. Lösung (E) ist richtig.

Zu (1)
Eine Arthritis, z. B. eine rheumatische Koxitis kann ebenfalls zur Protrusion führen, diese ist jedoch durch eine starke Gelenkspaltverschmälerung bei fehlenden sonstigen Arthrosezeichen gekennzeichnet.

Zu (3)
Eine Kompressionsfraktur ist nicht zu sehen. Eine nicht als Kompressionsfraktur, sondern als Impressionsfraktur zu bezeichnende traumatische zentrale Hüftluxation würde sich in weniger harmonischer Weise ins kleine Becken vorwölben.

Zu (4)
Eine Protrusio acetabuli infolge eines Tumors würde Osteolysen des Beckenbodens zeigen.

F 87

Frage 13.20: Lösung B

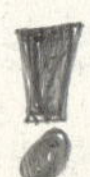

Das Röntgenbild zeigt eine Hüftankylose. Ursachen einer Hüftankylose im mittleren Lebensalter sind die gewollte operative Versteifung oder ein den Knochen und Knorpel schwerst destruierender Prozeß, z. B. eine eitrige Koxitis. Dementsprechend sind die Antworten (1) und (3) richtig.

Zu (2) und (4)
Sekundärarthrosen nach Morbus Perthes und Epiphyseolysis capitis femoris führen extrem selten, und dann nur nach jahrzehntelangem Verlauf zur Ankylose.

Zu (5)
Die sehr seltene fibröse Knochendysplasie neigt zur starken Schaftverbiegung und zur Spontanfraktur, nicht jedoch zur Ankylose.

F 88

Frage 13.21: Lösung A

Die Fallbeschreibung schildert einen rüstigen Patienten, den eine schmerzhafte Hüftbeuge-Außenrotationskontraktur der Hüfte zunehmend immobil macht. Die auf 90 Grad eingeschränkte Beugung verhindert zudem, daß der Patient eigenständig ohne Hilfsmittel Schuhe und Socken anziehen sowie Zehennägel schneiden kann. Auch das Treppensteigen und das Einsteigen in öffentliche Verkehrsmittel und in einen PKW ist nur mehr mühsam möglich. Das Röntgenbild zeigt alle Zeichen einer fortgeschrittenen Koxarthrose, also subchondrale Sklerose, Gelenkspaltverschmälerung, Osteophyten, Geröllzysten und eine Gelenkdeformation. Da der Patient noch operabel ist und der klinische Befund sich durch konservative Maßnahmen nicht dauerhaft bessern wird, soll man dem Patienten entsprechend der Antwort (A) die Totalendoprothese anbieten.

Zu (B)
Die Varisationsosteotomie hat das Ziel, die Kontaktfläche inkongruenter Hüftgelenke zu vergrößern und damit den Druck pro Knorpelflächeneinheit zu vermindern. Als Nebeneffekt wird der Hebelkraftarm des Hüftgelenkes verlängert und damit indirekt die Hüftbeanspruchung gesenkt. Die Varisation ist typischerweise bei beginnenden bis mittelgradigen Koxarthrosen im mittleren Lebensalter indiziert.

Zu (C)
Die Arthrodese ist nur bei jüngeren Patienten bis ca. zum 40. Lebensjahr indiziert. Voraussetzungen hierzu sind funktionstüchtige benachbarte Gelenke und eine gesunde Wirbelsäule.

Zu (D)
Die von der rheumatischen Arthritis her bekannte Synovektomie wird als Außenseitermethode auch bei der Koxarthrose angewandt. Sie hält die Arthrose zwar nicht auf, jedoch kann im Sinne einer Denervierung eine mehrjährige Beschwerdebesserung erreicht werden. Die typische Indikation ist die fortgeschrittene Arthrose im mittleren Lebensalter.

Zu (E)
Die Hüftkopfresektion garantiert Beschwerdearmut, führt jedoch zur Hüftinstabilität mit starker Beinverkürzung. Sie ist als Rückzugsoperation nach mehrfach fehlgeschlagener endoprothetischer Versorgung sinnvoll.

H 88

Frage 13.22: Lösung A

Die Anamnese mit Leistenschmerz und Hüftinstabilität nach einem beschwerdefreien Intervall von 8 Jahren läßt zuerst an eine Prothesenlockerung denken. Das Röntgenbild mit einem im Varussinne abgekippt erscheinenden und eingesunkenen Prothesenschaft sowie mit starker Knochenresorption, besonders an der medialen Femurkortikalis bestätigen den Verdacht. Lösung (A) ist richtig.

Zu (B)
Ein leichter röntgentransparenter Randsaum zwischen Knochenzement und Knochen ist nach einiger Zeit der Prothesenimplantation häufig zu sehen. Dieser leichte Randsaum ist noch nicht als Lockerungszeichen zu interpretieren, jedoch weiter zu beobachten.

Zu (C)
Gegen einen Tumor spricht das Verteilungsmuster der Osteolysen. Diese sind an mechanisch stark beanspruchten Stellen, z. B. am medialen Prothesenaufsitz sowie an der Prothesenspitze vermehrt zu finden. Eine Tumorosteolyse würde sich nicht an biomechanische Gesetzmäßigkeiten halten.

Zu (D)
Die sichtbaren Veränderungen sind nicht osteoporosetypisch, wiewohl eine starke Osteoporose zur vorzeitigen Auslockerung führen kann.

Zu (E)
Die Metallallergie äußert sich nicht durch röntgentypische Zeichen. Sie kann allenfalls durch lokale entzündliche Zeichen vermutet und histologisch nachgewiesen werden.

Idiopathische Hüftkopfnekrose XIII.11

Begriffsbestimmung – nicht verwechseln

1. Hüftkopfnekrose nach Hüftluxation- / dysplasie = iatrogen bedingte Nekrose, ungenau „Luxationsperthes“ genannt.
2. Aseptische Hüftkopfnekrose des Jugendalters = Morbus Perthes-Legg-Calvé.
3. Posttraumatische Hüftkopfnekrose = z. B. nach medialer Schenkelhalsfraktur.
4. **Idiopathische Hüftkopfnekrose** = idiopathische Hüftkopfnekrose des Erwachsenen, ungenau „Erwachsenenperthes“ genannt.

Ätiopathogenese: Wahrscheinlich arteriell bedingte Durchblutungsstörung, die zu einer teilweisen Nekrose des Hüftkopfes führt. Betroffen ist fast immer der ventral-kraniale Teil des Hüftkopfes, in 50% der Fälle doppelseitiger Befall. Moderne, vor 20 Jahren äußerst seltene Wohlstandskrankheit mit herzinfarktähnlichen Risikofaktoren: Hyperlipoproteinämie, Hyperurikämie, Diabetes sowie Alkoholabusus, Übergewicht, Kortisontherapie. Altersgipfel zwischen 40. und 50. Lebensjahr. ♂ : ♀ = 4 : 1.

Verlauf: Der Verlauf wird an der röntgenologischen Stadieneinteilung nach Arlet und Ficat dargestellt:

Stadium 1 (Vorröntgenstadium): Röntgenbild unauffällig. Belastungsschmerz und Bewegungsschmerz von der Hüfte ins Knie ausstrahlend. Geringe endgradige, schmerzhafte Bewegungseinschränkung.

Stadium 2 (Sklerose-Osteoporose): Mischbild zwischen Sklerose und lokaler Osteoporose, Kopfkontur erhalten. Zunehmende Schmerzen, Oberschenkelatrophie.

Stadium 3 (Sequestration): Zusammensintern des Kopfes, im Gegensatz zur Koxarthrose ist der Gelenkspalt und die Pfanne gut erhalten. Zunehmende konzentrische Bewegungseinschränkung bei gut erhaltener Beugung.

Stadium 4 (Arthrose): Sekundäre Arthrosezeichen an Gelenkspalt und Pfanne; Anlauf-, Belastungs- und Bewegungsschmerz, zuletzt Ruheschmerz.
Therapie: Kausale Therapie nicht möglich, alle konservativen und operativen Maßnahmen sind letztlich unbefriedigend. Vorgeschlagen wird u. a. im Stadium 1: Anbohrung des Hüftkopfes zur Druckentlastung. 2: Umstellungsosteotomien mit dem Ziel, den Nekroseherd zu entlasten. 3/4: Zementlose Endoprothetik trotz jüngeren Alters.

H 85

Frage 13.23: Lösung C

Zu (1)
Die Skelettszintigraphie zeigt bei Knochennekrosen einen zentralen Speicherdefekt, wenn die Nekrose mindestens einen Durchmesser von 1–1,5 mm sowie eine ausgeprägte Mehrspeicherung an den Randbezirken der Nekrose aufweist.

Zu (2)
Die Gelenkspaltverschmälerung ist erst im Spätstadium der idiopathischen Hüftkopfnekrose zu sehen.

Zu (3)
Eine Verdichtungszone (= Sklerose) im Hüftkopf ist entsprechend dem Stadium 2 nach Arlet und Fiscat das Röntgenzeichen der idiopathischen Hüftkopfnekrose, wobei die Verteilung dieser Sklerose nicht immer keilförmig sein muß.

H 88

Frage 13.24: Lösung E

Dem Lerntext entsprechend sind die langdauernde Kortikoidtherapie, der Alkoholismus und die Fettstoffwechselstörung typische Risikofaktoren der idiopathischen Hüftkopfnekrose. Die Antworten (A), (B) und (D) fallen also aus.

Zu (C)
Die Strahlentherapie ist eine äußerst seltene, jedoch mögliche Ursache der idiopathischen Hüftkopfnekrose.

Zu (E)
Die Coxa valga antetorta ohne sonstige Hüftveränderung führt weder zur Koxarthrose noch zur Hüftkopfnekrose.

F 86

Frage 13.25: Lösung B

Zu (1) und (2)
Entsprechend dem Lerntext kommen als Risikofaktoren der idiopathischen Hüftnekrose nur eine Kortison-Dauertherapie und ein Alkoholabusus infrage.

Zu (3)
Fortgesetzte Schwerarbeit im Stehen kann, sofern eine präarthrotische Deformität vorbesteht, eine Koxarthrose, nicht jedoch eine Hüftkopfnekrose, begünstigen.

Zu (4)
Eine Involutionsosteoporose kann zu einer medialen Schenkelhalsfraktur führen, und diese wiederum sekundär zu einer Hüftkopfnekrose.

Zu (5)
Eine Gravidität kann zur deutlichen Verschlechterung einer vorbestehenden Koxarthrose, nicht jedoch zu einer Hüftkopfnekrose führen.

Streßfraktur XIII.12

Die Streßfraktur (= Ermüdungsbruch, schleichende Fraktur) ist als überlastungsbedingte, nicht traumatisch verursachte Kontinuitätsunterbrechung des primär gesunden Knochens definiert. Betroffen sind überwiegend untrainierte Rekruten und übertrainierte Ausdauersportler, aber auch ganz normale Durchschnittspatienten.
In 80% aller Fälle tritt die Streßfraktur an den Metatarsalia II und III (im distalen Drittel), in 10% an der Tibia (im proximalen Drittel am Schaftübergang zur Metaphyse) auf. Seltener ist die Fibula, Ferse und der Schenkelhals betroffen.
Verdächtig sind alle Patienten, die nach ungewohnter oder häufig wiederholter submaximaler Belastung über Belastungsschmerzen sowie über eine lokale Schwellung klagen. Das erste Röntgenbild zeigt entweder eine leicht zu übersehende haarfeine Frakturlinie oder es ist unauffällig. Im Wiederholungsbild 2–3 Wochen nach Beschwerdebeginn sieht man eine bandförmige Verdichtung und einen dünnen Kallusmantel.
Die Prognose der Streßfrakturen ist in der Regel gut. Sie heilen durch Ruhigstellung und anschließende Sportkarenz aus. Als Ausnahme hierzu gilt die transversale Schenkelhalsfraktur. Diese ist abkippgefährdet und sollte osteosynthetisch versorgt werden.

H 84

Frage 13.26: Lösung A

Das Röntgenbild zeigt einen dünnen, jedoch eindeutig sichtbaren transversal durch den Schenkelhals verlaufenden Frakturspalt. Der Befund spricht in Zusammenschau mit der Anamnese für eine Streßfraktur. Lösung (A) ist richtig.

Zu (B)
Eine Metastase würde sich am ehesten durch eine Osteolyse zeigen.

Zu (C)
Der Iliopsoasansatz am Trochanter minor ist unauffällig.

Zu (D)
Eine Hüftkopfnekrose ist im Stadium 1 nach Ficat röntgenologisch nicht zu erkennen, im Stadium 2 würden osteoporotische Hüftkopfbezirke mit osteosklerotischen abwechseln.

H 84

Frage 13.27: Lösung A

Dem Lerntext entsprechend ist Lösung (A) richtig.

Zu (B), (C)
Diese Therapieangebote sind aufgrund der Diagnose Streßfraktur nicht sinnvoll.

Zu (D), (E)
Alle genannten Maßnahmen sind nicht ausreichend, um ein Abkippen der Fraktur zu verhindern.

F 84

Frage 13.28: Lösung D

Das Röntgenbild zeigt eine kreisrunde, von einem dünnen Sklerosesaum umgebene Knochenzyste. Diese als Fehlbildung anzusehenden, ubiquitär am Skelett vorkommenden Knochenzysten verändern ihre Größe nicht und sind, so lange sie nicht mechanisch gefährden, völlig harmlos. Dem Aussehen und der Lokalisation entsprechend ist die Bezeichnung subkortikale Femurkopfzyste und damit die Lösung (D) richtig.

Zu (A)
Im Verlauf einer Hüftkopfnekrose können sich große Hüftkopfzysten bilden, diese sind jedoch eher an der Hüftkopfkalotte oder im Kopfzentrum anzutreffen und nie gestochen scharf und kreisrund.

Zu (B)
Ein scharfer, abgegrenzter Sklerosesaum ist immer hinweisend auf ein benignes Geschehen.

Zu (C)
Ein Knocheninfarkt würde sich durch gesprenkelt aussehende Knocheneinlagerungen zeigen.

Zu (E)
Metastasen sind nie von scharf begrenzten Sklerosesäumen umgeben.

F 85 H 88

Frage 13.29: Lösung C

Die schnappende Hüfte äußert sich durch ein plötzliches schnappendes Geräusch am Trochanter major, das beim Gehen, Stehen und bei Kniebeuge auftreten kann. Manche Patienten klagen über begleitende stichartige Schmerzen an der Außenseite der Hüfte und über ein momentanes Instabilitätsgefühl. Ursache der schnappenden Hüfte ist ein habituelles Überspringen des Tractus iliotibialis über den Trochanter major bei starker Anspannung.
Die Coxa saltans ist ein eigenständiges Krankheitsbild, das mit dem Hüftgelenk selbst in keinem Zusammenhang steht. Dementsprechend sind bis auf (C) alle Lösungen falsch.

14 Kniegelenk

Anamnese bei Kniegelenkbeschwerden XIV.1

Die Fragen der Kniegelenkanamnese richten sich nach dem:

- **Zeitraum und Auslösemechanismus der Beschwerden**
  Man fragt also den Patienten, seit wann er die Beschwerden hat und wodurch sie ausgelöst wurden. Patienten mit posttraumatischen Kniegelenksschäden geben hierbei ein **Initialtrauma** mit nachvollziehbarem Unfallmechanismus an, Arthrotiker verspüren ihre Beschwerden häufig erstmals nach **ungewohnter Überlastung** des Knies oder nach banalen Traumen. Arthritiden werden typischerweise als **spontan** entstanden geschildert.
- **Gelenkerguß und/oder Gelenkschwellung**
  Hierbei interessiert der Zeitraum des Auftretens und das Aussehen des Ergusses nach Punktion.
- **Gelenkblockaden**
  Geschildert werden nicht reversible, *federnde Streckhemmungen,* vor allem beim Meniskuskorbhenkelriß, *ausschüttelbare Gelenksperren* sowohl in Kniebeugung als auch in Kniestrekkung bei freien Gelenkkörpern sowie *fixierte Gelenksperren* nach Ausrenkphänomenen bei der habituellen Patellaluxation.
- **Instabilitätszeichen**
  Zu unterscheiden sind das „Giving-way"-Phänomen und das „Pivoting". Beim *Giving-way* schildern die Patienten ein plötzliches unkontrolliertes eher weiches Nachgeben oder Einknicken des Knies beim Gehen. Das Giving-way kommt als unspezifisches Instabilitätszeichen bei diversen Knieerkrankungen vor. Ursache ist eine reflektorische Fehlsteuerung der Kniefunktion bei fehlendem anatomischen Korrelat. Beim *Pivoting* geben die Patienten ein ruckartiges Subluxationsphänomen bei reproduzierbaren Bewegungen, besonders beim Abstoppen aus vollem Lauf an. Ursache ist eine echte Tibiasubluxation, die einen Kreuzbandriß voraussetzt.

Kniegelenkerguß / Kniegelenkschwellung Zeitraum des Auftretens XIV.2

Der Zeitraum, in dem ein Kniegelenkerguß oder eine Kniegelenkschwellung auftreten, ist ein wichtiger Parameter der Kniegelenkdiagnostik:

- Ein in wenigen Minuten bis Stunden nach einem Trauma auftretender Erguß kann nur einem Hämarthros entsprechen und ist hinweisend auf eine blutende Kniebinnenverletzung.
- Ein ca. 1 Tag nach einem Trauma oder nach einer akuten Überlastung entstehender Erguß ist in der Regel ein seröser Reizerguß aufgrund einer Überlastung oder Schädigung bradytropher intraartikulärer Strukturen (Menisken, Knorpel).
- Eine allmählich über Monate zunehmende Kniegelenkschwellung mit oder ohne Erguß ist typisch für die Gonitis tuberculosa und für die Gonitis luetica.
- Eine über Jahre langsam zunehmende spindelförmige Schwellung der Kniegelenkkapsel wird Pannus genannt und ist arthrosetypisch.

Aussehen des Ergusses XIV.3

Das Aussehen des Ergusses läßt bereits Rückschlüsse auf die Art der Kniegelenkerkrankung zu.

- **Gelblich-klare Ergüsse** sind als Reizergüsse bei mechanisch verursachten Kniebinnenschäden und bei aktivierten Arthrosen zu sehen.
- **Blutige Ergüsse** sind nach Kniebinnenverletzungen und bei Gerinnungsstörungen zu finden. Fettaugen im blutigen Erguß sind auf Knorpelverletzungen und intraartikuläre Frakturen hinweisend.
- **Gelbgrün-trübe,** manchmal flockige Ergüsse sind bei entzündlich-rheumatischen Erkrankungen vorkommend.
- **Milchig-klare bis milchig-trübe** Ergüsse sind Zeichen einer Kristallarthropathie.
- **Grau-rahmige Ergüsse** sind bei hochflorid-bakteriellen Arthritiden typisch.

F 88

Frage 14.1: Lösung D

Zu (A)
Die Osteochondrosis dissecans verursacht eher selten Gelenkergüsse, die dann subakut rezidivierend verlaufen.

Zu (B)
Die schwere Rachitis führt zu Genua vara. Ergüsse oder Kniegelenkschwellungen sind nicht zu beobachten, es können jedoch die Femur- und Tibiakondylen knöchern tastbar aufgetrieben sein.

Zu (C)
Die Chondropathia patellae kann zu belastungsabhängigen rezidivierenden Ergüssen führen.

Zu (D)
Eine allmählich über Wochen bis Monate entstehende Kniegelenkschwellng mit oder ohne Erguß ist typisch für die Gonitis tuberculosa.

Zu (E)
Die Kreuzbandruptur löst zumeist ein Hämarthros und damit einen schnell entstehenden Erguß aus. Reißt ausnahmsweise der Synovialschlauch des Kreuzbandes nicht mit ein, so kann die Kreuzbandruptur ohne Erguß bleiben. Bei schweren Knietraumen mit Kapselzerreißungen kann das entstandene Hämarthros abfließen und klinisch nicht mehr nachweisbar sein.

Habituelle Patellaluxation XIV.4

Die habituelle Patellaluxation wird durch verschiedenartige Formfehler des Kniestreckapparates verursacht.

Als wichtigste **Risikofaktoren** gelten:

- Patellahochstand
- Dysplasie des femoropatellaren Gleitlagers (abgeflachter lateraler Femurkondylus, Patelladysplasie)
- Genu valgum
- Angeborene Bindegewebsschwäche

Betroffen sind überwiegend Mädchen, häufig doppelseitig.

Die erste Luxation tritt in der Regel bereits im Kindes- und Jugendalter auf. Anläßlich eines banalen Traumas springt die Patella plötzlich nach lateral aus dem Gleitlager. Es kommt hierbei zur schmerzhaften Zerreißung der medialen Patellaretinakula, häufig auch zur Knorpelabscherung an der medialen Patellafacette und/oder am lateralen Femurkondylus. Die Kniescheibe renkt sich meist spontan wieder ein oder wird vom Patienten selbst reponiert.

Bei der Erstuntersuchung kann eine abnorme Verschieblichkeit der Patella, ein medialer Patelladruckschmerz und häufig ein Hämarthros diagnostiziert werden.

Die der ersten Verrenkung folgenden habituellen Patellaluxationen treten bereits bei ungeschickten Bewegungen oder spontan auf.

Erstluxationen können versuchsweise mit einer 6wöchigen Ruhigstellung im gut anmodellierten Gipstutor und anschließender Krankengymnastik behandelt werden. Habituelle Luxationen werden durch weichteilige Fesselungsoperationen der Kniescheibe sowie durch Verlagerungsoperationen des Ligamentum patellae behandelt. Bei starkem X-Bein sind varisierende knöcherne Operationen notwendig.

F 82

Frage 14.2: Lösung A

Dem Lerntext entsprechend ist die Lösung (A) richtig.

Zu (B)
Es findet sich häufig ein Genu valgum.

Zu (C)
Kreuzbandrupturen beeinflussen die seitliche Führung des Kniestreckapparates nicht und führen damit nicht zur Patellaluxation.

Zu (D)
Das Ligamentum patellae kann normal lang oder dem Patellahochstand entsprechend verlängert sein.

Zu (E)
Der Morbus Schlatter äußert sich durch Schmerzen am Ansatz des Ligamentum patellae. Er beeinflußt das femoropatellare Gleitlager nicht.

Physiologische Beinachsenentwicklung des Kindes XIV.5

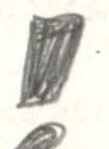

Die Beinachse des Kindes entwickelt sich alterstypisch in drei Phasen:

1. Das physiologische Genu varum des Neugeborenen gradet sich bis Ende des zweiten Lebensjahres spontan aus.
2. Es folgt das physiologische Genu valgum des Zwei- bis Fünfjährigen mit einem Maximum der X-Beinstellung um das dritte Lebensjahr.
3. Ab dem sechsten Lebensjahr sollte die Beinachse in etwa gerade sein und bleiben.

Im Einzelfall sind kindliche Beinachsenabweichungen schwierig zu beurteilen, da die Normwerte erheblich streuen.

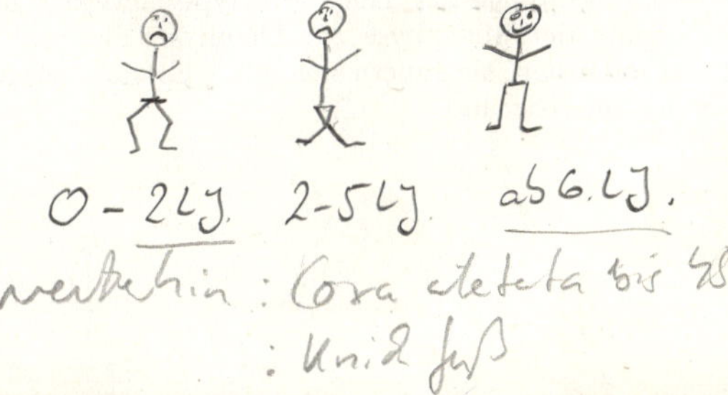

H 85

Frage 14.3: Lösung E

Ein 3jähriges Kind müßte eigentlich am Höhepunkt der X-Beinentwicklung stehen. Dementsprechend sind Genua vara in diesem Alter eindeutig pathologisch zu deuten. Lösung (E) ist richtig.

Morbus Osgood-Schlatter XIV.6

Der Morbus Osgood-Schlatter ist eine meist beidseitig auftretende avaskuläre Nekrose der Tibiaapophyse. Betroffen sind überwiegend Jungen im Alter zwischen 10 und 16 Jahren.

Diagnose: Es werden an der Tuberositas tibiae lokalisierbare Belastungsschmerzen nach sportlicher Betätigung und beim Treppabsteigen geklagt. Die Tuberositas ist prominent und druckdolent. Im Röntgenbild ist eine Fragmentation der Tibiaapophyse zu sehen.

Die **Prognose** des Morbus Schlatter ist gut. Meist führen Salbenverbände und eine mehrwöchige Sportkarenz zur Beschwerdefreiheit. Hartnäckige Schmerzen werden durch 6wöchige Ruhigstellung im Gipstutor behandelt. In seltenen Fällen bleibt die Verknöcherung der Apophysenfragmente aus. Es bildet sich ein sog. persistierendes Ossikel, das symptomlos bleibt oder Druckbeschwerden macht. Nach operativer Entfernung des Ossikels sind die Patienten dann meist beschwerdefrei.

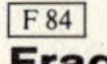

Frage 14.4: Lösung D

Das Alter, das Geschlecht, die Beidseitigkeit und Art der Beschwerden sowie der Untersuchungsbefund sind typisch für einen Morbus Schlatter. Das Röntgenbild zeigt eine beidseitige Fragmentation der Tibiaapophyse und bestätigt die Diagnose. Lösung (D) ist richtig.

Zu (A)
Die chronische Osteomyelitis würde sich am ehesten durch eine Knochendestruktion in Verbindung mit einer vermehrten Sklerosierung zeigen.

Zu (B)
Die auch physiologischerweise zungenförmig aussehende Tibiaapophyse ist nicht ausgerissen, sondern fragmentiert.

Zu (C)
Ermüdungsbrüche der Tibia sind typischerweise am Übergang der Metaphyse zur Diaphyse, also etwas tiefer lokalisiert, sie äußern sich durch ein querverlaufendes Skleroseband.

Zu (E)
Eine nichttraumatisch verursachte schleichende Epiphysenlösung der Tibiaepiphyse ist bisher nicht beschrieben.

F 85

Frage 14.5: Lösung B

Starker Schmerz, Spontanschmerz und vor allem eine Gelenkrötung sind verdächtig auf eine eitrige Arthritis oder auf einen Gichtanfall. Die Anamnese mit invasiver Therapie läßt am ehesten an eine iatrogene Gelenkinfektion, also ein Gelenkempyem denken. Lösung (B) ist richtig.

Zu (A)
Eine aktivierte Arthrose führt zum Erguß und zu starken Bewegungs- und Belastungsschmerzen, nicht jedoch zur auffälligen Gelenkrötung.

Zu (C)
Allergische Reaktionen nach intraartikulärer Mukopolysaccharidinjektion sind selten, aber möglich. Sie würden sich nicht erst nach Tagen bemerkbar machen.

Zu (D)
Lokale Knorpelknochennekrosen sind nach Kortikoidinjektion möglich. Sie bleiben meist klinisch stumm.

Zu (E)
Eine Nachblutung nach Gelenkinjektion ist möglich. Das Hämarthros würde sich innerhalb weniger Stunden bilden und äußerlich zu keiner Rötung führen.

F 85

Frage 14.6: Lösung E

Bei Verdacht auf Gelenkempyem ist die Diagnose durch Gelenkpunktion mit anschließendem Erregernachweis zu sichern. Bei positivem Befund muß das Gelenk mit Saugspüldrainagen gespült werden, begleitend wird eine Antibiotikatherapie durchgeführt. Die frühe Synovektomie beim Gelenkempyem ist umstritten. Lösung (E) ist richtig.

Zu (A)
Die Szintigraphie ist beim dringenden Verdacht auf ein Gelenkempyem in ihrer Aussagekraft zu unspezifisch.

Zu (B)
Die Arthroskopie ist zur Diagnosesicherung nicht notwendig.

Zu (C)
Die systemische Glukokortikoidgabe ist beim Gelenkempyem kontraindiziert.

Zu (D)
Die antibiotische Therapie soll nach dem Erregernachweis gezielt durchgeführt werden.

F 83
Frage 14.7: Lösung B

Das Röntgenbild zeigt eine starke bilaterale Gelenkspaltverschmälerung, eine starke fleckige Knochenatrophie sowie Knochenusuren. Dies sind typische Zeichen der anamnestisch bekannten fortgeschrittenen eitrigen Gelenkinfektion. Lösung (B) ist richtig.

Zu (1)
Randwülste, wie sie bei der Arthrose auftreten, sind nicht zu sehen.

Zu (5)
Da die fortgeschrittene Gelenkinfektion die Gelenkspalte bilateral verschmälert, ist die Valgusdeformierung keine typische Folge der Arthritis purulenta.

F 83
Frage 14.8: Lösung C

Das Röntgenbild zeigt arthrosetypische wellige Gelenkflächen, Gelenkspaltverschmälerungen und Randwülste im femoro-tibialen und femoro-patellaren Gelenk. Auch das Alter und die Beschwerdeangaben der Patienten sind typisch. Häufig werden klinisch stumme Arthrosen nach Bagatellunfällen manifest. Lösung (C) ist richtig.

Zu (A)
Die Gelenkfläche des Femurkondylus ist wellig deformiert, dies ist ein typisches spätes Arthrosezeichen.

Zu (B)
Die Chondromatose würde intraartikulär gelegene freie Gelenkkörper produzieren. Die im Röntgenbild sichtbaren kleinen runden Kalkherde sind bei fortgeschrittenen Arthrosen häufig zu finden. Sie sind meist intrakapsulär oder der Gelenkkapsel adhärent.

Zu (D)
Die Gonitis tuberculosa führt zur diffusen Knochenentkalkung, zur reaktionslosen Gelenkspaltverschmälerung und zur Osteodestruktion.

Zu (E)
Eine enchondrale Dysostose würde sich durch eine starke Kniegelenksverformung zeigen.

Varusgonarthrose / Valgusgonarthrose XIV.6

Die drei großen Gelenke des Beines (Hüftgelenk, Kniegelenk, oberes Sprunggelenk) werden in idealer Weise beansprucht, wenn ihre Mittelpunkte auf einer Geraden liegen, die **Mikulicz-Linie** genannt wird.

Achsenfehlstellungen des Femurs, des Knies und des Unterschenkels verlagern die Mikulicz-Linie aus dem Kniegelenksmittelpunkt nach medial oder lateral und führen damit zur einseitigen Kniegelenkbeanspruchung.

Femura vara, Genua vara und Crura vara sind dementsprechend präarthrotische Deformitäten, die zur einseitigen medialen Abnützung, also zur **Varusgonarthrose** führen können.

Femura valga, Genua valga und Crura valga gefährden den lateralen Gelenkabschnitt und können zur **Valgusgonarthrose** führen.

Schmerzhafte unilaterale Gonarthrosen sprechen selbst im fortgeschrittenen Stadium in idealer Weise auf achsenkorrigierende oder achsenüberkorrigierende Umstellungsosteotomien an. Je nach Lokalisation der Fehlstellung wird eine suprakondyläre Femurosteotomie oder eine Tibiakopfosteotomie durchgeführt.

F 82
Frage 14.9: Lösung C

Dem Lerntext entsprechend ist Lösung (C) richtig.

Zu (A)
Die habituelle Patellaluxation führt zur relativ isoliert auftretenden Femoropatellararthrose. Da die habituelle Patellaluxation häufig mit einem Genu valgum vergesellschaftet ist, sind begleitende laterale Gonarthrosen nicht selten.

Zu (B)
Das Genu varum führt zur medialen Gonarthrose.

Zu (D)
Das positive Schubladenphänomen ist ein Zeichen der Kreuzbandruptur. Kreuzbandrupturen führen mit oder ohne Operation früher oder später zur Arthrose. Diese kann generalisiert, aber auch unilateral auftreten.

Zu (E)
Die Bakerzyste ist eine flüssigkeitsgefüllte Aussakkung in der Kniekehle, die in der Regel vom Gelenk ausgeht. Sie tritt häufig bei rheumatischen Gonarthritiden, seltener bei aktivierten Gonarthrosen auf. Sie ist also Folge und nicht Ursache einer Arthrose.

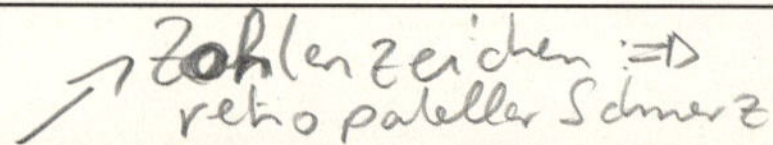

F 84

Frage 14.10: Lösung A

Es ist eine schmerzhafte, eindeutig unilaterale mediale Gonarthrose eines jungen O-beinigen Patienten geschildert. Dies ist eine ideale Indikation zur valgisierenden Korrekturosteotomie. Lösung (A) ist richtig.

Zu (B)
Die Kniegelenkstotalendoprothese ist wegen erheblicher Komplikationsraten und kurzer Haltezeit nur dann indiziert, wenn alle anderen konservativen und operativen Maßnahmen versagen. Sie ist niemals beim jungen Menschen indiziert.

Zu (C)
Die Arthrodese ist bei schwersten Gonarthrosen jüngerer Patienten indiziert.

Zu (D)
Chondroprotektiva sind bei leichten Gonarthrosen indiziert. Im geschilderten Fall ist mit einem relativ schnellen Fortschreiten der Arthrose zu rechnen, so daß die kausale Therapie, die Umstellungsosteotomie, vorzuziehen ist.

Zu (E)
Eine Gelenkschlittenprothese würde sich beim 30jährigen sehr bald auslockern.

Chondropathia patellae, Chondromalazie, Femoropatellararthrose XIV.7

Chondropathia patellae: Alleinig durch die klinische Symptomatik definiertes Krankheitsbild, häufig ohne morphologisches Korrelat. Überwiegend bei jugendlichen Patientinnen vorkommend. Ätiologie ungeklärt, angeschuldigt wird ein fehlerhafter Verlauf der Patella im Gleitlager und eine konstitutionelle Minderwertigkeit des Patellaknorpels.
Klinik: Retropatellare Schmerzen nach häufigem Kniebeugen, beim Treppab- und Bergabgehen, nach längerem Sitzen. Patellaverschiebeschmerz; Patellaanpreßschmerz bei Quadrizepsanspannung, Crepitatio patellae, selten Ergüsse und Instabilitätsgefühl, niemals Gelenksperren. Röntgenologische Zeichen einer femoropatellaren Gelenkinkongruenz wie Patellahoch/tiefstand oder Patelladysplasie sind nicht obligat. Konservative Therapie mit Quadrizepstraining, Spezialbandagen und Negativschuhabsätzen. Zusätzlich Knorpelpräparate und Antiphlogistika. Wegen hoher Spontanheilungstendenz zurückhaltende Operationsindikation bei vielfältigen, unsicher wirksamen Operationsmethoden.

Chondromalacia patellae: Rein morphologisch definiertes Krankheitsbild, häufig klinisch stumm. Diagnose – meist nebenbefundlich – durch Arthroskopie oder Arthrotomie. Wenn Beschwerden auftreten, dann im Sinne einer Chondropathia patellae. Es besteht ein retropatellarer Knorpelschaden, der von der einfachen Knorpelerweichung bis zum ulkusähnlichen Krater mit „Knochenglatze" variiert. Die Chondromalazie ist als Vorstufe zur Femoropatellararthrose anzusehen, große Herde sollten entfernt werden, der darunterliegende Knochen wird zur Faserknorpelbildung angebohrt.

Femoropatellararthrose: Relativ isolierte Arthrose des femoropatellaren Gleitlagers bei ansonsten geringer Abnützung des Kniegelenkes.
Ursachen: Chondromalazien, Patelladysplasien, Patellaluxationen, Patellafrakturen. Beschwerden wie bei der Chondropathia patellae, in der Palpation grobkörniges Reibegeräusch. Im Röntgenbild Gelenkspaltverschmälerung, subchondrale Sklerosierung, Osteophyten. Therapie ähnlich der Gonarthrose.

H 82

Frage 14.11: Lösung D

Patienten mit Chondropathia patellae klagen typischerweise über Schmerzen beim Treppensteigen, vor allem beim Treppabgehen sowie über Schmerzen nach längerem Sitzen. Ein nächtlicher Ruheschmerz kann eher selten vorkommen. Lösung (D) ist richtig.

Zu (2)
Schmerzausstrahlungen vom Kniegelenk zum Hüftgelenk werden bei Knieerkrankungen in der Regel nicht bemerkt. Umgekehrt strahlen Hüftschmerzen häufig ins Kniegelenk aus.

Zu (3)
Rezidivierende Gelenksperren setzen freie Gelenkkörper, z. B. infolge einer Osteochondrosis dissecans oder eine Gelenkchondromatose voraus.

Zu (4)
Der Überstreckschmerz des Kniegelenkes ist ein wichtiges Meniskuszeichen.

F 83 H 86

Frage 14.12: Lösung A

Zu (A)

Eine Bewegungssperre oder wie der genauere Begriff Einklemmung besagt, setzt ein sich im Kniebinnenraum abgelöstes, mechanisch wirksames Substrat voraus. Es kann sich hierbei um einen gerissenen Meniskusanteil, einen freien Gelenkkörper, ein abgelöstes Knorpelfragment oder einen Kreuzbandstumpf handeln.

Zu (B), (C), (D) und (E)

Entsprechend dem Lerntext sind alle genannten Symptome richtig.

Osteochondrosis dissecans XIV.8

Sonderform der aseptischen Nekrosen, die im Gegensatz zu diesen nicht große Bezirke der Epi-, Meta- und Apophysen oder ganze Fuß- und Handwurzelknochen betrifft. Es entwickelt sich ein scharf begrenztes knöchern-knorpeliges Dissekat („Gelenkmaus"), das die Tendenz hat, sein Lager („Mausbett") Richtung Gelenkbinnenraum zu verlassen. Als Ursache werden arterielle lokale Durchblutungsstörungen, Mikrotraumen und epiphysäre Ossifikationsstörungen angenommen; Auftreten vorwiegend beim männlichen Geschlecht im Kindes- und Jugendalter, manchmal doppelseitig. Betroffen ist fast immer der konvexe Gelenkanteil.

Häufig befallen sind Kniegelenk (medialer Femurkondylus, seltener lateraler Femurkondylus) und Ellenbogengelenk (Capitulum humeri, seltener Trochlea humeri). *Selten betroffen* sind Sprunggelenk (mediale Talusrolle, seltener laterale Talusrolle) und Hüftgelenke (ventraler lateraler Quadrant). *Gelegentlich befallen* sind Finger- und Zehengelenke.

Klinik: Öfter als röntgologischer Zufallsbefund ohne Beschwerden diagnostizierbar. Treten im Anfangsstadium der Erkrankung Schmerzen auf, so sind diese ungenau lokalisierbar und vom Patienten schwer zu beschreiben. Erst im Spätstadium typisches Krankheitsbild mit Muskelatrophie, Erguß und messerstichartig-einschießend schmerzhafter Einklemmung, die der Patient selbst durch Ausschütteln des Gelenkes wieder lösen kann.

Röntgen: Gelegentlich erst in Spezialaufnahmen (z. B. Tunnelaufnahme nach Frick) oder in Tomographieaufnahmen lokalisierbarer Herd.

Typischer Stadienverlauf:

1. Beginn der ossalen Demarkierung („Schlummerstadium").
2. Abschluß der ossalen Demarkierung: Dissekat im „Mausbett" klar abgrenzbar.
3. Ablösung des Dissekats zur gestielten oder ungestielten „Gelenkmaus".

Therapie: Bis zum 15. Lebensjahr ist ein konservativer Therapieversuch mit dreimonatiger Krückenentlastung und Antiphlogistika sinnvoll, Spontanheilungen sind möglich. Die operative Therapie beim Adoleszenten und Erwachsenen richtet sich nach dem röntgenologischen und arthroskopischen Befund:

a. Bei röntgenologisch sichtbarem Dissekat und arthroskopisch gesicherten unbeschädigtem Knorpel: Anbohrung des Dissekates von der Knochenseite her ohne Knorpelverletzung und nach Möglichkeit ohne Gelenkeröffnung.

b. Bei arthroskopisch gesicherter Knochen- und Knorpel-Demarkierung: Refixation des Dissekats von der Gelenkseite her mit Schraube oder Kortikalisspänen.

c. Bei abgelöstem Dissekat mit Inkongruenz zwischen „Maus" und „Mausbett": Entfernung des Dissekats und Anbohrung des „Mausbettes" mit dem Ziel der Faserknorpelbildung.

H 84

Frage 14.13: Lösung E

Dem Lerntext zu entnehmen sind die Antworten (2), (3), (4) und (5) richtig. Auch die Antwort (1) ist richtig, da defektgeheilte Osteochondrosen zur Gelenkinkongruenz und damit zur Arthrose führen können.

F 86

Frage 14.14: Lösung C

Zu (A)

Die einzigen Tumoren, die die Epiphysen betreffen, sind der Riesenzelltumor und das sehr seltene Chondroblastom. Beide Tumoren sind im Gegensatz zum gezeigten Bild osteolytisch.

Zu (B)

Gegen ein frische Impressionsfraktur spricht die deutlich sichtbare Randsklerose des „Mausbettes".

Zu (C)
Das Röntgenbild zeigt eine typische Osteochondrosis dissecans an untypischer Stelle. In der Regel ist der Herd am medialen Femurkondylus zu finden.

Zu (D)
Eine beginnende Gonarthrose zeigt sich zuerst an der Gelenkspaltverschmälerung und an Ausziehungen der Kreuzbandhöcker.

Zu (E)
Die Sequesterbildung ist im Verlauf einer Osteomyelitis sehr spät eintretend, demnach müßten noch andere Zeichen der Osteomyelitis wie Periostreaktionen und Osteolysen sichtbar sein.

Komplex- oder Rotationsinstabiliäten des Kniegelenks XIV.9

Physiologischerweise kann die Tibia in Kniestrekkung nicht rotiert werden, bei 90° Kniebeugung ist jedoch eine physiologische Innen- und Außenrotation mit festem Drehzentrum im Bereich des hinteren Kreuzbandes möglich. Die Komplex- oder Rotationsinstabilitäten sind durch kombinierte Verletzungen eines Kreuzbandes und eines seitlichen Kapselbandapparates gekennzeichnet. Es resultiert bei der dynamischen Prüfung eine pathologisch vermehrte Rotation der Tibia mit Verlagerung des Drehzentrums.

Die vollständige **anteromediale Rotationsinstabilität** soll näher beschrieben werden: Verletzt ist obligat das vordere Kreuzband, das Innenband und die dorsomediale Kapsel. Das Innenmeniskushinterhorn ist häufig mitverletzt. Das Knie klappt medial auf, und das mediale Tibiaplateau rotiert zu weit nach vorne.

Folgende Tests sind positiv:
Beim **Abduktionstest (= Valgusstreß)** klappt das Knie medial weit auf.
Der vordere Schubladentest in leichter Kniebeugung = **Lachman-Test** zeigt eine Subluxation der Tibia nach vorne mit fehlender Anspannung des vorderen Kreuzbandes.
Der **vordere Schubladentest in 90°-Kniebeugung und Neutralstellung der Tibia** zeigt eine Subluxation der Tibia nach vorne.
Der vordere Schubladentest in 90°-Kniebeugung und Innenrotationsstellung der Tibia = **Innenrotations-Schubladentest** zeigt durch kompensatorisch wirkende Anspannung des intakten äußeren Kapselbandapparates eine Verringerung dieser Tibiasubluxation.
Der vordere Schubladentest in 90°-Kniebeugung und Außenrotationsstellung der Tibia = **Außenrotationsschubladentest** zeigt durch dekompensatorisch wirkende Entspannung des intakten äußeren Kapselbandapparates eine Vermehrung dieser Tibiasubluxation.

Stabilität des Kniegelenks XIV.10

Grob vereinfachend wird das Kniegelenk durch die aktiven Muskelstabilisatoren und durch den passiv wirksamen Kapselbandapparat stabilisiert. Muskuläre Verletzungen sind selten, das wichtigste Ziel der Stabilitätsprüfung am Kniegelenk ist die Diagnose der häufigsten Schäden am Kapselbandapparat. Unterschieden werden hier die nur eine Bewegungsebene betreffende einfache Knieinstabilität und die mindestens zwei Bewegungsebenen betreffende Komplex- oder Rotationsstabilität.

Einfache Knieinstabilitäten XIV.11

a. Valgusinstabilität: Verletzt ist nur der mediale Kapselbandapparat, das heißt das Innenband und/oder die dorsomediale Kapselschale.
Durch Prüfung des **Abduktionstests** (= Valgusstreß) in Kniestreckung und bei 30°-Kniebeugung ist eine Feindifferenzierung möglich: In Streckstellung stabilisieren Innenband und dorsomediale Kapselschale gemeinsam, in Beugestellung ist die Kapsel so stark entspannt, daß nur mehr das Innenband stabilisiert; dementsprechend klappt bei der isolierten Innenbandruptur das Knie nur in 30°-Kniebeugung medial auf; sind beide Strukturen verletzt, klappt das Knie auch in Streckung auf.

b. Varusinstabilität: Verletzt ist nur der laterale Kapselbandapparat. Die Prüfung erfolgt analog zu a. durch den **Adduktionstest** (= Varusstreß) in Kniestreckung und bei 30°-Kniebeugung.

c. Die einfache vordere Instabilität: Diese ist identisch mit der vorderen Kreuzbandruptur ohne wesentliche Begleitverletzungen. Sie wird durch das **vordere Schubladenzeichen in leichter Kniebeugung (Lachman-Test)** und in **90° Kniebeugung** sowie durch Spezialtests (z. B. Pivot-Shift-Test) geprüft. Es ist wichtig, zu wissen, daß bei der isolierten Kreuzbandruptur die Prüfung der Schublade in 90° Kniebeugung häufig falsch negativ ausfällt, da in dieser Stellung der intakte oder wieder verheilte dorsomediale und dorsolaterale Kapselbandapparat voll kompensieren können. Es bleibt als aussagekräftigster Test der Lachman-Test.

d. Die einfache hintere Instabilität: Gerissen ist das hintere Kreuzband ohne wesentliche Begleiterscheinungen. Es zeigt sich in der Untersuchung ein **spontanes hinteres Schubladenphänomen** bei Rechtwinkelstellung des Kniegelenks sowie eine Knierekurvation beim **Überstrecktest.**

F 89

Frage 14.15: Lösung C

Zu (A)
Der Außenbandabriß führt zur Varusinstabilität. Er zeigt sich durch einen positiven Adduktionstest.

Zu (B)
Der Innenbandabriß führt zur Valgusinstabilität. Er zeigt sich durch einen positiven Abduktionstest.

Zu (C)
Die federnde Streckhemmung ist ein typisches Meniskuszeichen. Sie darf nicht mit der reflektorischen, nicht federnden Beugeschonhaltung des Kniegelenkes verwechselt werden, die bei größeren Gelenkergüssen diverser Ursache auftritt.

Zu (D)
Der Riß des vorderen Kreuzbandes ist am besten mit dem Lachman-Test nachzuweisen.

Zu (E)
Der Riß des hinteren Kreuzbandes ist durch das hintere Schubladenphänomen und durch den Überstrecktest nachzuweisen.

H 84

Frage 14.16: Lösung D

Der vordere Schubladentest in leichter Kniebeugung sowie in 90-gradiger Kniebeugung identifiziert vordere Kreuzbandrupturen. Lösung (D) ist richtig.

Zu (A)
Das Außenband wird mit den Adduktionstesten, indirekt auch mit den Schubladentests geprüft.

Zu (B)
Das Ligamentum patellae wird bei Kniestreckung gegen Widerstand geprüft.

Zu (C)
Das hintere Kreuzband wird durch den Überstrecktest und durch die hinteren Schubladenteste geprüft.

Zu (E)
Die häufige Verletzung der dorsomedialen und dorsolateralen Kapselschale wird in den Ab- und Adduktionstests miterfaßt.

H 86

Frage 14.17: Lösung B

Zu (A)
Bei der posteromedialen Instabilität ist obligat der mediale Kapselbandapparat und das hintere Kreuzband betroffen.

Zu (B)
Die Antwort ist richtig, siehe Lerntext „Komplex- oder Rotationsinstabilitäten des Kniegelenkes".

Zu (C)
Bei der anterolateralen Rotationsinstabilität ist obligat der laterale Kapselbandapparat und das vordere Kreuzband geschädigt.

Zu (D)
Bei der posterolateralen Rotationsinstabilität ist obligat der laterale Kapselbandapparat und das hintere Kreuzband betroffen.

Zu (E)
Eine Instabilität in alle Richtungen ist nur bei völliger Kniezerreißung möglich.

H 86

Frage 14.18: Lösung C

Zu (A)
Der Riß des vorderen Kreuzbandes führt zum vorderen Schubladenphänomen. Ist das vordere Kreuzband isoliert gerissen, dann ist das vordere Schubladenphänomen nur mit Spezialtests z. B. mit dem Lachman-Test oder mit dem Pivot-Shift-Test nachzuweisen.

Zu (B)
Der Patellarsehnenriß führt weder zum vorderen noch zum hinteren Schubladenphänomen, solange die Kreuzbänder intakt sind.

Zu (C)
Die Antwort ist entsprechend dem Lerntext „Einfache Knieinstabilitäten" richtig.

Zu (D)
Die Menisci spielen als Rotationsstabilisatoren eine gewisse Rolle, solange jedoch der Kapselbandapparat unbeschädigt ist, beeinflussen sie sie Schubladentests nicht.

Zu (E)
Der Musculus popliteus ist entsprechend seinem Verlauf ein Synergist zum hinteren Kreuzband und stabilisiert aktiv die dorsolaterale Kapsel. Eine isolierte Verletzung dieses Muskels ohne Läsion des hinteren Kreuzbandes ist nicht möglich.

F 89

Frage 14.19: Lösung D

Dem Lerntext entsprechend ist ein positives hinteres Schubladenphänomen auf eine hintere Kreuzbandruptur hinweisend. Die zusätzliche starke Instabilität ist nur bei gleichzeitiger Seitenbandverletzung erklärbar. Lösung (D) ist richtig.

F 89

Frage 14.20: Lösung E

Eine aktive Streckunfähigkeit ist bei Gelenkblockaden und bei Kontinuitätsunterbrechungen des Kniestreckapparates gegeben, also bei Rupturen der Quadrizepssehne und des Ligamentum patellae sowie bei Patellafrakturen. Das Röntgenbild mit deutlichem Patellahochstand paßt am ehesten zur Ruptur des Ligamentum patellae. Lösung (E) ist richtig.

Zu (A)
Eine isolierte Ruptur des vorderen Kreuzbandes läßt sich mit dem Lachman- oder Pivot-Shift-Test nachweisen. Die seltene isolierte Ruptur des hinteren Kreuzbandes führt zum hinteren Schubladenphänomen, nicht jedoch zur starken Instabilität.

Zu (B)
Die Zerreißung der Retinacula patellae, die bei der traumatischen und habituellen Patellaluxation nachzuweisen ist, führt zu einer abnormen Verschieblichkeit der Patella.

Zu (C)
Die Verletzung des Seitenbandapparates und des vorderen Kreuzbandes führt zur anteromedialen oder anterolateralen Rotationsinstabilität mit positiven Ab- oder Adduktionstesten sowie positiven vorderen Schubladentesten.

H 89

Frage 14.21: Lösung C

Verdrehtraumen können zu Meniskusverletzungen, Bandzerreißungen und Knorpel/Knochenfrakturen führen. Alle genannten Verletzungen können anfangs ohne äußere Verletzungszeichen, Hämatome und Ergüsse einhergehen. Als erstes muß eine eingehende klinische Untersuchung zum Ausschluß einer Band und/oder Meniskusverletzung durchgeführt werden. Die Röntgenuntersuchung dient dem Frakturausschluß. Zusätzlich können knöcherne Bandausrisse und schalenförmige Knorpelfrakturen diagnostiziert werden. Die Antworten (1) und (4) sind richtig.

Zu (2), (5)
Es ist klar, daß die Therapie eine eindeutige Diagnose oder wenigstens eine Ausschlußdiagnose voraussetzt.

Zu (3)
Eine Probepunktion ist nur bei untersuchungstechnisch verifizierbarem Erguß sinnvoll. Bei der vorliegenden Anamnese wäre ausschließlich ein Hämarthros zu erwarten, da Reizergüsse erst nach mehreren Stunden entstehen.

15 Unterschenkel und oberes Sprunggelenk

F 85

Frage 15.1: Lösung A

Siehe zu dieser Frage auch den Lerntext Varusgonarthrose/Valgusgonarthrose des Kniekapitels.
Beim Crus varum ist der Unterschenkel im Varussinne verbogen, das Knie hingegen nicht verkrümmt. Das Crus varum führt zu einer Verschiebung des Kniegelenks aus der Miculicz-Linie nach lateral. Folglich sind die medialen Kniegelenksanteile stark beansprucht. Lösung (A) ist richtig.

Zu (B)
Das Femoropatellargelenk ist beim Crus varum nicht wesentlich mehrbelastet. Da der Krümmungsscheitel des Crus varum immer unterhalb der Tuberositas tibiae liegt, ist der Kniestreckapparat in seinem Verlauf unverändert.

Zu (C)
Die lateralen Kniegelenksanteile wären beim Crus valgum vermehrt beansprucht.

Zu (D)
Das Hüftgelenk als Kugelgelenk reagiert auf Achsenfehlstellungen des Beines unempfindlich. Selbst starke X- oder O-Beine führen nicht zur vorzeitigen Koxarthrose.
Crura vara können, aber müssen nicht mit einer schräggestellten Gelenkfläche im oberen Sprunggelenk einhergehen. Die schräggestellte Gelenkfläche des oberen Sprunggelenkes verkraftet eine Fehlbelastung relativ gut, da trotz Schrägstellung die Miculicz-Linie durch die Sprunggelenksmitte verläuft.

Crus varum congenitum **XV.1**

Das Crus varum congenitum ist gekennzeichnet durch eine meist einseitige, bereits bei Geburt bestehende varische Verbiegung des Unterschenkels mit abnormer Brüchigkeit. Der Krümmungsscheitel ist in der Regel am Übergang vom mittleren zum unteren Drittel der Tibia, meist besteht zusätzlich eine Antekurvation der Tibia und Fibula. Der Knochen ist am Krümmungsscheitel lokal begrenzt minderwertig, als Ursache wird eine Kollagendifferenzierungsstörung oder die abortive Manifestation der Neurofibromatose Recklinghausen diskutiert.
Selten einmal frakturiert der Unterschenkel bereits intrauterin, so daß das Kind mit einer Unterschenkelpseudarthrose geboren wird.
Ebenfalls selten geradet sich das Crus varum congenitum spontan oder mit jahrelanger Nachtschienen- und Apparateversorgung aus, ohne zu brechen. Häufig frakturiert der Unterschenkel im frühen Kindesalter ohne adäquates Trauma. Es bildet sich eine nicht belastbare Unterschenkelpseudarthrose, die mißdeutbar als „sogenannte kongenitale Unterschenkelpseudarthrose" bezeichnet wird.
Die Therapie der Pseudarthrose ist operativ: Der Knochendefekt wird mit aufwendigen Spanverpflanzungen überbrückt, trotzdem sind Rezidive häufig. Ein Teil der Patienten ist jahrelang auf Apparateversorgung angewiesen, selten einmal ist die Unterschenkelamputation notwendig.

H 85

Frage 15.2: Lösung A

Dem Lerntext entsprechend ist die Lösung (A) richtig.

Kompartmentsyndrome **XV.2**

Kompartmentsyndrome entstehen, wenn innerhalb geschlossener Muskellogen der Gewebsdruck stark ansteigt. Diese Gewebsdruckerhöhung kann durch schnürende Verbände und Gipsverbände von außen erzeugt werden, häufiger ist jedoch die innere Steigerung des Gewebsdruckes bei posttraumatischen oder postoperativen Ödemen, nach Verschlüssen der zuführenden Gefäße, selten auch nach ungewohnter sportlicher Überbeanspruchung der betroffenen Muskellogen. Der Anstieg des Gewebsdruckes führt im Sinne eines Zirkulus vitiosus zur Mikrozirkulationsstörung, die wiederum zum vermehrten Ödem und zum weiteren Anstieg des Gewebsdruckes führt. Es resultieren Muskel- und Nervennekrosen mit typischen Ausfallerscheinungen bis hin zur völligen Gebrauchsunfähigkeit der betroffenen Extremität.
An der unteren Extremität sind bevorzugt die 4 Logen des Unterschenkels, insbesondere die Tibialis anterior-Loge betroffen. An der oberen Extremität sind bevorzugt die Beugerlogen des Unterarmes betroffen.
Klinische Symptome sind ein brennend-bohrender Spontanschmerz, der sich bei passiver Muskeldehnung verstärkt und die tastbare starke Spannung der Faszie. Im fortgeschrittenen Stadium treten Hypästhesien und Parästhesien auf, dann entwickelt sich eine Muskelschwäche bis hin zur völligen Lähmung.
Das Kompartmentsyndrom muß im Frühstadium innerhalb der 6–12 Stundenfrist operativ durch Fasziensspaltung behandelt werden, da sonst irreversible Schäden bleiben. Die Entscheidung zur operativen Therapie fällt nach dem klinischen Verlaufsbefund sowie nach den Ergebnissen der subfaszialen Gewebsdruckmessung. Bei verspäteter Therapie tritt am Unterarm die Volkmann-Kontraktur auf. Diese ist charakterisiert durch eine Beugekontraktur des Handgelenkes und der Fingermittel- und -endgelenke. Die Grundgelenke sind überstreckt, der Daumen ist adduziert.
An der unteren Extremität droht ein kontrakter Spitzklumpfuß, der häufig mit Krallenzehen und mit einem Hallux flexus vergesellschaftet ist.

F 83

Frage 15.3: Lösung D

Dem Lerntext entsprechend sind die Antworten (1), (2), (3) und (5) richtig.

Zu (4)
Die akute Thrombophlebitis betrifft das oberflächliche Venensystem und kann somit nicht zur Druckerhöhung in den Muskellogen führen.

F 84

Frage 15.4: Lösung A

Dem Lerntext entsprechend sind beide Aussagen und die Verknüpfung richtig.

F 84

Frage 15.5: Lösung C

Das Kompartmentsyndrom der Tibialis-anterior-Loge wird als Tibialis-anterior-Syndrom bezeichnet. Lösung (C) ist richtig, alle anderen Lösungen entfallen.

Subkutane Achillessehnenruptur **XV.3**

Die subkutane Achillessehnenruptur setzt eine degenerative Alteration der Sehne voraus. Sie tritt überwiegend beim Sport, seltener im normalen Alltag auf.
Die Patienten verspüren beim plötzlichen Lossprinten oder Abspringen oder auch bei einem banalen Fehltritt einen plötzlichen peitschenschlagartigen Schmerz an der Unterschenkelrückseite. Anschließend ist der aktive Zehenstand nicht mehr möglich.
In den ersten Stunden nach dem Ereignis ist über der Rupturstelle ca. 2 cm oberhalb des Fersenbeines eine deutliche Delle zu tasten. Mit zunehmender Schwellung und Hämatombildung ist diese Delle nur mehr angedeutet zu finden. Der Achillessehnenreflex ist ausgefallen. Der Wadenkneiftest (nach Thompson), der normalerweise eine ruckartige Plantarflexion des Fußes auslöst, ist negativ. Die Patienten können nicht mehr kraftvoll plantar flektieren und nicht mehr aktiv in den Zehenspitzenstand gehen. Die Kraft der Zehenflexoren und des M. plantaris longus reichen jedoch aus, den Fuß schwach plantar zu flektieren. Häufig können die Patienten sogar unter Entlastung den Zehenspitzenstand erreichen und ihn dann mit der Hilfsmuskulatur halten. Die Achillessehnenruptur ist im Normalfall klinisch eindeutig zu diagnostizieren. Im Zweifelsfall hilft die Weichteilsonographie weiter.

Die konservative Therapie mit 8wöchiger Immobilisation im Oberschenkelgips mit Kniebeuge- und Spitzfußstellung ergibt ausreichende Ergebnisse. Besser ist die operative Therapie mit primärer Sehnennaht. Veraltete Rupturen können mit einer Umkipp-Plastik aus dem sehnigen Anteil des Musculus triceps surae versorgt werden.

F 88

Frage 15.6: Lösung D

Dem Lerntext entsprechend sind die Antworten (A), (B), (C) und (E) richtig.

Zu (D)
Die Plantarflexion ist abgeschwächt, jedoch nie aufgehoben.

F 85

Frage 15.7: Lösung E

Bei gerissener Achillessehne ist zwar das kraftvolle Abstoßen des Fußes nicht mehr möglich, das Gangbild beim langsamen Gehen ist jedoch nahezu unauffällig. Die zum Abrollen des Fußes notwendige Plantarflexion wird durch die Zehenflexoren gewährleistet. Lösung (E) ist richtig.

H 87

Frage 15.8: Lösung D

Die Insertionstendopathie der Achillessehne ist als schmerzhafte degenerative Veränderung des Sehnenansatzes definiert. Leitsymptom ist der lokale Schmerz am Sehnenansatz bei direkter Palpation sowie bei aktiver Sehnenanspannung (Zehenstand) oder bei passiver Zehenüberdehnung. Der Inspektionsbefund ist unauffällig. Dementsprechend ist die Lösung (D) richtig.

Zu (A)
Der Spannungsverlust der Achillessehne ist ein Zeichen der Achillessehnenruptur.

Zu (B)
Bei diffuser Rötung und Schwellung der gesamten Ferse muß an eine Fersenbeinosteomyelitis gedacht werden.

Zu (C)
Eine kleinflächige Entkalkung am Tuber calcanei kann sich beim entzündlichen Fersensporn im Rahmen einer HLA-B-27 positiven rheumatischen Erkrankung (M. Bechterew, M. Reiter, Arthritis psoriatica) zeigen.

Zu (E)
Der knöchern tastbare Höcker am oberen medialen Rand des Fersenbeines mit darüberliegender, meist kirschgroßer Bursa ist der klinische Befund der Haglund-Ferse.

F 85

Frage 15.9: Lösung C

Alle Muskeldystrophien können mit Pseudohypertrophien der Muskulatur einhergehen. Es ist hierbei die Muskelmasse durch einwucherndes Fett- und Bindegewebe scheinbar vermehrt. Lösung (C) ist richtig.

Zu (A)
Die Myositis ossificans ist durch eine knöcherne Verhärtung gekennzeichnet.

Zu (B)
Der angeborene Klumpfuß geht mit einer hypotrophen, nicht auftrainierbaren Wade einher.

Zu (D)
Bei veralteter Achillessehnenruptur ist die Wade deutlich atroph.

Zu (E)
Bei der Arthrogryposis multiplex congenita, einer seltenen angeborenen, ätiologisch unklaren Muskelerkrankung, die zur Gelenkstarre führt, sind die Waden verschmälert.

F 85

Frage 15.10: Lösung C

Der Unterschenkel-Schienen-Schellenapparat setzt sich aus einer Unterschenkelschiene, einem Knöchelgelenk und einer Sohlenplatte zusammen. Das Knöchelgelenk ist nach der Seite stabil, die Dorsalextension sowie die Plantarflexion des oberen Sprunggelenkes kann nach Bedarf freigegeben oder gesperrt werden. Der Apparat stabilisiert und führt das obere Sprunggelenk in die gewünschte Richtung.

Zu (1)
Man wird ein instabiles oberes Sprunggelenk primär mit einem hochgezogenen orthopädischen Schuh versorgen. Bei Lähmungsfüßen gibt der orthopädische Schuh meist zu wenig Halt, so daß der aufwendigere Unterschenkel-Schienen-Schellenapparat indiziert ist.

Zu (2)
Die diabetische Arthropathie kann zu einer Destruktion und Instabilität des oberen Sprunggelenkes führen. Da operative Maßnahmen streng kontraindiziert sind, muß das Gelenk im orthopädischen Schuh oder im Unterschenkel-Schienen-Schellenapparat stabilisiert werden.

Zu (3)
Bei entzündlich-rheumatischer Destruktion der Fußwurzelgelenke kann der gesamte Fuß durch einen geschnürten Lederinnenschuh, der über ein Knöchelgelenk mit einer Unterschenkelschiene verbunden ist, ruhiggestellt werden.

Zu (4)
Die Ankylose des oberen Sprunggelenkes macht den Unterschenkel-Schienen-Schellen-Apparat überflüssig.

Zu (5)
Bei schlaffer Lähmung der Sprunggelenks- und Zehenextensoren muß das Knie bei jedem Schritt stark angehoben werden, es resultiert der typische Steppergang. Eine orthopädietechnische Versorgung hat das Ziel, die Plantarflexion des Fußes zu sperren, die passive Dorsalextension jedoch nicht zu behindern. Dies ist mit einem Unterschenkel-Schienen-Schellenapparat möglich, dessen Knöchelgelenk nach unten gesperrt, nach oben aber freigegeben ist.

F 87

Frage 15.11: Lösung D

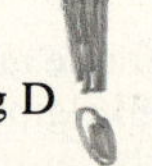

Das Supinationstrauma des oberen Sprunggelenkes kann zu fibularen Bandrupturen und zur Malleolarfraktur führen.

Zu (A)
Der typische Unfallmechanismus der Kalkaneusfraktur ist die direkte Gewalteinwirkung beim Sturz aus großer Höhe.

Zu (B)
Das Ligamentum deltoideum wird bei Traumen mit starker Pronationskomponente mitverletzt.

Zu (C)
Das Ligamentum calcaneonaviculare plantare, das Pfannenband, sichert den Taluskopf gegen ein Abgleiten nach plantar und medial. Es zerreißt niemals isoliert.

Zu (D)
Das Supinations-Inversions-Trauma ist der typische Unfallmechanismus der fibularen Bandruptur. Es reißt zuerst das Ligamentum talofibulare anterius und dann das Ligamentum calcaneofibulare. Das Ligamentum talofibulare posterius ist selten mitverletzt.

Zu (E)
Die Luxationsfraktur des Os naviculare pedis entsteht durch direkte Gewalteinwirkung von plantar, z. B. bei Autofrontalzusammenstößen.

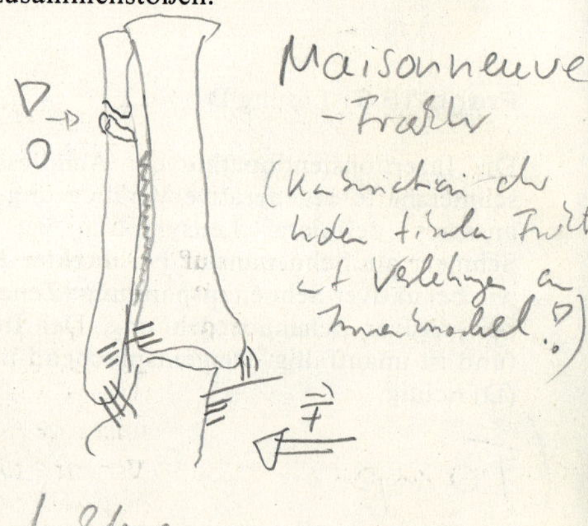

16 Fuß und Zehen

Differentialdiagnose der kindlichen Fußdeformitäten und Fußfehlhaltungen XVI.1

Die echte Deformität unterscheidet sich von der meist harmlosen Fehlhaltung dadurch, daß sie weder aktiv noch passiv ausgeglichen werden kann. Im Inspektionsbefund können die Fußfehlformen nach ihren Einzelkomponenten differenziert werden in:

Pes equinus (Spitzfuß)	Fuß in fixierter Plantarflexion
Pes calcaneus (Hackenfuß)	Fuß in fixierter Dorsalextension
Pes varus (Kippfuß)	Rückfuß in fixierter Inversionsstellung
Pes valgus (Knickfuß)	Rückfuß in fixierter Eversionsstellung
Pes supinatus	Mittel- und Vorfuß um seine Längsachse in Fußinnenrandhebung verwunden
Pes pronatus	Mittel- und Vorfuß um seine Längsachse in Fußaußenrandhebung verwunden
Pes planus (Senkfuß)	Längsgewölbe abgesunken
Pes excavatus (Hohlfuß)	Längsgewölbe überhöht
Pes metatarsus (Spreizfuß)	Quergewölbe abgesunken
Pes adductus (Sichelfuß)	Vor- und Mittelfuß gegenüber dem Rückfuß sichelförmig angespreizt
Pes abductus	Vor- und Mittelfuß gegenüber dem Rückfuß in Abspreizung

Die beiden am meisten gefragten Fußfehler haben demnach folgende Einzelkomponenten:

1. Klumpfuß: Pes equinovarus supinatus excavatus adductus.
2. Plattfuß („Knicksenkspreizfuß") Pes valgus planus pronatus metatarsus abductus.

H 85 F 87

Frage 16.1: Lösung D

Da die Zeichnung lediglich den Inspektionsbefund von vorne zeigt, entfallen als richtige Lösungen alle Fußdeformationen, die von seitlich, hinten oder plantar her diagnostiziert werden.

Zu (A)
Der Pes equino-varus unterschiedlicher Ätiopathogenese zeigt obligat einen Spitzfuß, der mit einer Varusstellung der Ferse kombiniert ist. Er ist durch Inspektion von hinten und seitlich zu diagnostizieren.

Zu (B)
Der Pes planus congenitus = angeborener Plattfuß ist eine sehr seltene kongenitale Fehlbildung mit folgenden sichtbaren Einzelkomponenten: Pes planus valgus pronatus abductus. Im Unterschied zum erworbenen Plattfuß ist das Längsgewölbe nicht nur abgesunken, sondern tintenlöscherartig plantarseitig konvex ausgebildet, das dazugehörige Röntgenbild zeigt einen nahezu senkrecht stehenden Talus (Talus verticalis).

Zu (C)
Der Pes cavus = Pes excavatus = Hohlfuß zeigt eine Überhöhung des Längsgewölbes, er wird in der Inspektion von seitlich diagnostiziert.

Zu (D)
Die Zeichnung zeigt am ehesten einen Sichelfuß, der typischerweise eine sichelförmige Anspreizung des Vor- und Mittelfußes gegenüber dem Rückfuß aufweist. Noch eindeutiger wäre die Diagnose durch den Inspektionsbefund von plantar zu stellen.

Zu (E)
Der Pes metatarso-abductus ist durch ein abgesunkenes Quergewölbe und einen abgespreizten Vor- und Mittelfuß gekennzeichnet. Er zeigt sich am deutlichsten in der Inspektion der Fußsohle von unten: Als Folge der Quergewölbesenkung sind die Metatarsalköpfchen 2–4 vermehrt, die Metatarsalköpfchen 1 und 5 vermindert beschwielt.

H 88

Frage 16.2: Lösung A

Es ist eine deutliche Eversionsstellung des Rückfußes zu sehen, das Längsgewölbe scheint abgesenkt. Das Bild zeigt am ehesten einen Pes plano-valgus, so daß Antwort (A) richtig ist.

Zu (B)
Beim Pes equinus würde die Ferse hochstehen.

Zu (C)
Beim Pes adductus ist der Vor- und Mittelfuß gegenüber dem Rückfuß sichelförmig angespreizt.

Zu (D)
Beim Pes equinovarus würde die Ferse hoch- und invertiert stehen.

Zu (E)
Eine Schwellung ist nicht zu sehen.

H 83

Frage 16.3: Lösung D

Beim normalen Sohlenabdruck stellen sich die Ferse, der seitliche Fußrand, das Quergewölbe des Fußes und die Zehenbeeren dar. Die Ferse sowie die Metatarsalköpfchen I und V nehmen im Sinne eines Dreipunktsystems vermehrt Druck auf. Der Fußinnenrand stellt sich nicht dar.

Zu (A)
Beim Plattfuß ist die Auftrittsfläche vergrößert, es drückt sich auch der Fußinnenrand ab.

Zu (B)
Beim Spreizfuß ist das Fußquergewölbe verbreitert. Die Druckmaxima sind nicht mehr unter den Mittelfußköpfchen I und V, sondern unter den Mittelfußköpfchen II und III zu finden.

Zu (C)
Beim Sichelfuß zeigt sich im Abdruck eine deutliche Anspreizung des Vor- und Mittelfußes gegenüber dem Rückfuß.

Zu (D)
Der Knickfuß zeigt einen unauffälligen Sohlenabdruck, da seine pathologische Achsabweichung das obere und untere hintere Sprunggelenk betrifft.

Zu (E)
Beim Hohlfuß ist die Auftrittsfläche verkleinert, die Ferse und das Quergewölbe müssen vermehrt Druck aufnehmen.

F 86

Frage 16.4: Lösung D

Photo- und Röntgenbild zeigen einen typischen Sichelfuß.

Zu (A)
Ein Pes equino-varus würde einen Spitzfuß zeigen, der mit einer Varusstellung der Ferse kombiniert wäre.

Zu (B)
Ein Pes varus würde eine Varusstellung der Ferse zeigen. Die Diagnose wäre durch Inspektion von hinten, nicht aber von oben möglich.

Zu (C)
Der Pes excavatus zeigt ein überhöhtes Längsgewölbe und ist in der Inspektion von seitlich her zu diagnostizieren.

Zu (D)
Ein Pes adductus zeigt in der Inspektion von oben entsprechend dem gezeigten Photo und Röntgenbild eine sichelförmige Anspreizung des Vor- und Mittelfußes gegenüber dem Rückfuß.

Zu (E)
Ein normaler Kinderfuß verläuft in allen Altersstufen in der Längsachse gerade.

F 89

Frage 16.5: Lösung B

Der Fuß auf der linken Hälfte der Abbildung zeigt das typische deutlich überhöhte Längsgewölbe eines Hohlfußes. Der Fuß auf der rechten Hälfte der Abbildung zeigt ein abgesunkenes Längsgewölbe mit deutlicher Abspreizung des Vor- und Mittelfußes. Dies ist typisch für den Plattfuß. Die Antworten (1) und (4) sind richtig.

Zu (2)
Der Spitzfuß ist am besten durch die seitliche Inspektion des Fußes zu erkennen, der Sohlenabdruck kann bei kompensatorischer Knieüberstreckung normal sein.

Angeborener Klumpfuß XVI.2

Zweithäufigste angeborene Skelettmißbildung nach der Hüftdysplasie. Ätiologie nicht geklärt, wahrscheinlich latent-rezessives Erbleiden mit einem Geschlechtsverhältnis ♂ : ♀ = 2:1; meist doppelseitiges Auftreten, Kombination mit anderen Mißbildungen (Hüftdysplasie) nicht selten.

Klinik: Es besteht eine weder aktiv noch passiv ausgleichbare Deformität mit folgenden Komponenten:

1. Pes equinus (Spitzfuß): Plantarflexion des Fußes durch Achillessehnenverkürzung mit Kalkaneushochstand.
2. Pes varus („Kippfuß"): Inversionsstellung des Rückfußes.
3. Pes supinatus: Verwindung des Mittel- und Vorfußes um seine Längsachse mit Fußinnenrandhebung.
4. Pes excavatus (Hohlfuß): Überhöhung des Längsgewölbes.
5. Pes adductus (Sichelfuß): Adduktionsstellung des Vor- und Mittelfußes gegenüber dem Rückfuß.

Zusätzlich besteht eine pathologische Innendrehstellung des Unterschenkels und die (lebenslang sichtbare) hypoplastische „Klumpfußwade".

Röntgen: Normaler Fuß a.p.: Der zwischen Talus- und Kalkaneuslängsachse gemessene a.p.-Talokalkanealwinkel ist nach distal offen und beträgt 30–40 Grad. Normaler Fuß seitlich: Der zwischen Talus- und Kalkaneuslängsachse gemessene seitliche Talokalkanealwinkel ist nach dorsal offen und beträgt ebenfalls 30–40 Grad. Beim Klumpfuß besteht sowohl a.p. als auch im Seitbild ein Parallelstand von Talus und Kalkaneus.

Therapie: Etappenweise Gipsredression im Oberschenkelgipsverband bei rechtwinkelig gebeugtem Knie. **Beginn der Therapie möglichst am Tag nach der Geburt,** Gipswechsel alle drei Tage. Bei einem geringen Teil der Klumpfüße gelingt eine vollständige Beseitigung aller Klumpfußkomponenten allein durch Redression; meist persistiert der Spitzfuß, so daß ab dem 3. Monat eine sagittale, Z-förmige Achillessehnenverlängerung durchgeführt wird.

Nachbehandlung: Regelmäßige Krankengymnastik, Klumpfußnachtschienen bis ins Vorschulalter, Einlagenversorgung mindestens bis zum Wachstumsabschluß. Bei schweren Verlaufsformen („rebellischer Klumpfuß") und beim Klumpfußrezidiv sind weitere differenzierte Weichteil- und Knochenoperationen notwendig.

F 88

Frage 16.6: Lösung B

Dem Lerntext entsprechend steht der Klumpfuß nicht in Pronation, so daß Antwort (B) falsch ist.

F 86

Frage 16.7: Lösung A

Zu (A)
Die Rigidität der Deformität nimmt mit der Zeit des Bestehens zu, so daß die frühestmögliche Behandlung die sinnvollste ist. Da kunstgerecht angelegte Klumpfußgipse beim Neugeborenen weder Schmerzen noch Störungen des Allgemeinbefindens auslösen, soll keine Zeit verloren werden.

Angeborener Plattfuß XVI.3

Der angeborene Plattfuß (Talus verticalis, Schaukelfuß) ist eine seltene Fußfehlbildung. Als Ursache werden muskuläre Imbalancen der Fußmuskulatur angenommen. Er tritt meist einseitig auf und ist häufig mit anderen Mißbildungen kombiniert. Eine Geschlechtsdisposition besteht nicht.
Die einzelnen Plattfußkomponenten (valgus-planus-pronatus-metatarsus-abductus) sind so eindeutig ausgeprägt, daß sie nicht übersehen werden können. Die Achillessehne ist verkürzt, der Talus steht steil. Der Talus ist aus dem Talocalcanealgelenk heraus nach medial/plantar luxiert. Die Fußsohle ist tintenlöscherartig konvex gekrümmt. Die Beweglichkeit ist in alle Richtungen eingeschränkt. Im Röntgenbild steht der Talus nahezu senkrecht in Fortsetzung zur Tibia. Die Ferse steht wie beim Klumpfuß horizontal, so daß der Talocalcanealwinkel fast 90 Grad beträgt.
Wie beim angeborenen Klumpfuß wird bald nach der Geburt mit einer etappenweisen Gipsredression begonnen. In der Regel sind im weiteren Verlauf operative Maßnahmen notwendig. Mit und ohne Operation muß eine jahrelange konsequente Therapie mit Krankengymnastik, Einlagen- und Nachtschienenversorgung durchgeführt werden.

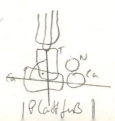

F 89

Frage 16.8: Lösung B

Die typische Veränderung des kongenitalen Plattfußes ist der Talus verticalis, also der steilgestellte Talus mit nach medialplantar luxiertem Taluskopf. Antwort (B) ist richtig.

Zu (A)
Der kongenitale Plattfuß ist wahrscheinlich Folge einer muskulären Imbalance. Muskelaplasien werden nicht beobachtet.

Zu (C), (D), (E)
Diese Antworten sind dem Lerntext entsprechend falsch.

H 84

Frage 16.9: Lösung D
Frage 16.10: Lösung A
Frage 16.11: Lösung B

Gemeinsamer Kommentar

Die Abbildung 1 zeigt eine Röntgenskizze mit einem eingezeichneten Talocalcanealwinkel von ca. 35 Grad. Dies entspricht einem Normalfuß. Die Abbildung 2 zeigt einen Talussteilstand bei Fersenhochstand. Der Talocalcanealwinkel beträgt fast 90 Grad. Dies ist typisch für den kongenitalen Plattfuß. Die Abbildung 3 zeigt einen Parallelstand zwischen Talus und Calcaneus bei Fersenhochstand. Dies ist charakteristisch für den angeborenen Klumpfuß.

Hackenhohlfuß XVI.4

Definition: Steilstellung des Fersenbeines und Überhöhung des Fußlängsgewölbes durch muskuläre Imbalance (oder selten durch Narbenkontrakturen am Fußrücken).

Pathogenese: Teilweiser oder vollständiger Ausfall der Fußsenker (Plantarfektoren) bei erhaltenen Fußhebern (Dorsalextensoren) und erhaltenen kurzen Zehenbeugern. Hauptfußsenker ist der M. trizeps surae, Nebenfußsenker sind der M. tibialis posterior, die beiden Mm. peronaei, der M. flexor hallucis longus, der M. flexor digitorum longus und der M. plantaris.

Ursachen: 1. Schlaffe Lähmungen bei Polio, Meningomyelocele u.a.
2. Unbehandelte Achillessehnenruptur
3. Operative Überkorrektur des spastischen Spitzfußes

Klinik: Wadenatrophie, Steilstellung der Ferse mit schmerzhafter Schwielenbildung, Überhöhung des Längsgewölbes, unsicheres stampfendes Gangbild durch Verkleinerung der Fersenauftrittsfläche, Zehenstand nicht möglich. Im Spätstadium Arthrosen v.a. im Chopart-Gelenk.

Therapie: Beim kindlichen Lähmungs-Hackenhohlfuß beeinflussen Nachtschienen in Spitzfußstellung die Deformität günstig. Muskelverpflanzungen sind wenig erfolgreich, da für den Ersatz des kräftigen Triceps surae kein adäquater Muskel bereitsteht. Nach Wachstumsabschluß wird eine Versteifung im hinteren unteren Sprunggelenk (subtalare Arthrodese) in Kombination mit einer Keilentnahme aus dem Fersenbein durchgeführt. Dies stabilisiert den Rückfuß und beseitigt den Fersensteilstand.

H 84 H 86

Frage 16.12: Lösung D

Zu (1), (3) und (4)
Ursache des Hackenhohlfußes ist ein Ungleichgewicht zwischen den teilweise oder vollständig ausgefallenen Fußsenkern sowie den gut erhaltenen Fußhebern und kurzen Zehenbeugern. Diese Konstellation ist bei der Myelodysplasie und der Polio durch partielle schlaffe Lähmungen sowie nach einer Achillessehnenruptur aus mechanischen Gründen möglich.

Zu (2)
Die ischämische Nekrose des Musculus tibialis anterior schwächt die Fußhebung und führt zu einem Spitzklumpfuß.

H 82

Frage 16.13: Lösung D

Die häufigste Ursache des paralytischen Klumpfußes ist eine Teillähmung des dorsalextendierenden und fußinnenrandhebenden M. tibialis anterior bei gleichzeitiger stärkerer oder totaler Lähmung der fußaußenrandhebenden Peronäalmuskulatur. Diese Lähmungsform kommt vor allem bei der Spina bifida vor und ist aufgrund der lebenslänglich wirksamen Muskelimbalance schwer therapierbar.

Zu (1)
Der Unterschenkelschienen-Schellenapparat mit flexionsgesperrtem Knöchelgelenk hält den Fuß in Neutralposition, ohne die passive Dorsalextension zu behindern. Er kompensiert damit den Ausfall des M. tibialis anterior.

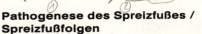

Zu (2)
Korrigierende Nachtschienen halten den Fuß passiv in Neutralposition oder Überkorrektur und wirken somit prophylaktisch gegen die Klumpfußkontraktur.

Zu (3)
Lähmungen haben in der Regel so starke deformierende Kräfte, daß orthopädische Schuhe alleine nicht ausreichend gegenkorrigieren können.

Zu (4), (5)
Passive, aktive und isometrische krankengymnastische Therapie kann Lähmungsungleichgewichte gezielt beeinflussen.

Os tibiale externum XVI.5

Das Os tibiale externum ist mit einer Inzidenz von 10–15% der häufigste akzessorische Knochen des menschlichen Skeletts. Es liegt entgegen seiner irreführenden Bezeichnung nicht der Tibia, sondern dem Os naviculare medial-plantarseitig an. Da das Os tibiale einen deutlichen, tastbaren Höcker am medialen Fußrand bildet, kann sich eine schmerzhafte Druckschwiele am Schuhinnenrand bilden. Bei therapieresistenten Beschwerden ist die Resektion des Os tibiale externum sinnvoll.

H 85

Frage 16.14: Lösung D

Dem Lerntext entsprechend sind die Antworten (A), (B), (C) und (E) falsch. Die Lösung D ist richtig.

F 84

Frage 16.15: Lösung A

Ein ordentlicher Kinderschuh soll im Rückfuß- und Mittelfußbereich gut fassen und stützen und im Vorfußbereich freies Zehenspiel erlauben. Die Sohle soll entsprechend der physiologischen Fußabrollung nicht zu steif sein und auch leichte Torsionen zulassen. Dementsprechend sind die Antworten (1) und (4) richtig, die Antwort (2) ist falsch.

Zu (3)
Eine Fersenkappe zur festen Fassung und Stütze des Rückfußes ist sinnvoll. Die Fersenkappe muß jedoch nicht hochgezogen sein.

Zu (5)
Holzschuhe sind nicht nur für Kleinkinder ungeeignet, da sie zu einem unphysiologischen Gang führen und Supinationstraumen begünstigen.

Pathogenese des Spreizfußes / Spreizfußfolgen XVI.6

Aufgrund konstitutioneller Bindegewebsschwäche oder starker statischer Mehrbelastung (z. B. durch dauerndes Tragen hochhackiger Schuhe) sinkt das Quergewölbe des Vorfußes ab, zugleich verbreitert es sich. Die Verbreiterung und Absenkung des Quergewölbes führt zu(m):

- **Plantaren Druckschwielen und Klavi (= Hühneraugen) der Metatarsalköpfchen II bis III**
  Das Körpergewicht ruht normalerweise dreipunktförmig auf der Ferse sowie den Metatarsalköpfchen I und V. Die unphysiologische Beanspruchung der Metatarsalköpfchen II bis III kann zu starken Belastungsschmerzen beim Stehen und längeren Gehen führen.
- **Krallen- oder Hammerzehen mit dorsalen Klavi**
  Da sich die Metatarsalköpfchen absenken, überstreckt sich das Zehengrundgelenk und subluxiert. Es entsteht zugleich eine Beugekontraktur im Zehenmittelgelenk bzw. im Zehenendgelenk. Die Beugekontraktur im Zehenmittelgelenk charakterisiert die Krallenzehe, die Beugekontraktur im Zehenendgelenk führt zur Hammerzehe. Dorsal aufsitzende Klavi sind die Folge zusätzlichen Schuhdruckes.
- **Hallux valgus**
  Die Verbreiterung des Quergewölbes drängt das Metatarsalköpfchen I nach medial. Hierdurch geraten die Großzehenstrecker und -beuger aus der Gelenkmittellinie. Sie wirken auf das Großzehengrund- und -endglied zunehmend abduktorisch, so daß ein Hallux valgus entsteht. Zusätzlicher Schuhdruck führt zur seitlichen Pseudoexostose und Bursitis am Metatarsalköpfchen I.
- **Digitus quintus varus**
  Die Verbreiterung des Quergewölbes drängt das Metatarsalköpfchen V nach lateral. Der folgende Pathomechanismus ähnelt demjenigen des Hallux valgus, am Ende steht die 5. Zehe in deutlicher Varusfehlstellung. Aus Platznot legt er sich häufig über oder unter den 4. Zehen, so daß man vom Digitus quintus varus superductus bzw. subductus spricht.

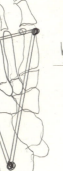

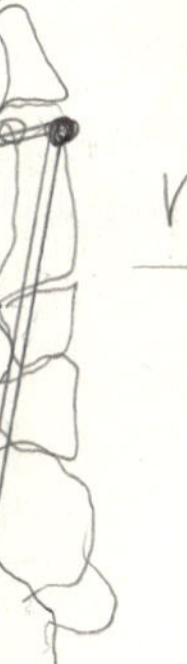

F 85

Frage 16.16: Lösung D

Das Röntgenbild zeigt einen typischen Hallux valgus sowie typische Krallenzehen des 2. und 3. Strahls. Entsprechend der Pathogenese ist das Fußquergewölbe verbreitert, das Metatarsalköpfchen I nach medial verdrängt und das Großzehengrund- und -endglied abduziert. Medialseitig am Metatarsalköpfchen hat sich eine Pseudoexostose gebildet. Das Zehengrundgelenk des 2. Strahls ist luxiert, das Mittelgelenk in Beugestellung. Das Zehengrundgelenk des 3. Strahls ist subluxiert, das Mittelgelenk ist ebenfalls in Beugestellung. Dementsprechend sind die Antworten (1), (2) und (3) richtig, die Lösung (D) ist richtig.

Zu (4)
Der Pes varus ist durch die Inversionsstellung der Ferse gekennzeichnet, also kann er aus dem vorliegenden Röntgenbild nicht diagnostiziert werden.

H 82

Frage 16.17: Lösung A

Beschrieben sind die typischen klinischen Zeichen des schmerzhaften Spreizfußes. Also ist die Lösung (A) richtig.

Zu (B)
Die aseptische Nekrose der Metatarsalköpfchen II oder III, die Morbus Köhler II genannt wird, führt zum plumpen, vergrößerten Metatarsalköpfchen, das lokal druckschmerzhaft sein kann.

Zu (C)
Die plantare Fibromatose = Morbus Ledderhose entspricht der Dupuytren-Kontraktur der Hand. Sie führt zur meist schmerzlosen strangförmigen Verdikkung der Plantarfaszie.

Zu (D)
Die Marschfraktur äußert sich durch eine diffuse Schwellung des Fußrückens, durch einen isolierten Druckschmerz über dem betroffenen Metatarsalknochen sowie durch einen axialen Stauchschmerz.

Zu (E)
Das Tarsaltunnelsyndrom ist ein Engpaßsyndrom des N. tibialis im Tarsaltunnel unterhalb des Innenknöchels. Leitsymptom ist die Dysästhesie oder Hypästhesie der Fußsohle.

H 87

Frage 16.18: Lösung D

Die Fußsohle ist im Normalfall unter dem Fersenbein sowie unter den Metatarsalköpfchen I und V vermehrt beschwielt. Schwielen unter den Metatarsalköpfchen II und III sind entsprechend der Antwort (D) ein Spreizfußzeichen.

Zu (A)
Die Marschfraktur äußert sich durch eine diffuse Schwellung des Fußrückens, durch einen isolierten Druckschmerz über dem betroffenen Metatarsalknochen und durch einen isolierten axialen Stauchschmerz des betroffenen Strahls.

Zu (B)
Der Spitzfuß zeigt häufig eine vermehrte Beschwielung des Vorfußes. Solange sich kein sekundärer Spreizfuß gebildet hat, ist diese Beschwielung unter den Metatarsalköpfchen I und V zu finden.

Zu (C)
Der Plattfuß hat meist auch eine Spreizfußkomponente, so daß Schwielen unter dem Metatarsalköpfchen II und III nicht selten sind.

Zu (E)
Der Hallux valgus entwickelt sich aus dem Spreizfuß, so daß Hallux valgus und Schwielen unter den Metatarsalköpfchen II und III häufig kombiniert vorkommen.

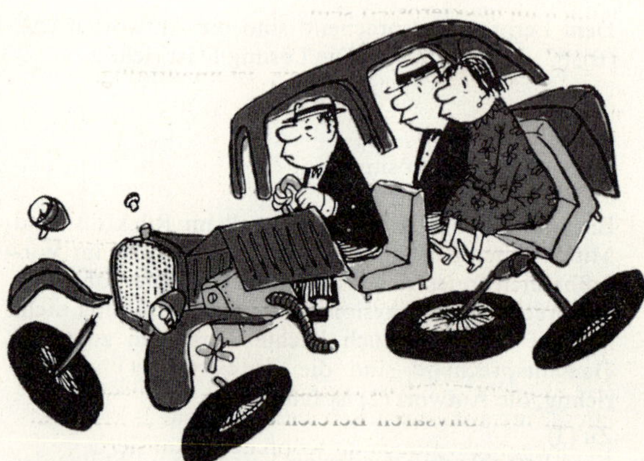

Abb. 28. VCH-Autor kurz vor Fertigstellung des Manuskripts

Aseptische Osteonekrosen des Kindes- und Jugendalters

Bezeichnung	Lokalisation	Alter	♂ : ♀
Morbus Legg-Calvé-Perthes	Hüftkopfepiphyse	3–12	5 : 1
Morbus Köhler I	Os naviculare pedis	3–12	4 : 1
Morbus Köhler II	Metatarsalköpfchen 2–4	8–18	1 : 4
Morbus Osgood-Schlatter	Tibiaapophyse	12–16	♂ > ♀
Morbus Sinding-Larsen	Unterer Patellapol	10–15	♂ > ♀
Morbus Sever = Apophysitis calcanei	Calcaneusapophyse	7–16	♂ > ♀

F 87

Frage 16.19: Lösung C

Das Röntgenbild zeigt eine vermehrte Sklerosierung und Deformation des Os naviculare pedis. Dies sind die typischen Röntgenzeichen des Morbus Köhler I, so daß Lösung (C) richtig ist.

Zu (A)
Die Kahnbeinosteomyelitis ist eine extreme Rarität, an die man erst denken müßte, wenn im Gegensatz zum Morbus Köhler I stärkere Schmerzen und klinische Zeichen wie Rötung und Schwellung des Fußes zu finden wären.

Zu (B)
Frakturzeichen sind nicht zu erkennen.

Zu (D)
Das Os naviculare kann im Rahmen von Fehlbildungen z. B. beim idiopathischen Klumpfuß verkleinert, jedoch nicht sklerosiert sein.

Zu (E)
Das Os cuboideum, Würfelbein, ist unauffällig.

H 86

Frage 16.20: Lösung D

Das Röntgenbild zeigt eine Nekrose des Metatarsalköpfchens 2 mit Deformierung und Verplumpung entsprechend einem Morbus Köhler II.

Zu (A)
Die Marschfraktur ist typischerweise im distalen diaphysär-metaphysären Bereich des 2. und 3. Mittelfußknochen, nicht jedoch im Köpfchen lokalisiert.

Zu (B)
Eine chronische Osteomyelitis hätte bei dieser Lokalisation zu einer begleitenden Gelenkdestruktion und damit zu einer Gelenkspaltverschmälerung geführt.

Zu (C)
Osteoidosteome des Fußes sind äußerst selten und dann meta- und diaphysär lokalisiert.

Zu (D)
Osteochondronekrose ist synonym zum Begriff der aseptischen Nekrose. Sowohl die Lokalisation und die Morphologie im gezeigten Röntgenbild als auch Anamnese, Alter und Geschlecht sind typisch für einen Morbus Köhler II.

Zu (E)
Eine Knochendysplasie, die isoliert ein Metatarsalköpfchen befällt, ist bisher nicht beschrieben.

F 85

Frage 16.21: Lösung D

Das Röntgenbild zeigt eine Nekrose des Os naviculare pedis, also einen Morbus Köhler I. Hierzu ist auch das Alter und das Geschlecht des Patienten passend. Lösung (D) ist richtig.

Zu (A)
Die Tuberkulose führt nicht zur Osteosklerose.

Zu (B)
Das im Röntgenbild sichtbare Fußgewölbe ist nicht abgesenkt, so daß die Diagnose Plattfuß entfällt.

Zu (C)
Das Kuboid ist unauffällig.

Zu (E)
Eine chronische Osteomyelitis hätte bei dieser Lokalisation zur begleitenden Gelenkdestruktion geführt.

Bildanhang

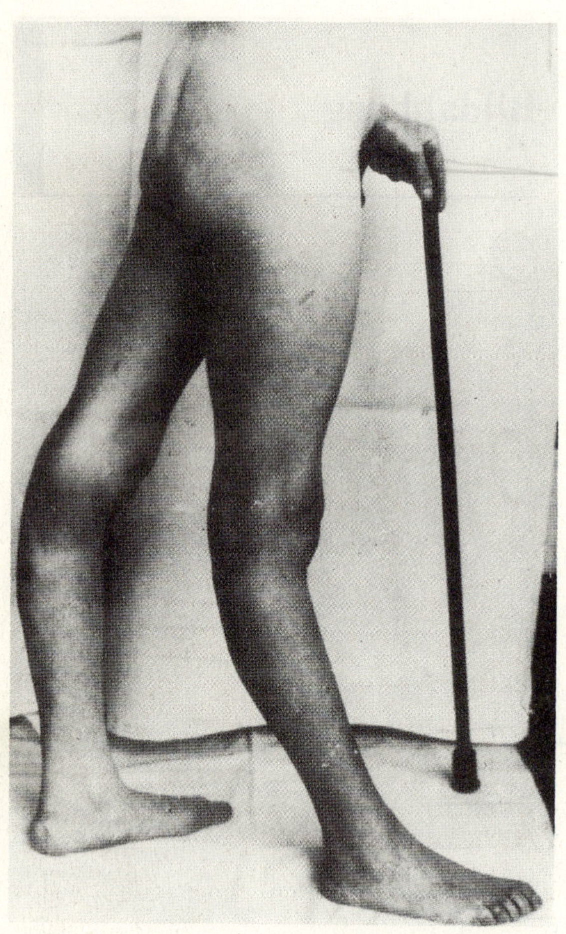

Abb. 1 zu Frage 1.11

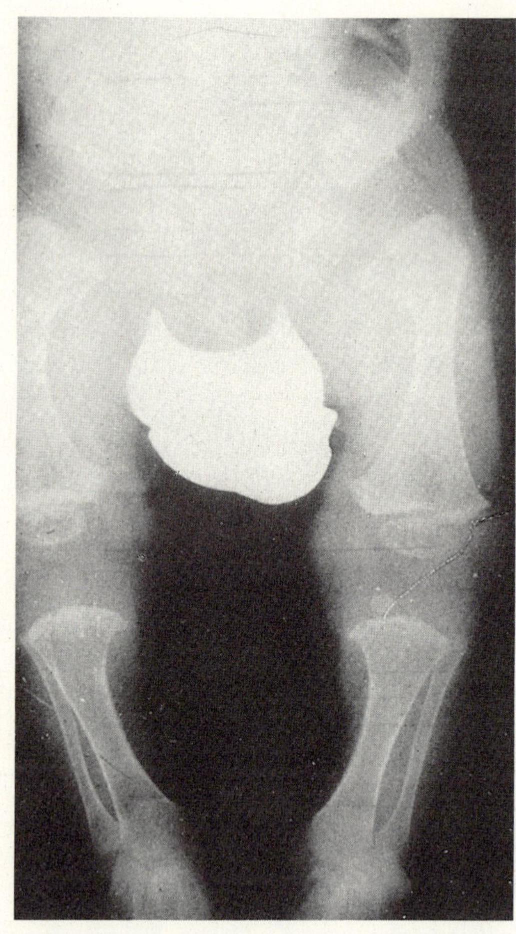

Abb. 2 zu Frage 2.4

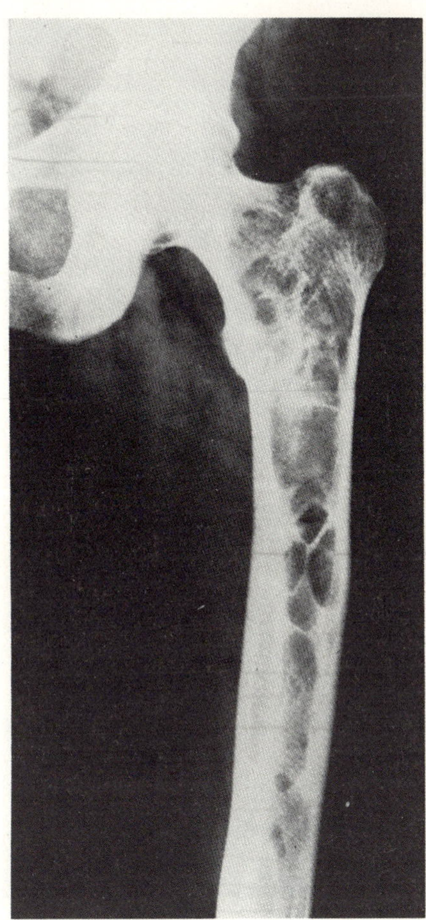

Abb. 3 zu Frage 2.17

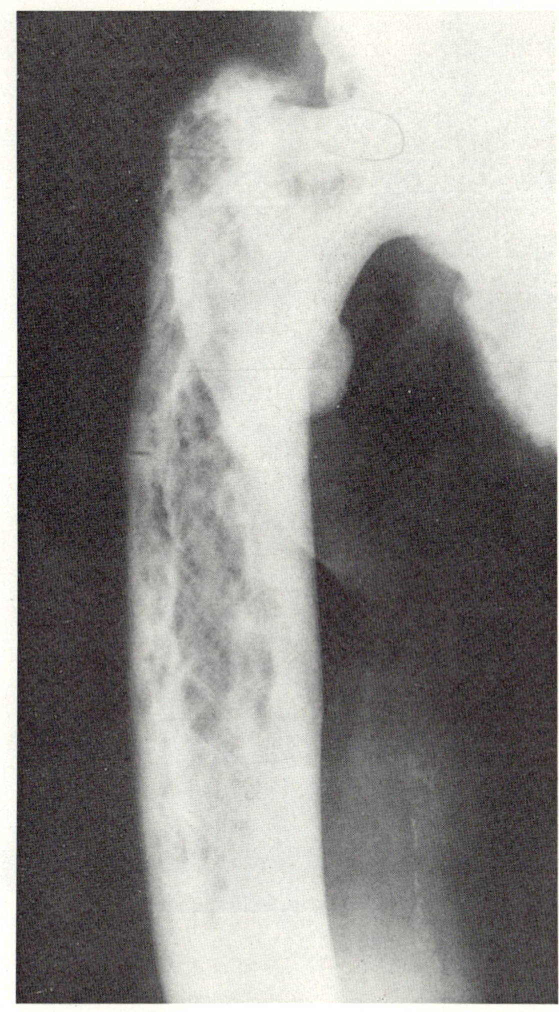

Abb. 4 zu Frage 2.19

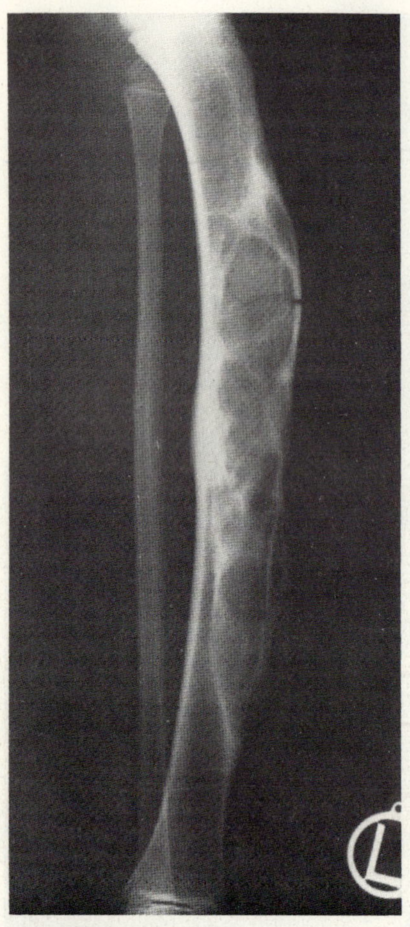

Abb. 5 zu Frage 2.22

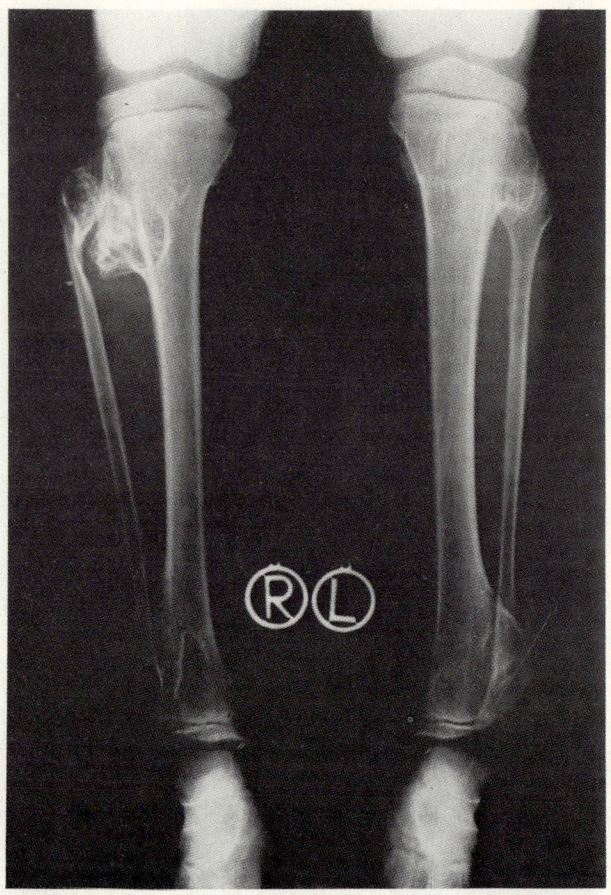

Abb. 6 zu Frage 2.23

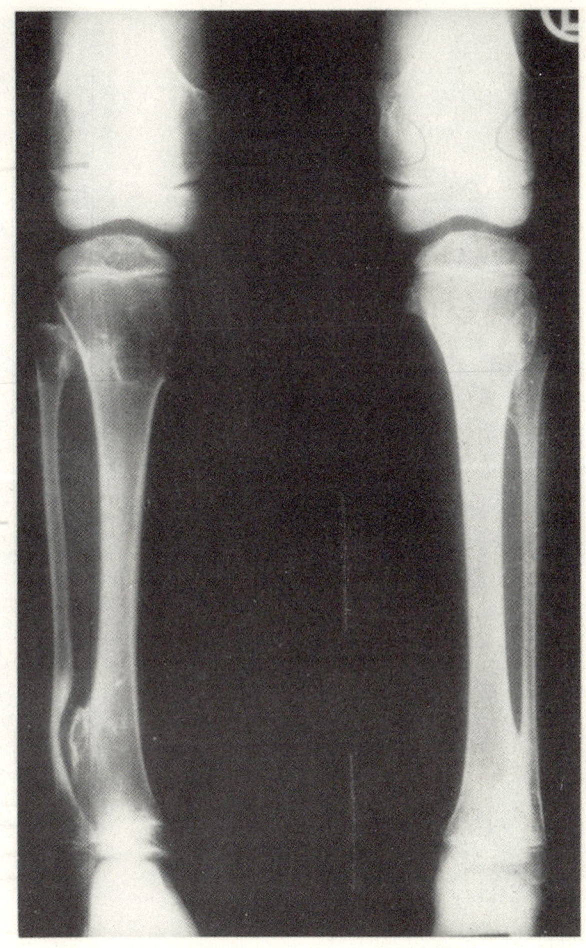

Abb. 7 zu Frage 2.24

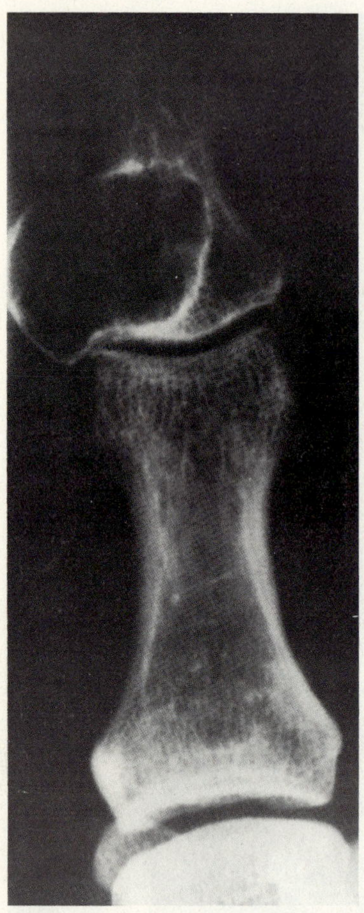

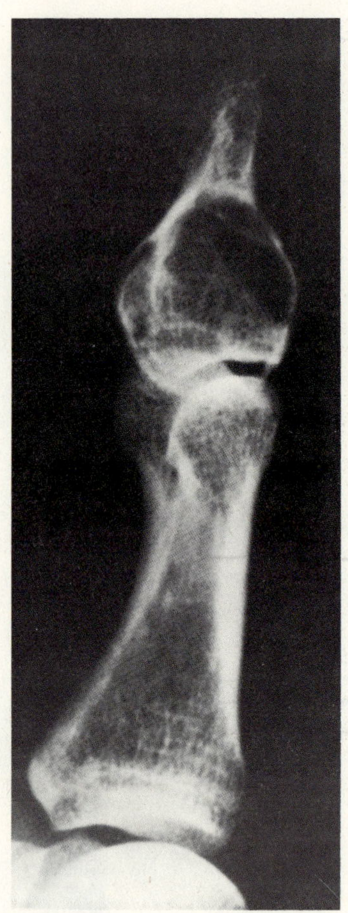

Abb. 8 und 9 zu Frage 2.28

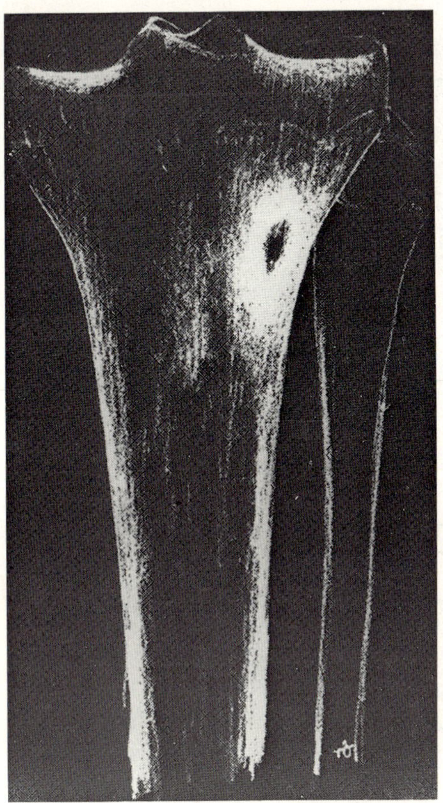

Abb. 10 zu Frage 2.29

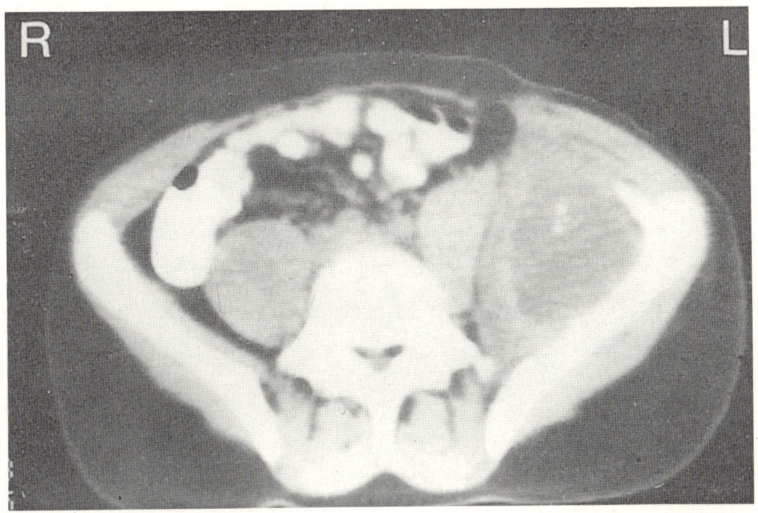

Abb. 11 zu Frage 2.37

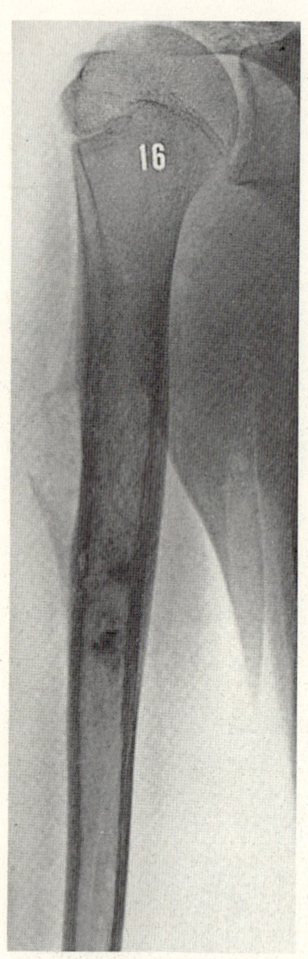

Abb. 12 zu Frage 2.38

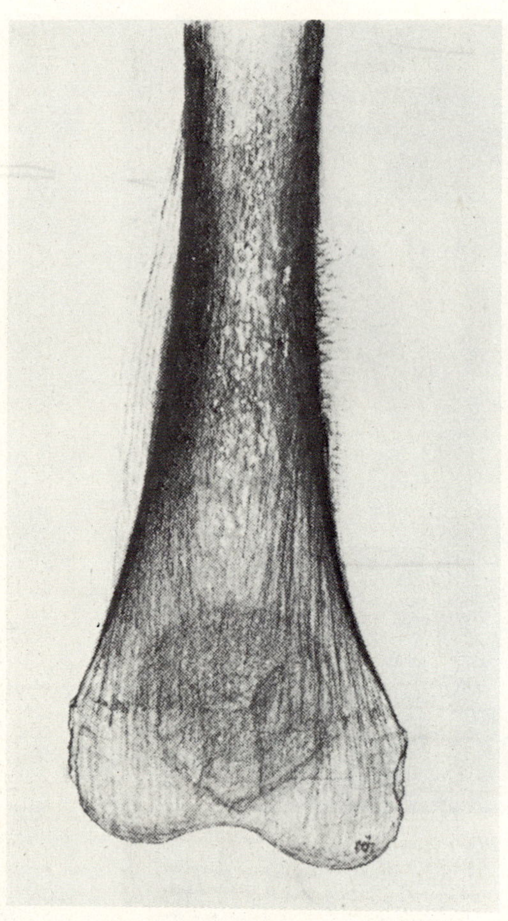

Abb. 13 zu Fragen 2.45 und 2.46

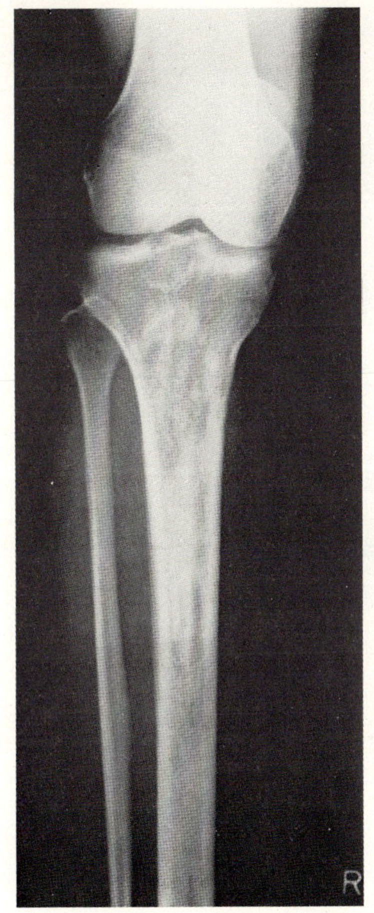

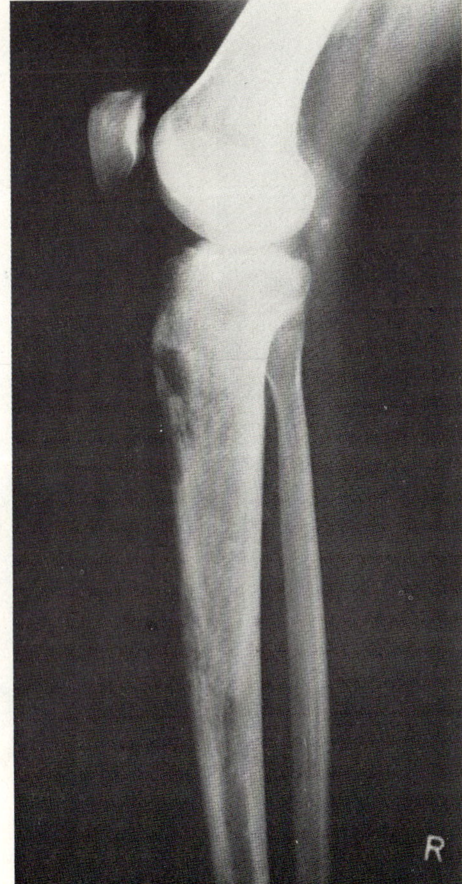

Abb. 14 und 15 zu Frage 2.50

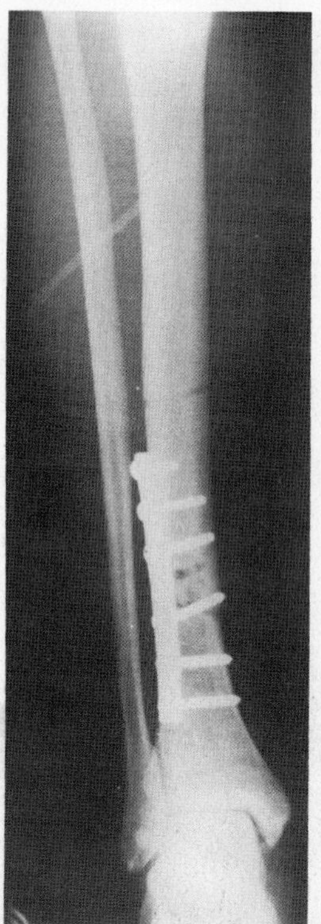

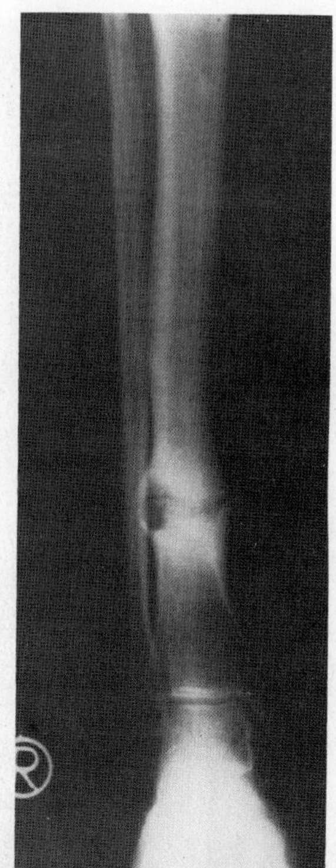

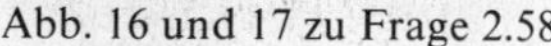

Abb. 16 und 17 zu Frage 2.58

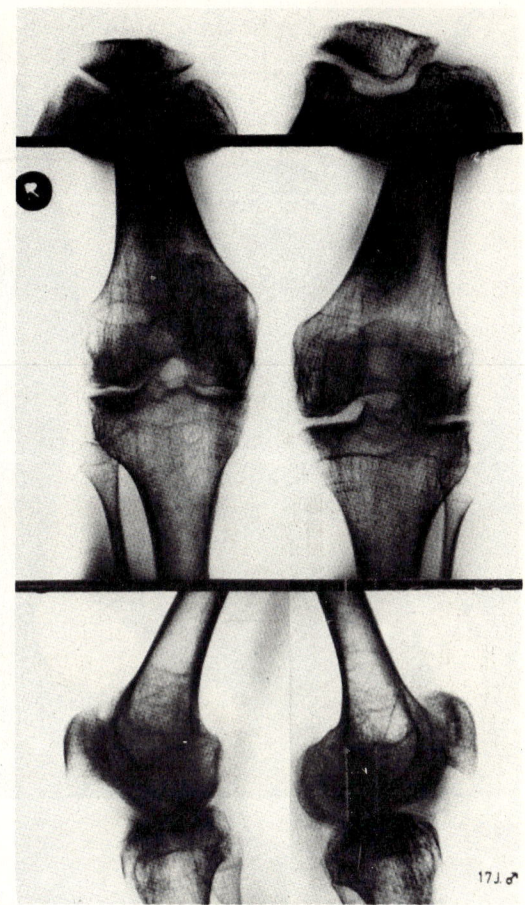

Abb. 18 zu Frage 3.9

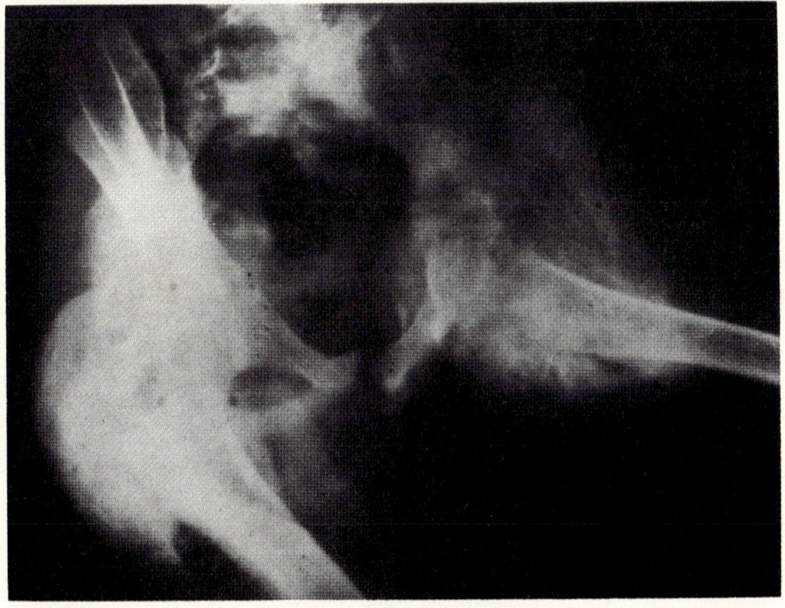

Abb. 19 zu Frage 4.4

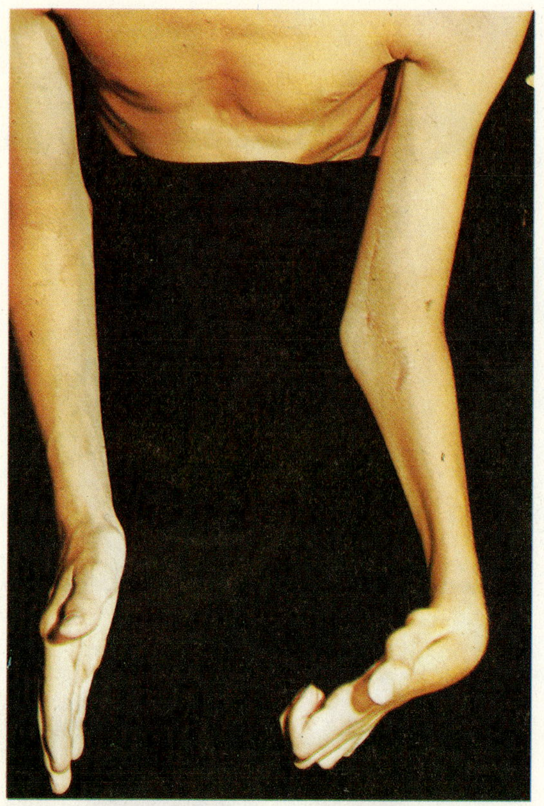
Abb. 20 zu Frage 4.10

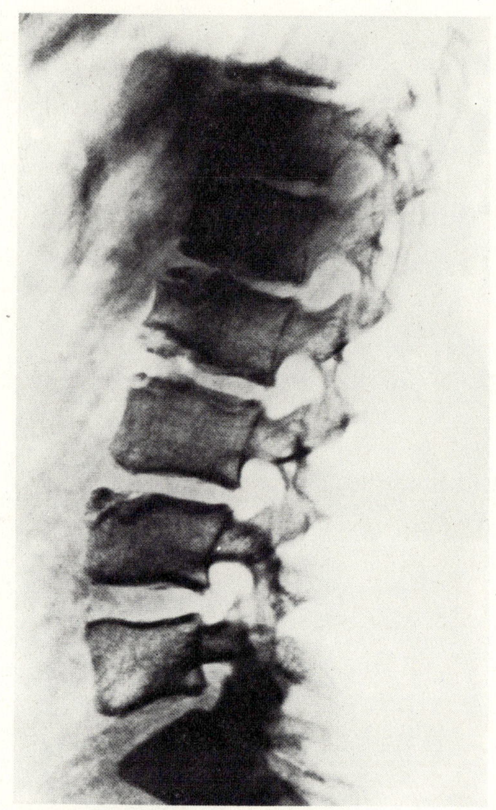
Abb. 21 zu Frage 9.9

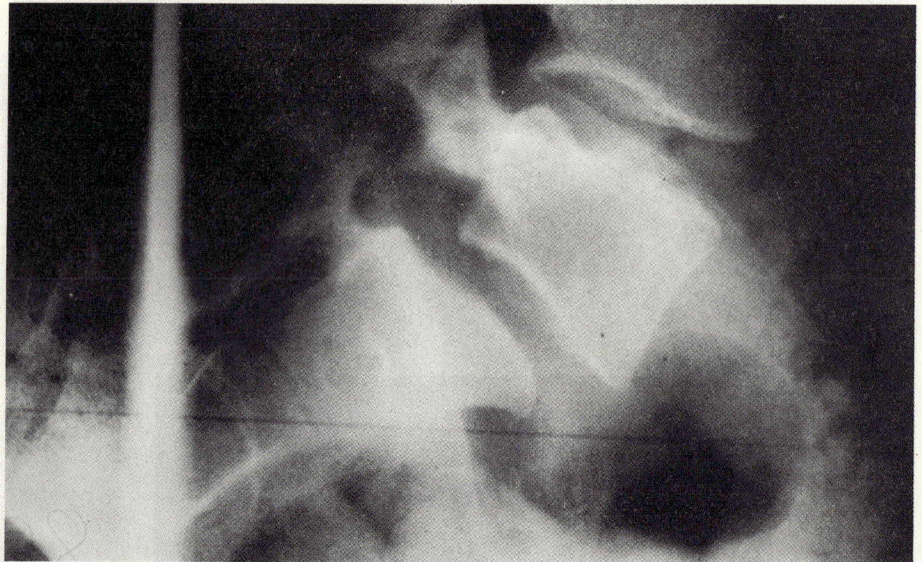
Abb. 22 zu Frage 9.24

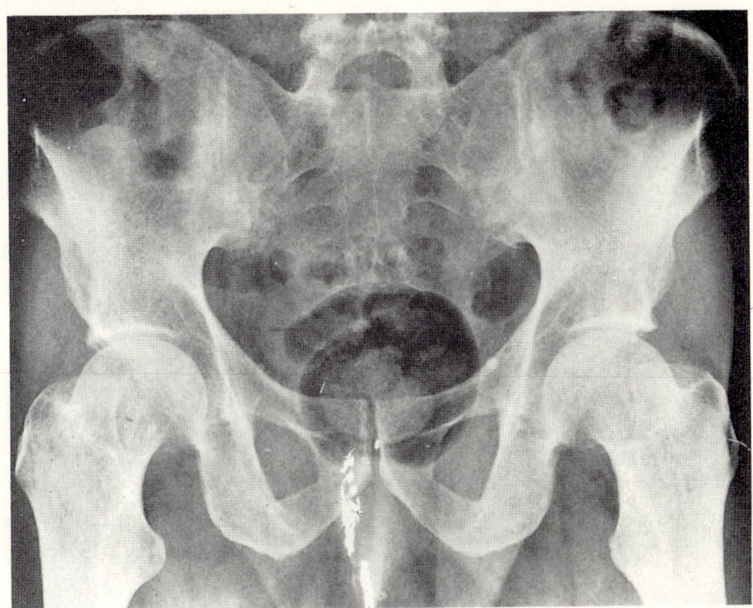

Abb. 23 zu Frage 9.30

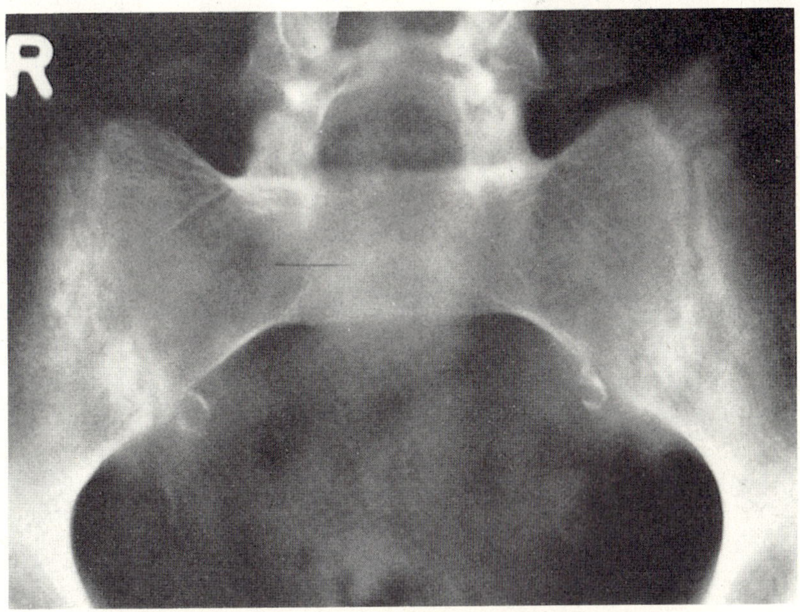

Abb. 24 zu Frage 9.30

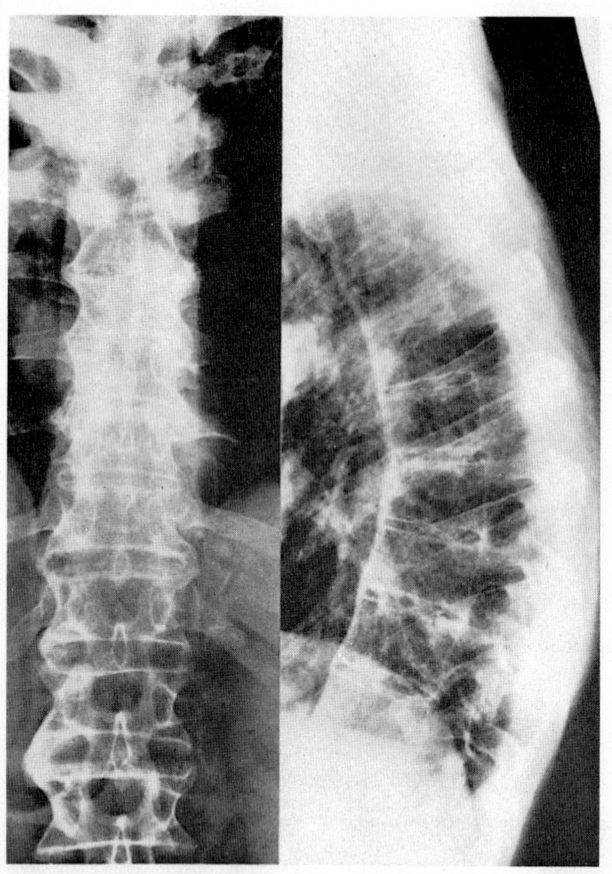

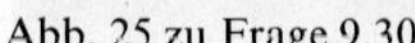

Abb. 25 zu Frage 9.30

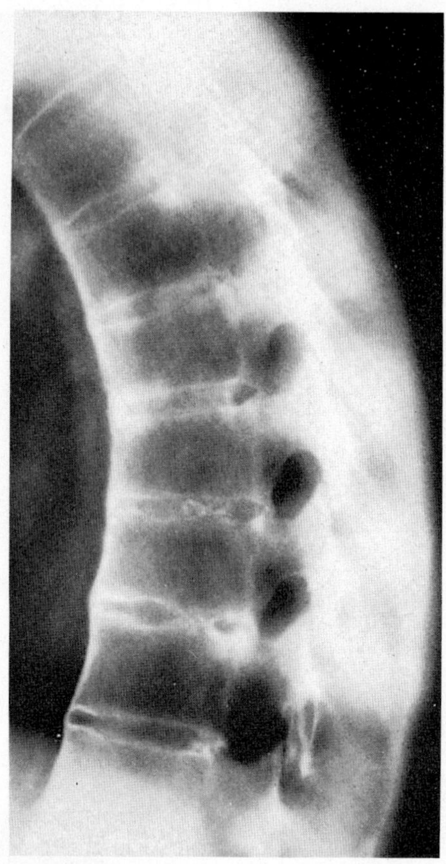

Abb. 26 zu Frage 9.30

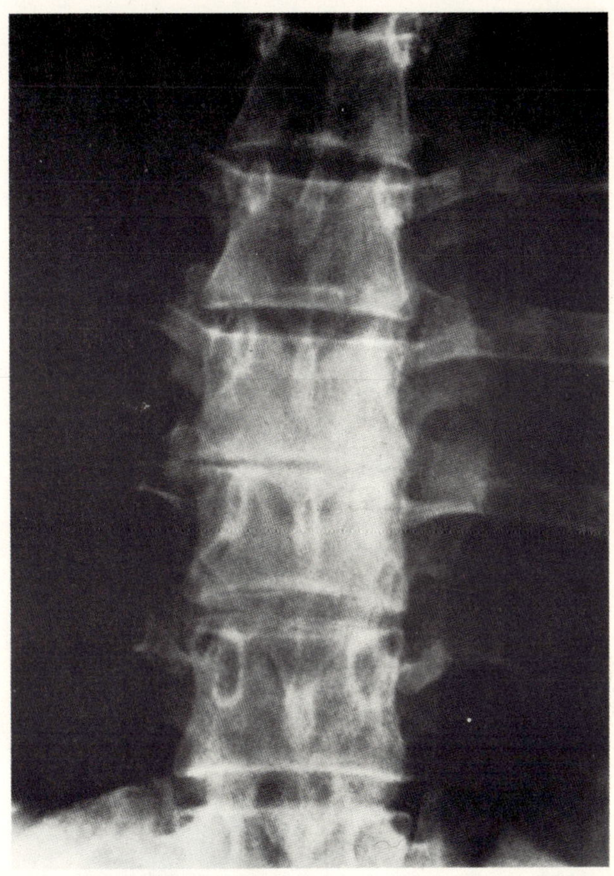

Abb. 27 zu Frage 9.36

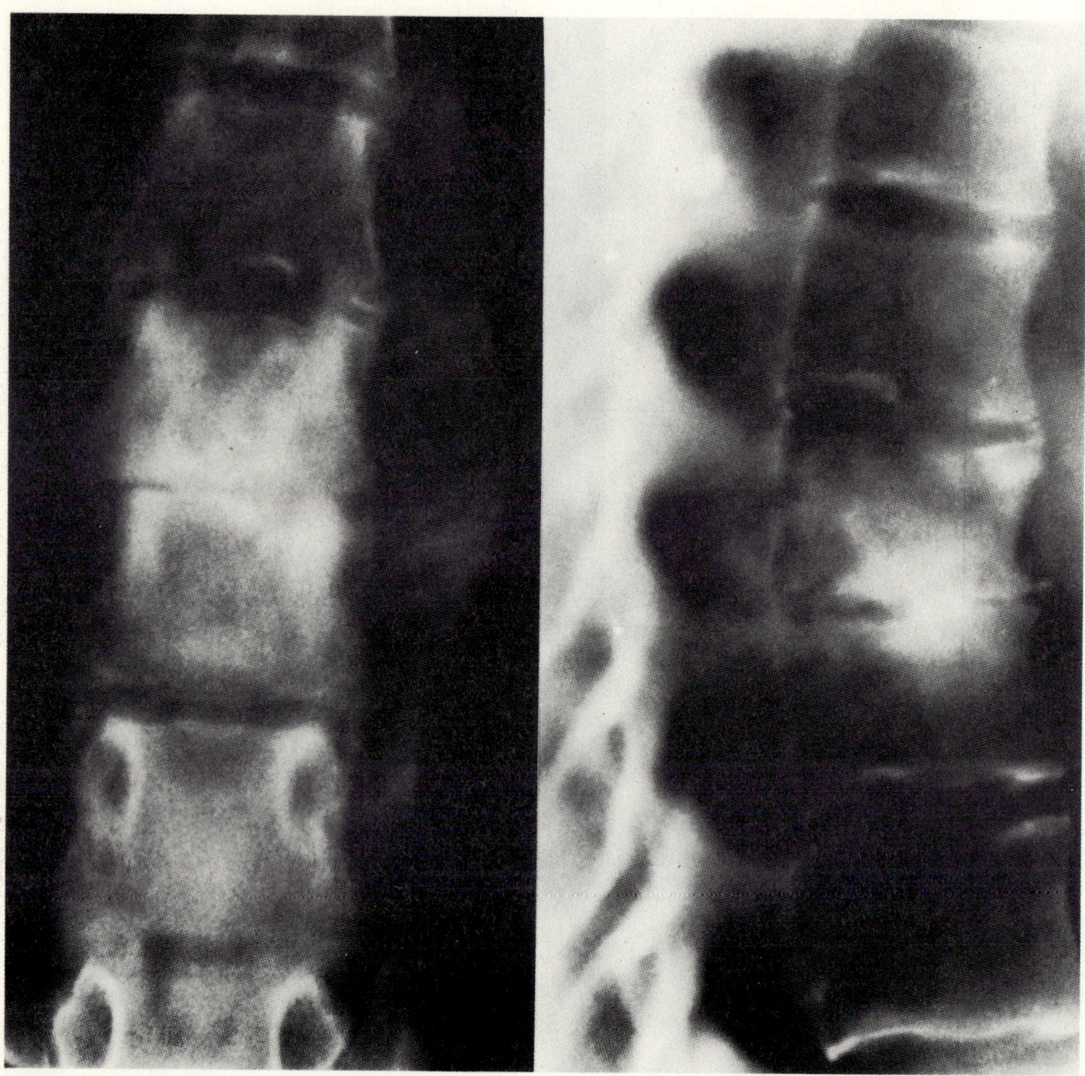

Abb. 28 zu Frage 9.36

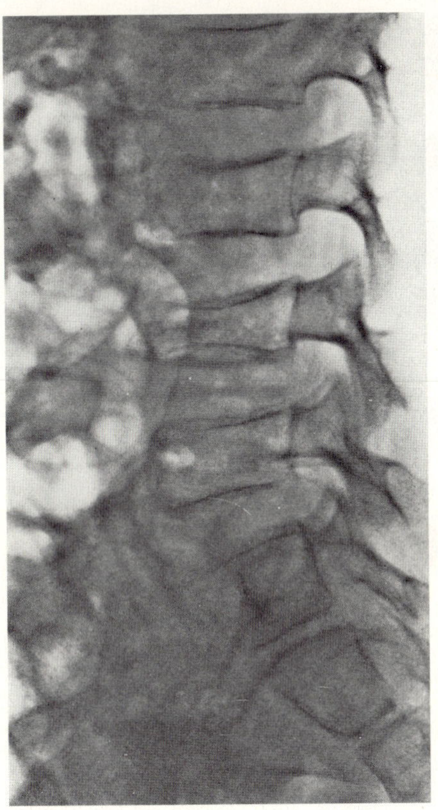

Abb. 29 zu Frage 9.37

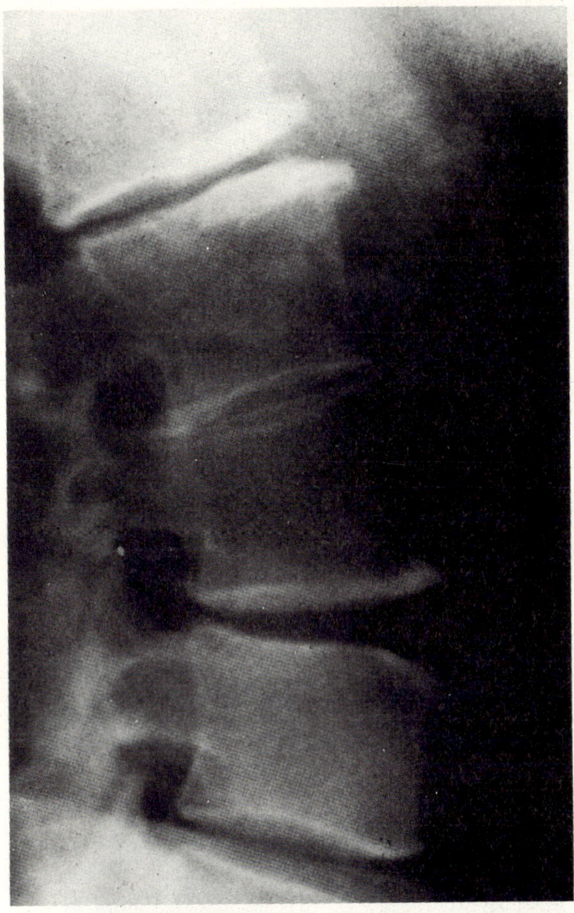

Abb. 30 zu Frage 9.41

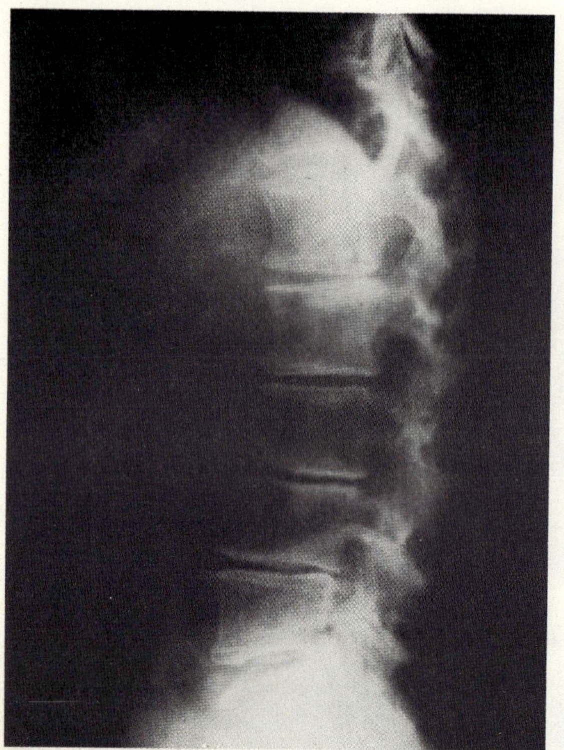

Abb. 31 zu Frage 9.42

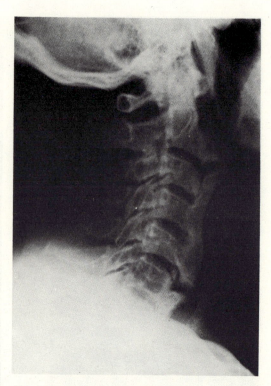

Abb. 32 zu Frage 9.43

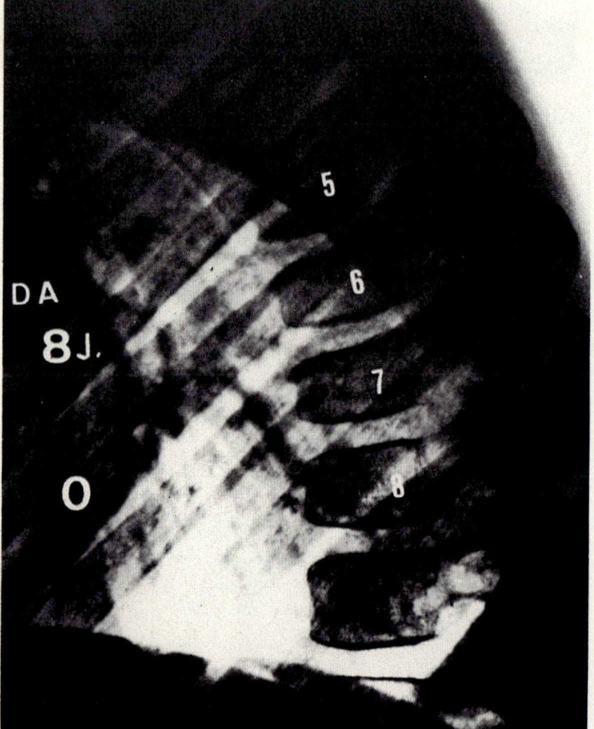

Abb. 33 zu Frage 9.61

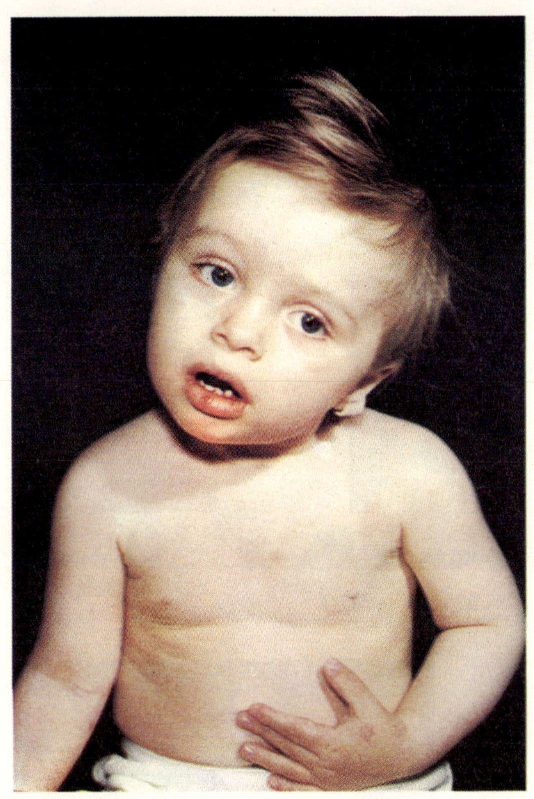

Abb. 34 zu Frage 11.2

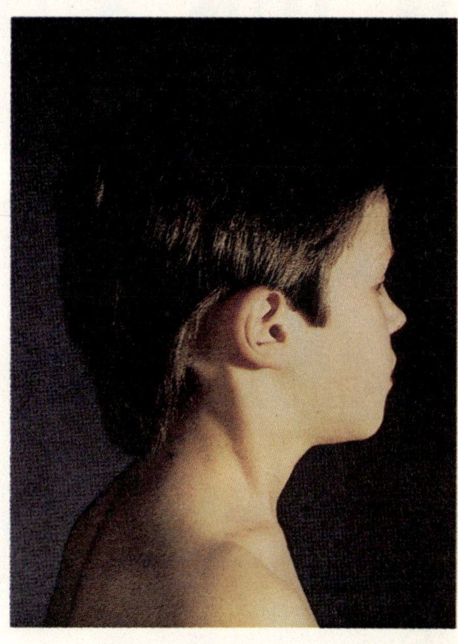

Abb. 35 zu Frage 11.4

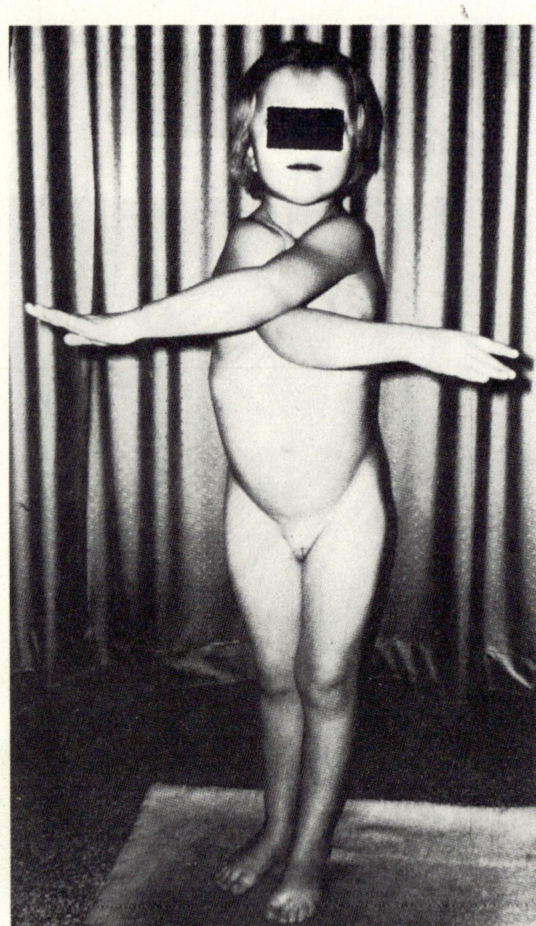

Abb. 36 zu Frage 11.5

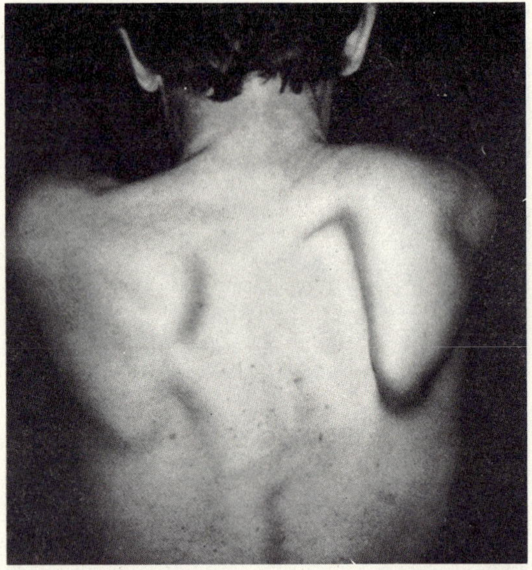

Abb. 37 zu Frage 11.9

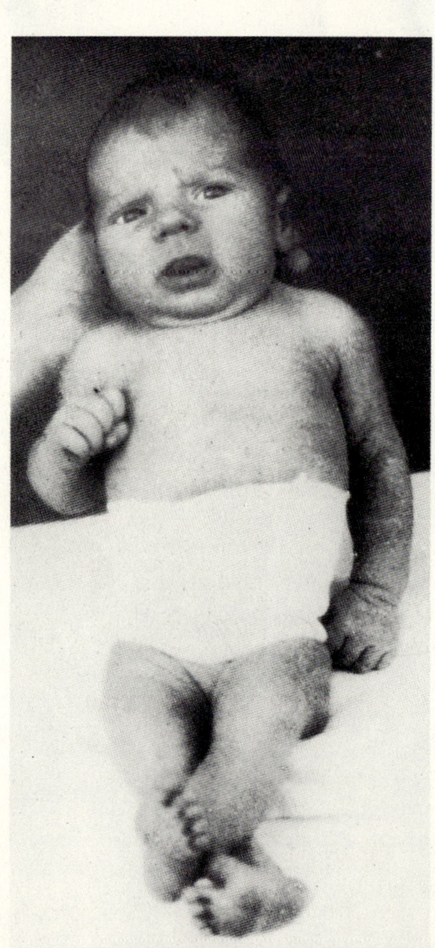

Abb. 38 zu Frage 11.18

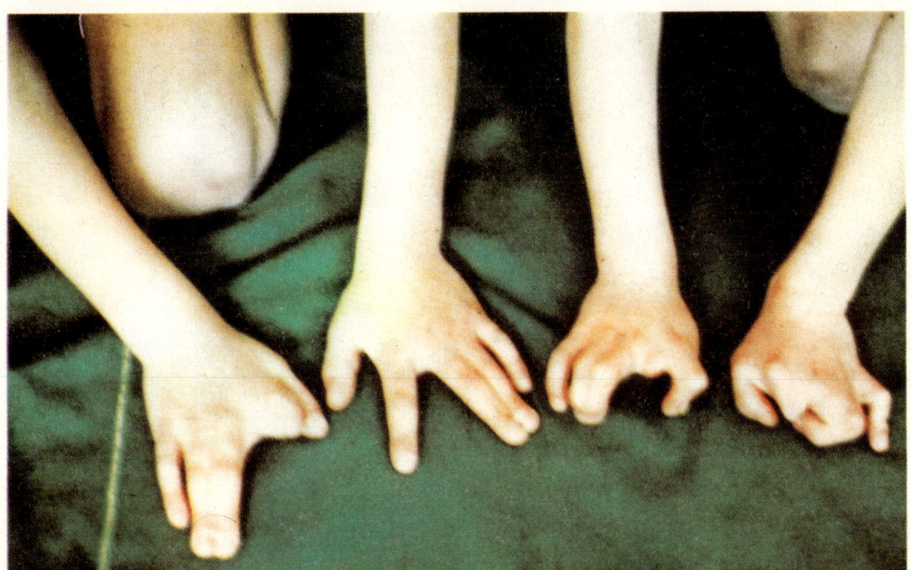

Abb. 39 zu Frage 12.1

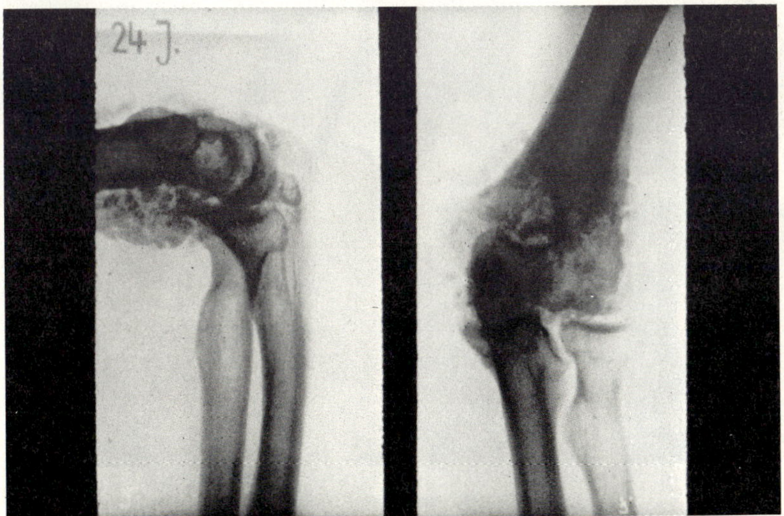

Abb. 40 zu Frage 12.3

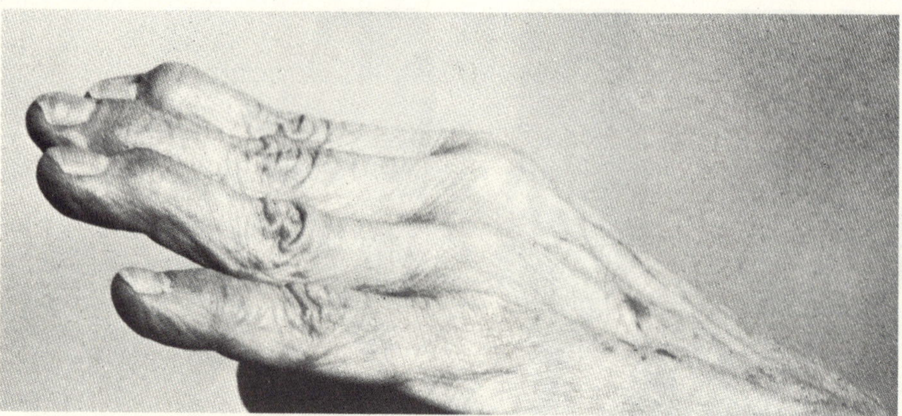

Abb. 41 zu Frage 12.10

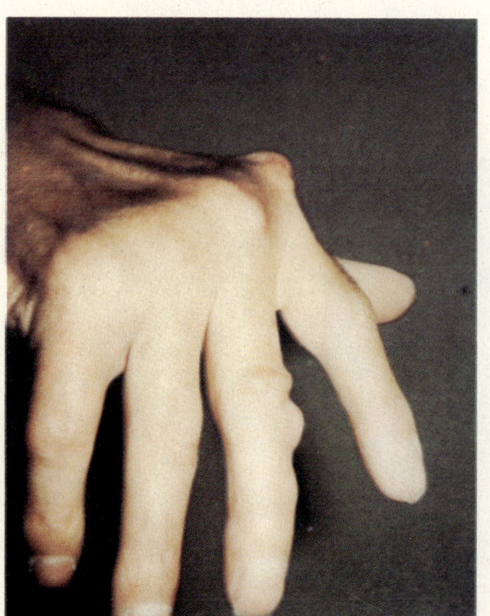

Abb. 42 zu Frage 12.11

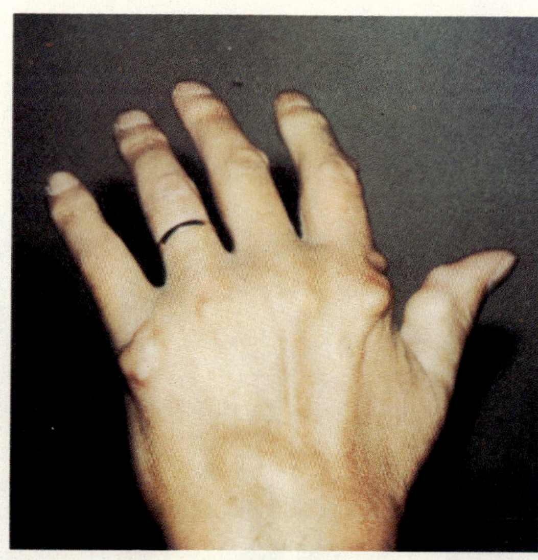

Abb. 43 zu Frage 12.11

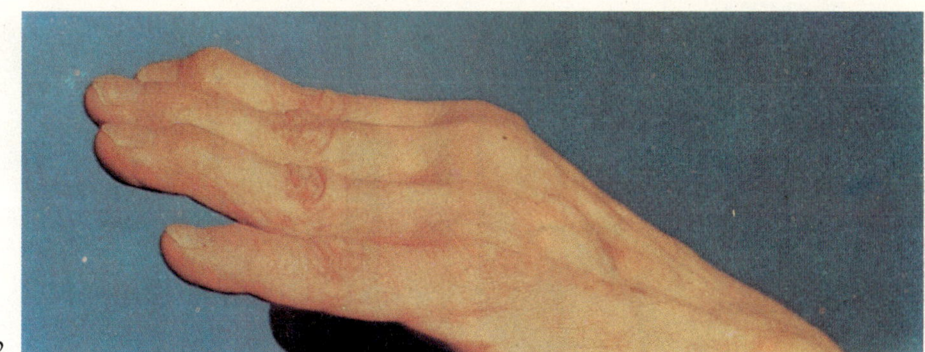
Abb. 44
zu Frage 12.12

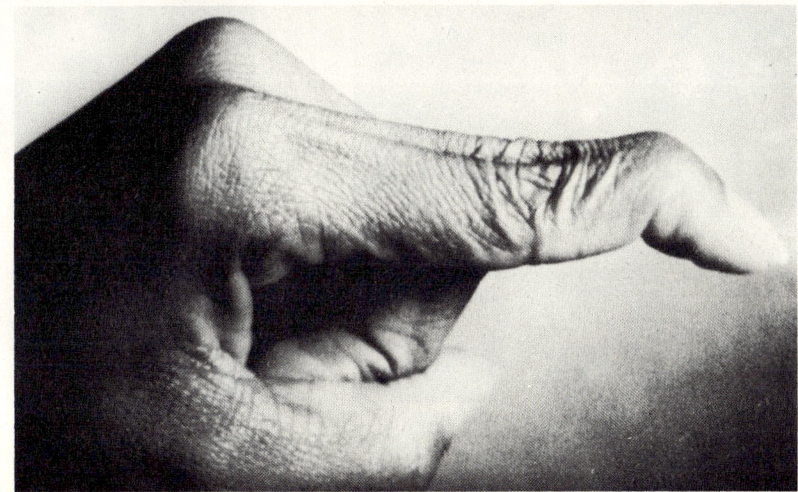
Abb. 45 zu Frage 12.13

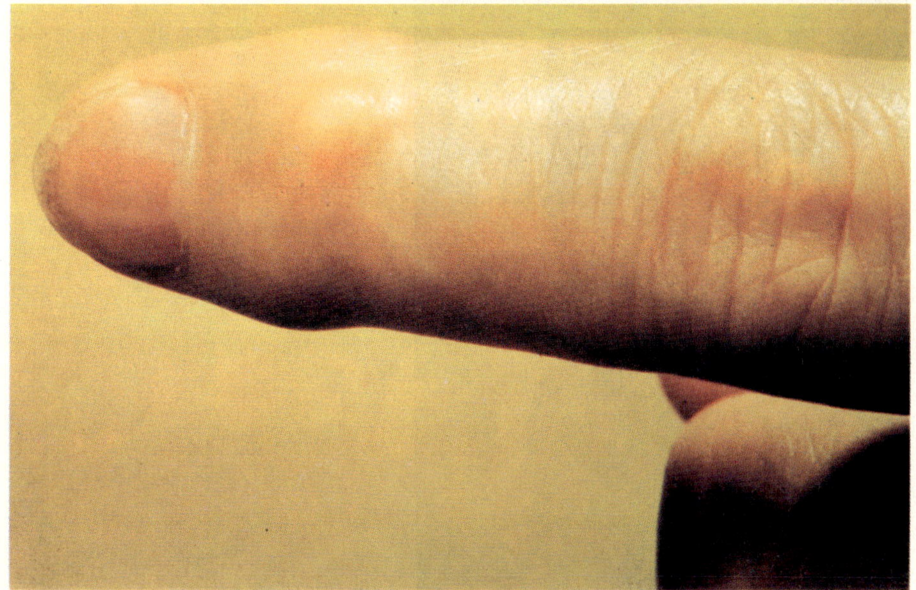
Abb. 46
zu Frage 12.16

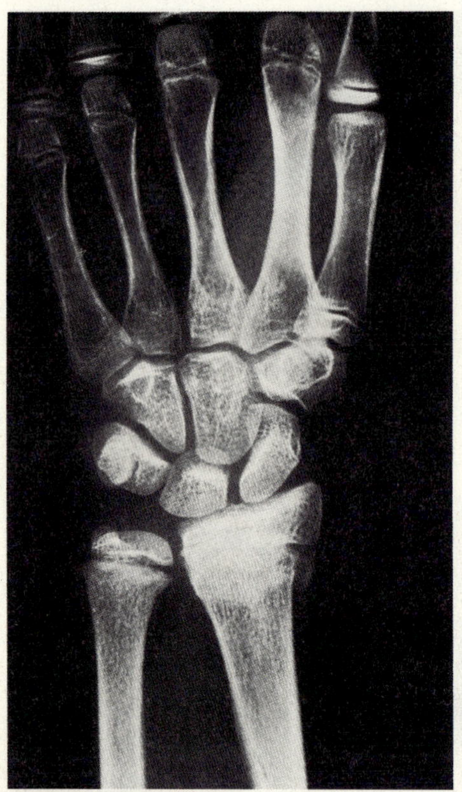

Abb. 47 zu Frage 12.26

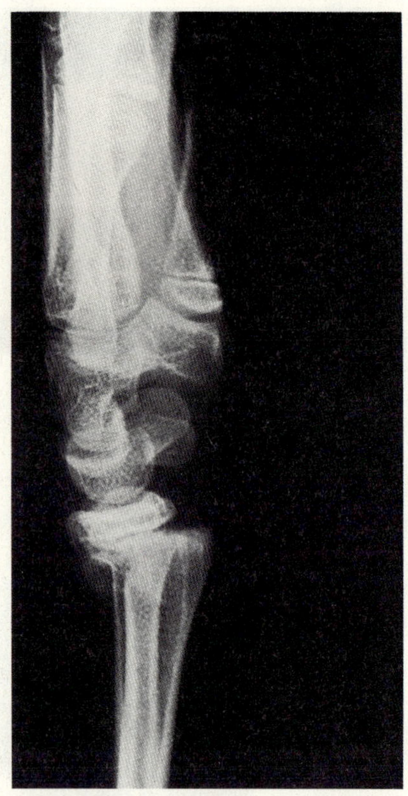

Abb. 48 zu Frage 12.26

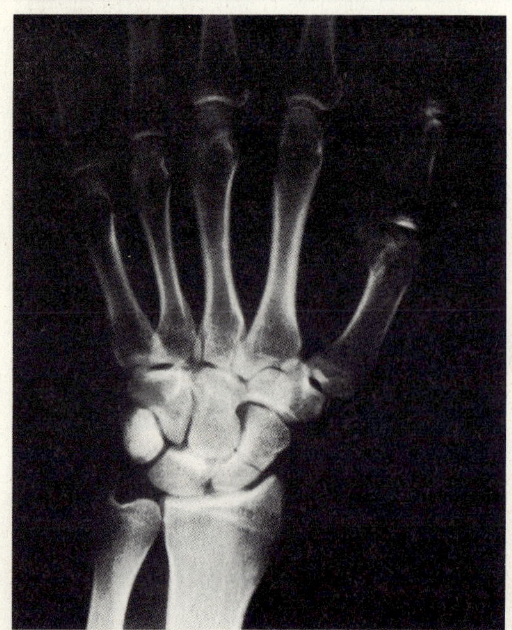

Abb. 49 zu Frage 12.27

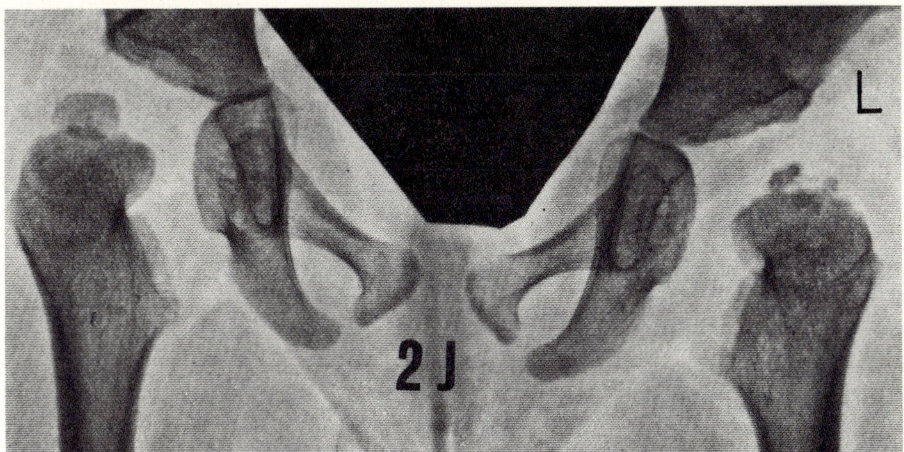

Abb. 50 zu Frage 13.3

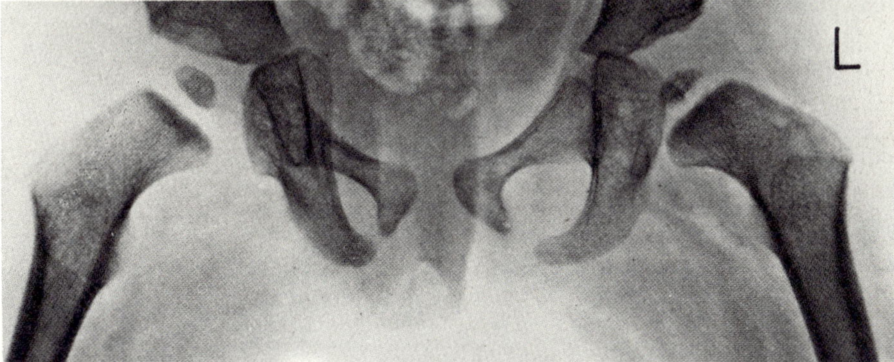

Abb. 51 zu Frage 13.3

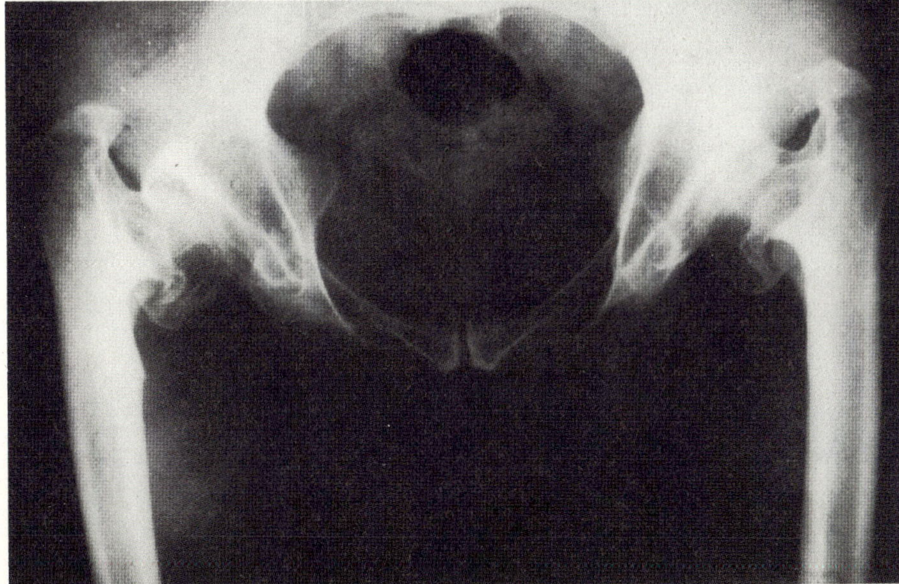

Abb. 52 zu Frage 13.7

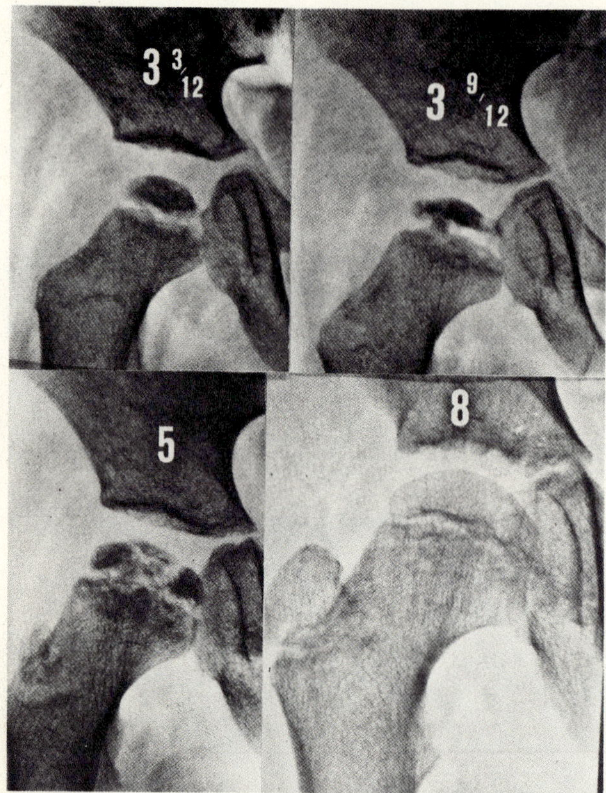

Abb. 53 zu Frage 13.9

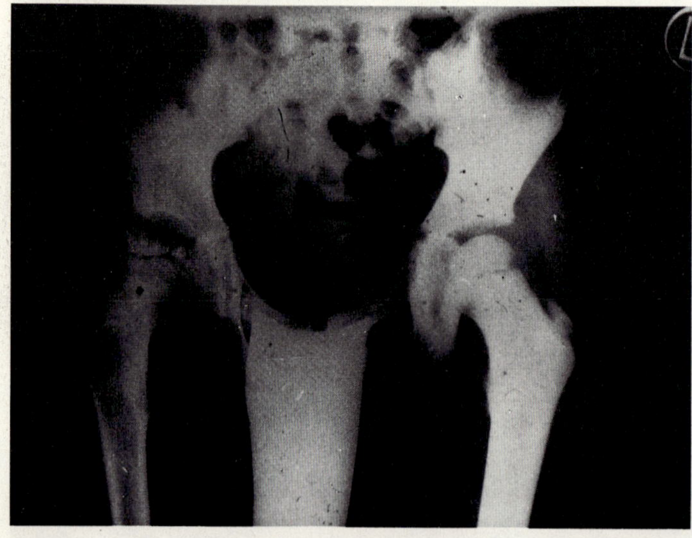

Abb. 54 zu Frage 13.12

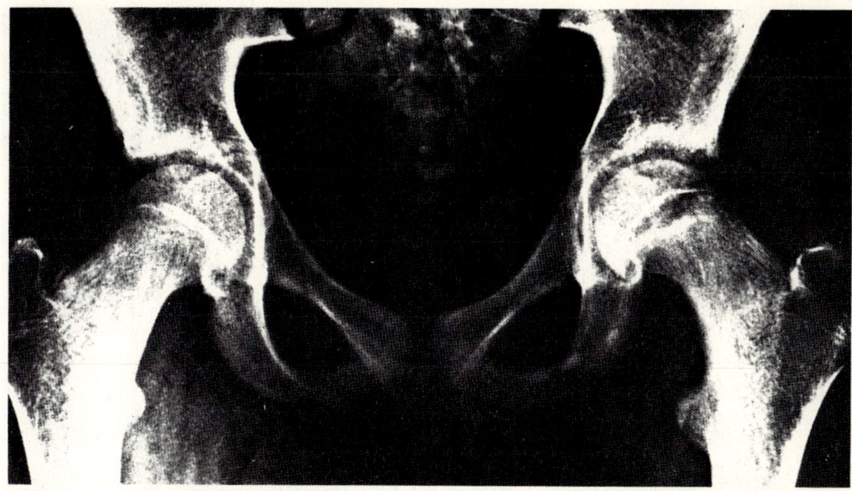

Abb. 55 zu Frage 13.14

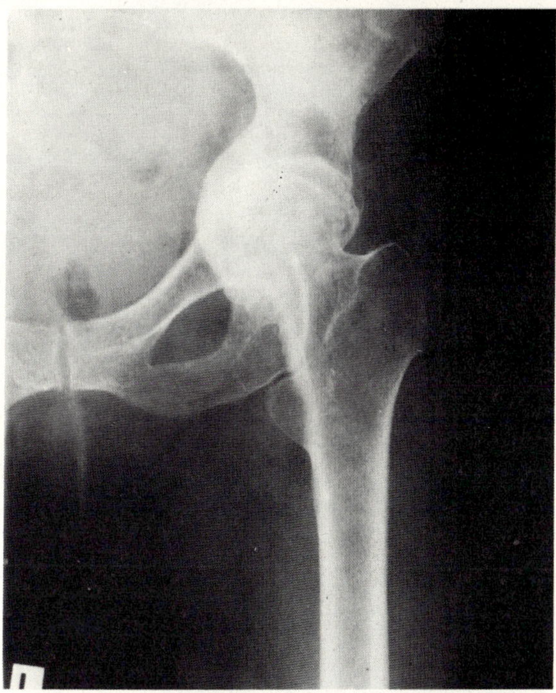

Abb. 56 zu Frage 13.19

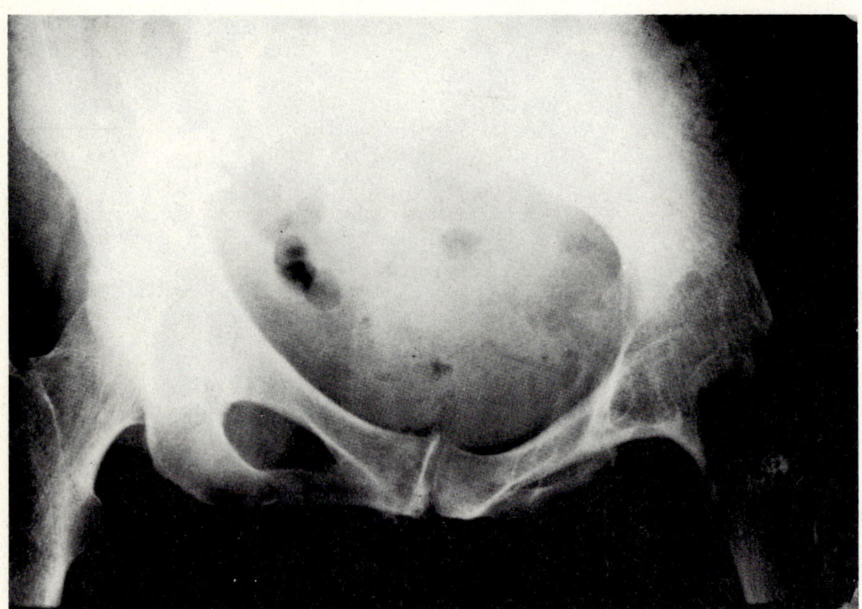

Abb. 57 zu Frage 13.20

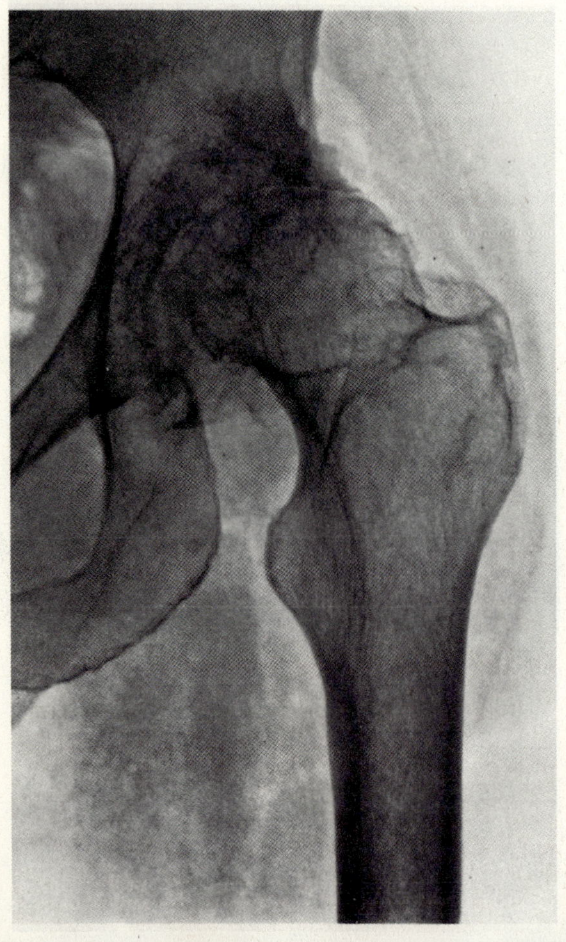

Abb. 58 zu Frage 13.21

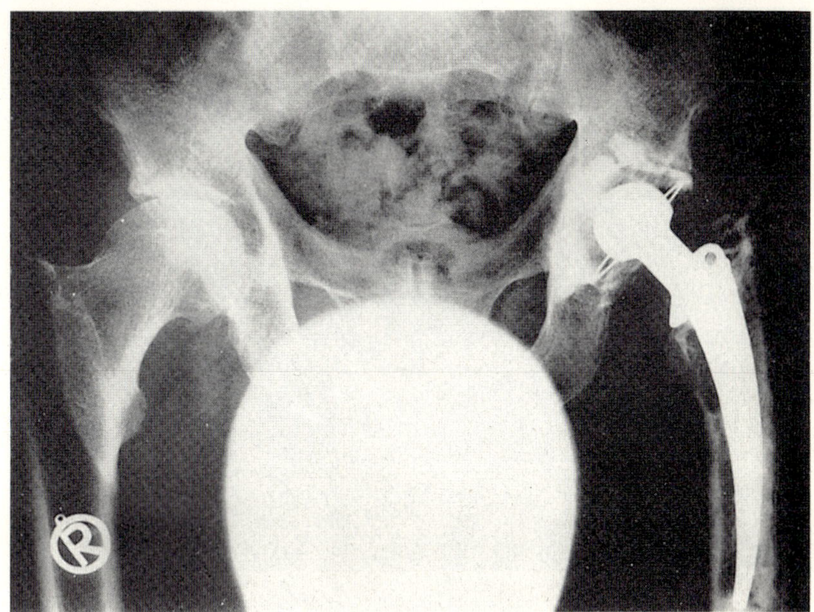

Abb. 59 zu Frage 13.22

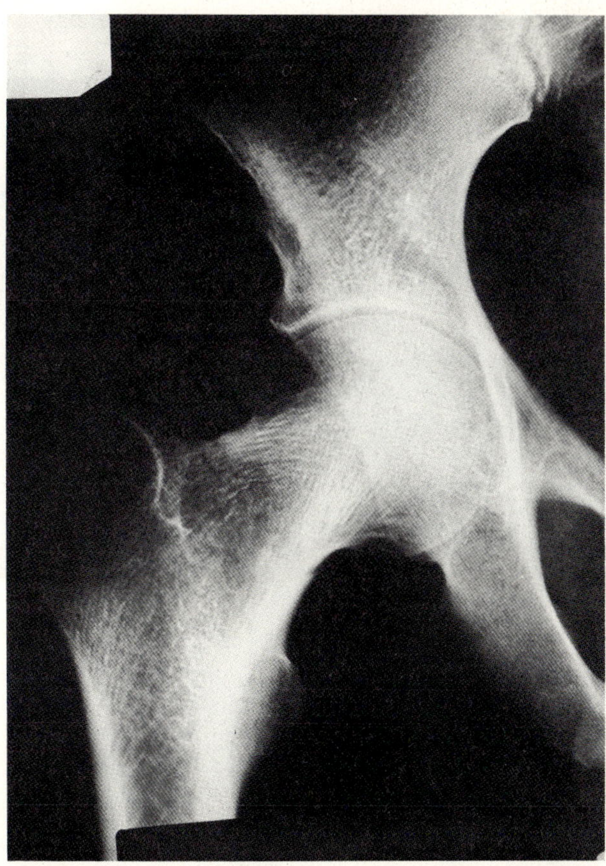

Abb. 60 zu Frage 13.26

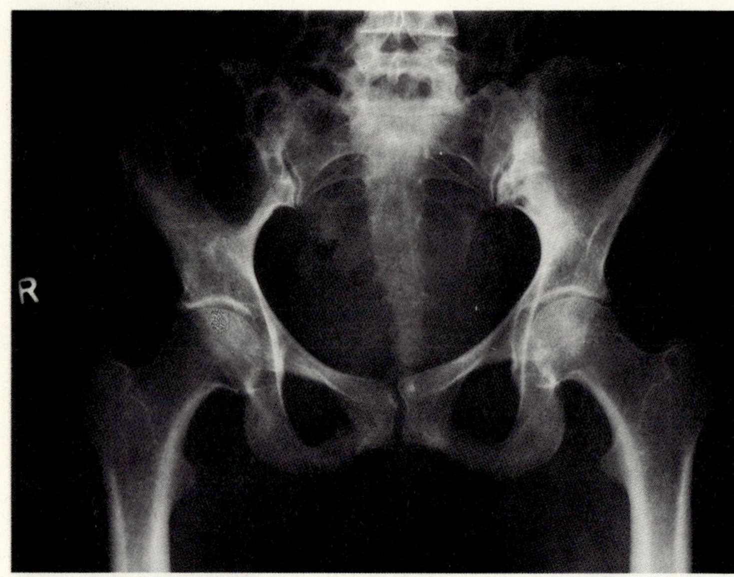

Abb. 61 zu Frage 13.28

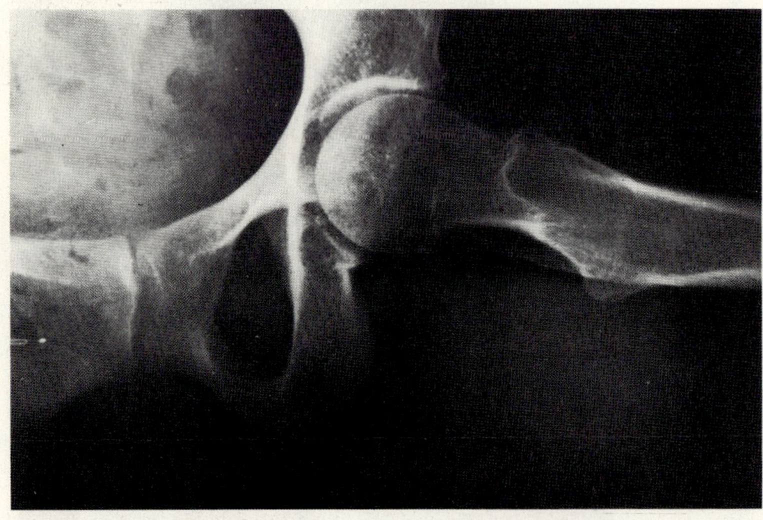

Abb. 62 zu Frage 13.28

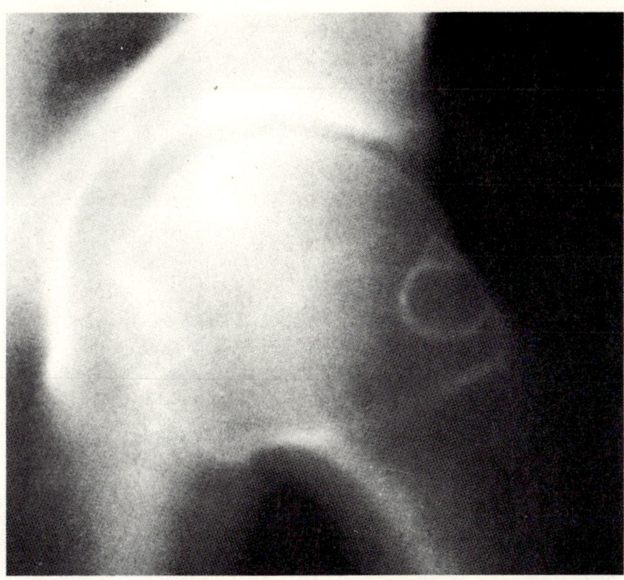

Abb. 63 zu Frage 13.28

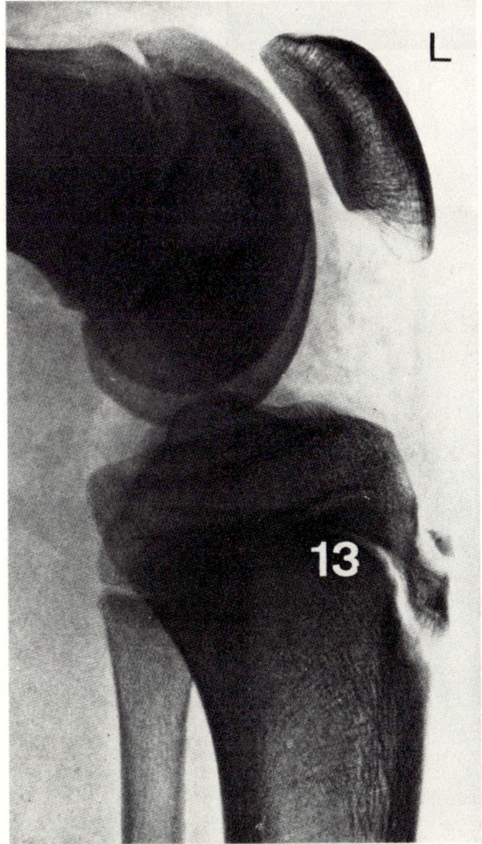

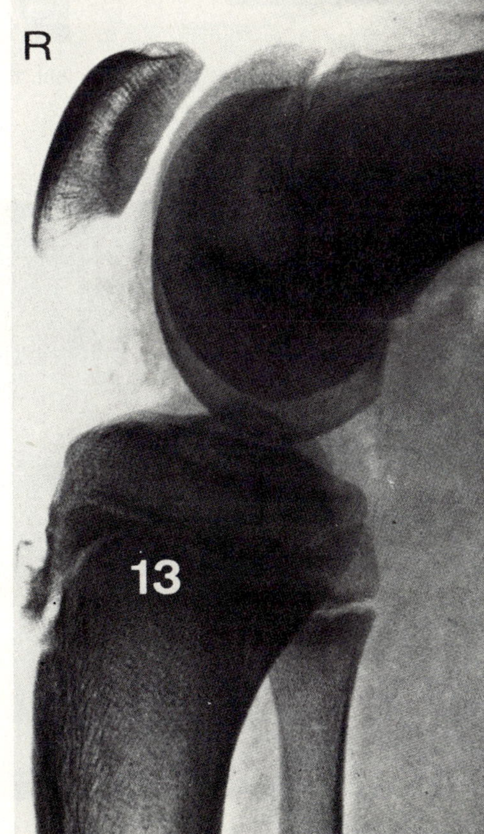

Abb. 64 und 65 zu Frage 14.4

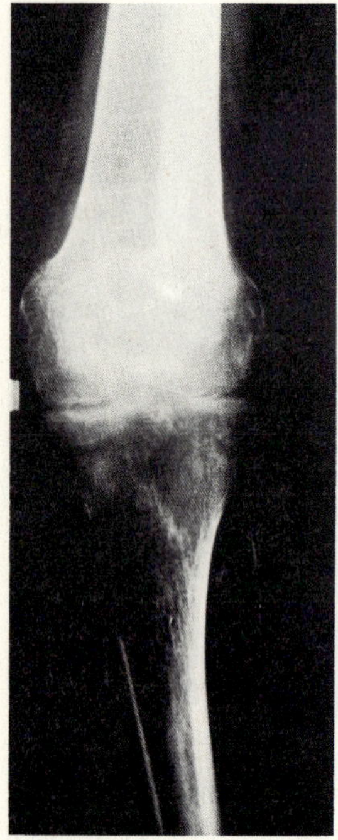

Abb. 66 zu Frage 14.7

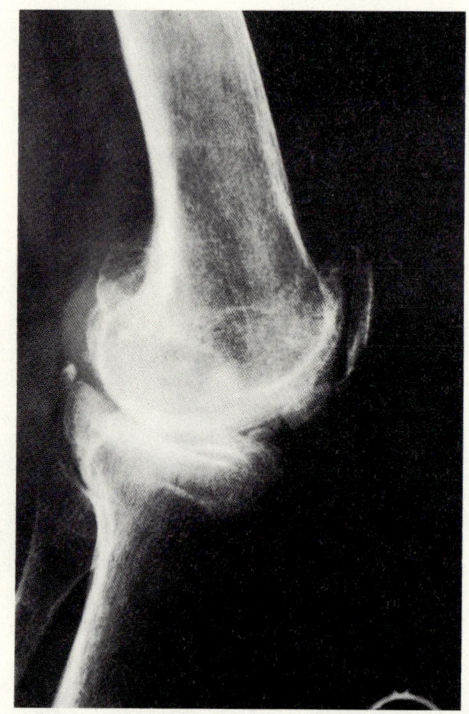

Abb. 67 zu Frage 14.8

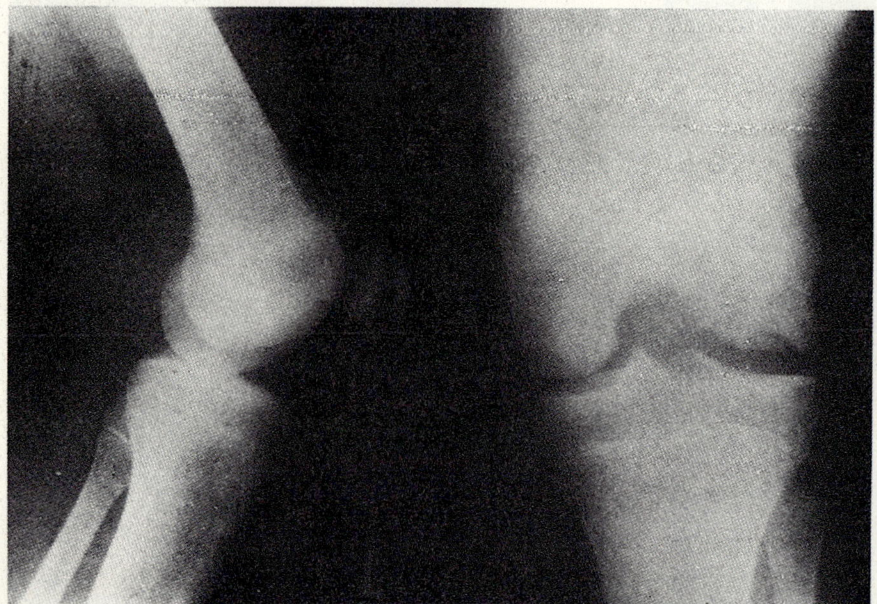

Abb. 68 zu Frage 14.14

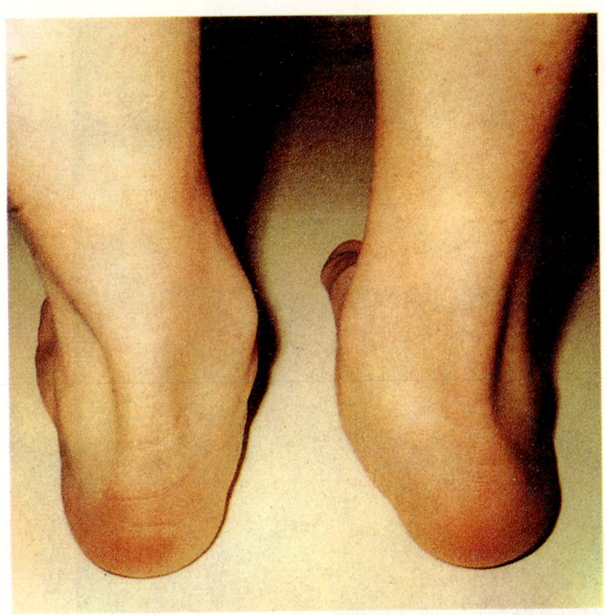

Abb. 69 zu Frage 16.2

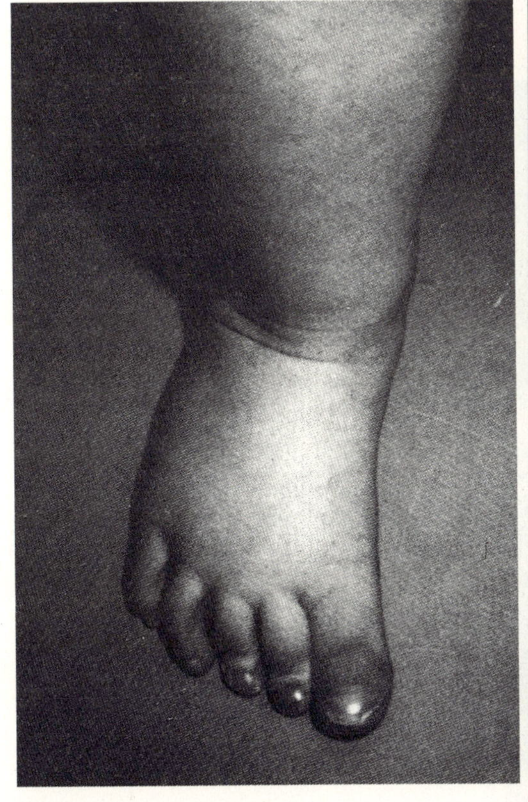

Abb. 70 zu Frage 16.4

Abb. 71 zu Frage 16.4

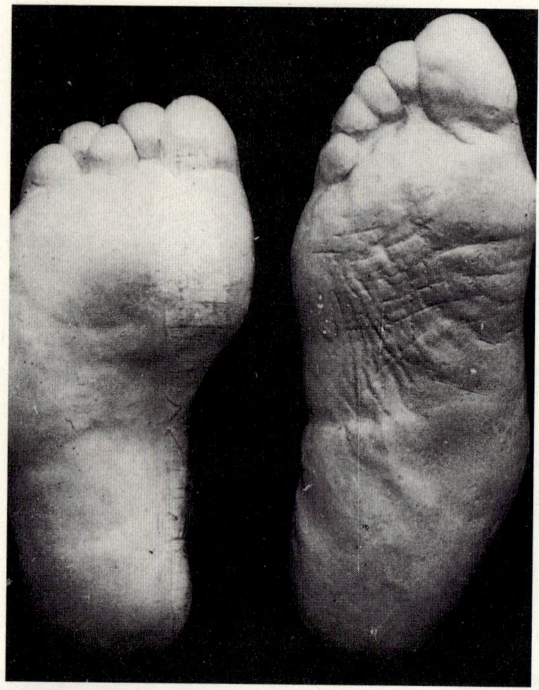

Abb. 72 zu Frage 16.5

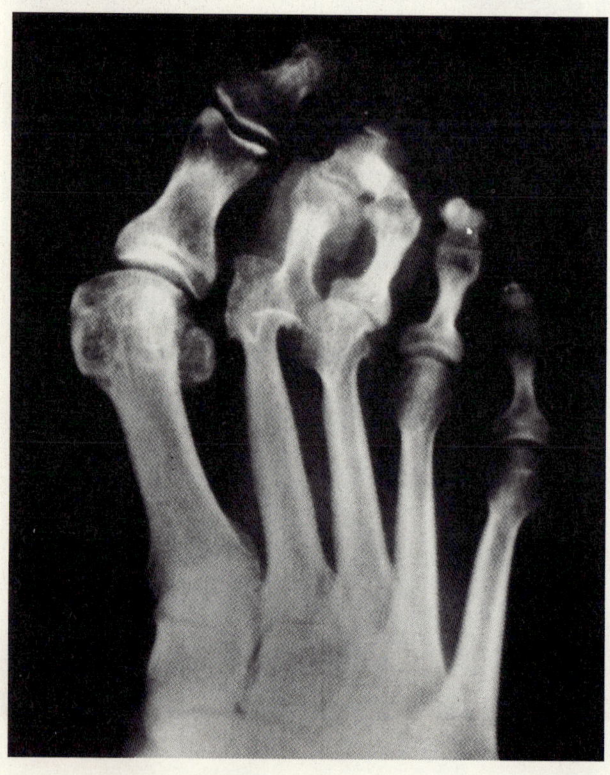

Abb. 73 zu Frage 16.16

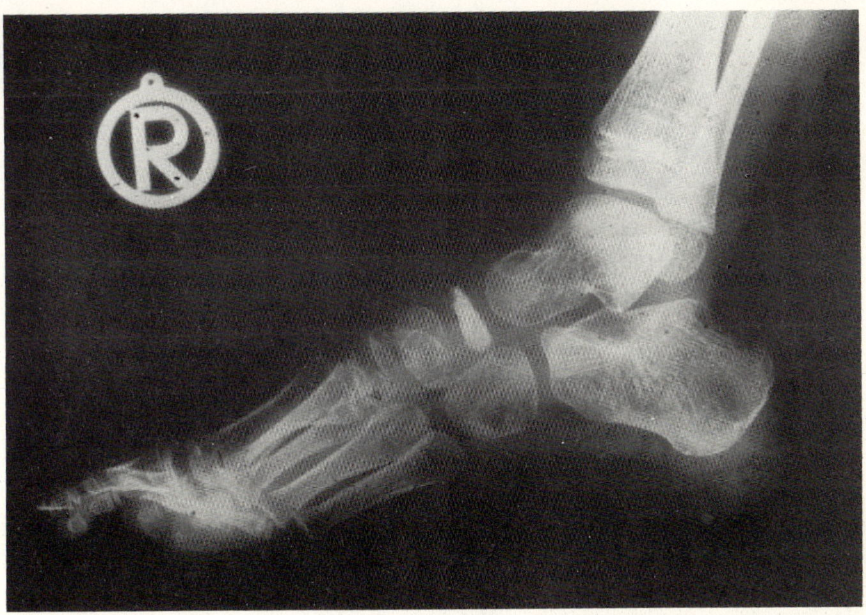

Abb. 74 zu Frage 16.19

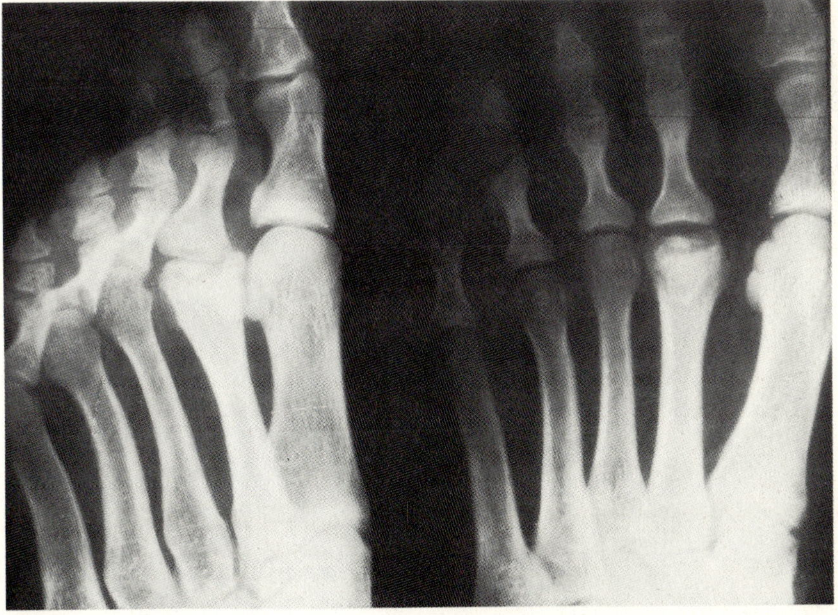

Abb. 75 zu Frage 16.20

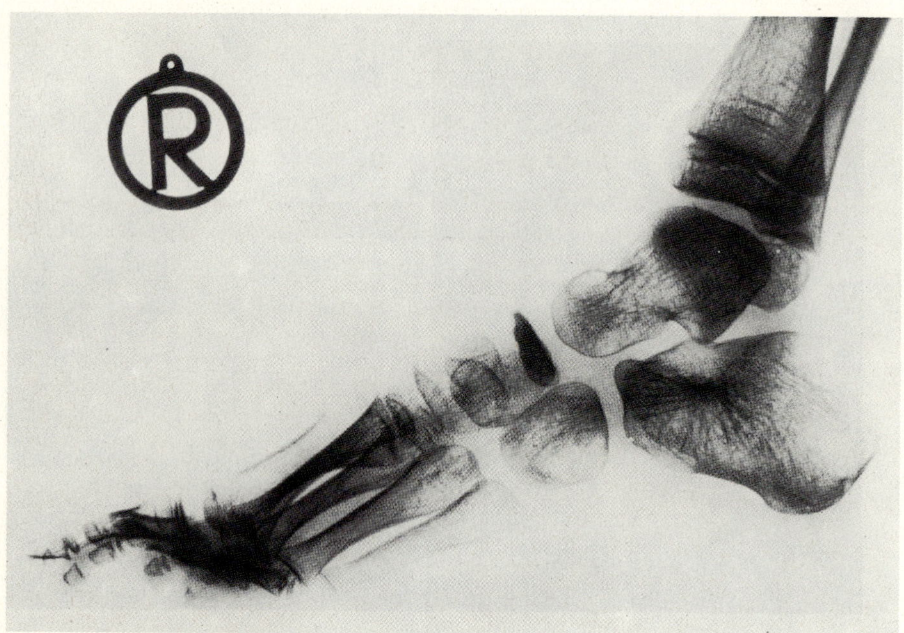

Abb. 76 zu Frage 16.21

Anhang I
Examen Herbst 1989
Fragen

1 Pathomechanismen und Symptomatologie

1.19 Bei einer Beugekontraktur von 20° im rechten Hüftgelenk bei weiterer Beugefähigkeit um 50° nehmen Sie nach der Neutral-Null-Methode folgende Notiz ins Protokoll auf:

(A) Ext./Flex. 20/50
(B) Ext./Flex. 0/20/50
(C) Ext./Flex. 0/20/70
(D) Ext./Flex. 20/0/70
(E) Ext./Flex. 20/0/50

1.20 Das abgebildete Schema zeigt die zum parallelen Beinstand erforderliche Ausgleichsstellung bei einer

(1) Adduktionskontraktur des rechten Hüftgelenkes
(2) Adduktionskontraktur des linken Hüftgelenkes
(3) Abduktionskontraktur des rechten Hüftgelenkes
(4) Abduktionskontraktur des linken Hüftgelenkes

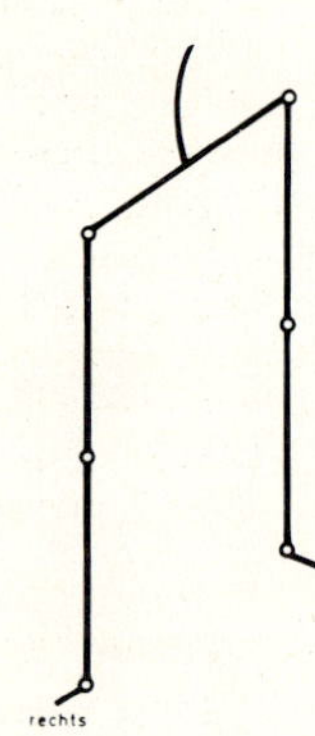

(A) nur 1 ist richtig
(B) nur 4 ist richtig
(C) nur 1 und 3 sind richtig
(D) nur 1 und 4 sind richtig
(E) nur 2 und 3 sind richtig

2 Erkrankungen der Knochen

2.59 Welche Aussagen über die Mucopolysaccharidosen treffen zu?

(1) Es handelt sich um angeborene generalisierte Gewebeaufbaustörungen.
(2) Die Kinder fallen durch gehäufte Frakturen auf.
(3) Sie führen zu Minderwuchs.
(4) Hohe Kalziumdosen sind therapeutisch wirksam.

(A) nur 1 und 2 sind richtig
(B) nur 1 und 3 sind richtig
(C) nur 2 und 3 sind richtig
(D) nur 1, 2 und 3 sind richtig
(E) 1–4 = alle sind richtig

2.60 Welche Aussage trifft **nicht** zu?

Kartilaginäre Exostosen (Osteochondrome)

(A) sind gutartige Knochengeschwülste, die sich an den Metaphysen der langen Röhrenknochen entwickeln
(B) führen häufig zu Spontanfrakturen
(C) werden meistens zwischen dem 10. und 20. Lebensjahr entdeckt
(D) erfordern bei rascher Vergrößerung eine operative Behandlung
(E) erfordern eine Abtragung, wenn Nerven und Gefäße bedrängt werden

2.61 Die Röntgenaufnahme zeigt den rechten Oberarm eines 11jährigen Mädchens, das beim Anheben der Schultasche plötzlich Schmerzen im rechten Oberarm verspürt hat.

Der Röntgenbefund (siehe Abbildung Nr. 77 des Bildanhangs) spricht am ehesten für:

(A) Ostitis deformans Paget
(B) Chondrosarkom
(C) juvenile Knochenzyste mit Spontanfraktur
(D) Ewing-Sarkom
(E) angeborene Pseudarthrose

▌1.19 C ▌1.20 E ▌2.59 B ▌2.60 B ▌2.61 C

2.62 Welcher der genannten malignen Tumoren kommt vorwiegend im Kindes- und Jugendalter vor?

(A) Chondrosarkom
(B) Osteosarkom
(C) Fibrosarkom
(D) Retikulumzellsarkom
(E) Plasmozytom

2.63 Gegen eine Osteomyelitis differentialdiagnostisch abzugrenzen ist insbesondere ein/e:

(A) Ostitis deformans Paget
(B) Osteomalazie bei Vitamin-D-Mangel
(C) Hyperparathyreoidismus
(D) Sudecksche Dystrophie
(E) Ewing-Sarkom

4 Erkrankungen der Muskeln, Sehnen und Sehnenscheiden

4.17 Die Myopathia ossificans localisata (circumscripta) kann **nicht** auftreten nach

(A) Querschnittsläsion des Rückenmarks
(B) Implantation einer Totalendoprothese an der Hüfte
(C) wiederholter Massage eines verletzten Muskels
(D) stumpfem Muskeltrauma
(E) überdosierter Kalziumtherapie

7 Allgemeine orthopädische Therapie

7.18 Bei einem Achillessehnenriß, der durch eine End-zu-End-Naht behandelt wird, muß der Fuß in rechtwinkeliger Stellung eingegipst werden,

weil

eine rechtwinkelige Fixierung des Fußes eine Spitzfußprophylaxe darstellt.

9 Wirbelsäule

9.61 Ein 13jähriger Knabe klagt über Rückenschmerzen. Sie stellen einen teilkontrakten Rundrücken fest. Röntgenbefunde siehe Abbildung Nr. 78 des Bildanhangs.

Es handelt sich um

(A) Spondylitis tuberculosa
(B) Eosinophiles Granulom
(C) Geschwulstdestruktion
(D) Adoleszentenkyphose (Scheuermann)
(E) angeborene Keilwirbel

9.62 Ein Rippenbuckel ist kennzeichnend für

(1) Spondylitis tuberculosa
(2) funktionelle Skoliose
(3) poliomyelitische Skoliose
(4) idiopatische strukturelle Skoliose
(5) Pectus carinatum

(A) nur 1 und 3 sind richtig
(B) nur 3 und 4 sind richtig
(C) nur 2, 3 und 4 sind richtig
(D) nur 3, 4 und 5 sind richtig
(E) 1–5 = alle sind richtig

11 Hals- und Schulterregion

11.21 Welche Aussage trifft **nicht** zu?

Ein Schiefhals kann bedingt sein durch:

(A) Augenerkrankungen
(B) einseitige Schwerhörigkeit
(C) eine psychische Störung
(D) eine angeborene Fehlbildung der HWS
(E) einen Beckenschiefstand

Antwort	Aussage 1	Aussage 2	Verknüpfung
A	richtig	richtig	richtig
B	richtig	richtig	falsch
C	richtig	falsch	–
D	falsch	richtig	–
E	falsch	falsch	–

2.62 B | 2.63 E | 4.17 E | 7.18 D | 9.61 D | 9.62 B | 11.21 E

12 Arm und Hand

12.30 Infolge eines posttraumatischen Cubitus valgus

(A) kommt es zu einer Einschränkung der Pro- und Supination
(B) kommt es zu abnormer Dehnungsbeanspruchung des Nervus radialis
(C) kommt es zu abnormer Dehnungsbeanspruchung des Nervus ulnaris
(D) droht die Luxation des Speichenköpfchens
(E) sind sekundäre Gesundheitsstörungen nicht zu erwarten

12.31 Zur Behandlung einer nicht mehr rückbildungsfähigen Radialislähmung sind geeignet:

(1) Orthesen
(2) Sehnenverpflanzungen
(3) Handgelenkarthrodese
(4) Elektrotherapie
(5) Beugesehnenverlängerung

(A) nur 1, 2 und 3 sind richtig
(B) nur 1, 3 und 5 sind richtig
(C) nur 1, 4 und 5 sind richtig
(D) nur 2, 3 und 4 sind richtig
(E) nur 2, 4 und 5 sind richtig

12.32 Ein 60jähriger Schreiner beklagt sich über eine Verhärtung seiner Handinnenfläche mit Einschränkung der Streckfähigkeit.

Welche Diagnose stellen Sie aufgrund der Abbildung Nr. 79 des Bildanhangs?

(A) schnellender Finger
(B) rheumatische Tenosynovitis
(C) Weichteilschwellung durch Einlagerung von Uratkristallen
(D) Palmarfibromatose
(E) Keine der Aussagen (A)–(D) trifft zu

13 Hüft- und Oberschenkelregion

13.30 Welche der nachfolgenden Untersuchungsmethoden sind neben der klinischen Untersuchung zur Diagnose der kongenitalen Hüftluxation wichtig?

(1) Röntgen
(2) Sonographie
(3) Szintigraphie
(4) Arthroskopie

(A) nur 1 ist richtig
(B) nur 1 und 2 sind richtig
(C) nur 1 und 3 sind richtig
(D) nur 2 und 4 sind richtig
(E) 1–4 = alle sind richtig

13.31 Eine 60jährige Frau klagt über zunehmende Funktionsbehinderung mit mäßigen Schmerzen in den Hüften, besonders links.

Der radiologische Befund (siehe Abbildung Nr. 80 des Bildanhangs) spricht für:

(A) Idiopathische Schenkelkopfnekrose
(B) Epiphysiolysis capitis femoris
(C) Spätfolge eines Morbus Perthes
(D) Achondroplasie
(E) Protrusio acetabuli

14 Kniegelenk

14.22 Welche Aussage trifft **nicht** zu?

Befunde bei der habituellen Patellaluxation sind:

(A) Dysplasie der Kniescheibe
(B) Nachgiebigkeit der Retinacula patellae
(C) Genu valgum
(D) Patella (bi-, tri-) partita
(E) Abflachung des lateralen Femurkondylus

12.30 C | 12.31 A | 12.32 D | 13.30 B | 13.31 E | 14.22 D

16 Fuß und Zehen

16.22 Folgende Angaben beziehen sich auf die Aufgaben Nr. 16.22 und Nr. 16.23

In Abbildung Nr. 81 des Bildanhangs sind die Füße eines Patienten dargestellt.

Die abgebildeten Füße zeigen eine(n)

(1) Valgusstellung der Ferse
(2) Vorfußabduktion
(3) supinatorische Aufbiegung
(4) erhöhtes Fußlängsgewölbe
(5) Verbreiterung des Fußquergewölbes

(A) nur 1 und 3 sind richtig
(B) nur 3 und 4 sind richtig
(C) nur 2, 3 und 4 sind richtig
(D) nur 1, 3, 4 und 5 sind richtig
(E) 1–5 = alle sind richtig

16.23 Die Diagnose lautet:

(A) Hohlfuß
(B) Sichelfuß
(C) Knickfuß
(D) Klumpfuß
(E) Spreizfuß

16.22 B 16.23 D

Anhang I
Examen Herbst 1989
Lerntexte
und Kommentare

1 Pathomechanismen und Symptomatologie

H 89

Frage 1.19: Lösung C

Siehe hierzu die Lerntexte „Prüfung der Gelenkfunktion/Neutral-0-Methode" und „Dokumentation von Kontrakturen /Ankylosen" auf Seite 56/57.

Der Begriff der Beugekontraktur will besagen, daß das Hüftgelenk nicht in Neutralstellung gebracht und nicht gestreckt werden kann, während es voll oder teilweise gebeugt werden kann. Nach der Neutral-0-Methode werden Kontrakturen wie folgt gemessen: Derjenige Wert, der zum Erreichen der Neutral-0-Stellung fehlt, wird in die Mitte gesetzt. Die nicht durchführbare Bewegungsrichtung wird mit 0 bezeichnet. Der noch mögliche Ausschlag von der Kontraktur weg wird aus der Neutral-0-Stellung gemessen angegeben. Dementsprechend ist Lösung (C) richtig.

Zu (A)
Der Wert Extension/Flexion 20/50 ist sinnlos. Die Neutral-0-Methode benötigt jeweils drei Zahlenwerte zur genauen Definition des Bewegungsausmaßes.

Zu (B)
Der Wert Extension/Flexion 0/20/50 beschreibt eine Beugekontraktur von 20°, deren maximale Beugefähigkeit 50° aus der Neutral-0-Stellung gemessen beträgt. Die Beugefähigkeit von der Kontraktur weg würde also nur 30° und nicht wie geschildert 50° betragen.

Zu (D)
Der Wert Extension/Flexion 20/0/70 beschreibt eine normale Streckfähigkeit bei eingeschränkter Beugefähigkeit. Eine Kontraktur besteht nicht.

Zu (E)
Der Wert Extension/Flexion 20/0/50 beschreibt eine normale Streckfähigkeit bei eingeschränkter Beugefähigkeit. Eine Beugekontraktur besteht nicht.

H 89

Frage 1.20: Lösung E

Siehe hierzu den Lerntext „Funktionelle Beinverkürzungen" auf Seite 60.

Ab- und Adduktionskontrakturen des Hüftgelenkes werden durch Beckenschiefstände ausgeglichen, die einen parallelen Beinstand erlauben.

Zu (1)
Bei einer Adduktionskontraktur des rechten Hüftgelenkes ist das rechte Bein angespreizt. Es muß im Gegensatz zum abgebildeten Schema durch einen kompensatorischen Beckenhochstand rechts parallel zum Körperlot gestellt werden. Die Lösung ist dementsprechend falsch.

Zu (2)
Bei einer Adduktionskontraktur des linken Hüftgelenkes ist das linke Bein angespreizt. Es muß entsprechend dem abgebildeten Schema durch einen kompensatorischen Beckenhochstand links parallel zum Körperlot gestellt werden. Diese Lösung ist also richtig.

Zu (3)
Bei einer Abduktionskontraktur des rechten Hüftgelenkes ist das rechte Bein abgespreizt. Es muß entsprechend dem abgebildeten Schema durch einen kompensatorischen Beckentiefstand rechts parallel zum Körperlot gestellt werden. Diese Lösung ist also auch richtig.

Zu (4)
Bei einer Abduktionskontraktur des linken Hüftgelenkes ist das linke Bein abgespreizt. Es muß im Gegensatz zum abgebildeten Schema durch einen kompensatorischen Beckentiefstand links parallel zum Körperlot gestellt werden. Dementsprechend ist die angebotene Lösung falsch.

2 Erkrankungen der Knochen

Skelettveränderungen bei Mukopolysaccharidosen

Mukopolysaccharidosen werden durch angeborene Enzymdefekte verursacht, die zu einer Anhäufung von Mukopolysacchariden in den Zellen des Mesenchyms, des Nervengewebes und in Zellen viszeraler Organe führen. Nach dem jeweiligen Enzymdefekt, Vererbungsmodus, Krankheitsbeginn und klinischem Befund werden sechs verschiedene Typen unterschieden (siehe GK Pädiatrie).
Skelettveränderungen sind bei allen Typen in unterschiedlicher Ausprägung zu beobachten. Es ist sowohl die enchondrale als auch die periostale Ossifikation gestört.
Die gemeinsamen radiologischen Merkmale der Mukopolysaccharidosen werden unter dem Begriff der **Dysostosis multiplex** zusammengefaßt. Zu beobachten sind:

1. Eine Makrozephalie mit verdickter Schädelkalotte und vergrößerter Sella turcica
2. Verbreiterte ruderförmige Rippen, verbreiterte Claviculae, plumpe Schulterblätter
3. Deformierte, flache Wirbel
4. Verbreiterte Beckenschaufeln
5. Hüftgelenksdysplasien, Hüftkopfaufbaustörungen
6. Verkürzte lange Röhrenknochen mit unregelmäßig geformter Diaphyse
7. Verkürzte kurze Röhrenknochen mit verbreiterten Metaphysen

Da die Flachwirbel zu einer starken Rumpfverkürzung führen, resultiert ein dysproportionierter Minderwuchs („Rumpfzwerg").

H 89
Frage 2.59: Lösung B

Dem Lerntext entsprechend sind die Antworten (1) und (3) richtig.

Zu (2)
Gehäufte Frakturen sind nicht zu beobachten. Diese sind typisch für die Osteogenesis imperfecta.

Zu (4)
Da keine Störung des Mineralhaushaltes vorliegt, ist die Kalziumgabe nicht sinnvoll.

H 89
Frage 2.60: Lösung B

Siehe hierzu den Lerntext „Osteochondrom" auf Seite 77.
Osteochondrome sind pilzartig exophytisch wachsende, gutartige Knochentumoren, die bevorzugt an den Metaphysen der Knieregion und des kranialen Humerus auftreten. Sie manifestieren sich meistens zwischen dem 10. und 20. Lebensjahr. Die operative Therapie ist indiziert, wenn Wachstumsfugen, Gelenke, Gefäße oder Nerven gestört sind. Sehr rasches Wachstum kann ein Zeichen der eher selten vorkommenden malignen Entartung sein. Dementsprechend sind die Antworten (A), (C), (D) und (E) richtig.

Zu (B)
Spontanfrakturen werden beim Osteochondrom nicht beobachtet.

Juvenile (= solitäre) Knochenzyste

Die juvenile Knochenzyste ist eine tumorähnliche Knochenläsion, die zur Spontanfraktur neigt. Sie besteht aus einer einkammerigen Höhle, die mit klarer oder sanguilenter Flüssigkeit gefüllt ist und von einer Membran ausgekleidet ist.
80% aller juvenilen Knochenzysten werden im ersten und zweiten Lebensjahrzehnt manifest. Das Geschlechtsverhältnis ist ♂ : ♀ = 2:1. Ganz eindeutig bevorzugt betroffen ist der proximale Humerus und der proximale Femur, wobei die Läsion in der Regel am Übergang der Diaphyse zur Metaphyse zu finden ist.
Im Röntgenbild ist eine zentral gelegene, ovaläre scharfbegrenzte Zyste zu sehen, die die Kortikalis von innen konzentrisch auftreibt.
Meist führt eine Spontanfraktur mit plötzlich einschießendem Schmerz zur Diagnose. Manchmal treten dumpfe Schmerzen auf, die zur Diagnose führen, bevor die Zyste frakturiert.
In der Therapie hat es sich bewährt, die Zystenfrakturen konservativ ausheilen zu lassen, da hierbei die juvenile Knochenzyste in 15% aller Fälle ohne weiteres Zutun verschwindet. Ist dies nicht der Fall, wird sie operativ ausgeräumt und mit autologer Spongiosa aufgefüllt. Gute Ausheilungsergebnisse werden auch nach alleiniger Kortison- oder Glukoseinstillation berichtet.
Die Prognose ist gut, eine maligne Entartung kommt nicht vor, Rezidive sind nach unvollständiger Zystenausräumung möglich.

H 89

Frage 2.61: Lösung C

Die Röntgenaufnahme zeigt eine infrakturierte, scharf abgrenzbare, zentral gelegene ovaläre Zyste, die die Kortikalis konzentrisch aufgetrieben hat. Sie ist am Übergang der Diaphyse zur Metaphyse gelegen. Sowohl die Röntgenmorphologie als auch die Lokalisation sprechen für eine juvenile Knochenzyste. Auch die Anamnese und das Alter des Mädchens sind typisch.
Dementsprechen ist die Lösung (C) richtig.

Zu (A)
Der Morbus Paget betrifft ältere Leute, die Röntgenmorphologie ist durch ein mosaikartiges, manchmal strähniges Mischbild zwischen Osteolyse und Osteosklerose gekennzeichnet. Spontanfrakturen sind möglich.

Zu (B), (D)
Im Röntgenbild sind keinerlei Malignitätszeichen zu sehen, so daß maligne Tumoren nahezu sicher auszuschließen sind. Das Chondrosarkom befällt außerdem überwiegend Erwachsene.

Zu (E)
Die sog. angeborene Pseudarthrose ist nur an der Tibia vorkommend.

H 89

Frage 2.62: Lösung B

Siehe hierzu den Lerntext „Bevorzugte Alters- und Geschlechtsverteilung der Knochentumoren“ auf Seite 75.
Unter den genannten malignen Tumoren ist das Osteosarkom das einzige, das vorwiegend im Kindes- und Jugendalter vorkommt. Sein Altersgipfel liegt in der Pubertät. Demnach ist Lösung (B) richtig.

Zu (A)
Im Gegensatz zum Osteo- und Ewing-Sarkom tritt das Chondrosarkom vor allem im Erwachsenenalter oder beim alten Menschen auf. Ein Vorkommen in der ersten Lebensdekade ist sehr selten, aber möglich.

Zu (C)
Das äußerst seltene Fibrosarkom kommt grundsätzlich in allen Lebensdekaden vor, in der ersten Lebensdekade ist es sehr selten.

Zu (D)
Das Non-Hodgkin-Lymphom des Knochens (Synonyma: Retikulosarkom, Retikulumzellsarkom) ist ebenfalls ein äußerst seltener Tumor, der vom Knochenmark ausgeht. Er tritt überwiegend in der 5. bis 7. Lebensdekade auf.

Zu (E)
Das Plasmozytom (Synonym: Plasmazellenmyelom) kommt unter 40 Jahren kaum vor, der Altersgipfel liegt in der 6. und 7. Lebensdekade.

H 89

Frage 2.63: Lösung E

Siehe hierzu den Lerntext „Ewing-Sarkom“ auf Seite 81.
Das klinische Bild des Ewing-Sarkoms kann in täuschender Weise demjenigen der akuten Osteomyelitis ähneln. Bei beiden Erkrankungen machen die Patienten einen schwerkranken Eindruck. Sie fühlen sich matt und haben Fieberschübe. Im Tumor- oder im Entzündungsbereich werden starke Schmerzen angegeben, häufig besteht eine lokale Schwellung und Überwärmung. Die BSG und die Leukozytenzahl können stark erhöht sein. Die Lösung (E) ist richtig.

Zu (A)
Der Morbus Paget zeigt als regionale Osteopathie keine systemischen Auswirkungen. Es bestehen also kein allgemeines Krankheitsgefühl, keine BSG-Erhöhung und keine Leukozytose.

Zu (B)
Bei der Osteomalazie werden im Gegensatz zur Osteomyelitis generalisierte Knochenschmerzen angegeben, Entzündungszeichen fehlen.

Zu (C)
Tritt im Laufe eines Hyperparathyreoidismus eine Knochenmanifestation auf (= Osteodystrophia fibrosa [cystica] generalisata), so klagen die Patienten eher über diffuse Knochenschmerzen. Im Gegensatz zur Osteomyelitis fehlen Entzündungszeichen.

Zu (D)
Die Sudeck-Dystrophie führt im Stadium I zu lokalen Entzündungszeichen; systemische Entzündungszeichen fehlen.

4 Erkrankungen der Muskeln, Sehnen und Sehnenscheiden

H 89

Frage 4.17: Lösung E

Siehe hierzu den Lerntext „Myopathia ossificans circumscripta" auf S. 95.
Die Myopathia ossificans circumscripta äußert sich durch eine lokale, in den Weichteilen gelegene Knochenneubildung. Sie wird nach einmaligen stumpfen Muskeltraumen, nach ständig wiederkehrenden Mikrotraumen (z. B. Massagen nach frischen Muskelverletzungen), nach Operationstraumen sowie Schädelhirntraumen und Querschnittslähmungen beobachtet. Dementsprechend sind die Antworten (A) bis (D) richtig.

Zu (E)
Eine überdosierte Kalziumtherapie führt zu renalen und neuromuskulären Symptomen, nicht jedoch zur Myopathia ossificans circumscripta.

7 Allgemeine orthopädische Therapie

H 89

Frage 7.18: Lösung D

Siehe hierzu den Lerntext „Immobilisationsstellung/ Arthrodesenstellung" auf S. 103.
Das obere Sprunggelenk sollte normalerweise in Rechtwinkelstellung immobilisiert werden, da dies den Spitzfuß verhindert und auch nicht zum Hakenfuß führt. Nach Achillessehnennaht ist diese Stellung ungünstig, weil hierbei die rupturierten Sehnenenden zu wenig adaptiert sind. Man muß p. op. wenigstens vier Wochen lang in ungünstiger Spitzfußstellung ruhigstellen, bis die Sehnenenden genügend verbunden sind. Dann kann bis zur endgültigen Sehnenheilung weitere vier Wochen in Rechtwinkelstellung immobilisiert werden.
Dementsprechend ist die Antwort (1) falsch und die Antwort (2) richtig. Die Lösung (D) ist richtig.

9 Wirbelsäule

H 89

Frage 9.61: Lösung D

Siehe hierzu die Lerntexte „Ätiologie und Charakteristika der strukturellen Kyphosen" auf Seite 111 und „Morbus Scheuermann" auf Seite 112.
Der klinische Befund mit teilkontraktem Rundrücken bei einem 13jährigen Buben spricht am ehesten für einen Morbus Scheuermann. Das Röntgenbild zeigt Bandscheibenerniedrigungen, Keilwirbel mit Verlängerung des Längsdurchmessers und Deckplattenunruhen. Dies sind die am häufigsten auftretenden radiologischen Zeichen des M. Scheuermann. Lösung (D) ist richtig.

Zu (A)
Die Spondylitis tuberculosa befällt meist nicht mehrere Bewegungssegmente gleichzeitig. Es ist eher mit einem Gibbus zu rechnen. Im Röntgenbild sind Zeichen der Destruktion, also Konturenunschärfen und Defekte der Grund- und Deckplatten zu sehen.

Zu (B)
Das eosinophile Granulom tritt meist solitär auf. Es betrifft also einen Wirbelkörper, der stark abgeflacht ist. Die benachbarten Bandscheiben sind typischerweise erhöht.

Zu (C)
Geschwulstdestruktionen sind im Alter von 13 Jahren extrem selten und führen eher zum Gibbus oder zur kurzbogigen Kyphose. Im vorliegenden Röntgenbild sind keinerlei Destruktionen zu sehen.

Zu (E)
Angeborene Keilwirbel führen kaum je zu Schmerzen. Sie führen eher zur angulären Kyphose. Im Röntgenbild sind unharmonische Keilwirbel – häufig mit ventralen Synostosen kombiniert – zu sehen.

H 89

Frage 9.62: Lösung B

Siehe hierzu den Lerntext „Definition der Skoliose" auf der Seite 113.
Ein Rippenbuckel wird nur bei strukturellen Skoliosen, nicht jedoch bei skoliotischen Fehlhaltungen, statischen (= funktionellen) Skoliosen und Schmerzskoliosen beobachtet. Unter den vorgegebenen Antworten sind die idiopathische Skoliose und die poliomyelitische Skoliose den strukturellen Skoliosen zuzuordnen. Dementsprechend ist die Lösung (B) richtig.

Zu (1)
Die Spondylitis tuberculosa führt zur strukturellen Kyphose, nicht jedoch zur Skoliose.

Zu (2)
Die funktionelle oder statische Skoliose zeigt typischerweise keine strukturellen Veränderungen. Besteht sie sehr lange, so kann eine gewisse Fixierung mit begleitendem, leichtem Rippenbuckel eintreten.

Zu (5)
Die Kielbrust = Pectus carinatum führt zur Protrusion der vorderen Brustwand, nicht jedoch zum Rippenbuckel.

11 Hals- und Schulterregion

H 89

Frage 11.21: Lösung E

Siehe hierzu den Lerntext „Muskulärer Schiefhals" auf Seite 131.
Fixierte Schiefhälse sind auf angeborene Fehlbildungen des M. sternocleidomastoideus (muskulärer Schiefhals) oder der knöchernen Halswirbelsäule (osteogener Schiefhals) zurückzuführen oder geburtstraumatisch erworben. Schiefhalshaltungen werden bei starkem Astigmatismus (okulärer Schiefhals), bei dauernder einseitiger Schwerhörigkeit (otogener Schiefhals), bei Störungen des extrapyramidalen Systems (Torticollis spasticus) und bei psychischen Erkrankungen (psychogener Schiefhals) beobachtet. Dementsprechend sind die Aussagen (A) bis (D) richtig.

Zu (E)
Ein Beckenschiefstand wird durch eine statische skoliotische Ausgleichshaltung der LWS kompensiert, die die Halswirbelsäule nicht beeinflußt.

12 Arm und Hand

H 89

Frage 12.30: Lösung C

Siehe hierzu den Lerntext „Fraktur des Condylus radialis humeri" auf Seite 141. Gefährliche Frage, die nur zu 40% richtig beantwortet wurde.
Ein posttraumatischer Cubitus valgus führt zu einer vermehrten Umlenkung des N. ulnaris im medial gelegenen Sulcus ulnaris und damit zur posttraumatischen Ulnarisspätlähmung. Dementsprechend ist die Lösung (C) richtig.

Zu (A)
Der posttraumatische Cubitus valgus zeigt typischerweise eine wenig störende Beugekontraktur und ein Beugedefizit des Ellenbogengelenkes. Die Pro- und Supination ist nur minimal eingeschränkt.

Zu (B)
Der in der Ellenbeuge verlaufende N. radialis ist nicht irritiert.

Zu (D)
Das Radiusköpfchen paßt sich im Laufe des Wachstums in oft grotesker Weise dem gestörten Condylus humeri radialis an, ohne zu luxieren.

Radialisparesen

Der N. radialis versorgt (von proximal nach distal gesehen) motorisch die

- M. triceps brachii
- M. brachio-radialis
- M. supinator
- Sämtliche Handgelenks- und Fingerstrecker
- M. abductor pollicis longus

Er innerviert sensibel die Rückseite des Oberarmes sowie ein autonomes Areal an der Radialseite des Handrückens. Nach der Lähmungshöhe sind zu unterscheiden:

- **Die untere Radialisläsion in der Supinatorloge.** Es ist allein der rein motorische Ramus profundus n. radialis betroffen. Gelähmt sind die Fingerextensoren, der M. abductor pollicis longus und der ulnare Handgelenksextensor; die radialen Handgelenksextensoren sind intakt. Dies führt zu einem Ausfall der Fingerextensoren und zu einer Teilparese der Handextension mit radialer Deviation.

- **Die mittlere Radialisläsion im Sulcus n. radialis humeri** („Parkbanklähmung", Humerusschaftfrakturen).
  Zusätzlich zur unteren Radialisläsion sind die radialen Handextensoren, der M. supinator und der M. brachioradialis gelähmt. Dies führt zur völligen Fallhand und zum Fehlen der Unterarmsupination in Ellenbogenstreckstellung. In Ellenbogenbeugestellung ist die Unterarmsupination durch den M. biceps femoris gewährleistet. Die Parese des M. brachioradialis schwächt die Ellenbogenbeugung nur wenig, da der M. brachialis und der M. brachioradialis kompensieren. Die Sensibilität an der Radialseite des Handrückens fällt aus.
- **Die hohe Radialisläsion in der Axilla** (Krückenlähmung)
  Zusätzlich zur mittleren Radialisläsion ist der M. triceps brachii paretisch. Hierdurch fällt die Ellenbogenstreckung fast völlig aus. Außerdem treten Sensibilitätsstörungen an der Rückseite des Oberarmes auf.

Therapie der irreversiblen Fallhand

Nach traumatischen Radialislähmungen ist eine nicht-operative abwartende Therapie gerechtfertigt, da sich der Nerv meist wieder erholt. Wenn nach 5 bis 6 Monaten weder klinisch noch elektromyographisch Reinnervationszeichen zu finden sind, soll revidiert werden. Bei gerissenem Nerv kann eine Nervennaht versucht werden, deren Erfolgschance unsicher ist. Die irreversible Fallhand wird man im Normalfall operativ behandeln:

- Bei Patienten, die schwer körperlich arbeiten, bietet sich die Handgelenksarthrodese in Streckstellung an. Die nach der Arthrodese nicht mehr benötigten Handgelenksbeuger können dann auf die Fingerstrecker verpflanzt werden.
- Bei Patienten, die das Handgelenk teilbeweglich behalten wollen, bietet sich eine Tenodese des Handgelenks an. In diesem Fall wird nur der ulnare Handgelenksbeuger auf die Fingerstrecker versetzt.

Bestehen Kontraindikationen gegen eine Ersatzoperation, dann bietet sich als orthopädietechnische Maßnahme die Radialisschiene an: Diese fixiert das Handgelenk in Streckstellung und läßt die Finger soweit frei, daß der Faustschluß möglich ist.

H 89

Frage 12.31: Lösung A

Dem Lerntext entsprechend sind die Antworten (1), (2), (3) und damit die Lösung A richtig.

Zu (4)
Die Elektrotherapie i. S. einer Reizstromtherapie ist nur dann indiziert, wenn eine Reinnervation erwartet werden kann.

Zu (5)
Eine Beugesehnenverlängerung ist deswegen nicht notwendig, weil sich die Beugesehnen selbst nach jahrelanger Radialisparese nicht wesentlich verkürzen.

Dupuytren-Kontraktur

Die Dupuytren-Kontraktur (Synonym: Palmarfibromatose) ist eine Erkrankung der straffen Bindegewebsfasern in der Hohlhand. Es entwickeln sich kontrahierende Bindegewebsstränge, die ein Streckdefizit der Finger auslösen.

Die Ätiologie ist ungeklärt. Hereditäre Faktoren sowie chronische Leberschäden insbesondere infolge von Alkoholismus begünstigen die Entstehung der Dupuytren-Kontraktur.
Die Erkrankung tritt in der Regel doppelseitig auf, wobei die zweite Seite etwas später erkrankt. Der Verlauf ist schubweise progredient. Betroffen sind bei einem Geschlechtsverhältnis von ♂ : ♀ = 5:1 überwiegend Männer. Der Altersgipfel liegt zwischen 50. bis 70. Lebensjahr. Berufliche Exposition spielt keine Rolle.

Die Patienten verspüren anfangs einen schmerzlosen Knoten in der Hohlhand, der häufig als Schwiele mißdeutet wird. Nach durchschnittlich 4–5 Jahren der schubweisen Progredienz entstehen Fingerbeugekontrakturen vor allem des Fingergrundgelenks. Am häufigsten ist der Ringfinger, in zweiter Linie der Kleinfinger betroffen.

Die konservative Behandlung der Dupuytren-Kontraktur ist sinnlos. Hohlhandstränge ohne begleitende Beugekontraktur der Finger sollten lediglich beobachtet werden. Bei zunehmendem Fingerstreckdefizit ist die Fasziektomie, also die operative Entfernung des kontrakten Gewebes, indiziert.

Die Prognose nach Fasziektomie ist unsicher. In 40% aller operierten Patienten treten Rezidive oder Verhärtungen an anderer Stelle auf.

H 89

Frage 12.32: Lösung D

Das klinische Bild zeigt eine strangartige Verhärtung der Hohlhand mit einer Beugekontraktur des Fingergrundgelenkes am Kleinfinger. Dies ist ein typischer Inspektions- und Palpationsbefund beim M. Dupuytren. Auch die Alters- und Geschlechtsangaben sind passend. Der Beruf spielt keine Rolle.
Lösung (D) ist richtig.

Zu (A)
Beim schnellenden Finger klagen die Patienten nicht über Verhärtungen, sondern wie bereits der Name sagt, über ein ruckartiges, schmerzhaftes Fingerschnellen.

Zu (B)
Die rheumatische Tenosynovitis der Fingerbeuger äußert sich im Inspektionsbefund nicht oder nur wenig. Sie wird deswegen auch häufig übersehen.

Zu (C)
Gichttophi können auch in den Sehnenscheiden der Fingerbeugesehnen entstehen, sie sind im Inspektions- und Palpationsbefund jedoch nie strangartig ausgebildet.

13 Hüft- und Oberschenkelregion

H 89

Frage 13.30: Lösung B

Siehe hierzu den Lerntext „Diagnose, Therapie und Verlauf der angeborenen Hüftdysplasie“ auf Seite 149.
Die kongenitale Hüftluxation wird im ersten Lebensjahr mit der Hüftsonographie diagnostiziert. Etwa ab dem 13. Lebensmonat sinkt die Aussagekraft des Hüftsonogramms, es muß dann in a.p.-Beckenübersichtstechnik geröntgt werden. Dementsprechend sind die Antworten (1) und (2), also die Lösung (B) richtig.

Zu (3)
Die angeborene Hüftdysplasie zeigt keinerlei Stoffwechselverminderung, so daß die Szintigraphie nicht nur zu aufwendig, sondern auch sinnlos ist.

Zu (4)
Die Arthroskopie ist selbstverständlich nicht als Screening-Methode geeignet.

H 89

Frage 13.31: Lösung E

Siehe hierzu den Lerntext „Protrusio acetabuli“ auf Seite 156.
Das Röntgenbild zeigt eine deutliche Vorwölbung besonders des linken Hüftgelenkes ins kleine Becken. Der Gelenkspalt ist beginnend verschmälert. Dieser Röntgenbefund führt zur Diagnose der Protrusio acetabuli. Die Gelenkspaltverschmälerung ist i. S. einer beginnenden Arthrose zu deuten und erklärt die Schmerzen der Patientin. Antwort (E) ist richtig.

Zu (A)
Die idiopathische Hüftkopfnekrose zeigt sich im Röntgenbild anfänglich durch ein Mischbild zwischen Sklerose und lokaler Osteoporose des Hüftkopfes, später dann durch ein Zusammensintern des Hüftkopfes, im Spätstadium durch eine Arthrose des gesamten Hüftgelenkes. Sie betrifft überwiegend Männer im mittleren Lebensalter.

Zu (B)
Die Epiphyseolysis capitis femoris zeigt sich im a.p.-Bild durch eine Abplattung des Hüftkopfes im Varussinne. Sie betrifft überwiegend Jungen. Im Alter von 60 Jahren wären typischerweise stärkere Arthrose-Zeichen zu erwarten.

Zu (C)
Der M. Perthes führt häufig zur Pilzform des Hüftkopfes mit vergrößerter und abgeflachter Hüftkopfkontur. Im Alter von 60 Jahren wären typischerweise stärkere Arthrosezeichen zu erwarten.

Zu (D)
Die Achondroplasie führt zur Verkürzung, Verplumpung und varischen Verbiegung der Extremitätenknochen.

14 Kniegelenk

H 89
Frage 14.22: Lösung D

Siehe hierzu den Lerntext „Habituelle Patellaluxation“ auf Seite 161.
Wichtigste Risikofaktoren der habituellen Patellaluxation sind der Patellahochstand, die Dysplasie des femoro-patellaren Gleitlagers (abgeflachter lateraler Femurkondylus, Patelladysplasie), das Genu valgum und die angeborene Bindegewebsschwäche. Dementsprechend sind die Aussagen (A), (B), (C) und (E) richtig.

Zu (D)
Die Patella partita ist eine Hemmungsmißbildung der Kniescheibe. Im Laufe des Wachstums verschmelzen die Knochenkerne der Patella unvollständig. Meistens finden sich 1–2 kleinere abgrenzbare Knochenkerne im äußeren oberen Patellaquadranten. Der Krankheitswert der Patella partita ist gering, sie begünstigt eine Patellaluxation nicht.

16 Fuß und Zehen

H 89
Frage 16.22: Lösung B

Siehe hierzu den Lerntext „Differentialdiagnose der kindlichen Fußdeformitäten und Fußfehlhaltungen“ auf Seite 173.
Das klinische Bild zeigt eine Inversion der Ferse, eine Supination des Mittel- und Vorfußes, eine Vorfußadduktion und ein überhöhtes Längsgewölbe. Es besteht also ein Pes varus supinatus excavatus et adductus. Die Antworten (3) und (4) sind richtig.

Zu (1)
Eine Valgusfehlstellung wäre an der Eversion, also Auswärtskippung der Ferse zu erkennen.

Zu (2)
Die Vorfußabduktion geht definitionsgemäß mit einer Abspreizstellung des Vorfußes einher.

Zu (5)
Eine Verbreiterung des Fußgewölbes besteht nicht.

H 89
Frage 16.23: Lösung D

Es besteht ein Pes varus supinatus excavatus et adductus, womit nahezu alle Einzelkomponenten des Klumpfußes vorliegen. Im Bild nicht eindeutig zu identifizieren ist die zum Klumpfuß gehörige Spitzfußstellung, der Pes equinus. Unter den angebotenen Lösungen ist (D) am wahrscheinlichsten.

Zu (A)
Beim Hohlfuß = Pes excavatus ist das Längsgewölbe überhöht.

Zu (B)
Beim Sichelfuß = Pes adductus ist der Vorfuß vermehrt angespreizt. Im Gegensatz zum Klumpfuß ist der Rückfuß nach auswärts gekippt.

Zu (C)
Beim Knickfuß = Pes valgus ist die Ferse nach außen gekippt.

Zu (E)
Beim Spreizfuß = Pes metatarsus ist das Quergewölbe des Vorfußes abgesunken.

Bildanhang

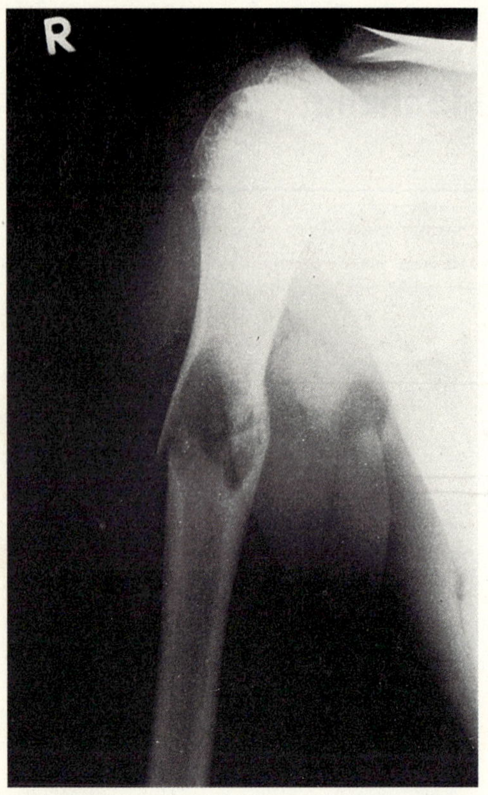

Abb. 77 zu Frage 2.61

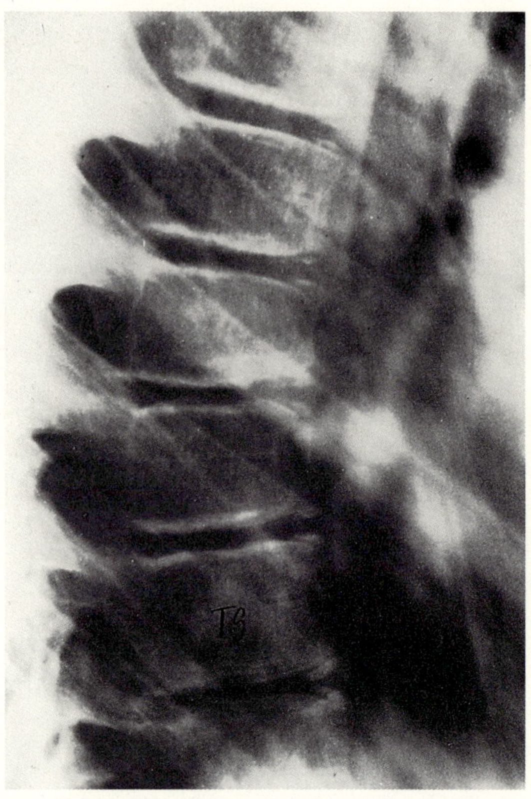

Abb. 78 zu Frage 9.61

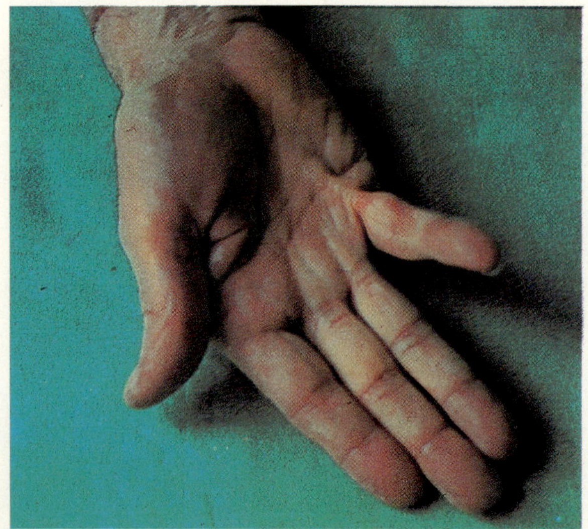

Abb. 79 zu Frage 12.32

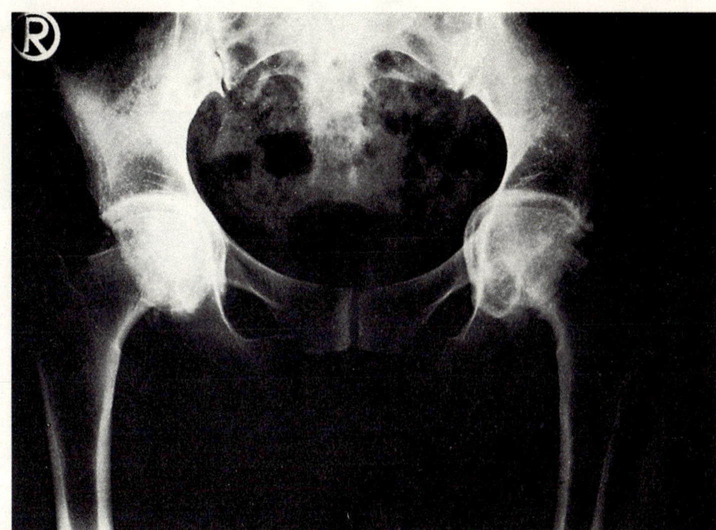

Abb. 80 zu Frage 13.31

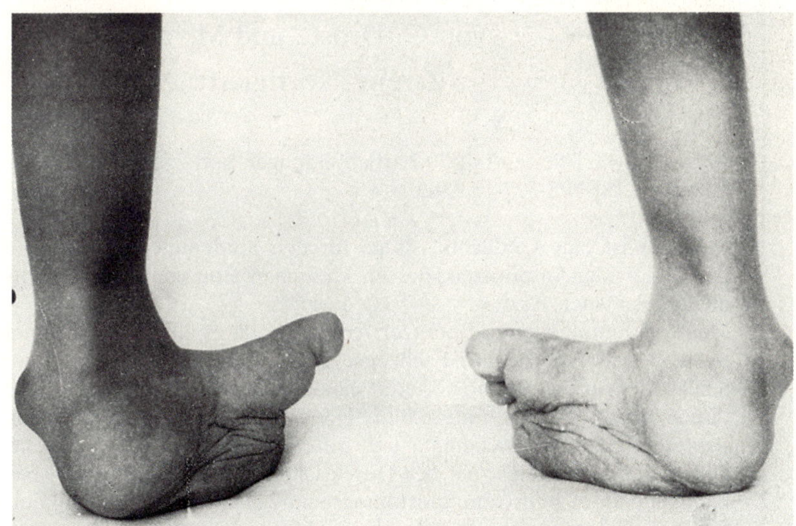

Abb. 81 zu Fragen 16.22 und 16.23

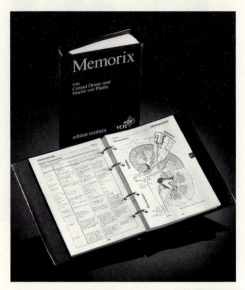

Von der Molekularbiologie bis zur Klinik

Karin Mölling

Das AIDS-Virus

Dieses Buch beschreibt Eigenschaften und Wirkungen des AIDS-Virus sowie praktische, epidemiologische und medizinische Aspekte im Zusammenhang mit AIDS in allgemein verständlicher Form. Die Autorin erläutert den Vermehrungszyklus des Virus, die Besonderheiten seiner jahrelangen Latenz und die Voraussetzungen für den Ausbruch der Krankheit. Unterstützt durch zahlreiche Abbildungen werden Grundlagen für die Diagnostik, Möglichkeiten der Chemotherapie und die Schwierigkeiten der Impfstoffentwicklung vermittelt. Auf der Basis von wissenschaftlich belegten Studien behandelt das Buch praktische Aspekte über den Umgang mit Infizierten sowie das Verhalten in Laboratorien und die Gefahren im täglichen Leben. Das Spektrum der Fragen, die beantwortet werden, reicht von Anschuldigungen an den CIA über die biochemische Wirkungsweise von AZT bis hin zum Sinn der eigenen Blutkonserve im Fluggepäck. Ein Glossar hilft dem Leser, der das Buch nur kapitelweise liest, Fachbegriffe zu verstehen, die andernorts erklärt wurden. Das letzte Kapitel bringt Adressen von Selbsthilfegruppen, Beratungsstellen und Untersuchungsämtern, auch im deutschsprachigen Ausland.

Die Autorin ist eine der wenigen Experten der Retrovirologie in Deutschland. Sie ist seit 1969 wissenschaftlich auf diesem Gebiet tätig, seit 1975 mit einer eigenen Forschungsgruppe am Max-Planck-Institut für Molekulare Genetik in Berlin. Ihre wissenschaftlichen Arbeiten wurden mit mehreren Preisen ausgezeichnet, unter anderem wurde ihr als erster Frau seit 1921 der „Aronson-Preis“ für das Jahr 1987 für ihre „Arbeiten auf dem Gebiet der Krebs- und AIDS-Forschung“ verliehen.

1988. IX, 259 Seiten mit 39 Abbildungen und 25 Tabellen. Gebunden. DM 48,–. ISBN 3-527-15379-9

edition medizin

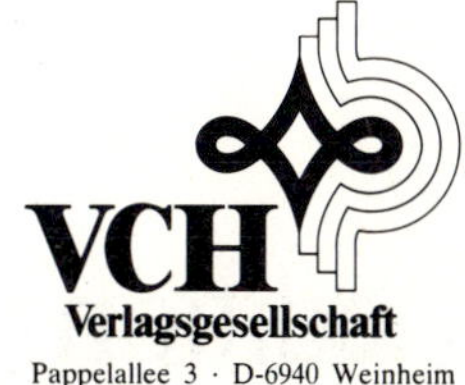

Pappelallee 3 · D-6940 Weinheim

Anhang II
Examina Frühjahr 1990 und Herbst 1990
Fragen

1 Pathomechanismen und Symptomatologie

F 90

1.21 Eine Gelenkzwangsstellung mit verminderter bis aufgehobener Bewegungsfähigkeit (Kontraktur) kann bedingt sein durch

(1) Lähmung
(2) Gelenkerguß
(3) Narbenschrumpfung
(4) Lagerungsfehler bei Bettlägerigkeit
(5) angeborene Fehlbildung

(A) nur 3 und 4 sind richtig
(B) nur 1, 3 und 5 sind richtig
(C) nur 2, 4 und 5 sind richtig
(D) nur 1, 2, 3 und 4 sind richtig
(E) 1–5 = alle sind richtig

F 90

1.22 Welche Aussage bezüglich der Hüftgelenksbiomechanik trifft **nicht** zu?

(A) Im Zweibeinstand lastet auf jedem Hüftgelenk 50% des gesamten Körpergewichtes.
(B) Im Einbeinstand beträgt die Belastung auf dem Hüftgelenk der Standbeinseite ein mehrfaches des Körpergewichts.
(C) Das Duchenne-Hinken bewirkt eine Entlastung der Standbeinseite.
(D) Das Trendelenburg-Hinken führt zur Entlastung der Standbeinseite.
(E) Die Hüftgelenksbelastung ist bei einer coxa valga größer als bei einer coxa vara.

H 90

1.23 Im Einbeinstand rechts sinkt das Becken nach links ab bei

(A) Protrusio acetabuli
(B) Osteoid-Osteom des rechten Schenkelhalses
(C) Hemispastik rechts
(D) Coxa valga congenita rechts
(E) Coxa vara congenita rechts

H 90

1.24 Welche der genannten pathologischen Zustände an den Bewegungsorganen lassen sich mit der Sonographie diagnostizieren?

(1) Hüftdysplasien
(2) Gelenkergüsse
(3) Sehnenrisse
(4) intramedulläre Knochentumoren

(A) nur 2 ist richtig
(B) nur 1 und 2 sind richtig
(C) nur 3 und 4 sind richtig
(D) nur 1, 2 und 3 sind richtig
(E) 1–4 = alle sind richtig

2 Erkrankungen der Knochen

H 90

2.64 Für die Osteodystrophia deformans (M. Paget) trifft zu:

(A) Bevorzugt erkranken Frauen im Alter zwischen 50 und 60 Jahren.
(B) Ätiologisch bedeutsam ist ein Adenom der Glandula parathyroidea.
(C) Es handelt sich um ein autosomal-dominantes Erbleiden.
(D) Röntgenologische Kriterien sind strähnige Verdichtungen und osteolytische Herde.
(E) Zur Beschreibung des Krankheitsbildes gehört der Begriff des „Schrotschußschädels".

H 90

2.65 Abbildung Nr. 82 des Bildanhangs zeigt ein Röntgenbild der rechten Hüfte bei einem 11jährigen Mädchen.

Wie lautet die Verdachtsdiagnose?

(A) Osteoid-Osteom
(B) juvenile Knochenzyste
(C) Ewing-Sarkom
(D) aseptische Knochennekrose
(E) kartilaginäre Exostose

1.21 E | 1.22 A | 1.23 E | 1.24 D | 2.64 D | 2.65 B

F 90

2.66 Die in der Abbildung Nr. 83 des Bildanhangs gezeigten Veränderungen am Femur eines 13jährigen sind typisch für:

(A) Myositis ossificans
(B) juvenile Knochenzyste
(C) aseptische Knochennekrose
(D) Vitamin-D-resistente Rachitis
(E) keine der in (A)-(D) genannten Erkrankungen

H 90

2.67 Welche Aussage zur Osteomyelitis trifft **nicht** zu?

(A) Primärer Manifestationsort der hämatogenen Osteomyelitis ist vorzugsweise die Metaphyse der langen Röhrenknochen.
(B) Bei der Osteomyelitis mit Absiedlungsort in der Nähe des Hüftgelenkes bei jüngeren Säuglingen kann es zur Hüftluxation kommen.
(C) Osteoid-Osteome und Sarkome sind wichtige Differentialdiagnosen.
(D) Der Brodie-Abszeß führt zu chronischen Fistelbildungen.
(E) Trotz radikaler Ausräumung der Herde werden Rezidive beobachtet.

H 90

2.68 Die wichtigste Maßnahme zur Prophylaxe einer möglichen Osteomyelitis nach Osteotomien ist:

(A) prophylaktische Antibiotikagabe
(B) postoperative Ruhigstellung im Gipsverband
(C) intraoperative Asepsis
(D) Gewährleistung einer schnellen Frakturheilung durch Kompressions-Osteosynthese
(E) Verzicht auf Anlegen einer Saugdrainage

3 Erkrankungen der Gelenke

F 90

3.26 Welche Aussagen zum Frühstadium (Stadium I) der Sudeck-Dystrophie treffen zu?

(1) rötliche, livide und teigige Haut
(2) narbige Schrumpfung des Kapselbandapparates
(3) Atrophie von Weichteilen
(4) starke Schmerzen
(5) trophische Störungen an den Nägeln

(A) nur 1 ist richtig
(B) nur 1 und 4 sind richtig
(C) nur 1, 4 und 5 sind richtig
(D) nur 2, 3 und 5 sind richtig
(E) 1-5 = alle sind richtig

4 Erkrankungen der Muskeln, Sehnen und Sehnenscheiden

F 90

4.18 Myogelosen

(1) sind umschriebene Verhärtungen der Muskulatur
(2) sind histologisch durch wachsartige Degeneration der Muskelfibrillen und Fetteinlagerung charakterisiert
(3) finden sich häufig in den kleinen Handmuskeln
(4) entstehen bei Überanstrengung der Muskulatur

(A) nur 4 ist richtig
(B) nur 1 und 2 sind richtig
(C) nur 2 und 4 sind richtig
(D) nur 1, 2 und 4 sind richtig
(E) 1-4 = alle sind richtig

2.66 E | 2.67 D | 2.68 C | 3.26 B | 4.18 D

5 Andere Erkrankungen mit Auswirkung auf den Bewegungsapparat

F 90

5.6 Geeignete Maßnahmen zur Beseitigung einer Beugekontraktur am Kniegelenk eines zerebralparetischen Kindes sind:

(1) vorübergehend Anlegen eines Streckverbandes mit Manschettenextension am Fuß
(2) Krankengymnastik mit isotonisch-isometrischen Übungen für den M. semitendinosus, M. semimembranosus und M. biceps femoris
(3) bei Therapieresistenz Durchtrennung bzw. Verlängerung der Sehnen der Kniebeugemuskeln
(4) intermittierend Lagerung der Beine auf einem Schaumstoffwürfel mit 90° Hüft- und Kniebeugung

(A) nur 2 ist richtig
(B) nur 1 und 3 sind richtig
(C) nur 3 und 4 sind richtig
(D) nur 1, 2 und 3 sind richtig
(E) 1–4 = alle sind richtig

7 Allgemeine orthopädische Therapie

F 90

7.19 Bei krankengymnastischen Übungen zur Kräftigung der Quadrizeps-Muskulatur nach einer arthroskopischen Operation am Kniegelenk erhöht man die muskuläre Ansprechbarkeit durch:

(A) maximale Kniebeugestellung
(B) Vorgeben von Bewegungswiderständen
(C) Dauerinfusion mit Myotonolytika
(D) vorherige passive Mobilisation des Kniegelenkes über die Schmerzgrenze
(E) intraartikuläre Injektion eines Lokalanästhetikums

H 90

7.20 Krankengymnastik auf neurophysiologischer Basis zur Behandlung spastischer Tetraplegien beinhaltet z. B.:

(1) Äußere Stimulation und Bahnung koordinierter Bewegungsabläufe zum Abbau des pathologischen Tonus und abnormer Bewegungen
(2) Äußere Stimulation zur Kontraktion der spastisch vorgespannten Muskelgruppen
(3) Übungen aus speziell vorgegebenen Ausgangsstellungen zum Einüben bis dahin nicht gekannter Bewegungsabläufe
(4) Einnahme der spastischen Ausgangsstellung mit Betonung pathologischer Bewegungsabläufe

(A) nur 1 ist richtig
(B) nur 3 ist richtig
(C) nur 1 und 3 sind richtig
(D) nur 2, 3 und 4 sind richtig
(E) 1–4 = alle sind richtig

9 Wirbelsäule

F 90

9.63 Der Rücken der Frau auf diesem Gemälde (siehe Abbildung Nr. 84 des Bildanhangs) ist einzustufen als:

(A) hohlrunder Rücken
(B) Hohlkreuz wegen Spondylolisthesis
(C) Adoleszentenkyphose (Scheuermann)
(D) Fehlstatik wegen Hüftluxation
(E) Spondylitis ancylosans (Bechterew)

H 90

9.64 Der in der Abbildung Nr. 85 des Bildanhangs gezeigte Rücken des Patienten ist einzustufen als:

(A) hohlrunder Rücken
(B) Hohlkreuz wegen Spondylolisthese
(C) Adoleszentenkyphose (Scheuermann)
(D) Fehlstatik wegen Hüftluxation
(E) Spondylitis ankylosans (Bechterew)

5.6 B　7.19 B　7.20 C　9.63 A　9.64 B

F 90

Folgende Angaben beziehen sich auf die Aufgaben Nr. 9.65 und Nr. 9.66.

Ein 12jähriger klagt über heftige, seit 3 Monaten bestehende Kreuzschmerzen.

9.65 Das Röntgenbild (siehe Abbildung Nr. 86 des Bildanhangs) zeigt

(A) eine multifokale Spondylitis
(B) einen thorakolumbalen und lumbalen Morbus Scheuermann (juvenile Aufbaustörungen)
(C) multiple aseptische Nekrosen
(D) die typischen Spätfolgen nach Wirbelsäulenfrakturen
(E) Osteoklastome (Riesenzelltumoren) am 12. BWK sowie am 1. und 3. LWK

9.66 Welche Therapie ist vor allem zu empfehlen?

(A) Krankengymnastik und Beobachtung
(B) Gipskorsett, Bettruhe und Antibiotika für ca. 3–4 Monate
(C) Radiotherapie
(D) Kürettage der Defekte mit Spongiosaauffüllung
(E) operative Ausräumung der Herde mit nachfolgender Spondylodese

H 90

9.67 Die Abbildung Nr. 87 des Bildanhangs zeigt den Rücken einer 19jährigen Patientin. Die wahrscheinlichste Diagnose lautet:

(A) strukturelle idiopathische Skoliose
(B) Pottscher Buckel infolge Wirbeltuberkulose
(C) angeborener Skapulahochstand (Sprengelsche Deformität)
(D) Rachitisfolge
(E) Achondroplasie

F 90

9.68 Kennzeichnend für die strukturelle Brustwirbelsäulenskoliose sind folgende Veränderungen der die Krümmung bildenden Wirbel- und Thoraxabschnitte:

(1) zur Konkavseite abfallende Keilform des Wirbelkörpers
(2) Torsion von Wirbelbögen und Dornfortsätzen zur Konvexseite
(3) zur Konvexseite abfallende Keilform des Wirbelkörpers
(4) Torsion von Wirbelbögen und Dornfortsatz zur Konkavseite
(5) Aufschwulstung der Rippen auf der Konkavseite der Krümmung

(A) nur 1 und 2 sind richtig
(B) nur 1 und 4 sind richtig
(C) nur 1, 4 und 5 sind richtig
(D) nur 2, 3 und 5 sind richtig
(E) nur 3, 4 und 5 sind richtig

H 90

9.69 Chronische Kreuzschmerzen können verursacht werden durch:

(1) Adipositas mit Hängebauch
(2) Hüftbeugekontraktur
(3) kontrakten Rundrücken
(4) Spondylitis ankylosans
(5) asymmetrischen lumbosakralen Übergangswirbel

(A) nur 1 und 3 sind richtig
(B) nur 3 und 4 sind richtig
(C) nur 1, 2 und 4 sind richtig
(D) nur 3, 4 und 5 sind richtig
(E) 1–5 = alle sind richtig

H 90

9.70 Welche Aussage trifft **nicht** zu?

Ein lumbaler Bandscheibenvorfall L4/5 kann folgende Symptome hervorrufen:

(A) Fußheberschwäche
(B) Lähmung der Schließmuskeln an Blase und Mastdarm
(C) Seitverbiegung der Wirbelsäule
(D) Seitendifferenz der Fußpulse
(E) Taubheitsgefühl auf dem Fußrücken

9.65 B 9.66 A 9.67 A 9.68 B 9.69 E 9.70 D

H 90

9.71 Welche Aussage trifft **nicht** zu?

Pathogenetisch wirksam für das Syndrom des engen Spinalkanals im Lumbalbereich sind:

(A) arthrotische Ausziehungen an den Wirbelgelenken
(B) dorsale spondylotische Ausziehungen an den Wirbelkanten
(C) Körperhaltungen mit Hyperlordose der Lendenwirbelsäule
(D) anlagenbedingte Veränderungen z. B. bei der Chondrodystrophie
(E) langes Sitzen auf Stühlen ohne Rückenlehne

F 90

9.72 Multiple Spontanfrakturen von Wirbelkörpern sind in erster Linie kennzeichnend für:

(A) Rachitis
(B) Ostitis deformans Paget
(C) Hyperparathyreoidismus
(D) Involutionsosteoporose
(E) Wirbelhämangiome

11 Hals- und Schulterregion

F 90

11.22 Welche Übungen empfehlen Sie Ihrem Patienten zur Rezidivprophylaxe bei einem Supraspinatussehnensyndrom?

(A) Liegestützübungen morgens und abends
(B) Pendelübungen bei herabhängendem Arm
(C) möglichst viele Arbeiten „über Kopf", z. B. Fensterputzen, Ein- und Ausräumen von Regalen
(D) Übungen im Vierfüßlerstand
(E) Aushängen am Türrahmen oder an der Teppichklopfstange

H 90

11.23 Der habituellen Schulterluxation nach traumatischer Schulterluxation liegt meist zugrunde ein(e)

(A) Überdehnung der Rotatorenmanschette
(B) Fraktur der Schulterblattpfanne
(C) Abriß des Tuberculum majus
(D) Abriß des Labrum glenoidale und der Kapsel vom vorderen Pfannenrand
(E) Riß der Supraspinatussehne

12 Arm und Hand

F 90

12.33 Blockierungen bei Bewegungen im Ellenbogengelenk können verursacht sein durch

(1) Subluxation des Radiusköpfchens
(2) Chondromatose
(3) Cubitus valgus
(4) Osteochondrosis dissecans

(A) nur 1 und 4 sind richtig
(B) nur 2 und 3 sind richtig
(C) nur 2 und 4 sind richtig
(D) nur 1, 2 und 4 sind richtig
(E) 1–4 = alle sind richtig

H 90

12.34 Beim schnellenden Finger liegen die pathologisch-anatomischen Veränderungen meist in Höhe der

(A) Beugeseite des Fingerendgelenkes
(B) Streckseite des Fingermittelgelenkes
(C) Beugeseite des Fingermittelgelenkes
(D) Streckseite des Fingergrundgelenkes
(E) Beugeseite des Fingergrundgelenkes

F 90

12.35 Eine ältere Patientin klagt über Sensibilitätsstörungen im I.–III. Finger der rechten Hand, starke Schmerzen, die besonders nachts auftreten und über zunehmende Schwäche der M. abductor pollicis.

Es handelt sich am ehesten um:

(A) obere Plexuslähmung
(B) Fraktur im Handwurzelbereich
(C) Karpaltunnelsyndrom
(D) falsche Schlafposition des Armes
(E) Reizung des Nervus ulnaris

9.71 E | 9.72 D | 11.22 B | 11.23 D | 12.33 D | 12.34 E | 12.35 C

H 90

12.36 Die Tenosynovitis ist ein Bestandteil der chronischen Polyarthritis.

Durch die Tenosynovitis wird verursacht:

(A) spontane Achillessehnenruptur
(B) Epicondylitis humeri radialis
(C) Engpaßsyndrom der Supraspinatussehne
(D) Supinatorsyndrom
(E) Karpaltunnelsyndrom

13 Hüft- und Oberschenkelregion

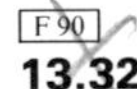

13.32 Welche Aussage trifft **nicht** zu?

Im Ultraschallbild der Säuglingshüfte sind folgende Strukturen beurteilbar:

(A) Hüftgelenkskapsel
(B) Trabekelstruktur des Hüftkopfkernes
(C) Stellung des Hüftkopfes in Relation zur Hüftpfanne
(D) Hüftkopfknorpel
(E) Pfannenknorpel

F 90

13.33 Vorgestellt wird Ihnen ein 5jähriger, der im Verlaufe der letzten 6 Wochen belastungsabhängige Schmerzen in der Hüfte und eine Bewegungseinschränkung im Hüftgelenk entwickelte.

An welche Krankheit denken Sie zuerst?

(A) juvenile Epiphysenlösung
(B) Coxa vara
(C) Morbus Perthes
(D) Protrusio acetabuli
(E) kongenitale Hüftluxation

H 90

13.34 Als Frühzeichen bei einem Perthes gilt **nicht:**

(A) belastungsabhängige Schmerzen in der Hüfte
(B) Schmerzen im Knie
(C) Röntgenbefund mit Fragmentierung des Hüftkopfkernes mit scholligem Zerfall
(D) schmerzhafte Innenrotation im Hüftgelenk
(E) schmerzhafte Abduktion im Hüftgelenk

H 90

13.35 Als Ergänzung zur Beckenübersichtsaufnahme bei einer geringgradig dislozierten Hüftkopfepiphyse bei juveniler Hüftkopfepiphysenlösung lagert man den Patienten zur röntgenologischen Diagnosesicherung am besten

(A) in Rückenlage mit Innenrotation im Hüftgelenk, das Bein liegt in Streckstellung
(B) in Rückenlage mit Beugung im Hüftgelenk von etwa 70° und Abduktion (sog. Lauensteinlagerung)
(C) in Bauchlage bei Abduktion und Innenrotation im Hüftgelenk
(D) in Seitenlage mit Streckung im Hüftgelenk
(E) im Stehen unter Belastung der erkrankten Hüfte

14 Kniegelenk

H 90

14.23 Eine Kniegelenksperre bei passiven Bewegungen kann auftreten bei:

(1) Korbhenkelriß des Innenmeniskus
(2) freiem Körper durch Osteochondrosis dissecans
(3) Quadrizepssehnenriß
(4) Lockerung des vorderen Kreuzbandes

(A) Keine der Aussagen 1–4 ist richtig
(B) nur 1 und 2 sind richtig
(C) nur 2 und 4 sind richtig
(D) nur 1, 2 und 4 sind richtig
(E) 1–4 = alle sind richtig

F 90

14.24 Ein 13jähriger klagt über Knieschmerzen, die beim Schulsport nach Sprungdisziplinen auftreten. Der knöcherne Patellarsehnenansatz ist deutlich druckdolent.

Welche therapeutische Maßnahme ist zu diesem Zeitpunkt unter Berücksichtigung des Röntgenbildes (siehe Abbildung Nr. 88 des Bildanhangs) vor allem zu empfehlen?

(A) Sportverbot bei Sprungdisziplinen
(B) mehrmonatige Ruhigstellung im Gipstutor
(C) lokale Injektion von Kortison
(D) Schraubenfixation des knöchernen Fragmentes
(E) operative Entfernung des knöchernen Fragmentes

12.36 E | 13.32 B | 13.33 C | 13.34 C | 13.35 B | 14.23 B | 14.24 A

H 90

14.25 Die Varusfehlstellung des Kniegelenks verursacht:

(1) häufig Peroneusparesen
(2) zunehmende Instabilität
(3) vorzugsweise laterale Osteophyten
(4) vorzugsweise mediale Osteophyten
(5) Patella-Lateralisation

(A) nur 1 und 3 sind richtig
(B) nur 1 und 4 sind richtig
(C) nur 2 und 4 sind richtig
(D) nur 2 und 5 sind richtig
(E) nur 4 und 5 sind richtig

16 Fuß und Zehen

H 90

16.24 In der Abbildung Nr. 89 des Bildanhangs ist ein Fuß eines 17jährigen Patienten dargestellt.

Um welche Fußdeformität handelt es sich?

(A) Klumpfuß
(B) Pes adductus
(C) Hacken-Hohlfuß
(D) Fußdeformierung nach offenen Frakturen
(E) Fußdeformierung nach Kompartment-Syndrom

F 90

16.25 Nach einem Fersenbeinbruch mit Beteiligung der talokalkanealen Gelenkfläche

(1) kann ein posttraumatischer Plattfuß entstehen
(2) entwickelt sich eine Arthrose im oberen Sprunggelenk
(3) ist bei persistierenden Schmerzen und Belastungsintoleranz die subtalare Arthrodese indiziert
(4) ist eine Endoprothese im unteren Sprunggelenk indiziert

(A) nur 1 und 2 sind richtig
(B) nur 1 und 3 sind richtig
(C) nur 2 und 3 sind richtig
(D) nur 1, 2 und 3 sind richtig
(E) nur 1, 3 und 4 sind richtig

F 90

16.26 Welche Aussagen sind bei der dem Röntgenbild (siehe Abbildung Nr. 90 des Bildanhangs) zugrundeliegenden Erkrankung eines 11jährigen Mädchens mit Metatarsalgie richtig?

(1) Die Erkrankung heilt nicht selten mit einer Deformierung des Metatarsalköpfchens aus.
(2) Eine Einlage mit retrokapitaler Abstützung ist die zunächst übliche Therapie.
(3) Die Erkrankung gehört in die Gruppe der Enchondromatosen.
(4) Das weibliche Geschlecht ist ca. 4mal häufiger betroffen als das männliche.

(A) nur 1 und 2 sind richtig
(B) nur 1 und 3 sind richtig
(C) nur 3 und 4 sind richtig
(D) nur 1, 2 und 4 sind richtig
(E) 1–4 = alle sind richtig

14.25 C · 16.24 C · 16.25 B · 16.26 D

Anhang II
Examina Frühjahr 1990 und Herbst 1990 Kommentare und Lerntexte

1 Pathomechanismen und Symptomatologie

Kontrakturentstehung

Will man das Phänomen der Kontraktur verstehen, so muß man sich zuerst klarmachen, auf welche Weise sich im Laufe der Phylogenese und Ontogenese ein normales Gelenk herausbildet. Es gilt hier das Gesetz: *Die neuromuskuläre Funktion und der Einfluß der Schwerkraft bestimmen die Gelenkform.* Es ist also nicht so, daß das Hüftgelenk nach allen Seiten bewegt werden kann, weil es als Kugelgelenk ausgebildet ist. Man muß vielmehr richtigerweise sagen, daß sich die Hüfte als Kugelgelenk ausbildet, weil die zugehörige Muskulatur Bewegungen in alle Richtungen ausführt.
Analog gilt für pathologische Zustände das Gesetz: *Die Kontraktur ist die Folge einer gestörten neuromuskulären Funktion und/oder einer pathologischen Schwerkraftwirkung.*
Kontrakturen entstehen durch:

- **primär neurogene Erkrankungen.** Die neuromuskuläre Funktion ist entweder durch eine spastische Parese (Beispiel: Infantile Cerebralparese) oder durch eine schlaffe Parese (Beispiele: Polio, Meningomyelocele) gestört.
- **primär myogene Erkrankungen.** Die neuromuskuläre Funktion ist durch eine Lähmung der Muskulatur (Beispiel: Muskeldystrophie) gestört.
- **primär arthrogene Erkrankungen.** Die neuromuskuläre Funktion ist reflektorisch durch Schmerzrezeptoren, ergußbedingt aktivierte Dehnungsrezeptoren, mechanische artikuläre Hindernisse oder Gelenkfehlbildungen gestört.
- **primär dermogene Erkrankungen.** Die neuromuskuläre Funktion ist durch Narben (Beispiel: Verbrennungen) oder Weichteilschrumpfungen (Beispiel: Sklerodermie) gestört.
- **primär psychogene Erkrankungen.** Die neuromuskuläre Funktion ist durch langdauernde psychogene Zwangshaltungen gestört.
- **diverse Erkrankungen mit konsekutiver neuromuskulärer Inaktivität.** Hierzu zählen alle Krankheiten, die zur Bettlägrigkeit führen.

F 90

Frage 1.21: Lösung E

Dem Lerntext entsprechend führen alle Erkrankungen zur Kontraktur, die eine normale neuromuskuläre Funktion stören und/oder eine pathologische Schwerkraftwirkung zur Folge haben.
Zu (1)
Bei der Lähmung ist die neuromuskuläre Funktion selbst gestört.
Zu (2)
Der Gelenkerguß stört über Schmerz und Dehnungsrezeptoren die normale neuromuskuläre Funktion.
Zu (3), (5)
Sowohl die Narbenschrumpfung als auch angeborene Fehlbildungen behindern die neuromuskuläre Funktion auf mechanischem Wege.
Zu (4)
Lagerungsfehler bei Bettlägrigkeit führen über den Weg der pathologischen Schwerkraftwirkung zur Kontraktur.

Gelenkbelastung

Gelenkbelastung ist die aus *Körperschwerkraft* und *Muskelkraft* summierbare Kraft, die auf ein Gelenk in einer bestimmten Funktion oder Stellung von außen einwirkt.
Berechnet man die Gelenkbelastung, so ist folgendes zu beachten:

- Die auf ein Gelenk wirkende Körperschwerkraft G ist nicht mit dem Gesamtkörpergewicht identisch, da Körperanteile unterhalb des belasteten Gelenkes keine Schwerkraftwirkung auf dieses ausüben können. So sind beide Hüftgelenke im Zweibeinstand nicht mit dem vollen Körpergewicht, sondern mit dem Körpergewicht abzüglich des Gewichtes beider Beine belastet. Die Hüfte im Einbeinstand wird also mit dem Körpergewicht abzüglich dem Gewicht des Standbeines belastet. Das Kniegelenk im Einbeinstand wird demnach mit dem Körpergewicht abzüglich dem Gewicht des Unterschenkels und Fußes des Standbeines belastet.
- Die auf ein Gelenk wirkende Muskelkraft M errechnet sich ausschließlich aus den Kräften der in der jeweiligen Stellung oder Funktion aktiven, gelenküberbrückenden Muskulatur. Im Einbeinstand sind am Hüftgelenk nur die Hüftabduktoren aktiv und gelenküberbrückend.
- Die Hebelarme, also die Abstände der wirkenden Kräfte zum Gelenkdrehpunkt sind zu berücksichtigen.
- Parallel verlaufende Kräfte können algebraisch addiert, nicht parallel verlaufende Kräfte müssen vektoriell addiert werden.

Belastung des Hüftgelenkes

Es sollen im folgenden die Belastungen verschiedener Hüftgelenke im Einbeinstand errechnet werden:

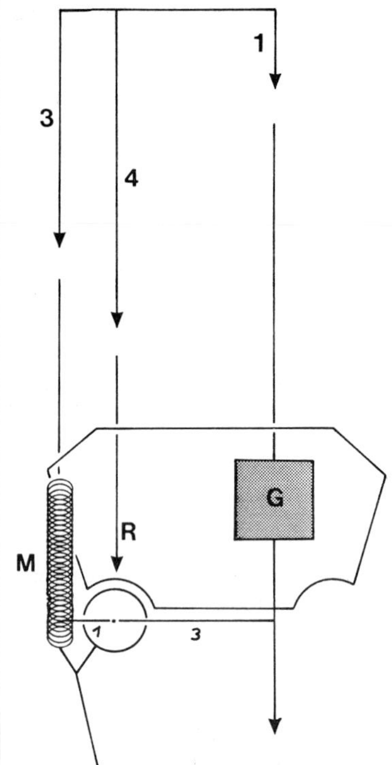

Abb. 29. Hüfte im Einbeinstand

Als erstes ist ein Hüftgelenk im Einbeinstand dargestellt, dessen Hüftabduktoren M parallel zur Körperschwerkraft G wirken. Das Verhältnis zwischen Lastarm und Kraftarm sei 3:1.
Dieses Hüftgelenk ist mit einer einfachen drehmomentfreien Balkenwaage zu vergleichen. Es kann nach den Hebelgesetzen nur dann waagrecht gehalten werden, wenn die Hüftabduktoren dreimal so stark ziehen, wie die Körperschwerkraft. Die Gelenkbelastung R kann algebraisch aus der Summe der Abduktorenkraft M und der Körperschwerkraft G errechnet werden. Sie beträgt das Vierfache der Körperschwerkraft G.

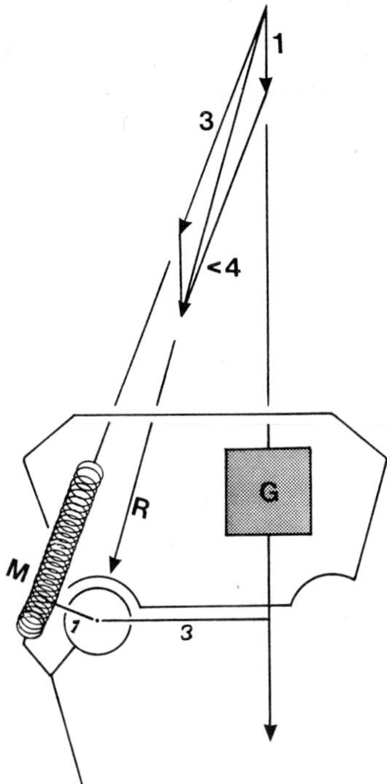

Abb. 30. Normale typische Hüfte im Einbeinstand

Als zweites ist ein typisches normales Hüftgelenk im Einbeinstand dargestellt, dessen Hüftabduktoren M schräg zur Körperschwerkraft G wirken. Das Verhältnis zwischen Lastarm und Kraftarm sei wie im vorhergehenden Beispiel 3:1.
Dieses Hüftgelenk ist mit einer gewinkelten Waage zu vergleichen, deren Kraftarm durch eine Feder schräg beansprucht wird. Nach den Hebelgesetzen müssen auch hier die Hüftabduktoren dreimal so stark, wie die Körperschwerkraft G ziehen, die Gelenkbelastung R ist vektoriell aus dem Betrag und der Richtung der Abduktorenkraft M und der Körperschwerkraft G errechenbar. Dem Kräfteparallelogramm entsprechend ist das Hüftgelenk in diesem Falle mit etwas weniger als dem Vierfachen der Körperschwerkraft G und leicht schräg belastet.

F 90

Frage 1.22: Lösung A

Schwierige Frage mit 15%iger Trefferquote. Siehe hierzu die obigen Lerntexte sowie den Lerntext „Biomechanik des Einbeinstandes“ auf Seite 62/63.
Gelenke werden nur von dem Körperteilgewicht belastet, das kranial des Gelenkes wirksam ist. Im Zweibeinstand wirkt also auf beide Hüften das Körpergewicht abzüglich der Beine. Auf eine Hüfte wirkt das halbe Körpergewicht abzüglich eines Beines. Dementsprechend trifft die Aussage (A) nicht zu.
Zu (B)
Die Belastung des Hüftgelenkes im Einbeinstand errechnet sich aus dem Körpergewicht abzüglich des Standbeingewichtes sowie aus der Kraft der äquilibrierenden Abduktoren. Sie beträgt je nach Hebelarmverhältnissen das 2,5- bis 3,5fache des Körpergewichtes.
Zu (C)
Beim Duchenne-Hinken wird der Lastarm des Hüftgelenkes durch Gewichtsverlagerung zur Standbeinseite hin deutlich verkürzt, so daß die äquilibrierenden Abduktoren wesentlich weniger Kraft aufbringen müssen, um die Hüfte waagrecht zu halten. Durch die Reduktion der Abduktorenkraft bei gleichbleibender Schwerkraftwirkung wird das Hüftgelenk der Standbeinseite deutlich entlastet.
Zu (D)
Beim Trendelenburg-Hinken ändern sich die Hebelarme nur wenig, so daß allenfalls eine geringe Entlastung der standbeinseitigen Hüfte erreicht werden kann.
Zu (E)
Die Coxa valga verkürzt, die Coxa vara verlängert den Kraftarm des Hüftgelenkes. Dementsprechend ist bei der Coxa valga die äquilibrierende Abduktorenkraft erhöht, bei der Coxa vara erniedrigt. Also ist das Hüftgelenk bei der Coxa valga vermehrt, bei der Coxa vara vermindert belastet.

Biomechanische Auswirkungen der Coxa valga/Coxa vara

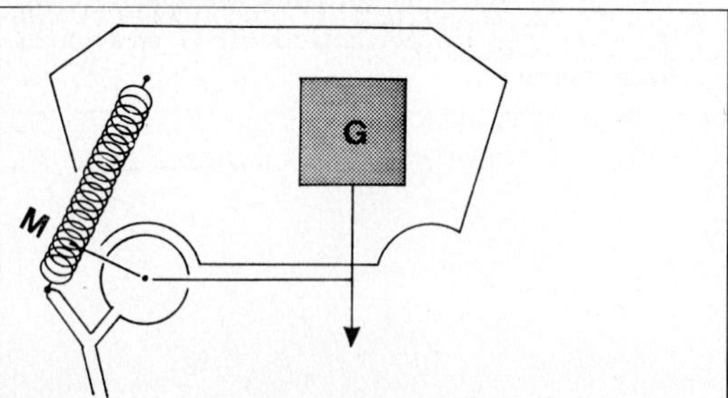

Abb. 31. Normale Hüfte im Einbeinstand

Beim **normalen Hüftgelenk** mit einem CCD-Winkel von 125° bis 130° liegt die Trochanterspitze etwa auf Höhe des Hüftkopfmittelpunktes, das Lastarm-/Kraftarmverhältnis im Einbeinstand beträgt annähernd 3 : 1. Unter diesen geometrischen Bedingungen sind die äquilibrierenden Abduktoren so vorgespannt, daß sie im Einbeinstand ihre maximale Kraft entwickeln können.
Eine biomechanisch begründbare Abduktoreninsuffizienz und damit ein Trendelenburg-Duchenne-Zeichen tritt dann auf, wenn (1) das Lastarm-/Kraftarmverhältnis zu ungunsten des Kraftarmes verändert wird und/oder wenn (2) die Abduktoren zu stark oder zu schwach vorgespannt sind.

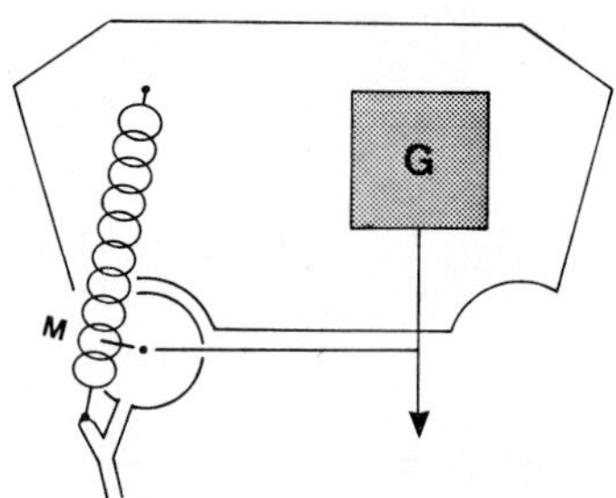

Abb. 32. Coxa valga im Einbeinstand

Beim pathologischen Hüftgelenk mit starker **Coxa valga** liegt die Trochanterspitze weit distal der Hüftkopfmitte und näher an der Körpermittellinie. Dies wirkt sich auf die Biomechanik des Hüftgelenkes in doppelter Weise nachteilig aus: 1. Der Kraftarm der Abduktoren ist wesentlich verkürzt. 2. Die Abduktoren sind zu stark vorgespannt, so daß sie wesentlich weniger Kraft entwickeln können. Es resultiert ein Trendelenburg-Duchenne-Hinken.

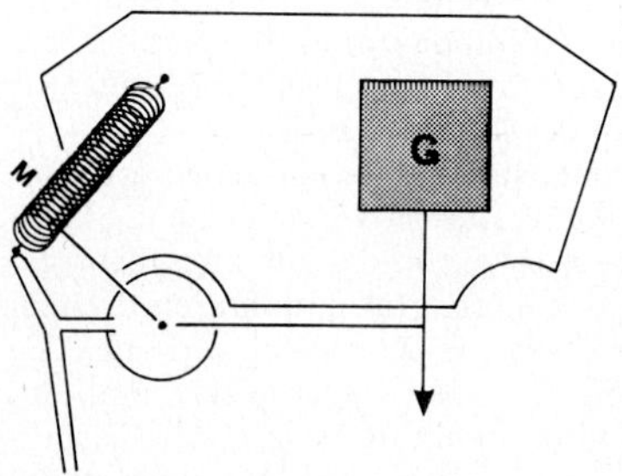

Abb. 33. Coxa vara im Einbeinstand

Beim pathologischen Hüftgelenk mit starker **Coxa vara** liegt die Trochanterspitze kranial der Hüftkopfkalotte. Dies verlängert den Kraftarm der Abduktoren in günstiger Weise. Die Abduktoren sind jedoch stark verkürzt und somit wenig vorgespannt, sie können nur geringe Kraft entwickeln. Es resultiert trotz günstigem Kraftarmhebel ein Trendelenburg-Duchenne-Hinken.

H 90

Frage 1.23: Lösung E

Siehe hierzu den obigen Lerntext sowie die Lerntexte „Biomechanik des Einbeinstandes" auf Seite 62/63 und „CCD-Winkel/Coxa valga/Coxa vara" auf Seite 66.
Wenn das Becken im Einbeinstand rechts nach links absinkt, so ist das Trendelenburg-Zeichen rechts pathologisch. Unter den angebotenen Hüfterkrankungen ist die Coxa vara congenita – die mit einem angeborenen und später progredienten varischen Fehlwachstum des Schenkelhalses einhergeht – diejenige Erkrankung, die das stärkste Trendelenburg-Hinken auslöst.
Zu (A)
Die Protrusio acetabuli führt zur pathologischen Vorwölbung des gesamten Hüftgelenkes ins kleine Becken. Die Abduktorenspannung und die Hebelarmverhältnisse ändern sich hierbei nur wenig, so daß das Trendelenburg-Zeichen unauffällig bleibt.
Zu (B)
Das Osteoidosteom des Schenkelhalses geht mit nächtlichen, ziehenden Schmerzen einher, der Schenkelhals ist nicht verformt.
Zu (C)
Die Hemispastik des Erwachsenen führt nicht zum Trendelenburg-Hinken, da die Geometrie des Hüftgelenkes normal ist und die spastischen Abduktoren genügend Kraft aufbringen, das Becken waagrecht zu halten. Die Hemispastik im Kindes- und Jugendalter kann mit einem Trendelenburg-Hinken einhergehen, da Bewegungsstörungen aller Art im Wachstumsalter zur Coxa valga führen.
Zu (D)
Dieses Krankheitsbild existiert nicht.

Grundlagen der Sonographie

Die Sonographie in Form der Impulsechosonographie nutzt das unterschiedliche Reflexionsverhalten menschlichen Gewebes gegenüber Ultraschallwellen. In der Orthopädie werden hierzu überwiegend Linearschallköpfe mit 5–10 MHz-Frequenzen verwandt. Niedrige Frequenzen haben eine größere Eindringtiefe, aber eine geringe Auflösung. Hohe Frequenzen weisen eine geringe Eindringtiefe, jedoch eine hohe Auflösung auf.

- **Knochen** reflektiert die Schallwellen total, so daß die Knochengrenze im Sonogramm als echodichtes Band eindeutig identifizierbar ist. Die Schallauslöschung hinter der Knochengrenze wird Schallschatten genannt.
- **Kollagenfasrige Gebilde,** z. B. Gelenkkapseln, Sehnen, intramuskuläre Septen und das Perichondrium reflektieren die Schallwellen stark und stellen sich im Sonogramm stark echogen dar.
- **Faserknorpelige Gebilde,** z. B. das Labrum acetabulare der kindlichen Hüfte, reflektieren stark und stellen sich deswegen im Sonogramm stark echogen dar.
- **Muskulatur** reflektiert mittelstark und stellt sich im Sonogramm als echogen dar.
- **hyaliner Knorpel** reflektiert ganz gering und stellt sich im Sonogramm echoarm oder echofrei dar. Echofreie Zonen werden als Schall-Loch bezeichnet.
- **flüssigkeitsgefüllte Hohlräume** reflektieren nicht und stellen sich im Sonogramm echofrei dar.

H 90

Frage 1.24: Lösung D

Aufgrund unterschiedlichen Reflexverhaltens lassen sich im Sonogramm vor allem Weichteile, flüssigkeitsgefüllte Hohlräume und Knorpelstrukturen darstellen. Der total reflektierende Knochen zeigt nur seine knöcherne Grenzschicht, intramedulläre Veränderungen sind deswegen nicht darstellbar. Dementsprechend ist die Antwort (4) falsch, während die Antworten (1), (2) und (3) richtig sind.
Zu (1)
Da im ersten Lebensjahr die kindliche Hüfte überwiegend knorpelig angelegt ist, kann sie in exzellenter Weise sonographisch beurteilt werden.
Die Sonographie der kindlichen Hüfte zum Ausschluß einer Hüftdysplasie ist deshalb Standardmethode geworden.
Zu (2)
Zellarme Gelenkergüsse stellen sich als echofreie Hohlräume dar, koagelgefüllte blutige Ergüsse können echogen aussehen.
Zu (3)
Sehnenrisse, z. B. der Achillessehne, zeigen im Bereich der Sehnendiastase eine verminderte Echogenität.

2 Erkrankungen des Knochens

H 90

Frage 2.64: Lösung D

Siehe hierzu den Lerntext „Osteodystrophia deformans (M. Paget)" auf Seite 73.
Der Röntgenbefund des M. Paget zeigt ein mosaikartiges, manchmal strähniges Mischbild zwischen Osteolyse und Osteosklerose. Dementsprechend ist die Antwort (D) richtig.
Zu (A)
Betroffen sind überwiegend Frauen ab dem 40. Lebensjahr.
Zu (B)
Das Adenom der Glandula parathyreoidea führt zum primären Hyperparathyreoidismus.
Zu (C)
Der M. Paget tritt familiär gehäuft auf, jedoch ist der genaue Erbgang nicht bekannt.
Zu (E)
Die Schädelmanifestation des M. Paget mit scharf umgrenzter Osteolyse wird als Osteoporosis circumscripta cranii bezeichnet. Der Schrotschußschädel ist typisch für das Plasmozytom.

H 90

Frage 2.65: Lösung B

Siehe hierzu die Lerntexte „Juvenile Knochenzyste" auf Seite 225, „Osteoidosteom" auf Seite 79, „Ewing-Sarkom" auf Seite 81, „Häufige aseptische Osteonekrosen des Kindes- und Jugendalters" auf Seite 93 und „Osteochondrom = kartilaginäre Exostose" auf Seite 77.
Das Röntgenbild zeigt eine scharf begrenzte, am ehesten ovaläre Zyste, die sich konzentrisch von innen heraus bildet. Betroffen ist die Femurmetaphyse. Die Röntgenmorphologie, die Lokalisation und das Alter der Patientin sprechen für eine juvenile Knochenzyste. Nicht typisch ist die Geschlechtsangabe, da juvenile Knochenzysten doppelt so viele Jungen als Mädchen befallen. Lösung (B) ist richtig.
Zu (A)
Beim Osteoidosteom ist die Kortikalis spindelförmig verdickt. Im Zentrum dieser Verdickung zeigt sich eine erbsgroße zystische Aufhellung, die Nidus genannt wird.
Zu (C)
Das Röntgenbild zeigt keine Zeichen der Malignität, so daß die Diagnose des Ewing-Sarkoms von vornherein unwahrscheinlich ist. Auch die Lokalisation wäre atypisch, da das Ewing-Sarkom die Diaphyse bevorzugt. Das Alter und Geschlecht würde nicht gegen ein Ewing-Sarkom sprechen.
Zu (D)
Die einzige juvenile aseptische Nekrose des Femur – der M. Perthes – ist an der Hüftkopfepiphyse lokalisiert. Bei schwerem Verlauf eines M. Perthes kann die epiphysenfugennahe Metaphyse mitbetroffen sein.
Zu (E)
Eine kartilaginäre Exostose scheidet aus, da diese dem Knochen pilzartig oder breitbasig aufsitzt. Alter und Geschlecht würden nicht gegen die kartilaginäre Exostose sprechen.

F 90

Frage 2.66: Lösung E

Siehe hierzu die Lerntexte „Malignitätszeichen der Knochentumoren" und „Osteosarkom" auf Seite 80/81.
Das Röntgenbild zeigt als Zeichen der Malignität eine mottenfraßartige Struktur der Femurmetaphyse sowie senkrecht zum Schaft, in den Weichteilen gelegene, sonnenstrahlartige Knochenfäden, die Spikulae genannt werden.
Die Röntgenmorphologie, die Lokalisation an der distalen Femurmetaphyse sowie die Alters- und Geschlechtsangabe passen am ehesten zu einem Osteosarkom. Da dieser Tumor in den Antworten (A) bis (D) nicht angeführt ist, ist die Lösung (E) richtig.
Zu (A)
Bei der Myositis ossificans, genauer Myopathia ossificans circumscripta, verknöchern die Weichteile; die Form und Struktur der angrenzenden Knochen ist unauffällig.
Zu (B)
Die juvenile Knochenzyste ist im Röntgenbild zentral gelegen, ovalär und scharf begrenzt.
Zu (C)
Die aseptischen Nekrosen des Femurs sind im Hüftkopf und an der Femurkondylenrolle lokalisiert.
Zu (D)
Die Vitamin-D-resistente Rachitis führt zur Verbiegung des Femurs im Varus- oder Valgussinne. Die Metaphyse ist becherartig aufgetrieben, die Epiphysenfuge verbreitert und zur Seite der Metaphyse hin unscharf begrenzt.

H 90

Frage 2.67: Lösung D

Siehe hierzu die Lerntexte „Klassifikation der Osteomyelitis" und „Akute hämatogene Osteomyelitis" auf Seite 84.

Der Brodie-Abszeß ist Ausdruck einer besonders benigne verlaufenden Osteomyelitis. Bei geringer Keimvirulenz und guter Körperabwehr bildet sich um den osteomyelitischen Herd ein Sklerosesaum, der den Infekt einmauert. Fistelbildungen sind hierbei also nicht möglich, so daß die Antwort (D) nicht zutrifft.

Zu (A)

Die hämatogene Osteomyelitis befällt primär die Metaphyse der langen Röhrenknochen.

Zu (B)

Die Säuglingsosteomyelitis des coxalen Femurendes befällt primär die Metaphyse, infiziert dann über epiphysenfugenkreuzende Gefäße die Epiphyse und bricht anschließend ins Hüftgelenk ein. Bei fortschreitendem Infekt füllt sich das Gelenk prall mit Eiter, der Hüftkopf wird aus der Pfanne gedrängt.

Zu (C)

Die harmloseste Form der chronischen Osteomyelitis ist die Osteomyelitis sklerosans (Garré). Infolge guter Abwehrlage und geringer Keimvirulenz bildet sich hierbei eine nicht progrediente spindelförmige Verdickung der Kortikalis, die einem Osteoidosteom sehr ähnlich sieht; allerdings fehlt ein Nidus. Aggressive Formen der Osteomyelitis können im Röntgenbefund alle Zeichen eines malignen Knochentumors imitieren, so daß sie mit Sarkomen verwechselt werden können.

Zu (E)

Die im Laufe einer Osteomyelitis bestehende Bakteriämie kann multilokuläre Streuherde setzen, die bei schlechter Abwehrlage nach Jahren erneut aufflakkern können.

Prophylaxe der postoperativen Osteomyelitis

Die Infektrate bei Wahleingriffen am Knochen liegt unter optimalen Voraussetzungen bei 1%. Sie wird durch folgende Maßnahmen gesenkt:

- **strenge operative Asepsis und perioperative Antisepsis.** Dies kann durch eine adäquate Krankenhausorganisation sowie durch sorgfältige Personalauswahl und Schulung erreicht werden.
- **atraumatische Operationstechnik.** Der Eingriff soll sowohl im Weichteil als auch am Knochen minimiert und technisch perfekt sein.
- **kurze Operationszeit.** Die Infektionsrate ist eindeutig von der Operationsdauer abhängig.
- **Hämatomprophylaxe.** Eine akkurate Blutstillung sowie eingelegte Saugdrainagen verhindern infektionsanfällige Blutansammlungen.
- **richtige Auswahl des Operations-Zeitpunktes.** In der Traumatologie gilt die Regel, daß Frakturen vor Einsetzen oder nach Abklingen der Schwellung operiert werden sollten.
- **Optimierung der Knochenheilung.** Dies wird durch stabile Osteosynthesen oder adäquate Ruhigstellungstechniken gewährleistet.
- **Beachtung der Abwehrlage** des Patienten. Bei Wahleingriffen sollten vorerkrankte Patienten optimal internistisch vorbereitet sein.

Die perioperative Antibiotikaprophylaxe ist wegen der Gefahr der Selektion von resistenten Keimen umstritten. Sie ist allenfalls bei überlangen Operationszeiten und bei Zweiteingriffen mit fraglicher Asepsis sinnvoll.

H 90

Frage 2.68: Lösung C

Wichtigste Maßnahme zur Prophylaxe postoperativer Infektionen ist die intraoperative Asepsis. Die Antwort (C) ist richtig.

Zu (A)

Die perioperative Antibiotikagabe ist wegen der Gefahr der Selektion von resistenten Keimen umstritten.

Zu (B)

Bei stabiler Osteosynthese ist die postoperative Ruhigstellung im Gipsverband nicht indiziert. Auch das Infektionsrisiko wird dadurch nicht gesenkt.

Zu (D)

Frakturheilungsstörungen begünstigen Infekte, so daß kunstgerechte Osteosynthesen die Infektionsrate senken.

Zu (E)

Auf eine Saugdrainage kann nur verzichtet werden, wenn eine postoperative Hämatombildung extrem unwahrscheinlich ist.

3 Erkrankungen der Gelenke

F 90

Frage 3.26: Lösung B

Siehe hierzu den Lerntext „Sudeck-Syndrom“ auf Seite 92.
Im Frühstadium des M. Sudeck zeigt sich ein starker, brennender Schmerz bei livider Rötung, Schwellung und Überwärmung der betroffenen Extremität. Dementsprechend sind die Antworten (1) und (4) richtig.
Zu (2), (3)
Weichteilatrophien und narbige Schrumpfungen des Kapselbandapparates sind im Stadium III des M. Sudeck typisch.
Zu (5)
Trophische Störungen in Form von glanzlosen, quergestreiften und rissigen Nägeln sind im Stadium II des M. Sudeck zu beobachten.

4 Erkrankungen der Muskeln, Sehnen und Sehnenscheiden

F 90

Frage 4.18: Lösung D

Diese Frage ist mit der Frage 4.1 identisch, sie ist auf Seite 94 kommentiert.

5 Andere Erkrankungen mit Auswirkung auf den Bewegungsapparat

F 90

Frage 5.6: Lösung B

Siehe hierzu den Lerntext „Infantile Cerebralparese“ auf Seite 99.
Die Kniebeugekontraktur des zerebralparetischen Kindes ist durch alleinige konservative Maßnahmen nicht zu beseitigen, sie ist also nur durch eine Operation mit anschließender konsequenter Nachbehandlung zu bessern. Dementsprechend ist die Antwort (3) richtig. Die vom Institut für Prüfungsfragen ebenfalls als richtig gewertete Antwort (1) ist falsch oder zumindest unglücklich formuliert. Der hierin vorgeschlagene Streckverband mit Gamaschenextension am Fuß wird bei der Zerebralparese nicht mehr angewendet, da er wirkungslos ist.
Zu (2)
Die Mm. semitendinosus, semimembranosus und biceps femoris sind Kniebeuger. Würde man sie stärken, dann würde die Kniebeugekontraktur zunehmen.
Zu (4)
Kontrakturen können durch richtige Lagerung günstig beeinflußt, jedoch nicht beseitigt werden. Es gilt hierbei das Prinzip der gegensinnigen Lagerung. Kniebeugekontrakturen sollten dementsprechend möglichst gestreckt gelagert werden. Die in der Antwort angegebene Lagerung (Würfellagerung) wird bei der Ischialgie angewendet.

7 Allgemeine orthopädische Therapie

F 90

Frage 7.19: Lösung B

Siehe hierzu den Lerntext „Krankengymnastik“ auf Seite 105.
Die effektivste Art, die Ansprechbarkeit eines Muskels zu erhöhen, ist das aktive, also vom Patienten selbst durchgeführte Training in Form der isometrischen oder assistierten Übung. Dementsprechend ist die Lösung (B) richtig.
Zu (A)
Eine maximale Kniebeugestellung in der postoperativen Phase würde eine schmerzbedingte Schonhaltung mit verminderter muskulärer Ansprechbarkeit auslösen.
Zu (C)
Myotonolytika können bei postoperativen muskulären Verspannungszuständen adjuvant angewandt werden, sie erhöhen jedoch nicht die muskuläre Ansprechbarkeit.
Zu (D)
Passive Mobilisation über die Schmerzgrenze hinaus würde eine schmerzbedingte Schonhaltung mit verminderter muskulärer Ansprechbarkeit hervorrufen.
Zu (E)
Die intraartikuläre Injektion eines Lokalanästhetikums würde zwar zur Schmerzarmut und damit zur vermehrten muskulären Ansprechbarkeit führen, das Infektionsrisiko der Punktion spricht jedoch gegen die Maßnahmen.

H 90

Frage 7.20: Lösung C

Siehe hierzu den Lerntext „Krankengymnastik" auf Seite 105.
Die Krankengymnastik auf neurophysiologischer Basis hat das Ziel, durch komplexe Übungen pathologische Bewegungsabläufe zu unterdrücken und über zerebrale Bahnung Ersatzmotoriken aufzubauen. Also sind die Antworten (1) und (3) korrekt, die Lösung (C) ist richtig.
Zu (2), (4)
Würde man die sowieso schon spastisch kontrahierte Muskulatur zusätzlich stimulieren sowie pathologische Ausgangsstellungen und Bewegungsabläufe nachahmen, so würde sich die motorische Störung verstärken.

9 Wirbelsäule

F 90

Frage 9.63: Lösung A

Siehe hierzu die Lerntexte „Begriffsbestimmung: Haltung, Haltungsfehler, strukturelle Kyphose" auf Seite 110 und „Ätiologie und Charakteristika der strukturellen Kyphosen" auf Seite 111.
Das Bild zeigt einen Rücken, dessen Schwingungen verstärkt, jedoch harmonisch sind. Aufgrund der verstärkten Brustkyphose und Lendenlordose ist er als Hohlrundrücken einzuordnen, so daß die Antwort (A) richtig ist.
Zu (B)
Spondylolisthesen können zur vermehrten Lendenlordose, nicht jedoch gleichzeitig zur verstärkten Brustkyphose führen.
Zu (C)
Der thorakale M. Scheuermann führt zur langbogigen, teilfixierten Thorakalkyphose. Typischerweise und im Gegensatz zum gezeigten Bild ist der Scheitel dieser Kyphose tiefsitzend, also am Übergang der BWS zur LWS.
Zu (D)
Eine einseitige Hüftluxation führt im Stehen zum Beckentiefstand und zur konvexen Ausgleichsskoliose auf der betroffenen Seite. Beide Symptome verschwinden jedoch beim Sitzen, da der Mensch nicht auf der Hüfte, sondern auf den Sitzbeinen sitzt.
Zu (E)
Der M. Bechterew führt in der Regel zur großbogigen, die Lendenwirbelsäule miteinbeziehende Kyphose.

H 90

Frage 9.64: Lösung B

Siehe hierzu den Lerntext „Fehlbildungen des Wirbelbogens" auf Seite 116.
Genau hinsehen! Das Bild zeigt einen völlig unharmonischen Knick im Bereich der Lendenwirbelsäule, der sich nur durch eine starke Verschiebung der Bewegungssegmente erklären läßt. Dieser Knick wird als „Sprungschanzenphänomen" bezeichnet und ist pathognomonisch für eine schwere Spondylolisthesis oder Spondyloptose. Die Antwort (B) ist richtig.
Zu (A), (C), (D), (E)
Diese Antworten sind im vorhergehenden Kommentar angesprochen.

F 90

Frage 9.65: Lösung B

Siehe hierzu die Lerntexte „Morbus Scheuermann" auf Seite 112 sowie „Spondylodiszitis des Kindes und Jugendlichen" auf Seite 121.
Zu (B)
Das Röntgenbild zeigt Bandscheibenerniedrigungen, Deckplattenunruhen und Randleistenstörungen in mehreren Bewegungssegmenten. Außerdem ist der dorso-ventrale Längsdurchmesser der normalerweise quadratisch geformten Wirbelkörper verlängert. Dies alles sind Zeichen eines M. Scheuermann. Da der M. Scheuermann Jungen bevorzugt und zwischen dem 9. und 18. Lebensjahr floride ist, paßt auch die Alters- und Geschlechtsangabe. Nicht ganz typisch ist der angegebene heftige Schmerz, da der M. Scheuermann eher geringe oder gar keine Schmerzen auslöst.
Zu (A)
Die Spondylitis schmerzt heftig und führt zur starken Bewegungseinschränkung, das Röntgenbild sieht jedoch anders aus: In der Regel tritt bei der juvenilen Spondylitis zuerst eine monosegmentale Bandscheibenverschmälerung auf, dann werden die benachbarten Grund- und Deckplatten unscharf konturiert. Eine Randleistenstörung oder eine Verlängerung des dorsoventralen Wirbelkörperdurchmessers wird nie beobachtet.
Zu (C)
Eine aseptische Nekrose des Wirbelkörpers gibt es nicht. Der früher den aseptischen Nekrosen zugerechnete M. Calvé (= eosinophiles Granulom der Wirbelsäule = Vertebra plana) führt zur Sinterung eines Wirbelkörpers bei gleichzeitiger Erhöhung der benachbarten Bandscheiben.
Zu (D)
Wirbelkörperfrakturen würden am ehesten zur Keilform der Wirbelkörper führen, die Zwischenwirbelräume wären normal hoch.
Zu (E)
Osteoklastome befallen extrem selten (unter 1%) die Wirbelsäule und wenn, dann nur einen Wirbelkörper. Im Röntgenbild würde man einen exzentrisch im Wirbelkörper lokalisierten, blasig-zystischen Tumor mit Verdünnung der Wirbelkörperkompakta erwarten.

F 90

Frage 9.66: Lösung A

Zu (A)
Im Röntgenbild ist eine leichtgradig vermehrte Kyphose zu sehen. Leicht- bis mittelgradige Kyphosen werden beim M. Scheuermann krankengymnastisch behandelt. Da bis zum Ende der Pubertät mit einer Verschlechterung zu rechnen ist, muß der Junge weiter klinisch und radiologisch kontrolliert werden. Ab einem Kyphosewinkel von 30° müßte zusätzlich ein Aufrichtekorsett gegeben werden.
Zu (B)
Beschrieben ist die Standardtherapie der bakteriellen Spondylitis.
Zu (C)
Die Radiotherapie der kindlichen Wirbelsäule führt zu starken Wachstumsstörungen und ist allenfalls bei Malignomen indiziert.
Zu (D)
Die Kürettage mit anschließender Spongiosaauffüllung wird bei benignen und semimalignen Tumoren durchgeführt.
Zu (E)
Die operative Ausräumung mit nachfolgender Versteifung ist bei kompliziertem Verlauf einer bakteriellen und tuberkulösen Spondylitis indiziert. Im Kindes- und Jugendalter ist jedoch in der Regel die konservative Spondylitis-Therapie mit Korsettruhigstellung, Bettruhe und Antibiotikagabe ausreichend.

H 90

Frage 9.67: Lösung A

Siehe hierzu den Lerntext „Inspektionsbefund der Skoliose" auf Seite 114.
Zu (A)
Das Bild zeigt alle Zeichen einer rechtskonvexen Thorakalskoliose: Auf der konvexen Seite zeigt sich ein Rippenbuckel mit konsekutivem Schulterblatthochstand. Das Schulterblatt ist zusätzlich verkippt und von der Mittellinie weggerückt. Der Achselkontakt ist konvexseitig länger. Das Taillendreieck ist konkavseitig spitz zulaufend. Da alle diese Veränderungen darauf hinweisen, daß eine fixierte Abweichung der Wirbelsäulenachse besteht, liegt eine strukturelle Skoliose vor.
Zu (B)
Als Pott'sche Trias werden die drei Spätfolgen der Spondylitis tuberculosa bezeichnet: der Gibbus, der Senkungsabszeß und die Lähmung. Der Gibbus der tuberkulösen Spondylitis entspricht einer spitzwinkeligen Kyphose.
Zu (C)
Bei der Sprengel-Deformität besteht eine meist einseitige angeborene Mißbildung des Schulterblattes. Das Schulterblatt ist kleiner und steht höher, sonstige Zeichen einer stärkeren Wirbelsäulenverkrümmung sind nicht zu finden.
Zu (D)
Die Rachitis führt am ehesten zum rachitischen Sitzbuckel, selten zur rachitischen Skoliose. Eine rachitische Skoliose wäre weniger deutlich ausgeprägt, das Alter der Patientin wäre atypisch.
Zu (E)
Die Achondroplasie führt zur Hyperlordose, nicht jedoch zur Skoliose.

F 90

Frage 9.68: Lösung B

Siehe hierzu den Lerntext „Inspektionsbefund der Skoliose" auf Seite 114.
Diese schwierige, nur von jedem zweiten Studenten richtig beantwortete Frage läßt sich nach dem **Merksatz** lösen: Der Wirbelkörper rotiert zur Konvexität, der Dornfortsatz zur Konkavität der Wirbelsäulenkrümmung.
Zu (1)
Diese Antwort ist richtig: Aufgrund geometrischer Überlegungen muß der Wirbelkörper konkavseitig erniedrigt und konvexseitig erhöht sein, so daß er zur konkaven Seite hin keilförmig abfällt.
Zu (2)
Diese Antwort ist falsch: Der Dornfortsatz rotiert immer zur Konkavität der Krümmung.
Zu (3)
Diese Antwort ist entsprechend der Erklärung in (1) falsch.
Zu (4)
Diese Antwort ist richtig: Der Dornfortsatz rotiert immer zur Konkavität der Krümmung.
Zu (5)
Diese Antwort ist falsch. Wenn Dornfortsatz und Wirbelkörper zur Konkavität der Krümmung rotieren, dann bildet sich der Rippenbuckel konvexseitig aus.

H 90

Frage 9.69: Lösung E

Der chronische Kreuzschmerz ist überaus häufig. Wichtigste Ursachen sind die einfache muskuläre Insuffizienz und die Bandscheibendegeneration.
Zu (1)
Die Adipositas mit Hängebauch führt zur relativen Insuffizienz der beckenaufrichtenden Muskulatur (Bauchwandmuskulatur, M. glutäus maximus, ischiokrurale Muskulatur) und damit zum unphysiologischen schmerzhaften Hohlkreuz.

Zu (2)
Die Hüftbeugekontraktur wird beim Gehen und Liegen durch eine unphysiologische, mit zunehmender Dauer schmerzhafte Hyperlordose kompensiert.
Zu (3)
Der kontrakte Rundrücken, z.B. beim M. Scheuermann kann nur durch eine auf Dauer schmerzhafte Hyperlordose kompensiert werden.
Zu (4)
Die Spondylitis ancylosans beginnt in der Regel an den Iliosakralgelenken und steigt dann an der Wirbelsäule aufwärts. Typisch ist der frühmorgendliche Kreuzschmerz.
Zu (5)
Beim asymmetrischen lumbosakralen Übergangswirbel ist einer der beiden Querfortsätze gelenkig mit dem Sakrum verbunden. Diese Asymmetrie führt bei einem Teil der Betroffenen zu arthrotischen Veränderungen in dieser gelenkigen Verbindung und damit zum chronischen Kreuzschmerz.

Lage des Bandscheibenvorfalls

Bandscheibenvorfälle können medial, mediolateral oder lateral prolabieren. Je nach Lage kann der Vorfall im betroffenen Bewegungssegment abgehende und/oder darunterliegende Wurzeln abdrücken. Dies sei am nachfolgenden topographischen Schema demonstriert, das einen mediolateralen Bandscheibenvorfall L4/5 zeigt.

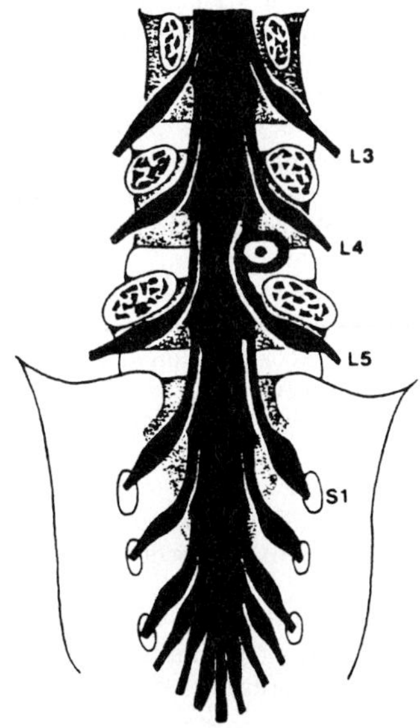

Abb. 34. Topographische Anatomie beim mediolateralen Nucleusprolaps L4/5

Der häufige **mediolaterale Prolaps** komprimiert in der Regel die im Duralsack relativ starr fixierte, ein Bewegungssegment tiefer austretende Wurzel, während die auf gleicher Höhe abgehende Wurzel geringer oder nicht betroffen ist. Ein mediolateraler Vorfall L4/5 schädigt also meist die Wurzel L5, weniger oft beide Wurzeln L4 und L5.
Der seltenere **laterale Prolaps** komprimiert die auf gleicher Höhe abgehende Wurzel. Ein lateraler Vorfall L4/L5 schädigt also die Wurzel L4.
Der sehr seltene **mediale Prolaps** komprimiert die distal der betroffenen Bandscheibe austretenden Wurzeln. Beim Vollbild des medialen Bandscheibenvorfalles zeigt sich also ein Cauda-equina-Syndrom mit Blasenmastdarmstörungen, beidseitiger Reithosenanästhesie, sowie beidseitigen motorischen und Achillessehnenreflexausfällen.

H 90

Frage 9.70: Lösung D

Siehe hierzu den obigen Lerntext und den Lerntext „Lumbale Wurzelläsionen“ auf Seite 127.
Ein lumbaler Bandscheibenvorfall L4/5 kann je nach Lage die Wurzel L4 und/oder darunterliegende Wurzeln komprimieren, nicht jedoch die Fußpulse beeinflussen. Die Aussage (D) trifft nicht zu.
Zu (A)
Die Fußheberschwäche ist ein Zeichen der Wurzelläsion L5 und damit gut zu einem mediolateralen Bandscheibenvorfall L4/5 passend.
Zu (B)
Die Lähmung der Schließmuskeln an Blase und Mastdarm ist ein Zeichen der Cauda-equina-Kompression und damit zum medialen Bandscheibenvorfall L4/5 passend.
Zu (C)
Die Seitverbiegung der Wirbelsäule ist als sogenannte Ischiasskoliose typisch für die lumbalen Bandscheibenvorfälle.
Zu (E)
Ein Taubheitsgefühl am Fußrücken entspricht dem sensiblen Dermatom der Wurzel L5 und paßt damit gut zu einem mediolateralen Bandscheibenvorfall L4/5.

H 90

Frage 9.71: Lösung E

Siehe hierzu den Lerntext „Degenerativ bedingte Syndrome der Lendenwirbelsäule" auf Seite 126/127.
Das Syndrom des engen Spinalkanals ist durch intermittierende, eindeutig belastungsabhängige, in beide Beine ausstrahlende Schmerzen und Dysästhesien gekennzeichnet. Die Symptome verschwinden bei Körpervorneigung und bei Körperentlastung. Obwohl peripher neurologische Ausfälle selten sind, kann angenommen werden, daß diese Symptome durch Wurzelirritationen ausgelöst werden. Diese Wurzelirritationen sind Folge einer Raumnot im Spinalkanal, die durch angeborene Engen, Spondylophyten der Wirbelkörper und Osteophyten der kleinen Wirbelgelenke entsteht. Eine hyperlordotische Haltung engt den Raum im Foramen intervertebrale zusätzlich ein. Dementsprechend treffen die Antworten (A), (B), (C) und (D) zu.
Zu (E)
Das Sitzen auf Stühlen ohne Rückenlehne führt zur Körpervorneigung. Die dadurch entstehende Lendenkyphose erweitert den intraspinalen Raum und erleichtert die Beschwerden des Patienten mit Spinalkanalstenose.

F 90

Frage 9.72: Lösung D

Siehe hierzu den Lerntext „Präsenile und senile Osteoporose" auf Seite 128.
Zu (D)
Die Involutionsosteoporose führt zur multiplen Verformung von Wirbelkörpern, wobei sich an der BWS Keilwirbel, an der LWS Fischwirbel bilden. Die Wirbelkörper können langsam sintern oder plötzlich mit hochakuten Schmerzen frakturieren.
Zu (A)
Die Rachitis führt zum rachitischen Sitzbuckel mit keilförmiger Deformierung der Wirbelkörper. Frakturen werden nicht beobachtet.
Zu (B)
Der M. Paget ist in der Regel eine monostotische Erkrankung, so daß multiple Spontanfrakturen nicht beobachtet werden. Die Frakturen eines einzelnen Paget-befallenen Wirbelkörpers ist möglich.
Zu (C)
Der Hyperparathyreoidismus kann zu osteoporoseähnlichen Bildern mit multiplen Wirbelkörperverformungen führen. Da nur 20% aller Patienten mit Hyperparathyreoidismus Zeichen einer Knochenmanifestation zeigen, ist diese Komplikation nicht als typisch zu bezeichnen.
Zu (E)
Das Wirbelhämangiom befällt in der Regel einen einzelnen Wirbel. Es ist eher harmlos, Spontandeformierungen mit konsekutiver Mark- und Wurzelkompression sind selten.

11 Hals- und Schulterregion

F 90

Frage 11.22: Lösung B

Siehe hierzu den Lerntext „Periarthropathia humeroscapularis" auf Seite 134.
Beim Supraspinatussehnensyndrom tritt aufgrund eines subakromialen Engpasses eine schmerzhafte Abduktionsbehinderung zwischen 60° und 120° Abduktion auf. Dieser Engpaß wird verstärkt durch einseitiges Auftrainieren des M. deltoideus, der den Humeruskopf nach kranial drückt. Er wird günstig beeinflußt durch Auftrainieren der Rotatorenmanschette, die nicht nur abduzierend und rotierend wirkt, sondern auch den Humeruskopf absenkt. Es sind also bei der Supraspinatustendopathie alle Übungen zu vermeiden, die den M. deltoideus einseitig stärken, sowie solche, die in Schulterabduktion und -elevation durchgeführt werden. Dementsprechend solle die unter (A), (C), (D) und (E) genannten Übungen gemieden werden, Pendelübungen bei herabhängendem Arm nach dem Vorschlag der Antwort (B) sind erlaubt.

H 90

Frage 11.23: Lösung D

Siehe hierzu die Lerntexte „Die traumatische Schulterluxation" auf Seite 137 und „Die habituelle Schulterluxation" auf Seite 138.
Die häufigsten Begleitverletzungen der traumatischen Schulterluxation sind die Kapselzerreißung (mit gleichzeitiger Überdehnung der Rotatorenmanschette), die Pfannenrandverletzung (knöcherner oder weichteiliger Abriß des Labrum glenoidale) und die Humeruskopfimpression.
Die alleinige Kapselzerreißung ohne Verletzungen an Pfanne und Kopf ist selten, betrifft meist ältere Patienten und hat, was das Rezidiv anbelangt, eine gute Prognose. Die Pfannenrandverletzung ist die häufigste Ursache des Luxationsrezidivs, so daß die Antwort (D) richtig ist.
Zu (A)
Die alleinige Überdehnung der Kapsel und Rotatorenmanschette ist selten und prognostisch günstig.
Zu (B)
Die Fraktur der Schulterblattpfanne in Kombination mit einer Schulterluxation ist selten und setzt eine erhebliche Gewalteinwirkung voraus.
Zu (C)
Das Tuberculum majus reißt in ca. 20% aller Schulterluxationen, insbesondere beim älteren Patienten, ab. Der schlecht verheilte Abriß führte jedoch nicht zum Rezidiv, sondern zum subakromialen Engpaßsyndrom.

Zu (E)
Die Supraspinatussehne reißt bei der traumatischen Schulterluxation extrem selten ab. Wenn, dann sind immer ältere Patienten mit starker degenerativer Vorschädigung betroffen.

12 Arm und Hand

Pronatio dolorosa

Bei der Pronatio dolorosa (Syndrom: M. Chassaignac, Nurse elbow) kommt es zur ruckartigen Ausrenkung des Radiusköpfchens. Betroffen sind Kinder im Alter zwischen 2 bis 4 Jahren, die von Eltern und Angehörigen beim Herumtollen oder bei gefährlichen Situationen im Straßenverkehr abrupt am Arm hochgezogen werden.
Im ausgerenkten Zustand wird der schmerzende Arm ängstlich in Ellenbeugung und Unterarmpronation gehalten. Das Radiusköpfchen ist druckschmerzhaft. Es wird ohne Narkose durch gleichzeitiges Strecken und Supinieren des Unterarmes reponiert. Anschließend sollte das Ellenbogengelenk, auch aus psychologischen Gründen, einen Tag mit einem halbsteifen Verband ruhiggestellt werden. Obwohl Rezidive vorkommen, ist die Prognose der Pronatio dolorosa gut. Nach dem 6. Lebensjahr wird die Ausrenkung kaum mehr beobachtet.

F 90

Frage 12.33: Lösung D

Siehe hierzu den Lerntext „Bewegungseinschränkungen“ auf Seite 56/57.
Die Blockierung ist definitionsgemäß eine reversible, mechanische Sperre aufgrund von Hindernissen im Gelenkbinnenraum. Bei der Gelenkchondromatose und bei der Osteochondrosis dissecans stören knorpelig-knöcherne freie Gelenkkörper, bei der Pronatio dolorosa schlagen sich weichteilige Gelenkanteile ein. Dementsprechend sind die Antworten (1), (2) und (4) sowie die Lösung (D) richtig.
Zu (3)
Der Cubitus valgus, also der Achsenfehler des Ellenbogens im Valgussinne ist zumeist die Folge einer posttraumatischen Wachstumsstörung nach kondylärer Humerusfraktur. Er kann, muß aber nicht, mit einer Bewegungseinschränkung im Ellenbogengelenk einhergehen. Diese Bewegungseinschränkung würde man als Kontraktur, nicht jedoch als Blockierung, bezeichnen.

H 90

Frage 12.34: Lösung E

Siehe hierzu den Lerntext „Tendovaginitis stenosans“ auf Seite 145.
Der schnellende Finger entwickelt sich aus einer bindegewebigen Degeneration der Sehnenscheide. Die stärksten regressiven Veränderungen finden sich am proximalen Sehnenscheideneingang der Beugesehne. Sie führen zu einem tastbaren Knötchen über dem Fingergrundgelenk. Es ist also die Antwort (E) richtig.

F 90

Frage 12.35: Lösung C

Siehe hierzu den Lerntext „Karpaltunnelsyndrom“ auf Seite 145.
Es sind die typischen Symptome eines fortgeschrittenen Karpaltunnelsyndroms geschildert, so daß die Lösung (C) richtig ist.
Zu (A)
Die obere Arm-Plexuslähmung schädigt vorwiegend den M. deltoideus, den M. biceps brachii, den M. brachioradialis und den M. supinator.
Zu (B)
Frakturen im Handwurzelbereich können zur Handgelenksarthrose führen. Handgelenksarthrosen können wiederum durch Osteophyten den Karpaltunnel einengen und sekundär ein Karpaltunnelsyndrom auslösen. In der vorliegenden Fallschilderung findet sich jedoch kein Hinweis auf eine erlittene Fraktur.
Zu (D)
Eine langdauernde, unkontrollierte Druckwirkung auf den Oberarm kann zu einer mittleren Radialisläsion („Parkbanklähmung“) mit Fallhand führen.
Zu (E)
Bei der Ulnarisläsion sind der 5. und die laterale Hälfte des 4. Fingers sensibel gestört.

H 90

Frage 12.36: Lösung E

Die rheumatische Tenosynovitis, also die entzündliche Veränderung der Sehnenscheide, führt zur Raumforderung und/oder zum Riß der mitinfiltrierten Sehne. Die Tenosynovitis der Fingerbeugesehnen führt entsprechend ihrer Lage zum rheumatischen Karpaltunnelsyndrom. Die Antwort (E) ist richtig.

Zu (A)

Spontane Achillessehnenrupturen kommen bei der chronischen Polyarthritis gehäuft vor. Da die Achillessehne jedoch keine Sehnenscheide besitzt, kann die Ursache nicht eine Tenosynovitis, sondern nur eine Tendinitis sein.

Zu (B)

Die Epicondylitis humeri radialis, besser Epicondylopathia humeri radialis ist eine nicht-entzündliche Insertionstendinose.

Zu (C)

Die rheumatische Schulter ist durch die rheumatische Arthritis und Bursitis des Schultergelenkes gekennzeichnet. Die Supraspinatussehne rupturiert gehäuft. Ursache hierfür ist die entzündliche Infiltration der Sehne, nicht jedoch eine Tenosynovitis.

Zu (D)

Das Supinatorsyndrom ist ein nicht rheumatisch verursachtes Nervenengpaßsyndrom des N. radialis in der Loge des M. supinator.

13 Hüft- und Oberschenkelregion

Sonographie der Säuglingshüfte

Die kongenitale Hüftdysplasie/-luxation wird heutzutage in der Regel impulsecho-sonographisch mit 5-7 MHz-Linearschallköpfen diagnostiziert. Bei seitlicher Längsposition des Schallkopfes zeigt sich im Sonogramm die zur Beurteilung besonders wichtige Standardebene. In dieser Standardebene kann die Hüfte analog zum a.p.-Röntgenbild beurteilt werden.

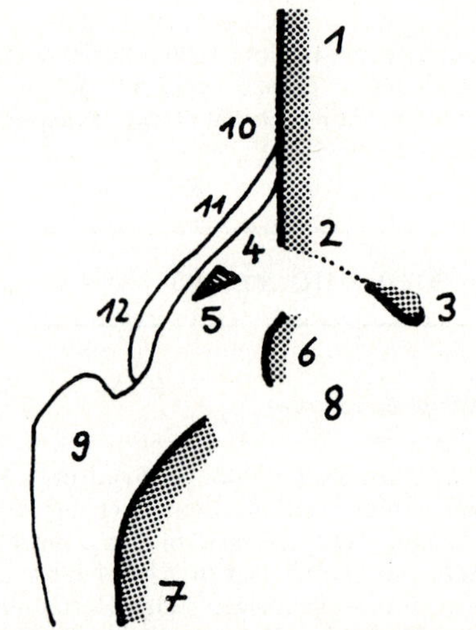

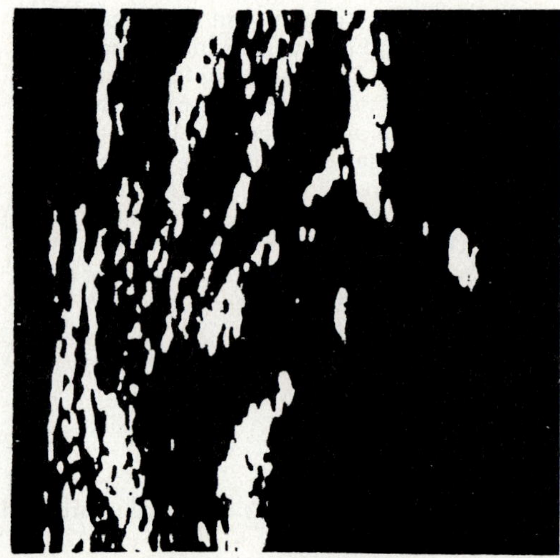

Abb. 35. Sonogramm einer normalen ausgereiften Säuglingshüfte

Im Sonogramm einer normalen ausgereiften Säuglingshüfte vom Typ I nach Graf sind folgende anatomischen Strukturen zu erkennen.

- **Die knöcherne Pfanne.** Durch echodichte Strukturen kann man das senkrecht verlaufende Os ilium (1) mit dem scharf abgrenzbaren Pfannendacherker (2) sowie den Unterrand des Os ilium (3) identifizieren.
- **Die knorpelige Pfanne.** Durch eine dreiecksförmige echofreie Aussparung lateral des knöchernen Pfannenerkers kann man das knorpelig vorgeformte Pfannendach (4) erkennen. Die Spitze dieses Dreiecks heißt Labrum acetabulare (5), es ist faserknorpelig und damit echogen.

- **Die knöchernen Anteile des Femur.** Zu sehen ist die echodichte halbmondförmige laterale Grenze des Hüftkopfkerns (6) sowie die echodichte Knochengrenze der Femurmetaphyse (7).
- **Die knorpeligen Anteile des Femur.** Durch echofreie Aussparung ist die sogenannte „Chondroepiphyse" zu sehen, die sich aus dem knorpeligen Hüftkopf (8) und dem knorpeligen Trochanter major (9) zusammensetzt.
- **Hüftbegrenzende Weichteilstrukturen.** Seitlich dem Hüftgelenk anliegend können das echogene Periost des Darmbeines (10), das Perichondrium des knorpeligen Erkers (11) und die Hüftgelenkskapsel (12) identifiziert werden.

F 90

Frage 13.32: Lösung B

Dem Lerntext entsprechend sind im Sonogramm der Säuglingshüfte die knöcherne und knorpelige Pfanne, der knorpelige Hüftkopf und die Hüftgelenkskapsel zu unterscheiden. Vom Hüftkopfkern ist nur die echodichte laterale Begrenzung, nicht jedoch die Binnenstruktur zu sehen, so daß die Aussage (B) nicht richtig ist.

F 90

Frage 13.33: Lösung C

Siehe hierzu den Lerntext „Morbus Perthes" auf Seite 152.

Die Alters- und Geschlechtsangabe als auch die klinischen Angaben lassen am ehesten an einen M. Perthes denken. Der M. Perthes betrifft beim Geschlechtsverhältnis von m:w = 4:1 überwiegend Jungen im Alter zwischen 3 und 9 Jahren. Auch die mehrwöchigen belastungsabhängigen – mit einer Bewegungseinschränkung einhergehenden – Schmerzen sind typisch. Die Lösung (C) ist richtig.

Zu (A)

Die Epiphyseolysis capitis femoris lenta führt zu Belastungsschmerzen und zur Bewegungseinschränkung der Hüfte, sie tritt jedoch präpubertär oder pubertär auf.

Zu (B)

Die Coxa vara congenita, also die angeborene varische Verbiegung des Schenkelhalses, führt zur schmerzlosen, zunehmenden Beinverkürzung und zum Trendelenburg-Duchenne-Hinken. Die Coxa vara rachitica, also die erworbene varische Verbiegung des Schenkelhalses infolge Vitamin-D-Mangel ist normalerweise schmerzlos, tritt in der Regel bereits im Kleinkindesalter auf und ist typischerweise mit starken O-Beinen vergesellschaftet. Auch hier tritt ein Watschelgang auf.

Zu (D)

Die Protrusio acetabuli ist durch eine pathologische Vorwölbung des Hüftgelenkes ins kleine Becken gekennzeichnet. Sie entsteht aus ungeklärter Ursache im präpubertären Wachstumsschub und betrifft bei einem Geschlechtsverhältnis von w:m = 10:1 überwiegend Mädchen. In der Regel bleibt die Erkrankung bis zur Menopause klinisch stumm.

Zu (E)

Die unbehandelte kongenitale Hüftluxation führt zum schmerzlosen Trendelenburg-Duchenne-Hinken. Betroffen sind bei einem Geschlechtsverhältnis von m:w = 1:7 überwiegend Mädchen.

Frühdiagnose des Morbus Perthes

Der M. Perthes ist eine aseptische Knochennekrose der Hüftkopfepiphyse. Die Hüftkopfmetaphyse und die dazwischenliegende Wachstumsfuge können mitbetroffen sein. Es erkranken bei einem Geschlechtsverhältnis von m:w = 4:1 überwiegend Jungen im Alter zwischen 3 und 9 Jahren. Bei 20% aller Erkrankten sind – meist zeitversetzt – beide Hüften befallen.

- Die Erkrankung beginnt in der Regel schleichend. Die Kinder werden auffällig, weil sie in kürzeren Abständen hinken oder ungewöhnlich rasch ermüden. Nur jedes zweite Kind klagt über Schmerzen, die häufig allein im Kniegelenk empfunden werden. Belastungsschmerzen in der Hüfte werden relativ selten angegeben.
- Die klinischen Frühzeichen sind ebenfalls diskret. Die Kinder können bei der Untersuchung völlig unauffällig sein. In der Regel ist jedoch die Quadrizepsmuskulatur schonungsbedingt leicht verschmälert und die Hüftrotation und -abduktion eingeschränkt. Ein hochakuter Beginn des M. Perthes mit stark schmerzhafter Beugekontraktur ist selten.
- In der sonographischen Untersuchung der Hüfte zeigt sich im Frühstadium häufig, jedoch nicht obligat, ein Gelenkerguß.
- Radiologische Frühzeichen sind die in der Waldenström-Trias zusammengefaßten Veränderungen:
  1) Epiphysenabplattung
  2) Schenkelhalsverbreiterung
  3) Gelenkspaltverbreiterung

H 90

Frage 13.34: Lösung C

Als klinische Frühzeichen des M. Perthes gelten Hinken, belastungsabhängiger Knie- und Hüftschmerz sowie die Einschränkung der Hüftabduktion- und Rotation. Radiologische Frühzeichen des M. Perthes sind die Gelenkspalt- und Schenkelhalsverbreiterung sowie die Epiphysenabplattung. Dementsprechend sind die Aussagen (A), (B), (D) und (E) richtig.
Zu (C)
Die Fragmentierung des Hüftkopfkernes mit scholligem Zerfall ist im Stadium III des M. Perthes, nicht jedoch im Anfangsstadium, sichtbar.

H 90

Frage 13.35: Lösung B

Siehe hierzu den Lerntext „Epiphyseolysis capitis femoris lenta (ECF lenta)" auf Seite 154.
Bei geringgradiger Epiphyseolysis capitis femoris gleitet die Hüftkopfepiphyse minimal nach dorsal ab. In der a. p.-Aufnahme ist diese Verschiebung nicht erkennbar. In der Lauenstein-Aufnahme (Hüftabduktion bei 70° Beugung) projiziert sich zwar das Becken normal, der Schenkelhals jedoch ist in eine Position gedreht, die genau der Seitansicht des Hüftkopfes und Schenkelhalses entspricht. In dieser Position entsprechen das dem Pfannenerker anliegende Kopfsegment der Hüftkopfvorderseite und das der medialen Pfannenbegrenzung anliegende Kopfsegment der Hüftkopfrückseite. Lösung (B) ist richtig.
Zu (A)
Diese Röntgentechnik ist sinnvoll, wenn man sich für den reellen CCD-Winkel des Schenkelhalses interessiert. Bei der üblichen a.p.-Aufnahme mit neutraler Beinrotation projiziert sich der Schenkelhals aufgrund der Antetorsion zu steil.
Zu (C)
Die Abduktions-Innenrotationsaufnahme der Hüfte ist sinnvoll, wenn man das Ergebnis einer Derotations-Varisations-Operation simulieren will. Eine Bauchlage ist für diese Aufnahme allerdings nicht nötig.
Zu (D)
Für die seitliche Hüftaufnahme besteht keine Indikation. Es würden sich beide Hüftgelenke übereinanderprojizieren, was eine sinnvolle Deutung erschwert. Will man den Hüftkopf und den Schenkelhals seitlich darstellen, dann bietet sich – wie oben dargestellt – die Lauenstein-Technik an.
Zu (E)
Belastungsaufnahmen im Einbeinstand sind bei Hüfterkrankungen nicht sinnvoll. Mit dieser Technik können jedoch Symphysenlockerungen dargestellt werden. Es verschieben sich hierbei die Gelenkanteile der Symphyse gegeneinander.

14 Kniegelenk

H 90

Frage 14.23: Lösung B

Siehe hierzu den Lerntext „Anamnese bei Kniegelenksbeschwerden" auf Seite 160.
Eine Kniegelenkssperre setzt eine mechanische Blokkade des Kniegelenkes durch Kniebinnenverletzungen oder Kniebinnenerkrankungen voraus. Die häufigste Ursache einer Gelenkblockade ist der verletzte, eingeschlagene Meniskus. Er löst eine nicht reversible, federnde Streckhemmung aus. Zweithäufigste Ursache sind freie Gelenkkörper infolge einer Osteochondrosis dissecans, einer Gelenkchondromatose oder einer Knorpelfraktur. Der freie Gelenkkörper verursacht in der Regel ausschüttelbare Gelenksperren. Die Antworten (1) und (2) sind korrekt, so daß Lösung (B) richtig ist.
Zu (3)
Wenn die Quadrizepssehne gerissen ist, kann der Patient das Knie nicht mehr kraftvoll strecken. Die Streckfähigkeit mit minderer Kraft bleibt durch den „Reservestreckapparat", also durch die meist erhaltenen medialen und lateralen Retinacula patellae erhalten. Eine Gelenksperre tritt nicht auf.
Zu (4)
Die Lockerung des vorderen Kreuzbandes kann symptomlos bleiben oder zum vorderen Schubladenphänomen führen. Tritt dieses vordere Schubladenphänomen unter Belastung plötzlich auf, so spricht man von „Pivoting". Gelenksperren treten nicht auf.

F 90

Frage 14.24: Lösung A

Siehe hierzu den Lerntext „Morbus Osgood-Schlatter" auf Seite 162.
Zu (A)
Es sind die typischen Beschwerden eines Patienten mit M. Osgood-Schlatter geschildert. Auch die Alters- und Geschlechtsverteilung ist passend, da diese aseptische Nekrose der Tibiaapophyse überwiegend Jungen im Alter zwischen 10 und 16 Jahren betrifft. Das Röntgenbild zeigt die Fragmentation der Tibiaapophyse als Zeichen eines floriden M. Schlatter. Die Prognose des M. Schlatter ist gut. Meist führen Salbenverbände und eine mehrwöchige Sportkarenz zur Beschwerdefreiheit.
Zu (B)
Ungewöhnlich hartnäckige Schmerzen beim M. Schlatter werden durch eine mehrwöchige, jedoch nicht mehrmonatige Ruhigstellung im Gipstutor behandelt.

Zu (C)
Die lokale Kortisoninjektion ist nicht indiziert, da sie die Patellarsehne gefährdet.
Zu (D), (E)
Im floriden Stadium des M. Schlatter sind Operationen nicht indiziert. Selten einmal bleibt am Ende des floriden Stadiums die Verknöcherung der Apophysenfragmente aus. Es bildet sich ein sogenanntes persistierendes Ossikel, das bei hartnäckigen Druckbeschwerden operativ entfernt werden kann.

H 90

Frage 14.25: Lösung C

Siehe hierzu den Lerntext „Varusgonarthrose/Valgusgonarthrose" auf Seite 163.
Die drei großen Gelenke des Beines (Hüft-, Knie- und Sprunggelenk) werden in idealer Weise beansprucht, wenn ihre Mittelpunkte auf einer Geraden liegen, die Mikulicz-Linie genannt wird. Bei einer Varusfehlstellung = O-Bein-Stellung des Kniegelenkes verlagert sich die Mikulicz-Linie aus dem Kniegelenksmittelpunkt nach medial, so daß die Gefahr einer einseitigen medialen Abnützung droht. Es entsteht eine Varusgonarthrose mit medialer Gelenkspaltverschmälerung und Osteophytenbildung. Bei zunehmender Gelenkspaltverschmälerung lockert sich der Kapselbandapparat, so daß die Kniegelenke instabil werden. Die Antworten (2) und (4) sind korrekt, die Lösung (C) ist richtig.
Zu (1)
Peronäusparesen werden auch bei schnell zunehmender Varusgonarthrose nicht beobachtet, da der Nerv genügend Zeit hat, sich der veränderten anatomischen Situation am Fibulaköpfchen anzupassen.
Zu (5)
Bei zunehmender Varusgonarthrose verlagert sich die Patella eher nach medial als nach lateral.

16 Fuß und Zehen

H 90

Frage 16.24: Lösung C

Siehe hierzu den Lerntext „Hackenhohlfuß" auf Seite 176.
Das Bild zeigt eine plumpe, steil stehende Ferse und ein überhöhtes Längsgewölbe. Dies sind die Kriterien des Hackenhohlfußes, sodaß die Antwort (C) richtig ist.

Zu (A)
Beim Klumpfuß ist zwar das Längsgewölbe überhöht, die Ferse ist jedoch infolge der Spitzfußkomponente eher waagrecht stehend.
Zu (B)
Beim Pes adductus = Sichelfuß ist der Vor- und Mittelfuß gegenüber dem Rückfuß sichelförmig angespreizt.
Zu (D)
Diese Aussage ergibt keinen erkennbaren Sinn.
Zu (E)
Das Kompartmentsyndrom des Unterschenkels führt zum kontrakten Spitz-/Klumpfuß mit Krallenzehen und Hallux flexus.

F 90

Frage 16.25: Lösung B

Ein Fersenbeinbruch mit Beteiligung der talokalkanealen Gelenkfläche führt zur Arthrose im talokalkanealen Gelenk, also im unteren hinteren Sprunggelenk. Bei starker Zertrümmerung des Fersenbeines mit aufgehobenem oder negativem Tubergelenkwinkel entsteht ein posttraumatischer Plattfuß. Die Arthrose des talokalkanealen Gelenkes führt zum zunehmenden Belastungsschmerz, die Inversion und Eversion der Ferse ist eingeschränkt.
Bei der Arthrose des Talokalkanealgelenkes ist die subtalare Arthrodese, also die Versteifung in diesem Gelenk indiziert. Diese Operation stellt den Idealtypus einer Versteifungsoperation dar, da sie zur Schmerzfreiheit bei minimalem Funktionsverlust führt. Die Patienten können nach der Operation den Fuß normal abrollen, die Einschränkung der Inversion und Eversion im Rückfuß stört im Alltagsleben praktisch nicht.
Die Antworten (1) und (3) sind korrekt, so daß die Lösung B richtig ist.
Zu (2)
Das obere Sprunggelenk ist beim Fersenbeinbruch mit Beteiligung der talokalkanealen Gelenkfläche nicht betroffen.
Zu (4)
Da die Arthrodese des hinteren unteren Sprunggelenkes nahezu ohne Funktionsverlust zur Beschwerdefreiheit führt, erübrigen sich Endoprothesen.

Morbus Köhler II

Der Morbus Köhler II ist eine aseptische Osteonekrose des Kindes- und Jugendalters, die die Metatarsalköpfchen 2 bis 4 befällt. Sie ist die einzige juvenile aseptische Nekrose, die bei einem Geschlechtsverhältnis von m:w = 1:4 Mädchen bevorzugt. der Altersgipfel der Erkrankung liegt zwischen dem 8. bis 18. Lebensjahr.

- Die Patientinnen klagen über eher geringgradige lokale Belastungsschmerzen sowie über eine dorsal tastbare knöchern-knorpelige Auftreibung des betroffenen Metatarsalköpfchens. Im Röntgenbild zeigt sich das Metatarsalköpfchen abgeplattet und verplumpt.
- Im floriden Stadium der Erkrankung ist eine Einlage mit retrokapitaler Abstützung ausreichend. Treten nach der Ausheilung lokale Druckschmerzen durch das übergroße Metatarsalköpfchen auf, so kann dieses operativ verschmälert werden.

F 90

Frage 16.26: Lösung D

Das Röntgenbild zeigt die typischen Röntgenzeichen eines M. Köhler II. Auch die Alters- und Geschlechtsangabe ist passend. Dem Lerntext entsprechend sind die Antworten (1), (2) und (4) korrekt, so daß die Lösung D richtig ist.

Zu (3)

Die Enchondromatose ist durch systemisches Auftreten von Enchondromen gekennzeichnet. Siehe hierzu den Lerntext „Enchondrom" auf Seite 78.

Anhang II
Bildanhang

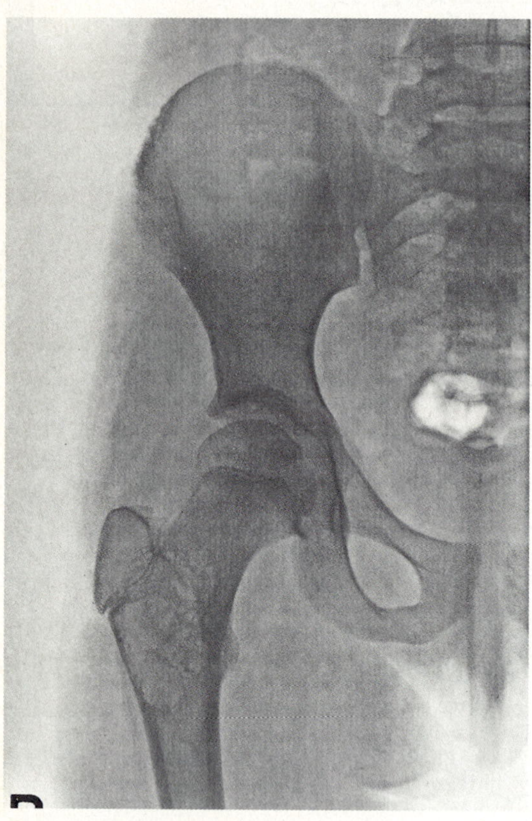
Abb. 82 zu Frage 2.65

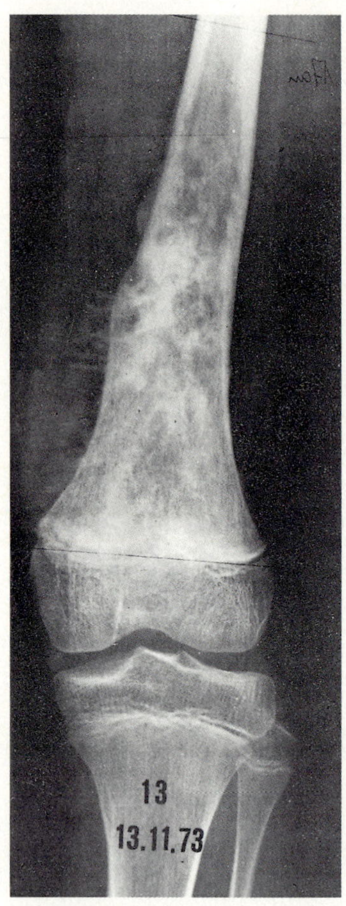

Abb. 83 zu Frage 2.66

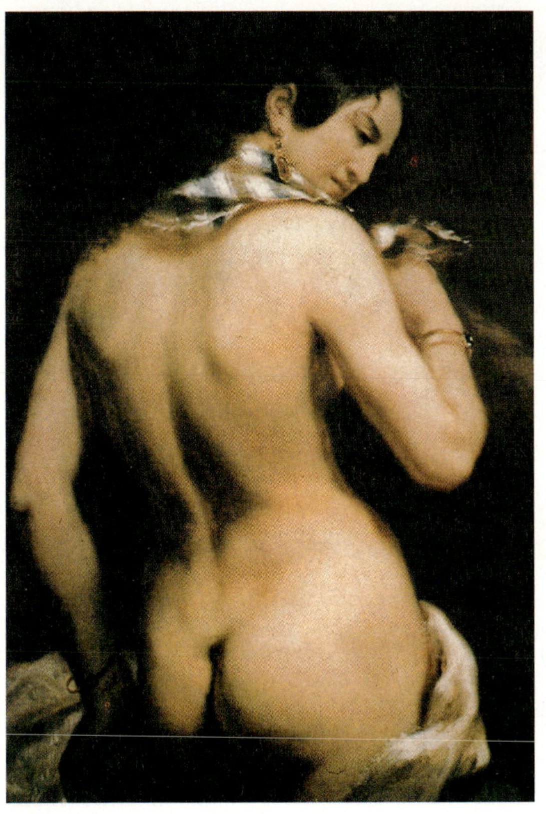
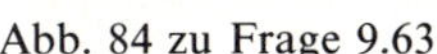

Abb. 84 zu Frage 9.63

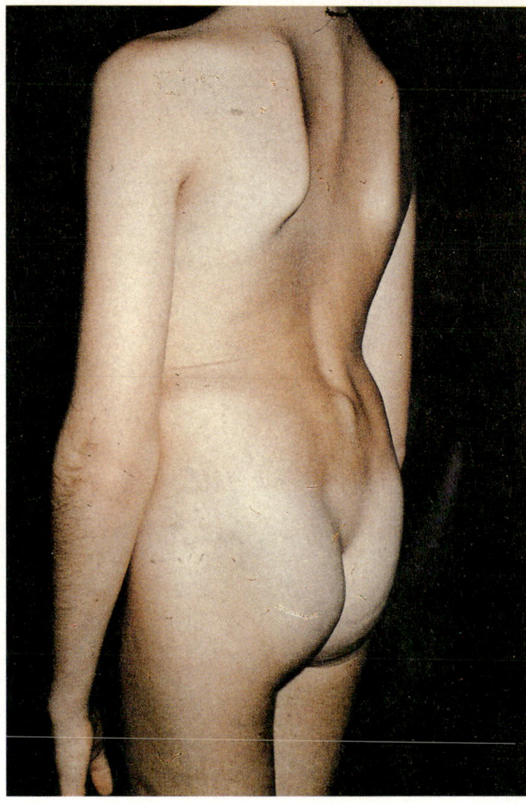

Abb. 85 zu Frage 9.64

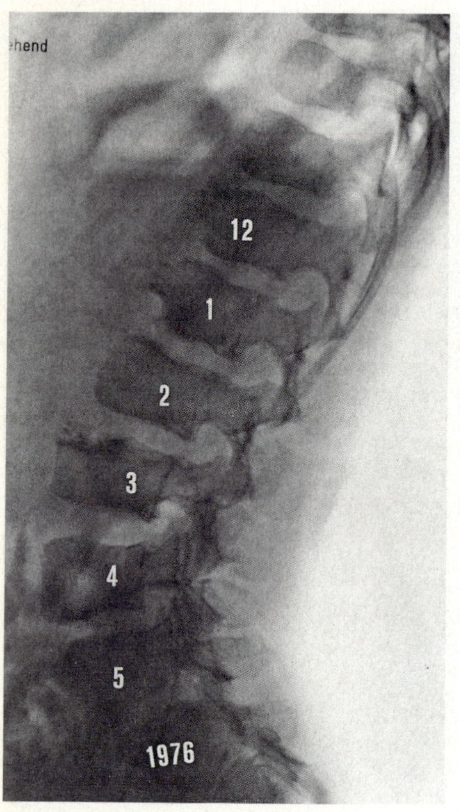

Abb. 86 zu den Fragen 9.65 und 9.66

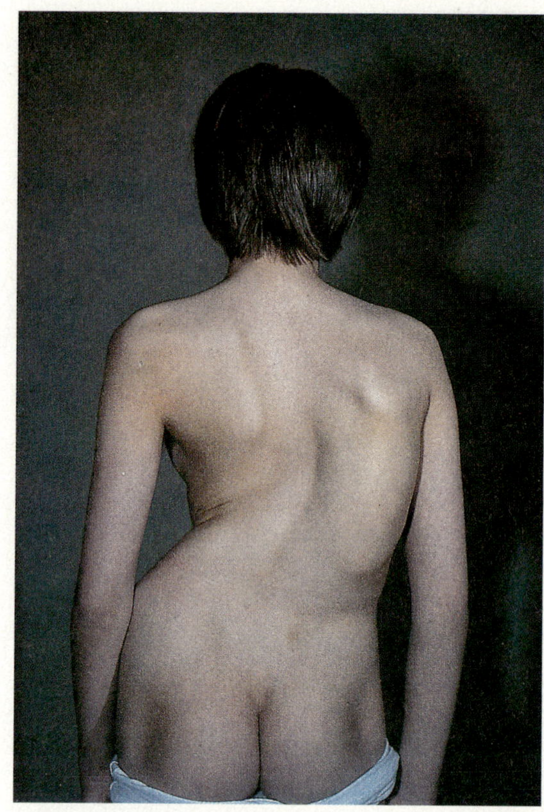

Abb. 87 zu Frage 9.67

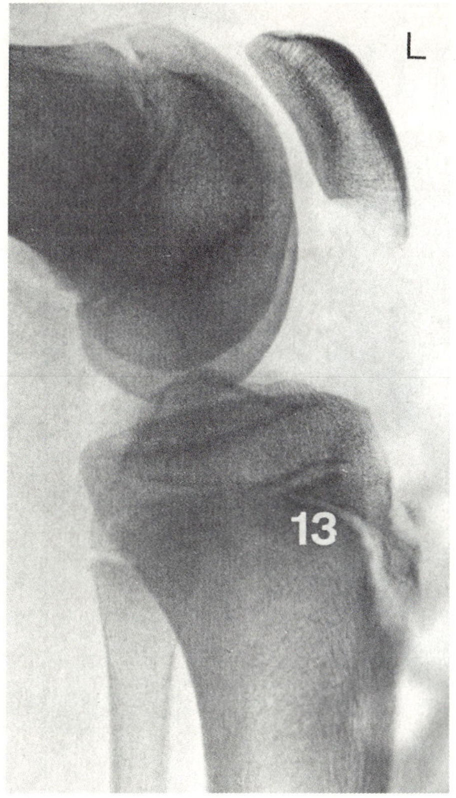

Abb. 88 zu Frage 14.24

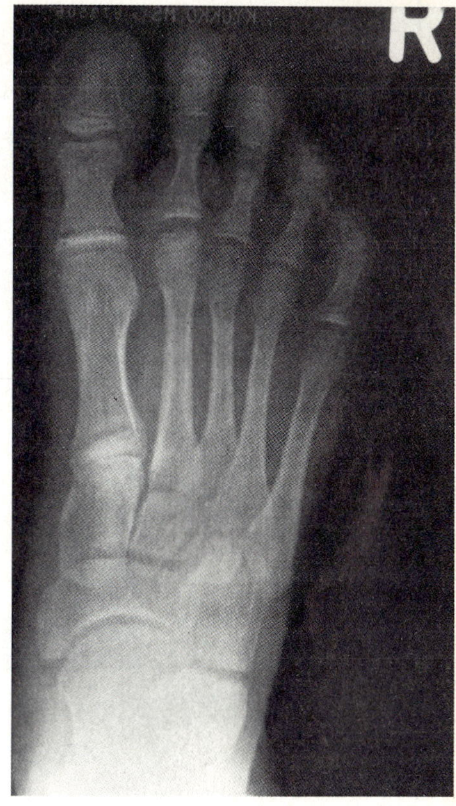

Abb. 90 zu Frage 16.26

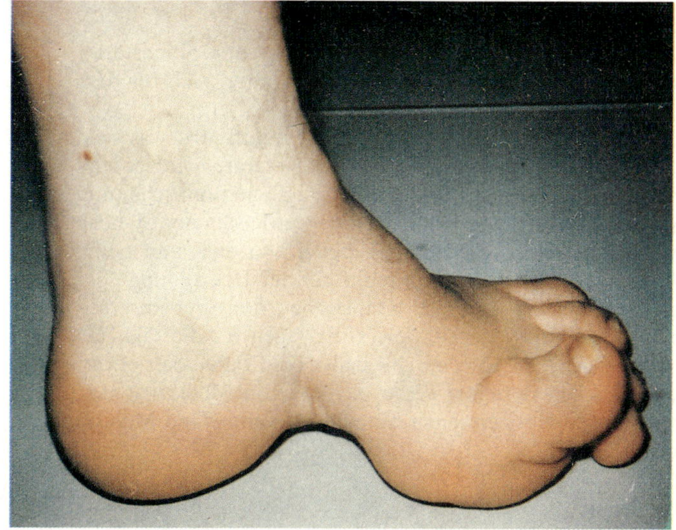

Abb. 89 zu Frage 16.24